Manual de
CAPTAÇÃO DE
RECURSOS
EM SAÚDE

2ª Edição Ampliada e Revisada

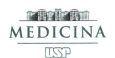 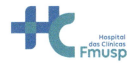

Manual de
CAPTAÇÃO DE RECURSOS EM SAÚDE

2ª Edição Ampliada e Revisada

EDITORES

Everson Luiz de Almeida Artifon

Adriana Mariano dos Santos

Mariana Gonçalves Magon

Rafael Francisco Ferraz Minatogawa

José Pinhata Otoch

Antonio Jose Rodrigues Pereira

MANUAL DE CAPTAÇÃO DE RECURSOS EM SAÚDE

Editores: Everson Luiz de Almeida Artifon, Adriana Mariano dos Santos, Mariana Gonçalves Magon, Rafael Minatogawa, José Pinhata Otoch e Antonio Jose Rodrigues Pereira

Capa, projeto gráfico, diagramação e produção editorial:
Futura *(rogerio@futuraeditoracao.com)*

Revisão: Isabel Góes

Todos os direitos reservados. Nenhuma parte deste livro poderá ser reproduzida, sejam quais forem os meios empregados, sem a permissão, por escrito, das editoras. Aos infratores aplicam-se sanções previstas nos artigos 102, 104, 106 e 107 da Lei nº 9.610, de 19 de fevereiro de 1998.

ISBN: 978-65-6103-078-6

Editora dos Editores

São Paulo: Rua Marquês de Itu, 408 – sala 104 – Centro. (11) 2538-3117

Rio de Janeiro: Rua Visconde de Pirajá, 547 – sala 1.121 – Ipanema
www.editoradoseditores.com.br

Impresso no Brasil
Printed in Brazil
2ª edição
© 2025 Editora dos Editores

Este livro foi criteriosamente selecionado e aprovado por um Editor científico da área em que se inclui. A Editora dos Editores assume o compromisso de delegar a decisão da publicação de seus livros a professores e formadores de opinião com notório saber em suas respectivas áreas de atuação profissional e acadêmica, sem a interferência de seus controladores e gestores, cujo objetivo é lhe entregar o melhor conteúdo para sua formação e atualização profissional. Desejamos-lhe uma boa leitura!

Dados Internacionais de Catalogação na Publicação (CIP)
(Câmara Brasileira do Livro, SP, Brasil)

Manual de captação recursos em saúde/[organização Everson Luiz de Almeida Artifon]. – 2. ed. – São Paulo : Editora dos Editores, 2025.

Vários autores.
Vários editores.
ISBN 978-65-6103-078-6

1. Recursos – Captação 2. Serviços de saúde – Administração I. Artifon, Everson Luiz de Almeida.

25-270575 CDD-362.1068

Índices para catálogo sistemático:

1. Serviços de saúde : Gestão administrativa e financeira 362.1068
Eliete Marques da Silva - Bibliotecária - CRB-8/9380

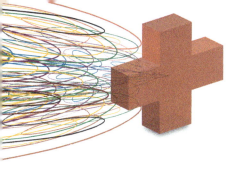

Prefácio I

A sustentabilidade financeira das instituições de saúde, especialmente aquelas comprometidas com a assistência, o ensino e a pesquisa, exige planejamento estratégico e conhecimento aprofundado sobre as possibilidades de captação de recursos. Em um cenário regulatório dinâmico e desafiador, o acesso a informações atualizadas e confiáveis torna-se essencial para gestores, pesquisadores e profissionais da saúde.

Neste período em que assumi como primeira mulher a ocupar a Direção da Faculdade de Medicina da USP e a Presidência do Conselho Deliberativo do HCFMUSP, estabeleci como um dos principais objetivos da gestão a busca por fontes sustentáveis de financiamento, fortalecendo as instituições do sistema acadêmico e garantindo sua perenidade. A captação de recursos, quando realizada com transparência, ética e alinhamento estratégico, é um pilar essencial para viabilizar projetos inovadores e ampliar o impacto da nossa missão na sociedade.

Nesse contexto, a segunda edição do Manual de Captação de Recursos em Saúde é uma iniciativa valiosa, que reforça a importância da profissionalização da captação e da gestão eficiente dos recursos destinados à saúde. As atualizações desta edição, que incluem novos capítulos sobre a evolução histórica das emendas parlamentares, as regras de transparência definidas pelo Supremo Tribunal Federal (STF), ESG, compliance e o gerenciamento de verbas na era da relação institucional, tornam a obra ainda mais relevante para os profissionais que atuam na captação e administração de financiamentos.

Além dessas adições, a revisão e atualização dos capítulos já existentes para refletir as mais recentes mudanças legislativas e normativas garante que o conhecimento compartilhado continue a ser uma referência segura e confiável. Quero, portanto, parabenizar os autores por esta edição, que contribuirá para capacitar ainda mais gestores e profissionais na busca por soluções financeiras que fortaleçam o sistema de saúde e a pesquisa científica no Brasil.

Que este manual continue cumprindo seu papel fundamental de apoiar a sustentabilidade das instituições de saúde, promovendo um efeito multiplicador de conhecimento e impulsionando avanços em assistência, ensino, pesquisa e inovação.

Profa. Dra. Eloisa Silva Dutra de Oliveira Bonfá
Diretora da Faculdade de Medicina da Universidade de São Paulo
Presidente do Conselho Deliberativo do HCFMUSP

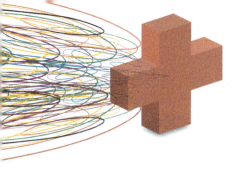

Prefácio II

Inicialmente, queria cumprimentar os autores pela ideia de escrever um livro sobre captação de recursos; em minha opinião, um tema importantíssimo para qualquer pesquisador, professor ou gestor da área da Saúde.

Encontramos alguns artigos a respeito do tema na literatura, mas nada que discuta com a profundidade e a riqueza de alternativas de captação nas suas diversas possibilidades e dificuldades, como vemos nesta publicação.

Atuando como professor, diretor e gestor do Complexo Faculdade de Medicina/Hospital das Clínicas da Faculdade de Medicina da Universidade de São Paulo (FMUSP), ao longo das últimas décadas, tendo enfrentado com sucesso o Projeto de Restauro e Modernização da FMUSP, a criação do Instituto do Câncer do Estado de São Paulo (Icesp) e do Inova HC, como exemplos, sei da importância e da necessidade para uma instituição desenvolver meios para fazer uma captação adequada de fundos destinados a projetos essenciais ao crescimento e à excelência de uma Instituição centenária como a nossa.

Infelizmente, não tive, na oportunidade, a possibilidade de consultar uma publicação como esta que me ajudasse a nortear e compreender como e onde buscar recursos.

Citei grandes projetos institucionais, mas a captação de recursos em Saúde é essencial para um pesquisador desenvolver seu projeto de pesquisa, para um empreendedor consolidar e levar seu produto ao mercado e para o gestor público ou privado conseguir materializar uma iniciativa sem recursos do orçamento. No exterior, há esta cultura consolidada, mas no Brasil temos ainda um caminho a percorrer.

Na atualidade, nenhuma instituição de Saúde de vanguarda pode prescindir da inovação como um pilar para crescimento ao lado da assistência, ensino e pesquisa, nesta área, captação e parcerias, ao lado de criatividade, são fundamentais para consolidação de qualquer projeto inovador que possa também trazer benefícios à sociedade.

Felicito os professores Artifon, Mariano, Magon, Minatogawa, Pereira sob a orientação do professor Pinhata, por conseguirem desenvolver a Editora dos Editores, projeto editorial tão completo que, sem dúvida, será referência na literatura nacional.

Giovanni Guido Cerri
Professor Titular de Radiologia da FMUSP
Presidente do Conselho Diretor do InRad-HCFMUSP
(Instituto de Radiologia do
Hospital das Clínicas da Faculdade de Medicina da
Universidade de São Paulo)
Membro do Conselho Deliberativo do HCFMUSP
Coordenador da Comissão de Inovação do HCFMUSP (InovaHC)
Diretor de Coordenação da área de Diagnóstico por Imagem do Instituto do
Coração-HCFMUSP
Diretor do Centro de Diagnóstico do Hospital Sírio-Libanês
Presidente do Conselho de Administração do Instituto Coalizão Saúde
Membro do Comitê Organizador do Fórum Nacional do Poder Judiciário –
Conselho Nacional de Justiça Membro do Observatório Nacional da Saúde, do
Instituto Justiça e Cidadania, dos Poderes Público,
Judiciário e iniciativa privada – desde 2022
Membro do Grupo de Trabalho do Gabinete do Procurador-Geral de Justiça
do Ministério Público do Estado de São Paulo
para enfrentamento da pandemia Covid-19
Membro do Comitê da Cadeia Produtiva da Saúde e Biotecnologia –
COMSAUDE da FIESP
Membro titular da Academia Nacional de Medicina
Membro emérito da Academia de Medicina de São Paulo
Membro do Conselho do Colégio Brasileiro de Executivos da Saúde – CBEXs

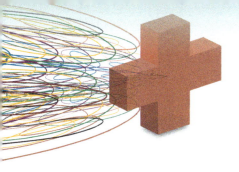

Apresentação

Por um lado, é de conhecimento de todos que a saúde é um item essencial para a população. Por outro lado, os governos deixam os investimentos nessa área em segundo plano, levando a uma assistência à saúde deficitária tanto qualitativa como quantitativamente. A média mundial de investimento em saúde é de 6,08% do Produto Interno Bruto (PIB). No Canadá, esse percentual chega a 7,66%; na França são 9,04%; Espanha com 7,08% e Suíça com 6,97% são outros destaques. No Brasil, esse número é de apenas 4,32%. Não bastasse o descompasso na área da Saúde, a escassez de recursos investidos também está presente na área da Ciência e Tecnologia. O Brasil destina a cerca de 1,26% do PIB para Ciência e Tecnologia enquanto a média mundial é de 1,79%. As soluções advindas da ciência e da inovação tecnológica na área da Saúde são aquelas que oferecem resultados com maior eficiência e eficácia.

O Manual de Captação de Recursos em Saúde traz instruções úteis, visando à divulgação dos critérios e procedimentos estabelecidos na legislação que trata das possibilidades de obtenção de recursos dos governos federal, estadual e municipal e da iniciativa privada. No Manual, são descritas informações conceituais, formalidades e cuidados que devem ser observadas na captação e aplicação dos recursos obtidos.

Parabenizo os editores Everson Luiz de Almeida Artifon, Adriana Mariano dos Santos, Antonio Jose Rodrigues Pereira, Mariana Gonçalves Magon, Rafael Francisco Ferraz Minatogawa e José Pinhata Otoch pela iniciativa de oferecer alternativas e orientar os gestores de saúde a captarem recursos, melhorando a assistência aos necessitados. Aos leitores, asseguro que a leitura será simpática, agradável e de aplicabilidade imediata.

Prof. Edivaldo M. Utiyama
Prof. Titular da Disciplina de
Cirurgia Geral e Trauma do Departamento
de Cirurgia da FMUSP. Diretor Clínico
do Hospital das Clínicas da FMUSP.

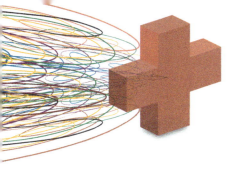

Editores

Everson Luiz de Almeida Artifon
Professor Livre-Docente do Departamento de Cirurgia da Faculdade de Medicina da USP (FMUSP). Professor Livre-Docente do Departamento de Anatomia e Cirurgia da Faculdade de Medicina de Ribeirão Preto da USP (FMRP-USP). Gestor em Saúde pela Escola de Administração do Estado de São Paulo da Fundação Getulio Vargas (CEAHS/EAESP – FGV). Docente e Orientador Permanente do Programa de Pós-Graduação em Ciências Cirúrgicas do Departamento de Cirurgia da FMUSP.

Adriana Mariano dos Santos
Diretora de Relações Institucionais e Governamentais do Hospital de Amor Barretos.
Consultora e Especialista em Captação de Recursos Públicos na área da Saúde com 17 anos de Experiência em Hospitais de Média e Alta Complexidade.
Graduada em Direito, Gestão Pública, Advogada, Especialista em Direto Penal e Processual Penal, MBA em Economia e Relações Governamentais pela Fundação
Getulio Vargas (FGV).

Mariana Gonçalves Magon
Especialista em Captação de Recursos e Orçamento Público, com ênfase em emendas parlamentares e mais de 10 anos de experiência na área.
É servidora pública municipal e atua como captadora de recursos representando o InCor/SP na Assembleia Legislativa do Estado de São Paulo.
Sócia da MM Soluções e Negócios Ltda, presta consultorias, ministra cursos e palestras voltados à gestão pública e à captação de recursos.
É bacharel em Administração de Negócios pela UNISO e possui pós-graduação em Gestão Pública (UNOPAR),
Gestão Pública Municipal (UFSJ), Compliance e Relações Governamentais (UNINTER) e Ciências Políticas (UNINTER). Atualmente é pós-graduanda em Gestão de Saúde (HCX/FMUSP) e doutoranda na Faculdade de Medicina da USP, com pesquisa voltada à análise do perfil do captador eficiente de recursos em saúde.
Colaboradora do livro Defesa Profissional – DEPRO e palestrante em instituições como USP, Unicamp e PROAHSA.

Rafael Francisco Ferraz Minatogawa
Economista pela Universidade Estadual Paulista (Unesp), com Formação Complementar pela Selkirk College. Mestre em Poder Legislativo pelo Centro de Formação, Treinamento e Aperfeiçoamento (Cefor)//Câmara dos Deputados. Subprefeito de Vila Mariana, São Paulo.

José Pinhata Otoch
Professor Titular da Disciplina de Técnica Cirúrgica e Cirurgia Experimental da FMUSP. Vice-Chefe do Departamento de Cirurgia.
Superintendente do Hospital Universitário da Universidade de São Paulo (HU-USP).

Antonio Jose Rodrigues Pereira
CEO do HCFMUSP, maior complexo hospitalar da América Latina, desde 2014.
Foi Diretor de Engenharia do Hospital A.C. Camargo, Gerente Geral de Engenharia da Pepsico do Brasil e Diretor da Philips do Brasil.
Possui MBA Executivo Internacional pela USP e MBA em Gestão de Projetos.
Concluiu Administração Hospitalar pela FGV, onde também fez doutorado.

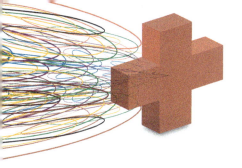

Co-editores

Paulo David Domingues de Oliveira
Formado em Ciência da Computação, MBA em Gerenciamento de Projetos e Certificado PMP – PMI. Exerce atualmente a função de Gerente Corporativo de Projetos no Núcleo de Estratégia e Operações (NEO) do Hospital das Clínicas da Faculdade de Medicina da Universidade de São Paulo (HCFMUSP), com atuação direta em projetos, doações e convênios públicos de âmbito estadual e federal, celebrados com a Secretaria de Estado da Saúde de São Paulo (SES/SP) e o Ministério da Saúde (MS).

Renata Silva Dias
Formada em Design Gráfico e de Produto com MBA de Gestão em Saúde. Exerce atualmente a Função de Analista de Projetos no Núcleo de Estratégia e Operações (NEO) do Hospital das Clínicas da Faculdade de Medicina da Universidade de São Paulo (HCFMUSP) com atuação direta em Projetos e Convênios Públicos de Âmbito Estadual e Federal, celebrados com a Secretaria de Estado da Saúde de São Paulo – (SES/SP) e o Ministério da Saúde (MS).

Leila Giacomin
Gerente de Relações Institucionais na FFM, com mais de 13 anos de experiência em relacionamento institucional e captação de recursos com empresas e grandes doadores, por meio de incentivos fiscais, verbas diretas e articulação com parlamentares do Congresso Nacional e da Assembleia Legislativa para indicações de emendas. Atuou também na propositura de projetos dedicados à saúde via InvestSUS e SES-SP, além de projetos com incentivo fiscal por meio dos mecanismos PRONAS, FUMCAD e CONDECA. Licenciada em Matemática, com pós-graduação em Administração de Empresas pela FAAP.

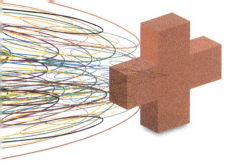

Colaboradores

Anna Miethke Morais
Graduada em Medicina pela Faculdade de Medicina da Universidade de São Paulo (FMUSP)
Residência Médica em Clínica Médica e em Pneumologia no Hospital das Clínicas da FMUSP (HCFMUSP)
Especialização em Insuficiência Respiratória e Ventilação Mecânica também no HCFMUSP
MBA em Gestão Hospitalar e de Sistemas de Saúde pela Fundação Getúlio Vargas (FGV)
Doutorado em Ciências pela FMUSP
Atua há 10 anos na Diretoria Clínica do HCFMUSP
Coordenadora de Gestão Assistencial responsável por Planejamento, Ensino e Pesquisa na área.

Antonio Jose Rodrigues Pereira
Superintendente do Complexo HCFMUSP
Doutor em Administração pela EAESP-FGV

Adriana Mariano dos Santos
Diretora de Relações Institucionais e Governamentais do Hospital de Amor Barretos, Consultora e Especialista em Captação de Recursos Públicos na área da Saúde com 17 anos de Experiência em Hospitais de Média e Alta Complexidade. Graduada em Direito, Gestão Pública, Advogada, Especialista em Direto Penal e Processual Penal, MBA em Economia e Relações Governamentais pela Fundação Getulio Vargas (FGV).

Allyne de Moura Silva
Servidora Pública Municipal desde 2010, atua na Seção de Captação de Recursos desde 2021. Pós-Graduada em Direito do Consumidor pela Universidade Paulista (Unip). Especialista, com MBA em Administração Pública e Gestão de Cidades pela Centro Universitário Internacional (Uninter).

Antônio Gonçalves de Oliveira Filho
Professor de Cirurgia Pediátrica do Departamento de Cirurgia da Faculdade de Ciências Médicas da Universidade Estadual de Campinas (Unicamp). Superintendente do Hospital de Clínicas da Unicamp na Gestão 2018-2022.

Caius Lucilius Busche Rocha
Jornalista Científico e Assessor de Relações Institucionais do Hospital de Clínicas da Universidade Estadual de Campinas (Unicamp).

Danielle Couto
Bacharel em Direito, Assessora de Orçamento no Senado Federal. Pós-Graduada em Orçamento Público pelo Instituto Legislativo Brasileiro (ILB) do Senado Federal. Autora do artigo Emendas Parlamentares: Instrumento da Sociedade, e coautora do artigo Os Recentes Ajustes Contábeis na História do Orçamento Brasileiro (da Pedalada à Motocada Fiscal).

Danielle do Amaral Salomão

Formada em Direito pela Faculdade Lesplan em Brasilia, Especialista em Orçamento Público, Direito Penal e Processo Penal, Pós-Graduanda em Direito Eleitoral. Escritora de cinco ebooks, divulgados pela Fundação Republicana Brasileira. Palestrante sobre Orçamento e Controle Social pela Empresa Salomão e Pimentel.

Deputado Federal Kim Kataguiri

Deputado Federal pelo Estado de São Paulo e Fundador do Movimento Brasil Livre. Em 2015 foi considerado um dos jovens mais influentes do mundo pela Revista Time e, em 2016, tornou-se colunista do jornal. É Presidente da Comissão de Educação da Câmara dos Deputados.

Everson Luiz Almeida Artifon

Professor Livre-Docente do Departamento de Cirurgia da Faculdade de Medicina da USP (FMUSP). Professor Livre-Docente do Departamento de Anatomia e Cirurgia da Faculdade de Medicina de Ribeirão Preto da Universidade de São Paulo (FMRP-USP). Gestor em Saúde pela Escola de Administração do Estado de São Paulo da Fundação Getulio Vargas (CEAHS/EAESP-FGV). Docente e Orientador Permanente do Programa de Pós-Graduação em Ciências Cirúrgicas do Departamento de Cirurgia da FMUSP.

Fábio Martins Corrêa

Engenheiro de Produção e Tecnólogo em Saúde. Especialização em Engenharia Clínica e Administração Hospitalar. Atua na área de Engenharia Clínica há 12 anos. Assumiu a Diretoria da Engenharia Clínica do Hospital das Clínicas da Faculdade de Medicina da Universidade de São Paulo (HCFMUSP) em 2017. Além da Gestão da Equipe de Engenharia Clínica, promove a busca de soluções inovadoras para a Área Hospitalar, Pesquisa de Mercado, Processos de Aquisições de Equipamentos, Elaboração de Contratos e Capacitação de Novos Profissionais. Em 2021, assumiu, no HCFMUSP, a Coordenação do Núcleo de Avaliação de Tecnologias em Saúde.

Fernando Augusto Tavares Canhisares

Médico Graduado pela Faculdade de Medicina da Universidade de São Paulo (FMUSP); especialista em Medicina Preventiva e Social com foco em Administração Hospitalar e de Sistemas de Saúde pela FMUSP e FGV-EAESP. Especialista em Anestesiologia pela FMUSP. Médico Anestesiologista Assistente Coordenador da Anestesiologia de Urgência e Emergência do Instituto Central do Hospital das Clínicas (HC) da FMUSP.

Franciele Alves Pereira

Servidora Pública Municipal desde 2010. Formada em Administração pela Universidade de Sorocaba, turma de 2007-2010, e em Tecnologia em Gestão Pública pela Universidade Virtual do Estado de São Paulo (Univesp), turma de 2020. Cursa MBA em Ciência Política: Relação Institucional e Governamental; e MBA em Diplomacia e Relações Internacionais pela Centro Universitário Internacional (Uninter).

Guilherme Machado Rabello

Engenheiro pela Escola Politécnica da Universidade de São Paulo (USP), com mais de 25 anos de experiência no setor de Telecomunicações. Desde 2011 atua na área de Saúde no Desenvolvimento de Soluções em Telemedicina e Inovação Médica. Head de Inovação do InovaInCor (núcleo de inovação do Instituto do Coração – InCor). Coordenador do Núcleo de Inovação da Sociedade de Cardiologia do Estado de São Paulo (SOCESP). Membro com certificação da Society for Advancement of Patient Blood Management (SABM), EUA. Professor de MBA em HealthTech na Faculdade de Informática e Administração Paulista (Fiap-SP), Pontifícia Universidade Católica (PUC-RS) e Albert Einstein Instituto Israelita de Ensino e Pesquisa.

Henrique Marques Vieira Pinto

Advogado e Servidor Público. MBA em Administração Financeira e Mercado de Capitais pela Fundação Getulio Vargas (FGV). Ex-Secretário Executivo Adjunto da Secretaria de Governo na Presidência da República. Ex-Secretario Especial da Secretaria de Relações Intitucionais da Segov – Presidência da

República. Ex-Chefe da Assessoria Legislativa e Orçamentária do Ministério da Saúde. Ex-Assessor do Ministro da Saúde – Gabinete do Ministro.

José Pinhata Otoch
Professor Titular da Disciplina de Técnica Cirúrgica e Cirurgia Experimental da Faculdade de Medicina da Universidade de São Paulo (FMUSP). Vice-Chefe do Departamento de Cirurgia; Superintendente do Hospital Universitário da USP (HU-USP).

Joaquim Edson Vieira
Médico (Faculdade de Medicina, Universidade de São Paulo – FMUSP); especialista em Anestesiologia (FMUSP). Bacharel em Ciências Sociais (Fac Filosofia, Letras e Ciências Humanas – USP). Médico Anestesiologista, Instituto Central do Hospital das Clínicas, FMUSP. Professor Associado, MS5-2, Disciplina de Anestesiologia, Departamento de Cirurgia, FMUSP.

Kleber Maciel Lage
Bacharel em Ciências Econômicas pelo Centro Universitário de Brasília (1994). Especializando em Avaliação de Políticas Públicas – Administração Pública, pelo Instituto Legislativo Brasileiro (ILB) – Senado Federal (2018); Especialista em Instituições e Processos Políticos do Legislativo – Ciência Política, pela Câmara dos Deputados (2007). Especialista/MBA em Planejamento, Orçamento e Gestão Pública – Finanças Públicas, pela Fundação Getulio Vargas (2004).

Larissa Cristina de Mello Ventriglia
Coordenadora de Campanhas no Hospital de Amor de Barretos. Bacharel em Administração de Empresas. MBA em Economia e Negócios de Turismo pela Fundação Instituto de Pesquisas Econômicas (Fipe). MBA em Marketing na Escola Superior de Propaganda e Marketing (ESPM). Atua há mais de 14 anos em planos e campanhas de alta performance para captação de recursos, com foco nas áreas da Saúde e Terceiro Setor. Responsável pelo desenvolvimento, implementação e controle de projetos de captação

de recursos por meio de parcerias corporativa e de indivíduos. Elaboração de estratégias de comunicação de campanhas. Conhecimentos Técnicos e Operacionais em Marketing Estratégico Focado no Doador. Vasta Experiência em Organização e Execução de Eventos de Diversos Portes.

Leila Giacomin
Gerente de Relações Institucionais na FFM, com mais de 13 anos de experiência em relacionamento institucional e captação de recursos com empresas e grandes doadores, por meio de incentivos fiscais, verbas diretas e articulação com parlamentares do Congresso Nacional e da Assembleia Legislativa para indicações de emendas. Atuou também na propositura de projetos dedicados à saúde via InvestSUS e SES-SP, além de projetos com incentivo fiscal por meio dos mecanismos PRONAS, FUMCAD e CONDECA. Licenciada em Matemática, com pós-graduação em Administração de Empresas pela FAAP.

Lucas Botelho Alonso
Bacharel em Relações Internacionais pelas Faculdades Integradas Rio Branco (2012). MBA em Administração do Terceiro Setor (2020) e MBA em Relações Institucionais e Governamentais pelo Centro Universitário Internacional (Uninter). Graduado em Educação Executiva: Relações Governamentais no Brasil (2019) pelo Insper.

Luciana Batista
Jornalista, experiente em assessoria de imprensa. Formada pela FMU. Analista de relações institucionais e governamentais (Captadora de Recursos) da Instituição Casa de David (abriga pessoas com deficiências).

Luiz Felipe da Rocha Azevedo Panelli
Graduado em direito pela PUC-SP, mestre e doutor em direito do Estado pela PUC-SP

Luiz Miranda Ciochetti
Formado em Administração, Relações Internacionais e Ciências Contábeis pela Escola Superior de Administração, Marketing e

Comunicação de Uberlândia (ESAMC) e pós-graduado em Gestão Pública Municipal pela Universidade Federal de São Paulo (Unifesp) e Orçamento Público pelo Instituto Legislativo Brasileiro (ILB) – Senado Federal. Atua como Secretário Parlamentar do Deputado Federal Vitor Lippi Desenvolvendo Políticas Públicas Voltadas ao Empreendedorismo, Saúde e Inovação.

Marcio Roberto Facanali Junior

Pós-Graduando pelo Departamento de Gastroenterologia do Hospital das Clínicas da Faculdade de Medicina da Universidade de São Paulo (HCFMUSP). Membro Titular da Federação Brasileira de Gastroenterologia e Especialista em Endoscopia Digestiva pela Sociedade Brasileira de Endoscopia Digestiva. Médico Colaborador do Departamento de Gastroenterologia do HCFMUSP.

Mariana Gonçalves Magon

Especialista em Captação de Recursos e Orçamento Público, com ênfase em emendas parlamentares e mais de 10 anos de experiência na área.
É servidora pública municipal e atua como captadora de recursos representando o InCor/SP na Assembleia Legislativa do Estado de São Paulo. Sócia da MM Soluções e Negócios Ltda, presta consultorias, ministra cursos e palestras voltados à gestão pública e à captação de recursos.
É bacharel em Administração de Negócios pela UNISO e possui pós-graduação em Gestão Pública (UNOPAR), Gestão Pública Municipal (UFSJ), Compliance e Relações Governamentais (UNINTER) e Ciências Políticas (UNINTER). Atualmente é pós-graduanda em Gestão de Saúde (HCX/FMUSP) e doutoranda na Faculdade de Medicina da USP, com pesquisa voltada à análise do perfil do captador eficiente de recursos em saúde.
Colaboradora do livro Defesa Profissional – DEPRO e palestrante em instituições como USP, Unicamp e PROAHSA.

Mário César Homsi Bernardes

Diretor Geral da Confederação das Santas Casas de Misericórdia, Hospitais e Entidades Filantrópicas (CMB).

Murillo de Miranda Basto Neto

Diretor do Metrô de Brasília e Analista do Ministério da Integração Nacional. Bacharel em Ciências Contábeis e Pós-Graduado em Recursos Humanos. Consultor e Professor palestrante em eventos do Banco Mundial, Ministério do Planejamento, Orçamento e Gestão, Ministério da Saúde, Escola Nacional de Administração Pública, Escola de Administração Fazendária e da Associação Brasileira de Orçamento Público. Cofundador da Ordem dos Pregoeiros do Brasil. Foi Gerente Geral de Administração e Finanças do Programa Nacional de Doenças Sexualmente Transmissíveis (DST)/Aids do Ministério da Saúde e Coordenador Geral de Convênios do Ministério do Turismo. Capacitou mais de 10.000 servidores federais, estaduais, municipais e entidades privadas sem fins lucrativos nos diferentes módulos da Plataforma +Brasil. Atuou em conjunto com o Ministério do Planejamento e o Serviço Federal de Processamento de Dados (Serpro) na Implantação e Lapidação da Plataforma +Brasil do Governo Federal.

Neilson Carvalho

Analista de Relações Institucionais e Governamentais 24 anos
Atuo na área de Captação de Recursos Governamentais, Relações Institucionais, execução dos projetos e prestação de contas da instituição filantrópica chamada Casa de David em SP.
Minha função é manter um relacionamento saudável com as diferentes esferas Governamentais (Municipal, Estadual e Federal) a fim de trazer recursos que proporcionarão a continuidade na qualidade dos serviços prestados aos assistidos da instituição e do público externo. Também sou responsável por supervisionar a execução dos recursos captados para que sejam aplicados de maneira correta e transparente e logo em seguida acompanho a prestação de contas dos recursos em questão.
Também sou responsável por buscar diferentes projetos e editais que agreguem valores significativos para que sejam executados na entidade.
Sou Bacharel em Administração de Empresas e Negócios, possuo MBA em Compliance e Relações Governamentais e pós graduação em Liderança, Gestão

e Inovação pelo Centro Universitário Internacional - UNINTER e também tenho conhecimento técnico em Administração pela ETEC de São Paulo.

Paulo David Domingues de Oliveira

Formado em Ciência da Computação, MBA em Gerenciamento de Projetos e Certificado PMP – PMI. Exerce atualmente a função de Gerente Corporativo de Projetos no Núcleo de Estratégia e Operações (NEO) do Hospital das Clínicas da Faculdade de Medicina da Universidade de São Paulo (HCFMUSP), com atuação direta em projetos, doações e convênios públicos de âmbito estadual e federal, celebrados com a Secretaria de Estado da Saúde de São Paulo (SES/SP) e o Ministério da Saúde (MS).

Rafael Francisco Ferraz Minatogawa

Economista pela Universidade Estadual Paulista (Unesp), com formação complementar pela Selkirk College
Mestrando em Poder Legislativo pelo Centro de Formação, Treinamento e Aperfeiçoamento (Cefor) da Câmara dos Deputados
Desde 2019, é Chefe de Gabinete do Deputado Federal Kim Kataguiri.

Renata Silva Dias

Formada em Design Gráfico e de Produto com MBA de Gestão em Saúde. Exerce atualmente a Função de Analista de Projetos no Núcleo de Estratégia e Operações (NEO) do Hospital das Clínicas da Faculdade de Medicina da Universidade de São Paulo (HCFMUSP) com atuação direta em Projetos e Convênios Públicos de Âmbito Estadual e Federal, celebrados com a Secretaria de Estado da Saúde de São Paulo – (SES/SP) e o Ministério da Saúde (MS).

Romero Oliveira Arruda

Advogado Pós-Graduado em Orçamento Público pelo Instituto Legislativo Brasileiro (ILB) Assessor Técnico em Orçamento desde 2017 no Congresso Nacional, com atuação em Comissões Temáticas, Lideranças Partidárias, Gabinetes Parlamentares e, atualmente, é Assessor da Relatoria Geral do Orçamento 2023.

Sidney Matheus

Pós-Graduado em Curso de Especialização em Administração Hospitalar e de Sistemas de Saúde (Gestor) – MBA/pela Fundação Getulio Vargas (FGV) (2020); Pós-Graduado em Direito e Processo do Trabalho pela Faculdade Padre Arnaldo Janssen (2019). Pós-Graduado em Atualização em Direito Médico pelo Vértice Medicine Eventos, vinculado à Universidade de Coimbra (2018). Pós-Graduado em Direito Médico e da Saúde pela Faculdade Legale (2018). Graduado em Direito pela Universidade São Judas Tadeu (USJT) (2000). Graduado em Ciências Matemáticas (Licenciatura e Bacharelado) – pela USJT (1988).

William Alexandre Oliveira

Gerente de Relações Governamentais da Reitoria da UNICAMP

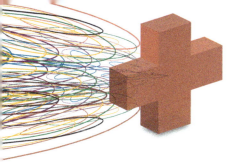

Sumário

Capítulo 1
Evolução Histórica das Emendas 1
Luiz Felipe da Rocha Azevedo Panelli | Rafael Francisco Ferraz Minatogawa

Capítulo 2
A Cultura de captação de recursos na formação do aluno de graduação e pós-graduação 19
Fernando Augusto Tavares Canhisares | Joaquim Edson Vieira

Capítulo 3
Introdução às etapas do orçamento público: abordagem teórica nos diferentes entes da federação (PPA, LDO, LOA) 27
Franciele Alves Pereira | Mariana Gonçalves Magon

Capítulo 4
Captação nos Recursos Primários 33
Adriana Mariano dos Santos | Leila Giacomin

Capítulo 5
Tipos de recursos em saúde 43
Adriana Mariano dos Santos | Danielle do Amaral Salomão

Manual de Captação de Recursos em Saúde

Capítulo 6
Captação de recursos nas esferas governamentais 49
Mariana Gonçalves Magon | Neilson Carvalho | Luciana Batista

Capítulo 7
Custeio dos hospitais de média e alta complexidade através do FNS – Fundo Nacional de Saúde 53
Adriana Mariano dos Santos

Capítulo 8
Custeio e Investimentos em Atenção Primária – PAP 65
Mariana Gonçalves Magon

Capítulo 9
Emendas Parlamentares Federais e seu impacto nas políticas de Saúde Pública 69
Danielle Couto | Romero Arruda

Capítulo 10
Investimentos dos Hospitais da Média e Alta Complexidade por intermédio do Fundo Nacional de Saúde (FNS) 81
Adriana Mariano dos Santos

Capítulo 11
Estrutura do processo de recurso 91
Mariana Gonçalves Magon | Allyne de Moura Silva

Capítulo 12
Tipos de Ação em Saúde 95
Adriana Mariano dos Santos | Mariana Gonçalves Magon

Capítulo 13
Sistema de gestão de convênios e contratos de repasse 99
Murillo de Miranda Basto Neto

Capítulo 14
Inserção da proposta no sistema de cadastro para emendas 111
Paulo David Domingues de Oliveira | Renata Silva Dias

Sumário xxiii

Capítulo **15**
Monitoramento e ajustes da proposta 121
Paulo David Domingues de Oliveira | Renata Silva Dias

Capítulo **16**
Recursos de saúde nos governos estaduais 135
Luiz Miranda Ciochetti

Capítulo **17**
Recursos de saúde nos legislativos municipais 145
Mariana Gonçalves Magon

Capítulo **18**
Captação de recursos com pessoa física de A a Z 149
Adriana Mariano dos Santos | Larissa Cristina de Mello Ventriglia

Capítulo **19**
Inovação como ferramenta de captação de recursos 163
Guilherme Machado Rabello

Capítulo **20 – Parte I**
Judicialização nos processos das emendas Parlamentares e Outros Recursos da Saúde 173
Sidney Matheus | Everson Luiz de Almeida Artifon

Capítulo **20 – Parte II**
STF e as novas regras de transparência para os recursos das Emendas Parlamentares Federais na saúde 183
Leila Giacomin | Everson Luiz de Almeida Artifon

Capítulo **21**
Os fatores de influência na decisão da Destinação das Emendas Parlamentares 185
Rafael Minatogawa

Capítulo **22**
A captação de recursos em Hospitais Universitários: Passo a passo 193
Antonio Gonçalves de Oliveira Filho | Caius Lucilius Busche Rocha

xxiv Manual de Captação de Recursos em Saúde

Capítulo 23
A captação de recursos através de agências governamentais 205

Marcio Roberto Facanali Junior | Everson Luiz Almeida Artifon

Capítulo 24
Processos e Operações nas Aquisições de Materiais Permanentes 217

Fábio Martins Corrêa

Capítulo 25
Visão do Parlamentar: Relato de um Deputado Federal 231

Kim Kataguiri

Capítulo 26
A captação de recursos como estratégia para evolução e sustentabilidade das instituições filantrópicas 241

Mário César Homsi Bernardes

Capítulo 27
Visão do executivo: Ministério da Saúde 251

Henrique Marques Vieira Pinto | Kleber Maciel Lage

Capítulo 28
Modelo Mental de um Captador de Excelência 261

Lucas Botelho Alonso

Capítulo 29
Sustentabilidade – ESG 269

Anna Miethke Morais

Capítulo 30
Compliance e Captação de Recursos 275

William Alexandre Oliveira

Capítulo 31
Gerenciamento de Verbas na Era da Relação Institucional 283

Antonio José Rodrigues Pereira | Anna Miethke Morais

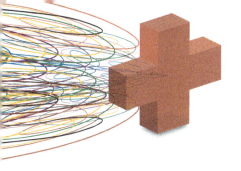

Capítulo **1**

Evolução Histórica das Emendas

Luiz Felipe da Rocha Azevedo Panelli | Rafael Francisco Ferraz Minatogawa

INTRODUÇÃO

As Emendas Parlamentares, assim como outras questões relacionadas ao orçamento público, podem inicialmente parecer meras tecnicalidades. Em períodos de bonança econômica, o Estado dispõe de mais recursos; em momentos de crise, enfrenta restrições orçamentárias. Quando há abundância, os gastos se ampliam; quando há escassez, tornam-se necessários cortes. Anualmente, o Congresso Nacional analisa o Projeto de Lei Orçamentária, apresentado pelo Poder Executivo, cujo objetivo é estimar receitas e fixar despesas da administração pública federal.

Por trás de um emaranhado de normas, números e códigos de despesa, desenrola-se uma complexa disputa pelo poder político, regida por regras constitucionais. Essa disputa envolve tanto os diversos setores estatais quanto os segmentos da iniciativa privada impactados pelos gastos públicos – em última análise, praticamente todos. Cada parte busca assegurar sua parcela do orçamento em um contexto onde, como se diz frequentemente no meio político, "o cobertor é curto". Assim, atender às demandas de um grupo geralmente implica frustrar as expectativas de outro.

Essa dinâmica orçamentária não apenas revela as prioridades do governo, mas também expõe as relações de força e os interesses políticos que permeiam a administração pública. Em um país de dimensões continentais e desigualdades históricas como o Brasil, essas escolhas podem significar avanços significativos ou retrocessos consideráveis em áreas estratégicas como saúde, educação e infraestrutura. Por isso, compreender o orçamento público é essencial para qualquer cidadão interessado em influenciar positivamente os rumos da nação.

Nos últimos anos, esse tema tem ganhado crescente destaque nos noticiários, redes sociais e debates públicos, impulsionado pelo uso intensificado de um mecanismo específico pelos parlamentares: as Emendas Parlamentares.

Esse instrumento, embora não seja uma novidade, tem sido amplamente expandido nos últimos anos. Tornou-se crucial para que congressistas direcionem recursos às suas bases eleitorais, viabilizando obras, eventos, aquisições de equipamentos e outras iniciativas que resultam em ganhos de capital político. Uma alteração constitucional, entretanto, deu a esse tema uma importância singular para a saúde pública no Brasil: a obrigatoriedade de que metade do total das emendas seja destinada a ações relacionadas à saúde. Essa regra abriu novas possibilidades de financiamento para diversas entidades de saúde, frequentemente assoladas por déficits crônicos.

Além disso, o aumento da transparência e da fiscalização sobre o uso dessas emendas trouxe à tona tanto histórias de sucesso quanto denúncias de mau uso de recursos. Enquanto algumas iniciativas resultaram em melhorias tangíveis para comunidades locais, outras foram criticadas por falta de planejamento ou por servirem exclusivamente a interesses políticos, sem benefícios concretos para a população.

O presente capítulo busca oferecer ao leitor uma visão concisa da evolução orçamentária brasileira, elucidando os fatores que conferiram às emendas parlamentares um papel central no debate público contemporâneo.

A trajetória das regras orçamentárias no Brasil reflete a evolução das forças políticas e dos arranjos institucionais que moldaram os textos constitucionais ao longo de nossa rica – e, por vezes, trágica – história. De períodos autoritários a marcos democráticos, cada contexto histórico deixou sua marca nas práticas e prioridades orçamentárias, moldando como o Estado brasileiro distribui e utiliza seus recursos.

Convido o leitor a explorar a história orçamentária brasileira, com especial atenção às chamadas emendas parlamentares. Essa jornada não apenas ilumina aspectos fundamentais da política e da economia nacionais, mas também oferece ferramentas para uma participação mais informada e ativa nos processos decisórios que moldam o futuro do Brasil e da saúde pública desse mesmo país.

UM BREVE HISTÓRICO DO ORÇAMENTO PÚBLICO BRASILEIRO

A história constitucional brasileira é complexa e convulsionada. O primeiro texto constitucional genuinamente brasileiro nasce em 1824, feito sob medida para a Coroa. O tema do orçamento é tratado de forma bem singela, em nada lembrando o labirinto normativo que está inserido no atual texto constitucional. Dizia o art. 15, X, que cabia à Assembleia (formada pela união da Câmara dos Deputados e do Senado) fixar anualmente as despesas públicas. No resto do texto, o orçamento era ignorado, voltando apenas no art. 172, em que se dizia que o governo prestaria contas das despesas por meio de um balanço.

O jurista Pimenta Bueno, que foi senador vitalício no Império, escreveu uma obra doutrinária em que analisa os fundamentos do direito público. Sobre orçamento, Pimenta Bueno afirma que o orçamento é uma atribuição legislativa, que deve ser exercida ouvindo-se todos os setores do país porque são eles – os setores produtivos – que, com muito sacrifício, compõem as receitas públicas.[1]

A singeleza do tratamento dado pela Constituição de 1824 ao tema do orçamento tem dois aspectos: um, positivo, que é a capacidade de o Poder Legislativo para reformular políticas públicas, adaptando-as conforme a necessidade, e outro, negativo, que é uma insegurança jurídica. Tal insegurança, em um país patrimonialista como o Brasil, acaba gerando uma valorização de relações pessoais entre particulares e o governo, onde o particular que é mais próximo do governante consegue capturar o orçamento. No direito administrativo, fala-se muito em "captura regulatória", que é a capacidade de atores privados imporem a sua agenda às agências reguladoras, em especial pela indicação de dirigentes de agências que sejam influenciados por tais empresas (podem ser, por exemplo, ex-administradores ou ex-advogados delas). Há, também, uma captura orçamentária, que é a influência indevida no orçamento por particulares que têm grande influência no Poder Público – aspecto tipicamente patrimonialista.

O patrimonialismo orçamentário se mostrou ainda mais presente com o advento da República. A Constituição de 1891 também não trouxe gran-

---

1   Cito: Ora, e é o povo quem tem de pagar as despesas públicas, se dele que se tem de exigir anualmente o sacrifício de uma parte do seu trabalho ou propriedade I é manifesto que ele deve ser ouvido para que preste o seu consentimento.
Quando não fosse um ato de soberania e de seu proprio direito, seria dever de rigor e justiça.
E' portanto uma attribuição essencialmente legislativa e que impõe pesadas obrigações I que desfalca as propriedades individuaes, o que não póde ser legitimado senão em virtude de uma lei I nem por maIS tempo, por maior porção, forma ou condições diversas do que f:JIla determinar.
SÃO VICENTE, José Antonio Pimenta Bueno, Marquês de, 1803-1878. Direito publico brazileiro e analyse da Constituição do Império. Rio de Janeiro: Typ. Imp. e Const. de J. Villeneuve e C. 1857, pág. 85.

des inovações orçamentárias (salvo a disposição do art. 34, item 35, §1º, que determina que as leis orçamentárias não podem ter disposição que não seja propriamente orçamentária) e a ascensão de oligarquias regionais fez com que somente os que controlavam o poder político fossem contemplados no orçamento; na verdade, a intervenção do Estado na economia *lato sensu* (inclusive o processo orçamentário) era ditado por interesses oligárquicos.[2] Um bom exemplo do que estamos tratando se dá na questão da execução contra a Fazenda: antes da Constituição de 1934, não havia um regime de precatórios, o que significava que as execuções contra a Fazenda dependiam de aprovação específica no orçamento.[3] Todo o regramento sobre precatório, iniciado em 1934 e cuja tradição foi mantida pela Constituição de 1988, visa impedir tais preterições e preferências.

Exemplificando: uma pessoa vencia um processo judicial contra a Fazenda. O juiz mandava a Fazenda pagar, mas não havia um sistema formal de organização dos pedidos de pagamento e nem a obrigatoriedade de pagar em determinado tempo. O pagamento dependia da previsão de pagamento daquela dívida específica no orçamento. Ora, sendo o orçamento um trabalho legislativo, como bem disse Pimenta Bueno, e sendo o Poder Legislativo do-

minado por grupos oligárquicos, apenas as pessoas pertencentes a tais grupos conseguiam inscrever a sua sentença no orçamento e, portanto, receber.

Além da disposição sobre precatórios, a Constituição de 1934 trouxe uma grande novidade em matéria orçamentária: as disposições sobre orçamento foram organizadas em um capítulo próprio, o que passou a ser a regra nas Constituições posteriores. A Constituição de 1937, de triste memória, também trouxe um capítulo próprio, assim como a de 1946.

O período democrático de 1946-1964 foi marcado por instabilidade política e orçamentária. O texto constitucional tinha um dispositivo – art. 67, §2º – que dava ao presidente da República o poder privativo de iniciar o processo legislativo de leis que pudessem aumentar as despesas com funcionalismo, por exemplo. Ocorre que, no meio do processo legislativo, emendas parlamentares ao orçamento acabavam modificando os projetos de lei enviados pelo presidente da República com tal propósito. Por esse motivo, foi editada, já na ditadura militar, uma Emenda à Constituição (Emenda n.º 17, de 1965), que impedia que emendas legislativas ao Projeto de Lei Orçamentária aumentassem a despesa. Tal Emenda foi promulgada no período em que a ditadura tentava sanear as contas públicas e reformar o sistema financeiro (a criação do Banco Central e o novo sistema tributário e financeiro são da mesma época).

Um aspecto importante da Constituição de 1946 foi a consolidação de um sistema mais amplo de proteção social, assentado no direito do trabalho e no direito à previdência.[4] Apesar do aspecto social positivo, um sistema previdenciário cujo orçamento se confunde com o orçamento geral tem uma tendência ao desequilíbrio, ainda mais se considerarmos que eventuais emendas parlamentares, feitas de forma desmedida, poderiam ser usadas de forma populista. Com efeito, o desequilíbrio fiscal foi uma das causas da desordem vigente no período democrático de 1946-64. Conforme dito no parágrafo anterior, a Emenda à Constituição de 1946

---

2   ROCHA. A Intervenção do Estado Brasileiro e a Política Oligárquica na República Velha. Revista de Informação Legislativa, Brasília-DF, v. 126, n.jan/junho, 1995.

3   José Afonso da Silva bem explica a questão. Cito: A disciplina dos precatórios até 1934 era objeto do Decreto 3.08411898, sem garantia do pagamento ao credor. A Constituição de 1934 (art. 182) é que deu ao tema estatuto constitucional. Desde então, os pagamentos devidos pela Fazenda Pública em virtude de sentença judicial têm merecido disciplina constitucional, sob o pressuposto de que o sistema de execução forçada não se aplica às dívidas da Fazenda Pública, porque, sendo os bens públicos inalienáveis, não podem ser penhorados. Daí por que a Constituição teve que buscar um sistema que garantisse os pagamentos decorrentes de sentença judiciária, de modo a evitar protecionismo". SILVA, José Afonso da. Comentário contextual à Constituição. 6º edição. São Paulo: Malheiros, 2009, pág. 521

Cumpre lembrar que o mencionado Decreto 3084/1898 era um verdadeiro código processual aplicável à Justiça Federal. A disposição sobre precatórios estava no art. 41 da parte quinta, que, sucinto, simplesmente dizia que cabia ao juiz expedir "precatoria ao Thesouro para effectuar-se o pagamento"

4   SILVA, José Afonso da. O constitucionalismo brasileiro: evolução institucional. 1ª edição. São Paulo: Malheiros, 2011, pág. 454

que limitou o escopo das emendas parlamentares, só veio após o golpe militar de 1964.

O período da ditadura trouxe rigidez orçamentária, concentrada no Poder Executivo. A Constituição de 1967, de vida curta, trouxe um capítulo orçamentário próprio e dispôs que o orçamento teria pelo menos duas contas (conta corrente e conta de capital). Houve também a inserção de um "dispositivo anti-déficit" em seu art. 66, cuja redação determinava que "o montante da despesa autorizada em cada exercício financeiro não poderá ser superior ao total das receitas estimadas para o mesmo período". Ainda, cabia ao Poder Executivo a iniciativa de leis que criassem ou autorizassem a despesa pública.

A fim de sanar a situação orçamentária-financeira caótica do período de 1946-64, a Constituição de 1967 previa que "As operações de crédito para antecipação da receita autorizada no orçamento anual não poderão exceder à quarta parte da receita total estimada para o exercício financeiro, e serão obrigatoriamente liquidadas até trinta dias depois do encerramento deste."

Outro dispositivo orçamentário importante estava no art. 60, parágrafo único, que não admitia emenda parlamentar que aumentasse despesa em projeto de lei de iniciativa do presidente da República.

Como afirmamos, a Constituição de 1967 teve vida curta. Em 1969, foi editada uma "Emenda à Constituição" que, na verdade, reescrevia todo o texto constitucional – o que, obviamente, excedia em muito o poder constituinte derivado. A "nova" Constituição dispunha que "as operações de resgate e de colocação de títulos do Tesouro Nacional, relativas à amortização de empréstimos internos, não atendidas pelo orçamento anual, serão reguladas em lei complementar", o que mostra mais uma tentativa de saneamento financeiro.

Como a CF de 1988 tratou o orçamento e como ela impactou a governabilidade?

A redemocratização promovida na década de 1980 teve como diretriz permitir uma maior participação no orçamento. O orçamento foi tripartido em **Orçamento da Seguridade Social, Orçamento Fiscal** e **Orçamento de Investimentos nas Empresas Públicas**, com o objetivo de impedir que verbas da seguridade fossem usadas para outros fins, bem como de permitir que as contribuições à seguridade fossem gastas apenas com saúde, assistência e previdência.[5] Foi mantido o critério de ter uma lei orçamentária própria, sem disposição alienígena.

A Constituição Federal de 1988 foi bem mais generosa com emendas orçamentárias e parlamentares do que as anteriores. A lei orçamentária – discutida unicameralmente pelo Congresso Nacional – poderia sofrer emendas, desde que compatíveis com o plano plurianual e que indicassem de onde saíram os recursos para efetivá-las; ademais, não poderiam ser usadas para pagar pessoal e encargo, para pagar dívida ou para desvirtuar transferência tributária constitucional para os demais entes federativos.

Desde a promulgação da Constituição de 1988, surgiram dúvidas sobre a sua capacidade de estruturar o país em seu projeto constituinte. O presidente da República, José Sarney, jurou cumprir a Constituição, mas afirmou que ela deixaria o país ingovernável. De fato, a Constituição fez com que o ato de governar se tornasse bem mais complexo.

O governo democrático é inerentemente mais complexo do que o governo ditatorial. Negociar e buscar consenso com partidos que representam setores diversos da sociedade sempre será tarefa mais complexa do que simplesmente dar ordens. Durante a ditadura militar (1964-85), vigeu, em boa parte do período (mas não em todo...) um bipartidarismo forçado. Em teoria, havia um partido de sustentação do regime (a ARENA) e um partido de uma oposição de frente ampla (o MDB). Ironicamente, porém, dizia-se que a diferença entre os dois partidos era que o MDB ouvia as ordens da ditadura

---

5   "Orçamento da Seguridade Social: O orçamento da Seguridade Social é autônomo, não se confundindo com o orçamento do Tesouro Nacional, conforme previsto no item III do § 5o do art. 165 da Constituição. Sendo assim, as contribuições arrecadadas com fundamento no art. 195 da Constituição ingressam diretamente nesse orçamento, não constituindo receita do Tesouro Nacional" OLIVEIRA, James E. Constituição Federal Anotada e Comentada - 1ª Edição 2013. Rio de Janeiro: Forense, 2013. E-book. p.1500. ISBN 978-85-309-4667-8. Disponível em: https://integrada.minhabiblioteca.com.br/reader/books/978-85-309-4667-8/. Acesso em: 07 mar. 2025. pág. 1500

e dizia "sim", enquanto a ARENA ouvia as ordens e dizia "sim, senhor". Na prática, nenhum dos dois partidos realmente desafiava a ditadura.

Tal crítica era injusta – muitos no MDB realmente combatiam a ordem política de abril de 1964 – mas mostra que não havia, e não podia haver, oposição real na política institucional. Ademais, o sistema bipartidário facilitava muito a governabilidade.

A tradição brasileira, porém, não era bipartidária. O bipartidarismo existira somente no 2º Império, em que um Partido Conservador e um Partido Liberal se revezavam no poder.[6] Mesmo durante tal período, dizia-se que os dois partidos eram, na verdade, um só ("Nada se assemelha mais a um 'Saquarema' do que um 'Luzia' no poder"[7]).

---

6   "Durante quase todo o Segundo Reinado (que, incluída a fase de regência, se estende da abdicação de D. Pedro I, ocorrida em 7 de abril de 1831, até a proclamação da República, em 15 de novembro de 1889), a cena política brasileira foi dominada pelos partidos Liberal e Conservador. Trata-se de um período de estabilidade no quadro partidário nacional. Note-se, porém, que embora tais agremiações empunhassem diferentes bandeiras ideológicas, na atuação prática não diferiam substancialmente. Somente na década de 1870 é que surgiria o Partido Republicano, o qual viria a desempenhar papel decisivo na derrocada do Império e na formatação do Estado brasileiro, que, sob inspiração dos EUA, passou a ser federativo e republicano." GOMES, José J. Direito Eleitoral - 20ª Edição 2024. 20. ed. Rio de Janeiro: Atlas, 2024. E-book. p.96. ISBN 9786559776054. Disponível em: https://integrada.minhabiblioteca.com.br/reader/books/9786559776054/. Acesso em: 07 mar. 2025, pág. 96

7   Nesse sentido, citamos José Afonso da Silva: "Esse Ministério presidido pelo Visconde de Olinda enfrentou alguns problemas importantes, além de vencer a Revolução Pernambucana. Embora Conservador, foi ele que fez aprovar a Lei de 4.9.1850, que acabou com o tráfico de escravos. Produziram-se o Código Comercial, a Lei de Terras; criaram-se as Províncias do Amazonas e do Paraná. Organizou-se o Corpo Diplomático. Teve que enfrentar complicações no Exterior' sobretudo com a Ditadura de Rosas (Juan Manuel Rosas) na Argentina' além das questões de fronteiras, a serem resolvidas com os vizinhos do Sul. Cessaram com a Revolução de Pernambuco os conflitos internos, mas delineavam-se os externos, em torno do Rio da Prata, mas também com os ingleses, acerca do tráfico negreiro. Ao Gabinete de Olinda sucedeu outro Conservador, sob a presidência de Joaquim José Rodrigues Torres (11.5.1852). Daí por diante é que D. Pedro II passou a usar a técnica de fazer alternarem-se no poder Ministérios Conservadores seguidos de Ministérios Liberais, talvez porque tenha descoberto, como se passou a dizer: "Não há nada mais parecido com um Saquarema [conservador] que o Luzia [liberal] no poder" (quem o disse

A multiplicação dos partidos políticos, somada à possibilidade de uma ampla participação no processo orçamentário, fez com que o ato de governar fosse marcado por uma série de concessões políticas e pela necessidade de fazer uma coalizão cada vez mais complexa e contraditória.

É importante ressaltar que a escolha do constituinte por um sistema eleitoral proporcional para as eleições da Câmara dos Deputados facilitou a representação de partidos menos expressivos no Congresso Nacional e, consequentemente, fortaleceu o chamado "pluripartidarismo" brasileiro. Se por um lado, essa escolha permitiu a representação de minorias no legislativo brasileiro, por outro dificultou a governabilidade do país, reforçando a necessidade de o chefe do poder executivo negociar a aprovação de suas pautas com diversos líderes partidários, o que, com o tempo, levou ao chamado "presidencialismo de coalizão", que veremos mais à frente.

Em tese, a Constituição Federal de 1988 fortaleceu o poder do Congresso Nacional. Na prática, tal poder restou concentrado nas mãos de alguns congressistas que faziam a articulação entre o governo e a base – o chamado "alto clero" – e os parlamentares de menor expressão política foram relegados a um papel secundário. Esta divisão do poder, aliada à ampla competência do Congresso Nacional para tratar de orçamento, foi politicamente explosiva. Em 1993, surgiu o chamado "escândalo dos anões do orçamento", em que parlamentares do chamado "baixo clero", ou seja, que não integravam lideranças e não faziam diretamente a articulação da agenda do governo com o Congresso, manipularam o orçamento da União para favorecer prefeitos aliados e empreiteiras específicas e, em troca, de ganhos ilícitos.

Além de ter fortalecido o poder do Congresso Nacional e ter gerado desafios quanto à governabilidade, a Constituição Federal de 1988 inovou no orçamento da seguridade social. Com efeito, o orçamento da seguridade foi estruturado em um tripé

---

foi Holanda Cavalcanti). Antes, porém, a Conciliação, facilitada exatamente porque entre os Partidos Conservador e Liberal não havia diferença sensível". SILVA, José Afonso da. O constitucionalismo brasileiro: evolução institucional. 1ª edição. São Paulo: Malheiros, 2011, pág. 480.

envolvendo saúde, previdência e assistência; à saúde foi dada uma estrutura público-privada e federativa, com o SUS coordenando as ações dos diferentes entes federativos e as entidades privadas – na grande maioria das vezes, de caráter assistencial – complementando o sistema público. Tais entidades privadas prestam um serviço inestimável, em especial fora dos grandes centros urbanos. Assim, é comum que a discussão do orçamento no Congresso Nacional seja precedida de pedidos de destinação de mais verbas ao sistema de saúde como um todo e às entidades beneficentes de saúde, que muitas vezes têm dificuldades orçamentárias sérias, mas que mesmo assim continuam operando, quase heroicamente.

O objetivo da norma constitucional que separa o orçamento da seguridade social é impedir o mau uso dos recursos que seriam destinados à seguridade. Com efeito, o ato de dispor de recursos para pagar aposentadorias e pensões, bem como para fazer investimentos estruturais em saúde, não é tão politicamente vistoso quanto o ato de construir (e inaugurar) obras públicas de grande porte. Um mau administrador seria tentado a destinar mais recursos a outros setores, relegando a seguridade social.

A escolha do constituinte permitiu que o orçamento da seguridade social ficasse relativamente blindado contra crises políticas. Mesmo com as inúmeras crises fiscais que o país experimentou, aposentadorias e pensões não deixaram de ser pagas, benefícios sociais aos mais pobres foram prestados – mesmo que aquém do ideal – e o SUS conseguiu ser estruturado, apesar de suas deficiências.

A Constituição Federal de 1988 trouxe, em seu art. 167, a chamada "regra de ouro" das finanças públicas, que consiste em que a realização de operação de crédito não pode superar as despesas de capital, ressalvada a autorizada mediante créditos adicionais (suplementares, especiais ou extraordinários) aprovados pelo Poder Legislativo por maioria absoluta. Em suma, o endividamento não pode ser usado para as despesas correntes. Esta regra seria aprofundada no ano 2000, com a promulgação da Lei de Responsabilidade Fiscal.[8]

Em 1994, houve a eleição de Fernando Henrique Cardoso. Ao assumir a presidência da República em 1995, FHC colocou em pauta algumas reformas estruturais, inclusive na previdência, que era vista – com razão – como um pilar cronicamente deficitário na seguridade social. A fim de realizar as suas reformas e conseguir alterar o texto constitucional, FHC colocou em prática o chamado "presidencialismo de coalizão".

O presidencialismo de coalizão é um modelo autóctone do Brasil. Trata-se de uma forma de governo em que o presidente da República tem que formar uma larga base de apoio no Congresso Nacional – cujas forças políticas estão pulverizadas em uma miríade de partidos políticos pequenos e médios – a fim de garantir a capacidade de governar, inclusive com uma maioria qualificada de três quintos das duas Casas do Congresso Nacional, que é o necessário para a aprovação de Emendas à Constituição.

No presidencialismo de coalizão, o apoio dos partidos é obtido por meio de cargos públicos, em especial nos ministérios,[9] o que explica o enorme inchaço das pastas ministeriais. Se, no Império, tínhamos seis ministérios, hoje temos quase quarenta. Em geral, os ministérios de menor importância

---

8   PIRES, Manoel. Uma análise da regra de ouro no Brasil. Revista de Economia Política, vol 39, nº 1 (154), pp 39-50, janeiro-março/2019

9   "Com total discricionariedade, a Constituição Federal confere ao Presidente da República a prerrogativa para criar e extinguir cargos mediante autorização legislativa, sendo, os cargos comissionados nos Ministérios e órgãos públicos federais, de sua livre nomeação e exoneração a qualquer tempo. Tal disposição é correta e adequada na medida em que o Presidente é o titular do Poder Executivo e, portanto, autoridade máxima da administração pública federal, cabendo-lhe organizar os Ministérios da forma que julgar conveniente e escolher aqueles que vão integrar seu governo – ressalvados os servidores efetivos – nomeando-os como Ministros de Estado e para os demais cargos comissionados de que dispõem os respectivos Ministérios e órgãos. Tal liberalidade do Presidente, no arranjo institucional brasileiro, tornou-se um dos "principais incentivos indutores das coalizões", por meio da qual o Presidente consegue negociar o apoio parlamentar dos partidos políticos em troca da participação no governo, indicando nomes para ocupação dos Ministérios e demais cargos comissionados de primeiro, segundo e terceiro escalões. GUIMARÃES, Luís Gustavo F. O presidencialismo de coalizão no Brasil. São Paulo: Editora Blucher, [Inserir ano de publicação]. E-book. p.147. ISBN 9786555060409. Disponível em: https://integrada.minhabiblioteca.com.br/reader/books/9786555060409/. Acesso em: 07 mar. 2025, pág. 146

são ocupados pelo chefe de um dos partidos que compõem a base do governo, o que permite a tal partido alocar diversos dos seus aliados na nova estrutura, bem como dispor de verbas orçamentárias[10] que podem ser redirecionadas às suas "bases" (os locais geográficos em que eles têm influência e poder político[11]).

Este esquema de governança é frágil, porque o apoio ao governo é sempre incerto. Uma concessão feita hoje garante o apoio a uma PEC específica (por exemplo, uma PEC que reforme a previdência, o que é uma necessidade constante), mas não garante o apoio a outra reforma estrutural amanhã. Para piorar, quanto mais fraco fica o governo – por exemplo, por conta de algum escândalo de corrupção, comuníssimo no Brasil – mais caro fica o apoio. O governo sempre precisa angariar mais apoio e para isso dispõe de cargos e emendas orçamentárias.

O presidencialismo de coalizão só é possível em uma estrutura pluripartidária, em que o voto para a Câmara dos Deputados seja proporcional e que os poderes do presidente da República, apesar de aparentemente amplos, são limitados por uma legalidade estrita. Tal legalidade significa que não pode haver inovação no ordenamento jurídico – criação de direitos, deveres, cargos, tributos, tampouco criação ou extinção de pastas, órgãos – sem que haja lei formal nesse sentido. Trata-se de um modelo de legalidade que é mais rígido do que em outros países, em que o chefe do Poder Executivo tem a competência de remanejamento das estruturas internas do governo por meio de decreto. No Brasil, a legalidade estrita foi parcialmente – e muito discretamente – atenuada pela Emenda à Constituição n.º 32, de 2001, que permitiu que o presidente, por decreto, extinguisse cargos vagos e reorganizasse parte da Administração, quando não há criação de despesas.

Um observador do sistema constitucional brasileiro poderia dizer que o instituto da Medida Provisória atenua a legalidade rígida, já que o presidente pode, de imediato, editar uma medida provisória com força de lei, inovando no ordenamento jurídico. Ocorre que a medida provisória só é viável quando há prévia concertação no Congresso Nacional; do contrário, ela é natimorta. É possível perceber, aliás, que antes do orçamento impositivo e das emendas impositivas (ou seja, quando o governo tinha maior controle sobre o Congresso Nacional, por usar a liberação orçamentária como forma de pressão nos parlamentares), o governo tinha muito mais desenvoltura em governar o Brasil por meio de medidas provisórias.

No presidencialismo de coalizão, o governo, sozinho, não faz política pública, ou seja, não administra. Muito ao contrário do que ocorre em outros países, em que a retórica governamental é usada para promover uma determinada agenda (aliada a gru-

---

10 Cito o seguinte estudo, feito pelo Instituto Legislativo do Senado Federal, que mostra que os titulares do Ministério das Cidades usam a pasta para liberar verbas para aliados: "A principal conclusão do trabalho é que sim, no período analisado, os Ministros da Cidade que ocuparam a Pasta privilegiaram seus correligionários na execução das emendas parlamentares individuais. Isso corrobora a corrente teórica que aponta a distribuição dos Ministérios aos partidos da coalizão como uma possível forma de aumentar o *pork*, na medida em que ter uma execução orçamentária das emendas superior à média, poderia se traduzir em ganhos na base eleitoral, especialmente em um Ministério como o das Cidades, cujas políticas dialogam diretamente com Estados e Municípios. Essa premissa tem como implicação observável o interesse dos Ministros em favorecerem os parlamentares dos seus próprios partidos na execução das emendas, o que é inteiramente compatível com os dados observados. A verificação aqui procedida de que a execução das emendas individuais (as quais, em tese, deveriam ser executadas na mesma proporção entre todos os parlamentares) é maior quando o autor é do partido do ministro é por sua vez contrária às implicações sugeridas pela corrente teórica que aponta o compartilhamento de decisões dentro da coalizão e a consequente inexistência de associação entre a ocupação de ministérios e os ganhos em pork para os partidos que os titularizam". RODRIGUES, Júlia Alves Marinho, pág. 14 https://www2.senado.leg.br/bdsf/bitstream/handle/id/555175/ILB2018_RODRIGUES.pdf?sequence=1 &isAllowed=y

11 Trata-se de uma relação espúria e pouco republicana entre os Poderes. Conforme explica Denilson Marcondes Venâncio, "A relação política do conhecido "toma lá dá cá" entre Executivo e Legislativo, numa troca de Favores, especialmente para liberar as "emendas parlamentares" por meio das transferências voluntárias, com destaque para os convênios (por meio das quais as leis de meio são aprovadas e alteradas a qualquer tempo, o que por si só configura desvio de poder) compromete a execução e o controle orçamentário. Enquanto não for modificada a política entre os Poderes e deixa-da a política de preço, para exercer a política de valor, o ciclo orçamentário não será melhorado." VENÂNCIO, Denilson Marcondes. O desvio de poder orçamentário. 1ª edição. Rio de Janeiro: Lumen Juris, 2016, pág 326.

pos de pressão, evidentemente), no Brasil, a retórica tem pouca ou nenhuma relevância. O candidato à presidência deve formar uma aliança razoavelmente ampla para sequer ter chance de vencer e, vencendo, deve formar uma nova aliança,[12] que cooptará boa parte dos partidos que a ele se opuseram na eleição, o que demonstra que as preocupações são muito mais pragmáticas (no bom e no mal sentido do termo) do que ideológicas. Uma vez empossado, o presidente usará emendas orçamentárias e cargos para manter a coalizão unida e operacional. Se o presidente não tiver grande habilidade política, a coalizão tende a desfazer-se e, com ela, a governabilidade.[13]

---

12   Conforme explica Fabiano Santos: "No sistema político brasileiro, o poder eleitoral de um partido não é proporcional à sua influência legislativa. Dado o multipartidarismo e a natureza das coalizões feitas no interior de um parlamento, um partido razoavelmente forte, detentor de número considerável de cadeiras, pode ser deslocado dos centros mais importantes de decisão congressual. Por outro lado, um pequeno partido, dependendo de seu perfil ideológico, pode ter seu poder decisório ampliado consideravelmente se sua adesão for crucial para a formação da coalizão parlamentar. Ao contrário, em sistemas partidários parlamentares com dois partidos, aquele que obtiver o maior número de cadeiras define a agenda legislativa, pois comandará os loci relevantes de decisão. O comportamento dos membros do parlamento, sejam líderes partidários ou não, adequa-se automaticamente em uma ou outra situação. No sistema bipartidário, a luta pelo maior número possível de cadeiras é decisiva, pois, sem isto, é praticamente impossível exercer qualquer influência na composição da agenda. Em sistemas multipartidários, além do poder parlamentar, fonte aliás incerta de influência legislativa, é fundamental ter acesso aos cargos governamentais que alocam recursos públicos e regulam as atividades dos agentes econômicos e sociais. Por isso, no Brasil, a importância de ter acesso aos cargos do Executivo". SANTOS, Fabiano. O Poder Legislativo no presidencialismo de coalizão. 1ª edição. Belo Horizonte: Editora UFMG, Rio de Janeiro: IUPERJ, 2003, págs. 64-65.

13   O impeachment de Dilma Rousseff, independentemente dos méritos sobre crimes de responsabilidade cometidos, marca uma virada de instabilidade no sistema. Não é normal ter dois impeachments em menos de vinte anos. Conforme afirma Sérgio Abranches: "O outro ponto crítico do presidencialismo de coalizão tem a ver com a governabilidade, a estabilidade do mandato presidencial e o funcionamento pleno das instituições, quando há conflito entre Executivo e Legislativo. Com dois impeachments em trinta anos, entre quatro presidentes eleitos, tenho sérias dúvidas se é mesmo possível falar num regime institucional totalmente funcional. Impeachment são processos traumáticos, rupturas políticas graves, nada triviais. Espera-se que rupturas políticas dessa magnitude sejam raras. Evitaram mal maior, alguns diriam. Talvez, se avaliamos a olhar

Tal sistema não privilegiava o equilíbrio orçamentário, o que comprometia o equilíbrio macroeconômico do país. Cumpre lembrar que o descontrole orçamentário foi uma das causas da hiperinflação da década de 1980, fenômeno que o país tentava a todo custo evitar que se repetisse. Assim, foi necessário promulgar instrumentos que controlassem o orçamento de todos os entes federativos. Isto levou à promulgação da Lei Complementar n.º 101, de 2000, chamada "Lei de Responsabilidade Fiscal" (LFR), que é a inovação normativa mais importante produzida desde a Constituição de 1988.

A LFR trouxe uma série de medidas para evitar que o orçamento dos entes federativos saísse do controle, aumentando o endividamento. Sua promulgação trouxe um freio ao presidencialismo de coalizão, já que a negociação política em torno do orçamento – um dos dois pilares do presidencialismo de coalizão, ao lado dos cargos em ministérios – teve que obedecer a regras rígidas.

Com o tempo, o sistema apresentou desgaste. O governo passou a executar as emendas orçamentárias feitas por deputados e senadores que o apoiavam em votações essenciais. Na teoria, o orçamento era feito pelo Congresso Nacional, mas, na prática, era executado pelo governo. O mau uso do processo orçamentário como forma de pressão do governo no Congresso Nacional tornou-se evidente.

A crise política dos anos 2010 e o início da impositividade das emendas

Na segunda década do Século XXI, a crise política vivida pelo governo de Dilma Rousseff contribuiu para o fortalecimento do poder do Congresso Nacional na definição de pautas orçamentárias.

A crise política se intensificou por diversos fatores.

Dilma Rousseff assumiu a presidência da República sem experiência eleitoral prévia, sendo a

---

pelo retrovisor. Da perspectiva do colapso da Segunda República no autoritarismo militar. Não me parece um argumento bom, no balanço da Terceira República e olhando para a frente". ABRANCHES, Sérgio. Presidencialismo de coalizão: raízes e evolução do modelo político brasileiro. 1ª edição. São Paulo: Companhia das Letras, 2018, pág. 344.

primeira vez que disputava um cargo eletivo. Sua postura distante do jogo político-partidário contrastava com a habilidade de seus antecessores, FHC e Lula, na articulação com o Congresso Nacional. Esse contraste tornou-se mais evidente ao longo de seu mandato.

O início de seu governo coincidiu com um cenário econômico desafiador. O chamado "boom das commodities", que impulsionava a economia brasileira através da exportação de produtos como soja e ferro para a China, começou a perder força. A economia chinesa passou por um período de crescimento mais modesto devido a questões estruturais, impactando diretamente as exportações brasileiras.

Além disso, a política macroeconômica adotada pelo governo Dilma enfrentou dificuldades. A continuidade da estratégia do governo anterior, baseada em estímulos por meio de gastos públicos, ocorreu sem a devida adaptação às transformações do cenário econômico internacional.

A crise política se intensificou com a disputa pela presidência da Câmara dos Deputados, em 2015, marcada pela vitória de Eduardo Cunha. O embate representou um divisor de águas no relacionamento entre o Executivo e o Legislativo, evidenciando a fragilidade da base aliada e a insatisfação de setores do Congresso com a condução política do governo.

Eduardo Cunha, então líder do PMDB na Câmara, consolidou sua candidatura com o apoio de partidos oposicionistas e de parlamentares descontentes com o governo. Sua eleição representou uma derrota para o Palácio do Planalto, que apoiava o candidato Arlindo Chinaglia (PT-SP). A vitória de Cunha fortaleceu sua posição como ator central na política nacional e lhe permitiu ditar a agenda legislativa, muitas vezes em oposição aos interesses do governo.

A relação entre Cunha e o governo Dilma deteriorou-se rapidamente, culminando na deflagração do processo de impeachment da presidente em 2016. A crise revelou não apenas disputas internas no governo, mas também as dificuldades do Executivo em articular apoio no Congresso diante de um cenário de instabilidade política e econômica.

Foi nesse contexto de aguda crise política que a Emenda à Constituição n.º 86, de 2015 (Emenda 86)

foi aprovada. Esta Emenda foi a primeira das várias que mudariam o aspecto do orçamento brasileiro e a dinâmica na relação entre os Poderes, dando ao Poder Legislativo uma ingerência sobre a Administração Pública. Tais mudanças foram aprofundadas posteriormente por outras, mas foi a Emenda 86 que deu início à situação orçamentária atual.

Antes da Emenda 86, o Poder Executivo enviava um orçamento ao Congresso Nacional, que o modificava, mas cabia ao Poder Executivo optar por executar ou não determinadas partes do orçamento. Por tal motivo, alguns diziam que o orçamento era uma "peça de ficção".[14]

Tal dinâmica dava enorme poder ao presidente da República, já que membros do Congresso Nacional que tinham interesse em enviar recursos orçamentários às áreas em que tinham interesses eleitorais precisavam da concordância do Poder Executivo que, em troca, cobrava-lhes fidelidade nas votações parlamentares. Dessa forma, a execução das indicações de recursos orçamentários por meio das emendas parlamentares era uma discricionariedade do Poder Executivo.

Por muito tempo, o Congresso Nacional foi um órgão bastante passivo, permitindo que o Brasil fosse administrado por medidas provisórias e que vetos ficassem décadas sem apreciação.

A aprovação da Emenda 86 mudou o jogo político. Tal emenda inaugurou o chamado "orçamento impositivo", fazendo com que emendas parlamentares ao orçamento fossem obrigatoriamente executadas. A disciplina das emendas impositivas ainda seria alterada, como dissemos, por emendas poste-

---

14 (...) apesar da inadequação jurídica claramente identificada, estabeleceu-se na prática nacional um modelo de orçamento autorizativo que resultou no habitual descrédito da lei orçamentária, em virtude da utilização reiterada de mecanismos de flexibilização que provocaram, de um lado, uma enorme fragilidade do orça-mento diante do descumprimento sistemático de suas disposições e, de outro, um notório desequilíbrio no quadro de competências originalmente concebidas entre os poderes em matéria financeira, com implicações graves para todo o sistema de planejamento e orçamento no Brasil" FERREIRA, Francisco Gilney Bezerra De C. Orçamento impositivo no Brasil. São Paulo: Editora Blucher, [Inserir ano de publicação]. E-book. p.157. ISBN 9786555503609. Disponível em: https://integrada.minhabiblioteca.com.br/reader/books/9786555503609/. Acesso em: 07 mar. 2025, pág. 155

riores, notadamente pelas emendas constitucionais n.º 95, de 2016; 100, 102 e 105, de 2019; 109, de 2021; e Emenda n.º 126, de 2022 e a Lei Complementar n.º 210, de 2024.

É importante que o leitor tenha em mente que, até então, as emendas parlamentares não tinham previsão constitucional tal qual existe hoje, com a parcela da receita corrente líquida já determinada, e muito menos a obrigatoriedade do pagamento por parte do governo. Dessa forma, a captação de recursos para entidades de saúde através desse instrumento tinha sua eficácia comprometida, uma vez que dependia de posições políticas do parlamentar responsável pela indicação.

Por tais fatores, a estruturação de um departamento de captação nessas entidades voltado para as emendas parlamentares era um risco financeiro que muitas delas tinham que relutantemente assumir.

A Emenda à Constituição n.º 86

As consequências da crise política dos anos 2010 e o fortalecimento do papel do Congresso Nacional se tornaram claras por meio de uma série de emendas constitucionais que, pouco a pouco, foram inserindo na Constituição Federal a institucionalização dessa ferramenta das emendas parlamentares orçamentárias.

A primeira delas se deu em 2015, por meio da EC n.º 86, como colocado anteriormente, que inaugurou o chamado "orçamento impositivo" e criando a obrigatoriedade da execução das programações indicadas feitas pelos parlamentares, mas outras alterações importantes também vieram com a normatização dessa emenda. Vejamos:

1. **Orçamento Impositivo**
- A EC86/2015 tornou impositiva a execução das emendas individuais ao orçamento da União. Antes da emenda, a execução das emendas parlamentares dependia de decisão discricionária do Poder Executivo.
- Foi garantido que 1,2% da receita corrente líquida (RCL) da União seria destinada às emendas individuais apresentadas pelos parlamentares, com metade desse valor (0,6%

da RCL) obrigatoriamente aplicado em ações e serviços públicos de saúde (ASPS).

2. **Reforço para a Saúde**
- O principal impacto foi na destinação obrigatória de **50% das emendas individuais para a saúde**, aumentando o aporte de recursos para o setor.
- Esses recursos precisam ser aplicados em ações que integram o orçamento do Sistema Único de Saúde (SUS), garantindo maior estabilidade de financiamento para a saúde pública.

3. **Vedação de Contingenciamento**
- Os recursos oriundos de emendas parlamentares individuais **não podem ser contingenciados**, salvo em casos de **limitação de empenho** (quando as receitas não atingirem as metas previstas).
- Mesmo nesses casos, as emendas impositivas devem ser contingenciadas de forma **proporcional** às demais despesas discricionárias.

4. **Aumento Progressivo de Investimentos em Saúde**
- Estabeleceu um cronograma de aumento gradual de investimentos mínimos em saúde pela União,[15] vinculado à **Receita Corrente Líquida (RCL)**:
  o 13,2% da RCL, em 2016;
  o 13,7%, em 2017;
  o 14,1%, em 2018;
  o 14,5%, em 2019;
  o 15%, a partir de 2020.

5. **Fiscalização e Transparência**
- Com a institucionalização das Emendas Parlamentares, tivemos um primeiro passo em direção a uma maior transparência das indicações orçamentárias dos parlamentares, uma vez que as indicações passaram a ser feitas através de forma institucional e

---

15 Esse cronograma viria a ser revogado pela EC95/2016, como veremos mais à frente.

retirando o caráter informal que antes era a regra nas indicações.

- Tais indicações passaram a ser feitas através de sistemas digitalizados e que hoje são de acesso público, como o caso do Transfere-Gov e, em certa medida, na própria página dos Deputados Federais no site da Câmara dos Deputados.

O tema a respeito da transparência das emendas parlamentares se tornou central no debate público atual após decisões de ministros do Supremo Tribunal Federal (STF) que cobraram maior transparência da execução das emendas parlamentares, especialmente de uma ação orçamentária específica, as transferências especiais, mas fato é que o caminho para essa maior transparência e fiscalização das emendas teve início no processo de institucionalização que ocorreu com a aprovação da emenda n.º 86/2015.

Para as instituições e captadores que trabalham com emendas parlamentares, tal processo também foi positivo, uma vez que deu segurança jurídica para que essas entidades estruturassem departamentos de captação que não infringissem normas internas de compliance.

A Emenda à Constituição n.º 95

Durante o governo Temer, surgiram debates sobre a condução da política macroeconômica no governo Dilma Rousseff. Muitos avaliavam que houve dificuldades no controle das contas públicas, o que contribuiu para um período de recessão econômica.

Como resposta, o governo Temer articulou a aprovação da Emenda à Constituição Federal n.º 95, também conhecida como emenda do teto de gastos. Seu objetivo era estabelecer um limite para o crescimento dos gastos públicos, vinculando-os a parâmetros macroeconômicos. Em termos gerais, a proposta determinava que os gastos deveriam crescer apenas para acompanhar a inflação.

Vejamos em resumo os principais pontos da Emenda 95:

1. **Estabelecimento do Teto de Gastos Públicos**

A Emenda 95 impôs um limite para o crescimento das despesas primárias da União, com base na inflação do ano anterior, por um período de 20 anos. Esse teto inclui os gastos com saúde, educação, e outros setores, com exceção de alguns gastos específicos, como os relacionados ao pagamento da dívida pública.

2. **Limitação do Crescimento das Despesas**

A principal medida da emenda foi a limitação do crescimento das despesas públicas à variação da inflação (IPCA) do ano anterior, impedindo um aumento descontrolado das despesas. O objetivo é controlar a evolução da dívida pública, promovendo equilíbrio fiscal e austeridade.

3. **Fiscalização e Controle**

A implementação do teto de gastos exigiu maior rigor na fiscalização e controle das despesas do governo, buscando evitar excessos e garantir que os recursos públicos sejam aplicados de forma eficiente. A transparência no uso dos recursos e a responsabilização do governo são aspectos destacados no processo de implementação da emenda.

4. **Impacto nas Emendas Parlamentares**

A Emenda 95 também congelava os valores das emendas impositivas previstos na Emenda 86. Com efeito, a Emenda 95 incluiu um artigo nos Atos e Disposições Constitucionais Transitórias (ADCT) que determinou que "A partir do exercício financeiro de 2018, até o último exercício de vigência do Novo Regime Fiscal, a aprovação e a execução previstas nos §§ 9º e 11 do art. 166 da Constituição Federal corresponderão ao montante de execução obrigatória para o exercício de 2017, corrigido na forma estabelecida pelo inciso II do § 1º do art. 107 deste Ato das Disposições Constitucionais Transitórias". Percebe-se, então, que a Emenda 95 foi bastante rígida com os gastos dos três Poderes, inclusive em relação àqueles oriundos de emendas parlamentares.

A Emenda 95 impactou diretamente a execução de emendas parlamentares, uma vez que restringiu o aumento real das despesas públicas. Com a limitação do crescimento dos gastos, tornou-se mais desafiador para o governo acomodar demandas orçamentárias de congressistas sem comprometer outras áreas prioritárias. Isso levou a uma maior disputa por recursos dentro do orçamento e incentivou estratégias para garantir a destinação de emendas, como a priorização de despesas obrigatórias e a busca por ajustes dentro das rubricas permitidas.

Além disso, a regra fiscal imposta pela Emenda 95 exigiu que a liberação de emendas parlamentares fosse realizada de forma mais criteriosa, levando em consideração o espaço fiscal disponível. Essa nova dinâmica impactou a relação entre o Executivo e o Legislativo, tornando as negociações orçamentárias mais complexas e reforçando a importância das emendas impositivas como instrumento de barganha política.

A Emenda à Constituição n.º 100

A alteração posterior foi feita em 2019, já sob o Governo Bolsonaro. A Emenda à Constituição n.º 100 incluiu no art. 165 da Constituição Federal o §10, com a seguinte redação:

> *"A administração tem o dever de executar as programações orçamentárias, adotando os meios e as medidas necessários, com o propósito de garantir a efetiva entrega de bens e serviços à sociedade".[16]*

Frise-se que a obrigatoriedade se dá em relação às emendas de bancada dos Estados e do Distrito Federal, e não em relação às emendas individuais. A execução de tais emendas orçamentárias seria obrigatória "no montante de até 1% (um por cento) da receita corrente líquida realizada no exercício anterior".

É possível, em tese, arguir a inconstitucionalidade desta adição ao art. 165. Com efeito, o art. 60, §4º, III da Constituição Federal impede que o Poder Constituinte Derivado seja exercido de modo tendente a abolir a separação de Poderes. À medida que o novo dispositivo obriga o Poder Executivo a fazer uma determinada execução orçamentária, o Poder

---

16 BRASIL. [Constituição (1988)]. Constituição da República Federativa do Brasil. Brasília, DF: Presidência da República, 2025 Disponível em: https://www.planalto.gov.br/ccivil_03/constituicao/constituicao.htm. Acesso em: 10 de março de 2025.

Legislativo acaba tornando-se órgão administrativo, fazendo do Poder Executivo o mero executor de sua vontade. Tal contestação, aliás, foi feita na ADI 7697.

Vejamos, em resumo, os principais efeitos da Emenda 100:

1. **Emendas de Bancada Impositivas**
   - Antes da EC100/2019, apenas as **emendas individuais** dos parlamentares eram de execução obrigatória.
   - Com a emenda, as **emendas de bancada estadual** (ou seja, aquelas apresentadas conjuntamente pelos parlamentares de um Estado ou Distrito Federal) também passaram a ter **execução obrigatória**, o que significa que o governo federal é obrigado a liberar os recursos indicados nessas emendas.

2. **Percentual do Orçamento**
   - A emenda estabeleceu que as emendas de bancada estadual devem corresponder a **1% da Receita Corrente Líquida (RCL)** da União do ano anterior.
   - Esse percentual é dividido entre todas as bancadas estaduais no Congresso, garantindo um volume de recursos considerável para investimentos regionais.

3. **Execução Orçamentária e Financeira**
   - O governo federal ficou **obrigado a pagar** essas emendas, não podendo contingenciá-las (bloqueá-las para reduzir gastos), salvo em situações excepcionais, como queda na arrecadação.
   - O pagamento deve ser feito dentro do mesmo exercício financeiro, reforçando a autonomia dos parlamentares na destinação de recursos para seus estados.

4. **Prioridade para Investimentos**
   - Diferente das emendas individuais, que podem ser usadas para custeio e investimentos, as emendas de bancada impositivas devem ser **prioritariamente destinadas a investimentos**.

- Isso significa que os recursos precisam ser direcionados para obras e infraestrutura, fortalecendo projetos regionais.

5. **Impacto no Poder Executivo**
- A EC100 reduziu a margem de manobra do governo federal na execução do orçamento, já que mais uma categoria de emendas se tornou obrigatória.
- Isso deu mais poder ao Congresso na alocação de recursos, dificultando o uso das emendas de bancada como instrumento de barganha política por parte do Executivo.

A Emenda à Constituição n.º 102

Também em 2019, foi aprovada a Emenda à Constituição n.º 102 (Emenda 102), que procurou abrir algumas exceções na obrigatoriedade da execução das emendas orçamentárias advindas dos parlamentares. Basicamente, ela introduziu um §11 no art. 165 da Constituição Federal, que previa que tais emendas orçamentárias não seriam executadas se houvesse impedimento técnico ou se sua execução extrapolasse os limites de despesa. Ainda, foi feita uma vedação às emendas impositivas, proibindo-as de tratar do orçamento de investimento nas empresas públicas; isto ocorre porque a Emenda 102 incluiu dispositivo no art. 165 que determina que "o disposto no inciso III do § 9º e nos §§ 10, 11 e 12 deste artigo aplica-se exclusivamente aos orçamentos fiscal e da seguridade social da União", ficando excluído, implicitamente, o orçamento de investimentos nas empresas públicas.

A Emenda 102 foi positiva, porque deu certa racionalidade às emendas orçamentárias. Ademais, a exclusão do orçamento de investimento em estatais é uma medida moralizadora; boa parte dos casos de corrupção envolvendo a operação "Lava Jato" se deram, justamente, nas estatais.

Vejamos, em resumo, os efeitos da Emenda 102 nas emendas parlamentares:

A EC102/2019 alterou o **§ 10º, do artigo 165**, inserindo um **novo critério de limitação fiscal** para as **emendas parlamentares impositivas**, restringin-do sua execução ao cumprimento das regras do **teto de gastos e do equilíbrio fiscal**.

1. **Condicionamento das emendas à sustentabilidade fiscal**
- Antes da EC102/2019, a **EC100/2019** havia ampliado a execução obrigatória de emendas, especialmente as de bancada, fortalecendo a autonomia do Congresso sobre o Orçamento.
- Com a EC102/2019, o § 10 do art. 165 passou a prever que a **execução das emendas parlamentares impositivas está condicionada à observância das regras fiscais da União**, como:
  - O **teto de gastos** (Emenda Constitucional nº 95/2016);
  - A **regra de ouro** (impede que o governo se endivide para pagar despesas correntes);
  - As **demais regras de equilíbrio orçamentário previstas na LRF (Lei de Responsabilidade Fiscal)**.
- **Isso significa que, mesmo que as emendas sejam impositivas, sua execução pode ser bloqueada se houver limitações fiscais.**

2. **Redução do poder do Legislativo na alocação de recursos**
- A **EC100/2019** havia reduzido a margem de manobra do Executivo ao tornar obrigatório o pagamento das emendas de bancada.
- Já a **EC102/2019 deu um novo instrumento ao governo para restringir a execução dessas emendas**, caso o país enfrente dificuldades fiscais.
- Essa mudança **reduziu a previsibilidade e autonomia dos parlamentares na alocação de recursos**, pois a liberação das emendas agora depende do cumprimento de regras fiscais mais rígidas.

3. **Maior controle do Executivo sobre o orçamento impositivo**

- Antes da EC102, o governo era obrigado a pagar as emendas independentemente do impacto fiscal.
- Após a EC102, o governo passou a ter um **argumento jurídico para contingenciar ou atrasar a execução das emendas parlamentares**, caso a despesa violasse alguma regra fiscal.
- Isso **fortaleceu o controle do Executivo sobre o orçamento**, limitando a capacidade do Congresso de definir autonomamente os gastos via emendas.

Ou seja, ao contrário das emendas anteriores, a EC n.º 102 trouxe um fator limitante às emendas parlamentares para que estas se adequassem aos critérios constitucionais, ainda que preservando o caráter obrigatório de sua execução.

A Emenda à Constituição n.º 105 de 2019

Também no ano de 2019 foi aprovada a Emenda à Constituição Federal n.º 105, que possibilitou que os parlamentares direcionassem suas emendas orçamentárias aos Estados e Municípios, desde que tal transferência fosse atrelada à execução de um programa específico.

Essa nova modalidade recebeu o nome de "transferência especial" e ficou conhecida na imprensa como "emenda pix", em alusão ao instrumento de transferências financeiras instantâneas lançado pelo Banco Central. Sua semelhança com o dispositivo da autoridade monetária estaria na celeridade, uma vez que não dispensaria a apresentação de um projeto e o estabelecimento de convênios com ministérios para a execução do recurso.

O montante dado aos Estados e Municípios não precisaria observar a repartição de receitas, tampouco seria observado para os limites de despesa de pessoal ativo ou inativo.

Na prática, os membros do Congresso Nacional ficavam livres para direcionar verba da União para programas específicos em suas áreas de atuação regional. Isto deu enorme poder político aos parla-

mentares, que puderam converter a execução das emendas em capital político eleitoral.[17]

Vejamos os principais pontos da EC n.º 105:

1. **Criação das Transferências Especiais Individuais**
- Antes da EC105/2019, as **emendas parlamentares individuais** só podiam ser executadas por meio de **convênios, parcerias ou programas federais**, o que muitas vezes burocratizava e atrasava a liberação dos recursos.
- A EC105 inovou ao permitir que os parlamentares **destinem recursos diretamente para estados e municípios, sem necessidade de vinculação a um programa específico**.
- Isso significa que o dinheiro **cai diretamente na conta do governo estadual ou municipal**, dando maior autonomia aos entes federativos sobre o uso dos recursos.

2. **Regras para o uso das transferências especiais**
- **70% dos recursos devem obrigatoriamente ser usados em investimentos** (obras, infraestrutura, compra de equipamentos).
- **Os outros 30% podem ser usados para despesas correntes**, como pagamento de serviços e manutenção da máquina pública.

3. **Aumento da autonomia dos prefeitos e governadores**
- Antes, os recursos das emendas parlamentares tinham que ser aplicados em projetos específicos aprovados pelo governo federal.
- Com a EC105, os prefeitos e governadores **ganharam maior liberdade** para decidir como aplicar as verbas recebidas via transferências especiais.

---

17 "'Emendas Pix': nos 100 municípios mais beneficiados, índice de reeleição de prefeitos chega a 93%". **G1**. Disponível em https://g1.globo.com/politica/noticia/2024/10/11/emendas--pix-nos-100-municipios-mais-beneficiados-indice-de-reelei-cao-de-prefeitos-chega-a-93percent.ghtml.

- Isso **reduziu a burocracia e agilizou o repasse de recursos**, evitando a necessidade de convênios demorados.

4. Impacto no orçamento e no controle do Governo Federal

- A EC105 **diminuiu o controle do Executivo sobre a destinação dos recursos das emendas individuais**, pois os parlamentares agora podem enviar dinheiro diretamente para estados e municípios.
- O governo **perdeu margem de manobra para condicionar a liberação de recursos**, o que antes era uma ferramenta política para negociação com o Congresso.
- Por outro lado, essa mudança **aumentou preocupações com a transparência**, pois os recursos passam a ser usados com menor supervisão do governo federal.

A Emenda à Constituição Federal n.º 126

A Emenda à Constituição Federal n.º 126, promulgada em 2022, revogou o regime do "teto de gastos" estabelecido pela Emenda Constitucional n.º 95. A revogação ocorreu no contexto de uma nova orientação política e econômica adotada pelo governo eleito, cujas críticas à EC95 centravam-se na suposta rigidez excessiva que restringia a capacidade de investimento do setor público e comprometia a execução de políticas de crescimento econômico e desenvolvimento social.

A EC126 instituiu o denominado "Novo Regime Fiscal", que foi regulamentado pela Lei Complementar n.º 200. Diferentemente da revogação integral de dispositivos fiscais, esse novo regime não extinguiu a Lei de Responsabilidade Fiscal, mas introduziu mecanismos de ajuste dinâmico para o teto de gastos, permitindo sua modulação conforme a expansão da economia. Esse novo arcabouço normativo visa conferir maior flexibilidade ao orçamento, proporcionando espaço para investimentos estratégicos sem comprometer o equilíbrio fiscal de longo prazo.

Embora a EC126 tenha como foco a estrutura fiscal global, suas disposições também impactaram a sistemática das emendas parlamentares. Entre as alterações promovidas, destacam-se:

- **Redefinição das regras de execução obrigatória das emendas parlamentares:**
  - Destinação de 1,55% da receita corrente líquida para emendas apresentadas por Deputados Federais.
  - Alocação de 0,45% da receita corrente líquida para emendas de autoria de Senadores.

Com isso, a EC126 ampliou o percentual total das emendas parlamentares, elevando-o de 1,2% para 2% da receita corrente líquida. Essa modificação fortaleceu a influência do Poder Legislativo sobre a destinação de recursos orçamentários, reforçando a autonomia parlamentar na distribuição de verbas e remodelando as dinâmicas de governabilidade entre os poderes Executivo e Legislativo.

A Lei Complementar n.º 210 de 2024 e as determinações do STF

Em agosto de 2024, o STF suspendeu a execução de diversas emendas parlamentares, incluindo as emendas impositivas, devido à ausência de critérios claros de transparência e rastreabilidade na destinação dos recursos. Essa decisão foi tomada no âmbito das ações diretas de inconstitucionalidade (ADIs) n.º 7688, 7695 e 7697 e arguições de descumprimento de preceito fundamental (ADPFs) n.º 850, 851, 854 e 1.014 que questionavam a opacidade e a potencial utilização política dessas emendas. A suspensão gerou um impasse na execução orçamentária, afetando a liberação de recursos para estados e municípios.

Nesse contexto, a Lei **Complementar n.º 210/2024** foi sancionada em 26 de novembro de 2024, em resposta a uma série de decisões do **Supremo Tribunal Federal (STF)** que exigiram maior transparência e controle na execução das emendas parlamentares.

Vejamos quais foram as principais mudanças promovidas por essa Lei Complementar:

1. **Transparência e Rastreabilidade das Emendas Parlamentares**

o **Registro Detalhado**: Todas as emendas parlamentares devem ser registradas em um sistema eletrônico centralizado, especificando valores, destinatários e objetivos.

o **Acesso Público**: As informações referentes às emendas são disponibilizadas ao público, permitindo o acompanhamento por cidadãos e órgãos de controle.

2. **Regras Específicas para Diferentes Tipos de Emendas**

o **Emendas Individuais**: Devem conter descrição clara do propósito e destinação dos recursos, alinhando-se às prioridades estabelecidas no plano plurianual.

o **Emendas de Bancada**: Focadas em projetos de interesse coletivo da unidade federativa representada, vetando a divisão dos recursos para indicações entre os membros da bancada.

o **Emendas de Comissão**: Direcionadas a áreas temáticas específicas, conforme a competência da comissão, com justificativas detalhadas.

3. **Prioridade para Situações de Emergência**

o Em casos de calamidade pública ou emergência oficialmente reconhecidos, as emendas podem ser executadas com procedimentos simplificados, garantindo agilidade na liberação dos recursos.

4. **Fiscalização e Controle**

o **Órgãos Responsáveis**: Tribunal de Contas da União (TCU) e Controladoria-Geral da União (CGU) intensificam o monitoramento da aplicação dos recursos oriundos das emendas.

o **Relatórios Periódicos**: Entes beneficiados devem apresentar relatórios de execução, comprovando a aplicação correta dos recursos.

5. **Resolução de Impasses Jurídicos**

o A lei estabelece critérios claros para a proposição e execução das emendas, buscando atender às exigências de transparência e eficiência, em consonância com decisões judiciais anteriores que questionavam a opacidade em determinadas modalidades de emendas.

Além de promover maior transparência, o novo dispositivo legal surgiu para dirimir algumas dúvidas, como, por exemplo, a questão da responsabilidade acerca dos recursos provenientes das transferências especiais. Se por um lado os recursos tinham origem nos cofres da União, por outro, o texto constitucional dizia que tais recursos passariam a integrar o orçamento dos entes. Dessa forma, não ficava claro a quem caberia a responsabilidade de fiscalizar tais recursos, algo que foi pacificado no parágrafo único do art. 7º, conforme apontado no quarto item acima.

Outro imbróglio pacificado pela lei foi a especificação dos impedimentos de ordem técnica que poderiam vetar a execução da emenda de caráter impositivo. Apesar de as emendas constitucionais aqui analisadas terem criado a impositividade do pagamento desses recursos, elas também criaram a exceção para tal execução quando se tratasse de impedimento de ordem técnica. Nesse sentido, a lei complementar pacificou quais seriam esses tipos de impedimentos.

CONSIDERAÇÕES FINAIS

A trajetória das emendas parlamentares no Brasil reflete a evolução do orçamento público e as transformações na relação entre os poderes Executivo e Legislativo. Se, no passado, a execução orçamentária era amplamente controlada pelo governo federal, as mudanças promovidas por sucessivas emendas constitucionais e normas infraconstitucionais deram ao Congresso Nacional um papel central na destinação de recursos.

A institucionalização das emendas parlamentares passou por diferentes fases, desde a sua condição de ferramenta discricionária nas mãos do Executivo até sua transformação em instrumento impositivo, com regras claras de transparência e fiscalização. Esse processo, embora tenha ampliado o poder do

Legislativo sobre o orçamento, também trouxe desafios relacionados à governabilidade, ao equilíbrio fiscal e ao uso eficiente dos recursos públicos.

As reformas recentes, especialmente aquelas impulsionadas por decisões do Supremo Tribunal Federal e regulamentadas pela Lei Complementar n.º 210/2024, buscaram equilibrar a autonomia parlamentar com a necessidade de maior controle e transparência. Ao impor critérios mais rígidos para a execução e fiscalização das emendas, essas medidas visam reduzir distorções, evitar a captura do orçamento por interesses particulares e assegurar que os recursos públicos sejam utilizados de maneira eficiente e justa.

No entanto, os desafios persistem. O presidencialismo de coalizão, a fragmentação partidária e as pressões por recursos regionais ainda influenciam a dinâmica orçamentária, tornando a disputa pelo orçamento um elemento central da política nacional. O futuro da institucionalização das emendas dependerá da capacidade do sistema político de aprimorar mecanismos de transparência e garantir que a destinação de recursos públicos atenda ao interesse coletivo, e não apenas a interesses eleitorais.

Dessa forma, compreender o papel das emendas parlamentares no orçamento brasileiro é crucial para dirigentes de instituições de saúde, hospitais e captadores de recursos que trabalham com o financiamento de suas entidades através das emendas parlamentares. Conhecer as constantes alterações legais e regulamentares nesse campo permite que esses profissionais atuem com maior previsibilidade e segurança, garantindo a correta elaboração de projetos e a conformidade com as exigências de prestação de contas. Além disso, um conhecimento aprofundado dessas mudanças possibilita a identificação de novas oportunidades de captação, evitando riscos jurídicos e otimizando o aproveitamento dos recursos destinados às suas instituições.

REFERÊNCIAS

ABRANCHES, Sérgio. Presidencialismo de coalizão: raízes e evolução do modelo político brasileiro. 1ª edição. São Paulo: Companhia das Letras, 2018

FERREIRA, Francisco Gilney Bezerra De C. Orçamento impositivo no Brasil. São Paulo: Editora Blucher, [Inserir ano de publicação]. E-book. p.157. ISBN 9786555503609. Disponível em: https://integrada.minhabiblioteca.com.br/reader/books/9786555503609/. (Acesso em: 07 mar. 2025)

GUIMARÃES, Luís Gustavo F. O presidencialismo de coalizão no Brasil. São Paulo: Editora Blucher, [Inserir ano de publicação]. E-book. p.147. ISBN 9786555060409. Disponível em: https://integrada.minhabiblioteca.com.br/reader/books/9786555060409/. (Acesso em: 07 mar. 2025)

GOMES, José J. Direito Eleitora. 20ª Edição. Rio de Janeiro: Atlas, 2024. E-book. p.96. ISBN 9786559776054. Disponível em: https://integrada.minhabiblioteca.com.br/reader/books/9786559776054/. (Acesso em: 07 mar. 2025)

OLIVEIRA, James E. Constituição Federal Anotada e Comentada – 1ª Edição 2013. Rio de Janeiro: Forense, 2013. E-book. p.1500. ISBN 978-85-309-4667-8. Disponível em: https://integrada.minhabiblioteca.com.br/reader/books/978-85-309-4667-8/. (Acesso em: 07 mar. 2025)

PIRES, Manoel. Uma análise da regra de ouro no Brasil. Revista de Economia Política, vol 39, nº 1 (154), pp 39-50, janeiro-março/2019

ROCHA. A Intervenção do Estado Brasileiro e a Política Oligárquica na República Velha. Revista de Informação Legislativa, Brasília-DF, v. 126, n. jan/junho, 1995

RODRIGUES, Júlia Alves Marinho. Emendas parlamentares individuais e conexão partidária: um estudo de caso do Ministério das Cidades. Brasília: Senado Federal, Instituto Legislativo Brasileiro, 2018. 16 p. Disponível em: http://www2.senado.gov.br/bdsf/handle/id/555175. (Acesso em: 10 mar. 2025.)

SANTOS, Fabiano. O Poder Legislativo no presidencialismo de coalizão. 1ª edição. Belo Horizonte: Editora UFMG, Rio de Janeiro: IUPERJ, 2003

SÃO VICENTE, José Antonio Pimenta Bueno, Marquês de, 1803-1878. Direito publico brazileiro e analyse da Constituição do Império. Rio de Janeiro: Typ. Imp. e Const. de J. Villeneuve e C. 1857

SILVA, José Afonso da. Comentário contextual à Constituição. 6º edição. São Paulo: Malheiros, 2009

_____O constitucionalismo brasileiro: evolução institucional. 1ª edição. São Paulo: Malheiros, 2011

VENÂNCIO, Denilson Marcondes. O desvio de poder orçamentário. 1ª edição. Rio de Janeiro: Lumen Juris, 2016

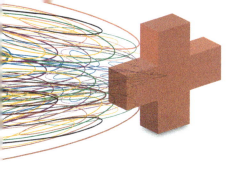

Capítulo **2**

A Cultura de Captação de Recursos na Formação do Aluno de Graduação e Pós-graduação

Fernando Augusto Tavares Canhisares | Joaquim Edson Vieira

INTRODUÇÃO

Este capítulo contextualiza o oferecimento de recursos para Pesquisa e Desenvolvimento (P&D). O financiamento da pesquisa no Brasil se faz por meio de sistemas e instituições de fomento, ligados direta ou indiretamente aos ministérios da estrutura do Governo Federal. Conselho Nacional de Desenvolvimento Científico e Tecnológico (CNPq); Financiadora de Estudos e Projetos (Finep); Coordenação de Aperfeiçoamento de Pessoal de Nível Superior (Capes); Fundo Nacional de Desenvolvimento Científico e Tecnológico (FNDCT); Banco Nacional de Desenvolvimento Econômico e Social (BNDES) se juntam às agências estaduais (Fundações de Amparo à Pesquisa – FAPs), além de leis de incentivo fiscal e fomento à inovação, financiamentos empresariais e institucionais para prover fundos de pesquisa. Frequentemente, no entanto, as agências de financiamento de pesquisa enfrentam problemas com reduções de orçamento.

É provável que esses quadros de escassez e de irregularidade influenciem certo descrédito pelo financiamento institucional. Embora algumas universidades, com fundações e fundos próprios, atuem para manter a constância na pesquisa e no desenvolvimento de inovações tecnológicas, ou mesmo pela busca da iniciativa privada, os recursos nem sempre são permanentes. O descrédito, portanto, pode afastar do cotidiano de estudantes do ensino superior à pesquisa e suas formas de investigação.

CULTURA PARA "CULTURA DE CAPTAÇÃO"

A atual cultura ocidental expressa forte crença na ciência, notadamente por seus dogmas sobre o que é natural e o que é racional. Seus valores são embasados em fatos e descrevem processos e produtos. As experiências diárias buscam se firmar por meio de perícia em ciência, seja na Tecnologia, seja na Medicina, como exemplos mais próximos. Mas o que é, por sua vez, "cultura" e, mais especificamente, cultura de investigação?

A Antropologia talvez melhor defina *cultura* como um sistema ordenado de significados e símbolos. Estes, por sua vez, orientam as experiências e ações das pessoas. O aprendizado – em qualquer contexto – depende do ambiente onde o indivíduo está inserido. Em sociedades nas quais a *conquista* tem um valor fundamental, as pessoas a veem como uma *necessidade*. O valor cultural (conquista) é traduzido como necessidade individual. As estruturas, técnicas, instituições e normas, os valores e mesmo os mitos e ideologias, todas são parte de um sistema cultural. A frase "cultura é o modo como fazemos as coisas por aqui" resume essa definição antropológica [Clifford, G, 2017] [Boudon, R, 1989].

As instituições de ensino congregam três lentes de observação desse "modo de fazermos as coisas": a perspectiva organizacional; da identidade/indivíduo; e da prática. A primeira direciona a atenção para os valores compartilhados, que unem os indivíduos dentro de uma organização. Nessa lente, a cultura pode ser uma barreira ou um facilitador de mudanças porventura exigidas para a organização manter sua relevância. Indivíduos detêm as narrativas comunitárias que traduzem e moldam seus filtros, suas visões de mundos culturais particulares. A perspectiva da prática apresenta o resultado do "modo de fazermos as coisas" [Watling, CJ, 2020]. Essas lentes traduzem a teoria de Bourdieu que reconcilia o mundo "externo" (por exemplo, o currículo de graduação de uma faculdade de Medicina) com o "interior" dos comportamentos individuais (por exemplo, os valores profissionais de um recém-formado daquela faculdade de Medicina). Esses "mundos" moldam e se formam mutuamente. Uma prática profissional será o resultado da disposição (hábito/caráter) de um agente social e do poder adquirido desse agente (capital humano) no espaço social (campo) [Grenfell, M, 2008].

Na perspectiva dessa disposição individual, em uma sociedade onde a constância de irregularidade do financiamento de pesquisa se impõe, defendemos a ideia de que a instituição deva fundamentar uma nova cultura antes que a "cultura de irregularidade" se imponha. O currículo, como perspectiva institucional e valores compartilhados que unem os indivíduos dentro de uma organização, deve prover oportunidades para a cultura de captação de recursos para pesquisa e desenvolvimento.

No entanto, um segundo obstáculo se impõe. O currículo médico, mais ainda, o currículo da área da Saúde, acumula volumes sucessivos de novos conhecimentos.

O FUNDAMENTO MODERNO DO CURRÍCULO EM SAÚDE

Em consonância, em estudo de 2010 promovido pela (mesma) Carnegie Foundation (que financiou o

Relatório Flexner, em 1910), foram apontadas as necessidades futuras da educação médica. O crescente conteúdo curricular foi abordado com prioridade para o material nuclear – que deve ser obrigatório – e temas adicionais, que devem ser eletivos. Dada sua constante evolução, é crucial a revisão curricular permanente. A certificação de competências, para cada estágio de formação, deve ser priorizada em substituição à oferta padronizada de atividades clínicas, uma vez que tenham dominado as competências adequadas ao seu nível. Avaliações de certificação devem ser mais frequentemente empregadas para permitir que os estudantes se envolvam em áreas de preferências – uma vez certificados nas competências nucleares. Eliminar atividades não essenciais libera tempo para os estudantes se aprofundarem em áreas de interesse individual. Ambas as disposições se firmam como compromisso com a excelência do profissionalismo na Medicina. Fundamentam os objetivos de padronização (pela certificação nuclear) e individualização da formação. Certo é que conteúdos e práticas devem ser integrados, abrindo espaço para a inovação e o aprimoramento da formação individualizada [Cooke, M, 2010].

A tecnologia permite, amadurecida pela recente experiência da pandemia de 2020-2021, o emprego do meio digital. Limitações, como no ensino de tarefas, podem ser superadas por meio do preparo de atividades em grupo, revisão por pares e referenciamento da literatura fundamentando decisões [Vieira, JE, 2021]. A reconfiguração da educação médica parece inevitável, alimentada pela tecnologia educacional virtual e pela necessidade de priorizar o desempenho avaliado na competência, não no tempo.

É nesse contexto que a proposta de formar, na instituição, a fundamentação para profissionais competentes na captação de recursos de pesquisa e desenvolvimento é apresentada. Essa formação segue o conceito de currículo complementar, em forma de disciplina eletiva. Os elementos utilizados seguem um padrão centrado no estudante (sessões de tutoria), com metodologia ativa (discussão e resolução de casos), integrado (casos reais de instituições de pesquisa e assistência com ênfase na pesquisa biomédica), embasado na comunidade (visitas, *in loco,* a instituições), eletivas (oferecidas em complementação ao currículo nuclear) e sistematizada (casos de sucesso constituído e de processos em formação) [Harden, RM, 1984].

O CURRÍCULO PARA FORMAÇÃO EM CAPTAÇÃO DE RECURSOS

A criação de uma cultura de pesquisa requer apoio de líderes institucionais, metas de pesquisa claras e comunicação eficaz. Essa cultura requer recursos significativos não somente para o desenvolvimento de projetos *per se,* senão também para treinamento e apoio aos pesquisadores – docentes e discentes. Idealmente, programas em educação continuada e apoio para práticas de pesquisa, projetos e gestão de bolsas de incentivo estimulam e mantêm a motivação para ambientes nos quais a inovação é impulsionada. Essa ambiência, ou cultura de pesquisa, pode levar anos para se desenvolver e requer manutenção regular. Além da administração institucional, pela manutenção do financiamento e das estruturas, o envolvimento das gerações futuras é fundamental. Exposição às práticas de pesquisa no início da formação, oferta de bolsas de pesquisa e mentoria elevam as chances dessa cultura se perpetuar [Hanover Research, 2014].

Pesquisa e desenvolvimento são indissociáveis e buscam novas práticas e tecnologias. São resultados de investimentos públicos ou privados. A cultura de pesquisa fomenta o desenvolvimento, mas os recursos e investimentos são finitos. O cenário, portanto, se torna mais complexo e a incorporação tecnológica requer metodologias de certificação. Esse conceito (recurso-pesquisa-certificação) deve estar presente no processo aqui sugerido de formação em captação de recursos. Pesquisa constitui, aproximadamente, metade do ciclo de vida de uma tecnologia: básica/aplicada, promove um protótipo que, incorporado como tecnologia, se encaminha para utilização até atingir a obsolescência – notadamente pelo ciclo renovador de pesquisa e desenvolvimento, com nova ou revigorada tecnologia [Canhisares FAT *et al.,* 2021].

O MODELO CURRICULAR: SPICES

O modelo curricular proposto se embasa no acrônimo SPICES, que decorre do termo original em inglês para: *Student-centered, Problem-based, Community-centered, Electives e Systematic.* Tem, portanto, atividades centradas no estudante, ou seja, com participação por meio de tarefas em sala de aula ou externas; esse modelo é embasado na discussão de problemas reais; em cenários mais próximos do cotidiano – projetos de pesquisa bem delineados; como atividades eletivas – apresentados na contextualização desta proposta; e sistemática, ou seja, com objetivos característicos do financiamento de pesquisas por meio de projetos [Harden, RM, 1984].

O modelo requer a estratégia de discussão de casos, com eventuais tarefas em pequenos grupos. A discussão de casos é desafiadora quando comparada à exposição de informações – aula teórica. Exige o conhecimento do caso, ou "situação de vida" e habilidade para coordenar participações. Essa estratégia permite que experiências pessoais prévias sejam apreciadas e o questionamento dos papéis sociais e sua relevância e os motivos reais de se aplicar os novos conhecimentos e técnicas adquiridos. Agregados ao estímulo para exposição de motivações variadas sobre o papel da ciência e dos pesquisadores na sociedade e sobre a necessidade de se conhecer os melhores fundamentos para obtenção de recursos, tem-se um método estruturado no conceito de Andragogia – ou seja, do aprendizado de adultos [Merriam SB, 2007].

Em comparação ao processo de simplesmente acumular informações de aulas expositivas, o modelo em que se discutem casos favorece a partilha de conhecimentos com base em experiências sobre o tema em questão e os estudantes trabalham mais tempo e com mais intensidade na busca de fundamentos. Esse processo inclui necessidades de:

1. Entender o problema apresentado.
2. Buscar soluções.
3. Escolher as melhores entre aquelas elencadas.

Entre as vantagens do currículo eletivo, está a condição de que os participantes têm, pela natureza da escolha, maior ou genuíno interesse no tema. O papel de instrutor tem, nesta estratégia, maior identidade com o modelo a ser emulado e menos com o pesquisador detentor de um método inequívoco.

Os três componentes principais do ensino por meio de discussão e casos são:

1. **Fundamentos:** planejamento sobre tarefas a serem cumpridas e estabelecer objetivos claros que pretende alcançar, material de instrução.
2. **Dinâmica:** plano de aula com perguntas e tarefas que iniciem debates em sala ou em pequenos grupos.
3. **Retornos comentados** (*feedback*): avaliações formativas durante as discussões para garantir o domínio dos conceitos e das estratégias discutidas [Andersen E, 2014].

Fundamentos

Deve ser considerado, com cuidado, que o tema a ser estudado não está isento de outras tarefas em cursos de graduação e de pós-graduação. Desta forma, é importante que o material de estudo não seja excessivo. Apresentar antes de cada caso:

1. Informações relevantes sobre a instituição ou condição de vida.
2. Literatura referenciada.
3. Questões orientadoras.
4. Material de apoio – aulas, vídeos, textos.
5. Tarefas para retenção de conceitos.

Dinâmica

O papel do instrutor, neste modelo adotado, é o de fomentar a discussão. Regra geral, quanto maior a participação como expositor, mais afastado se está do modelo de discussão e de casos. Uma das formas de se evitar "escorregar" para o papel de professor (professar) é ter um plano de aula:

1. Questão de abertura, ou seja, que motiva a discussão do caso.

2. Elencar pontos principais a serem atingidos na discussão do caso exposto.
3. Relações com situações comuns ou casos noticiados amplamente.
4. Ordenar e designar tempo esperado para a discussão de cada tópico.
5. Descrição das relações entre os tópicos – informações que podem compor um infográfico.
6. Relação de referências (teorias, modelos, vídeos) que podem ser apresentadas durante as discussões em sala, quando elicitadas.
7. Conclusão, visando responder ou direcionar investigação para a questão de abertura.

Retornos comentados

O papel dos retornos/*feedback* é mensurar o grau de retenção alcançado pelos estudantes, mas também de mensurar o alcance do processo de ensino empregado. Ambos podem se aprimorar com o bom uso desta ferramenta. Avaliação é uma das tarefas mais difíceis na formação acadêmica, pois as decisões têm importância para os estudantes e refletem somente uma parcela dos esforços. Um programa abrangente deve expor:

1. Percentuais designados para cada avaliação: entrega de tarefas individuais e de tarefas em grupo; participação em discussões (notificada por meio de notações entregues ao instrutor).
2. Descrição dos processos de avaliação empregados: tarefas individuais após discussão em sala de aula; delineamento de planos de pesquisa e papel de cada membro de pequenos grupos; entrega de relatório final com descrição das contribuições individuais.

Importante considerar que os erros de medição podem ser aleatórios, que se reduzem pela média de muitas avaliações; ou sistemáticos, que não são reduzidos por muitas avaliações, porque todas se repetem com o mesmo viés. O *feedback* deve ser considerado um instrumento de diálogo e apreciação, mais do que avaliação para gradação. Aprender é menos uma função de acrescentar algo que não existe do que reconhecer, reforçar e refinar, ou mesmo corrigir, o que já existe. Há um fundamento neurológico a demonstrar que há maior desenvolvimento em áreas já estabelecidas de habilidade; e um fundamento psicológico, por meio do qual enfatizar pontos fortes catalisa o aprendizado, enquanto a atenção às fraquezas o inibe. Rever um procedimento tem mais chances de recriá-lo em seu eventual formato adequado do que iniciá-lo sem experiência anterior [Buckingham M, 2019].

A proposta desse currículo não se limita ao tema "captação de recursos". De fato, pode ter aproveitamento em outras áreas consideradas eletivas na Educação em Saúde. Isso porque o princípio se embasa no aprendizado de conceitos por meio de dois fundamentos:

1. Aprendizado significativo: congrega conhecimentos e experiências afetivas (interesses).
2. Aprendizado experimental: congrega observações diretas de experiências nos campos de trabalho, bem como em ambientes controlados (laboratórios) [Novak, JD, 1977].

APLICAÇÃO PRÁTICA: DELINEAMENTO DE UM PROJETO PARA FUNDAMENTAR A OBTENÇÃO DE RECURSOS

Esta seção traz uma sugestão sobre a composição orçamentária de um dado projeto de pesquisa. O exemplo descrito trata do seu controle financeiro. Uma vez aprovado e obtido seu financiamento, requer sua execução e a gestão dos recursos. Sejam públicos ou privados, os financiamentos em pesquisa exigem controle financeiro rígido para a prestação de contas se realizar de forma clara e transparente. Desta forma, alguns conceitos básicos de gestão financeira e de contabilidade são fundamentais: receitas, despesas, horizonte de tempo (prazo) e suas variações devem ser registrados com muito cuidado.

- *Receita ou entrada*: recurso financeiro recebido para a execução do projeto, também referida como "orçamento".

- *Despesa ou saída*: recurso financeiro gasto para a execução do projeto – em pesquisa, nem toda despesa é permitida. Portanto, é fundamental ter conhecimento das despesas que podem ou não ser realizadas com o financiamento. Fundamentais são o controle e a guarda de recibos, notas fiscais e comprovantes para atestar e certificar as despesas realizadas.
- *Horizonte de tempo ou prazo*: previsão de tempo para execução do projeto (futuro) ou do período que foi necessário para sua realização (passado).
- *Orçamento*: total de recursos financeiros necessários para um projeto.
- *Contas a receber*: variação de "receita ou entrada" prevista para ser acrescida ao orçamento em determinado ponto do tempo.
- *Contas a pagar*: variação de "despesa ou saída" prevista para ser debitada do orçamento em determinado ponto do tempo.

Exemplo:

Projeto: Impacto da poluição sonora na saúde auditiva de trabalhadores da construção civil.
Prazo: 12 meses.
Orçamento: $ 480.000.
Receita: $ 120.000 a cada três meses; 1º pagamento feito no 1º dia, 1º mês do projeto.
Número de meses transcorridos: 5.

A partir das premissas acima, considerando um orçamento total de $ 480.000 para um horizonte de tempo de 12 meses, as despesas mensais médias não podem passar de $ 40.000 e, também, a despesa trimestral total não poderá ultrapassar $ 120.000. Esta descrição está exposta na **Tabela 1.1.** com 14 colunas. A primeira coluna à esquerda trata de despesas e as colunas à direita representam os meses sucessivos do projeto. A última coluna deve conter o valor total desembolsado ou previsto para cada despesa contida na respectiva linha.

Certamente as linhas da tabela variam com a quantidade de descrições de despesas sugeridas no modelo. Com finalidade de organização e visualização da planilha, sugere-se que as despesas fixas

Tabela 1.2. Impacto da poluição sonora na saúde auditiva de trabalhadores da construção civil (orçamento previsto de $ 480.000)

Valores em R$				Meses de execução								
Despesa	1	2	3	4	5	6	7	8	9	10	11	12	Total
Fonoaudió-logos	11.000	11.000	11.000	11.000	11.000	11.000	11.000	11.000	11.000	11.000	11.000	11.000	132.000
Bolsas de pesquisa	13.000	13.000	13.000	13.000	13.000	13.000	13.000	13.000	13.000	13.000	13.000	13.000	156.000
Aluguel	1.500	1.500	1.500	1.500	1.500	1.500	1.500	1.500	1.500	1.500	1.500	1.500	18.000
Água	120	111	117	135	122	0	0	0	0	0	0	0	605
Energia elétrica	225	250	215	200	230	0	0	0	0	0	0	0	1.120
Software de estatística	400	400	400	400	400	400	400	400	400	400	400	400	4.800
Limpeza	2.200	2.200	2.200	2.200	2.200	2.200	2.200	2.200	2.200	2.200	2.200	2.200	26.400
Exames de audiometria	12.000	0	0	12.000	0	0	12.000	0	0	12.000	0	0	48.000
Computador	15.000	0	0	0	0	0	0	0	0	0	0	0	15.000
Ajuda de custo aos voluntários	1.500	1.500	1.500	1.500	1.500	1.500	1.500	1.500	1.500	1.500	1.500	1.500	18.000
Táxi	230	300	330	350	190	0	0	0	0	0	0	0	1.400
Papelaria	350	200	165	170	400	0	0	0	0	0	0	0	1.285
Despesa X	2.700	0	1.200	0	0	0	0	0	0	0	0	0	3.900
Despesa Y	6.000	700	0	0	3.300	0	0	0	0	0	0	0	10.000
Total	66.225	31.161	31.627	42.455	33.842	29.600	41.600	29.600	29.600	41.600	29.600	29.600	436.510
Total trimestral			R$ 129.013		R$ 105.897			R$ 100.800		R$ 100.800			

sejam colocadas nas linhas superiores e que as despesas variáveis ou esporádicas fiquem nas linhas mais inferiores. Aconselha-se também que, em um mês em que não haja determinada despesa, insira-se o valor zero ("0") na respectiva célula, a permitir que a soma final ocorra sem problemas.

Para fins de previsibilidade dos gastos, pode-se também incluir o valor zero "0" nos meses vindouros para as despesas cujo valor é variável, ou seja, não previsto. Outra opção até mais refinada é inserir um valor estimado para uma despesa de custo variável ainda não executada. Os valores reais das despesas de custo variável deverão ser inseridos na planilha após sua realização, substituindo-se o valor estimado inserido anteriormente. Despesas de valor fixo devem ser incluídas nos meses que virão, também para fins de previsibilidade de gastos.

Na última linha, é recomendável calcular o total de despesas de cada mês para que o gestor do projeto de pesquisa consiga monitorar a despesa mensal final. Como nesse exemplo, no qual as despesas trimestrais não podem exceder $ 120.000, adiciona-se uma linha abaixo de todas com o total de desembolso trimestral realizado ou previsto.

Cada pesquisador obviamente é livre para organizar sua planilha de registro e de previsão de despesas, notadamente porque cada projeto de pesquisa tem suas peculiaridades e particularidades, as quais deverão ser contempladas na forma de controle orçamentário escolhida. Essa tabela é apenas um modelo.

CONSIDERAÇÕES FINAIS

Um currículo deve fundamentar uma cultura de captação de recursos para pesquisa e desenvolvimento. Na formação profissionalizante, propõe-se o conceito de currículo complementar centrado no estudante (tutoria), com metodologia ativa (discussão e resolução de casos reais) e sistematizado (casos de sucesso constituído e de processos em formação).

Os três componentes principais do ensino por meio de discussão e casos são: fundamentos – planejamento das tarefas com objetivos definidos; dinâmica – plano de aula com tarefas em grupos; retornos comentados – avaliação formativa para domínio de conceitos e estratégias discutidas.

REFERÊNCIAS

Andersen E, Schiano B. Teaching with cases: a practical guide. Harvard Business School Publishing, 2014. Boston, MA.

Boudon R, Bourricaud F. A critical dictionary of sociology. University of Chicago Press, 1989.

Buckingham M, Goodall A. The feedback fallacy. Harvard Business Review; March-April 2019: 92-101.

Canhisares FAT e col. Inovação, avaliação e incorporação tecnológica. In: Cangiani LM. Tratado de Anestesiologia – SAESP 9ª ed. Ed dos Editores Eireli, 2021. São Paulo, SP.

Clifford G. The interpretation of cultures. Basic Books; 3rd ed. 2017.

Cooke M, Irby DM, O'Brien BC. Educating physicians: a call for reform of medical schools and residency. Jossey-Bass, San Francisco; 2010.

Emanuel EJ. The inevitable reimagining of medical education. JAMA. 2020; 323(12): 1127–1128.

Grenfell M. Pierre Bourdieu: key concepts. Stocksfield England: Acumen; 2008.

Hanover Research. Building a culture of research: recommended practices, 2014. In: https://www.hanoverresearch.com/media/Building-a-Culture-of-Research-Recommended-Practices.pdf. Acesso em 17 setembro, 2022.

Harden RM, Sowden S, Dunn WR. Educational strategies in curriculum development: the SPICES model. Med Educ. 1984; 18(4): 284-97.

Jornal USP. https://jornal.usp.br/universidade/levantamento-mostra-quem-financia-a-pesquisa-no-brasil-e-na-usp/. Acesso em 03 de setembro de 2022.

Merriam SB, Caffarella RS, Baumgartner LM. Learning in adulthood. A comprehensive guide, 3rd Ed. Jossey-Bass, 2007. San Francisco, CA.

Novak JD. A Theory of education. Cornell University Press, 1977. New York, NY.

Vieira JE, de Matos LL, de Paula EG, Carrera RM. Teaching surgery during COVID-19: the experience of Albert Einstein Medical School, Brazil. Med Educ. 2021; 55(5): 628-629.

Watling CJ, Ajjawi R, Bearman M. Approaching culture in medical education: three perspectives. Med Educ. 2020; 54(4): 289-295.

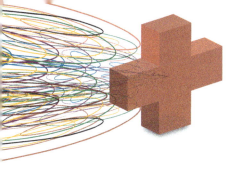

Capítulo **3**

Introdução às Etapas do Orçamento Público: Abordagem Teórica nos Diferentes Entes da Federação (PPA, LDO, LOA)

Franciele Alves Pereira | Mariana Gonçalves Magon

INTRODUÇÃO

As políticas públicas são elaboradas, administradas e avaliadas por servidores ou gestores públicos, com o objetivo principal de atender às demandas dos serviços essenciais para o bem-estar dos cidadãos.

Para que essas políticas sejam executadas conforme o planejamento prévio, é fundamental que os gestores públicos conheçam as ferramentas, métodos e técnicas disponíveis. Entre eles, destaca-se o planejamento do Estado ao qual estão vinculados e a atuação dos diversos órgãos e ministérios federais.

Os principais responsáveis pelas questões orçamentárias são os poderes Legislativo e Executivo, distribuídos conforme as esferas de governo, representadas na **Figura 3.1.** a seguir:

O Orçamento Público é a peça fundamental para a gestão dos recursos públicos por parte dos gestores.

> A questão instrumental do orçamento pode ser caracterizada como um plano periódico e quantitativo de ação da organização, oriundo dos planos estratégicos previamente traçados, exercendo ainda as funções de planejamento, controle, coordenação e direção, visando, no caso da administração pública, serviços de qualidade à população (Dunbar, 1971).

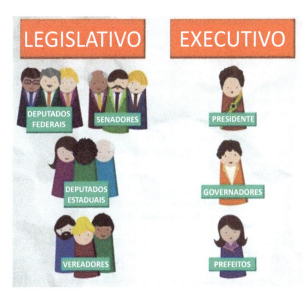

Figura 3.1. Imagem: Jusbrasil

> "Contudo, percebe-se que as metas estabelecidas, na maioria das vezes, não se adequam à realidade, isto é, ao montante de recursos a serem arrecadados, bem como os dispêndios a serem efetuados, que não contrastam com aqueles desempenhados na proposta orçamentária" (Silva, 2016, p.14).

Todo gestor público, independentemente da esfera de atuação, deve estar apto a preparar e estruturar um planejamento eficaz para a elaboração, gestão e avaliação do orçamento, garantindo a efetividade e a eficiência das políticas públicas.

No Brasil, o chamado "ciclo orçamentário" consiste em uma sequência de procedimentos e etapas interligadas, permitindo que o orçamento passe por discussões entre o Executivo, o Legislativo e a população, além das fases de elaboração, aprovação, execução, avaliação e julgamento das prestações de contas.

O ciclo orçamentário se desdobra em oito fases principais:

1. Formulação do planejamento plurianual pelo Executivo.
2. Apreciação e adequação do plano pelo Legislativo.
3. Definição de metas e prioridades para a administração e a política de alocação de recursos pelo Executivo.
4. Apreciação e adequação da Lei de Diretrizes Orçamentárias (LDO) pelo Legislativo.
5. Elaboração da proposta de orçamento pelo Executivo.
6. Apreciação, adequação e autorização legislativa.
7. Execução dos orçamentos aprovados.
8. Avaliação da execução e julgamento das contas (Sanches, 1993).

Segundo Sanches, essas fases são interdependentes e devem seguir uma ordem específica, pois cada etapa possui ritmo próprio, finalidade distinta e periodicidade definida.

Três leis fundamentais regem o ciclo orçamentário e contêm os principais planos e propostas para as políticas públicas: o Plano Plurianual (PPA); a Lei de Diretrizes Orçamentárias (LDO) e a Lei Orçamentária Anual (LOA). Elas estão harmoniosamente interligadas, garantindo coerência e continuidade na gestão pública.

Art. 165. Leis de iniciativa do Poder Executivo estabelecerão:

I. I – o plano plurianual;
II. II – as diretrizes orçamentárias;
III. III – os orçamentos anuais.

Plano Plurianual – PPA

O Plano Plurianual estabelece as diretrizes, objetivos e metas da administração pública para despesas de capital e programas de duração continuada. Ele deve ser elaborado e encaminhado até quatro meses antes do encerramento do primeiro ano do mandato presidencial, orientando o planejamento orçamentário dos quatro anos subsequentes.

Enquanto vigente, o PPA norteia a elaboração de dois instrumentos orçamentários essenciais: a LDO e a LOA. Essas normas são determinadas pela Constituição Federal de 1988 para os planos e programas nacionais, regionais, estaduais, municipais e setoriais.

> § 1º A lei que instituir o plano plurianual estabelecerá, de forma regionalizada, as diretrizes, objetivos e metas da administração pública federal para as despesas de capital e outras decorrentes, bem como para programas de duração continuada.

Assim como ocorre com nossos planos pessoais, o PPA passa por monitoramento contínuo, revisões e aperfeiçoamentos, permitindo sua adequação à realidade vigente.

O orçamento público está sempre em evolução, e novas regras, normas e leis são introduzidas para torná-lo mais transparente, eficaz e eficiente tanto na elaboração quanto na execução. Essa modernização reflete uma gestão pública otimizada.

Lei de Responsabilidade Fiscal – LRF

Antes de abordar a LDO e a LOA, é fundamental mencionar a Lei Complementar n.º 101, de 4 de maio de 2000, conhecida como Lei de Responsabilidade Fiscal (LRF), que estabelece normas gerais para as finanças públicas nas três esferas de governo (federal, estadual e municipal).

> Art. 1º Esta Lei Complementar estabelece normas de finanças públicas voltadas para a responsabilidade na gestão fiscal, com amparo no Capítulo II do Título VI da Constituição.

§ 1º A responsabilidade na gestão fiscal pressupõe a ação planejada e transparente, em que se previnem riscos e corrigem desvios capazes de afetar o equilíbrio das contas públicas, mediante o cumprimento de metas de resultados entre receitas e despesas e a obediência a limites e condições no que tange a renúncia de receita, geração de despesas com pessoal, da seguridade social e outras, dívidas consolidada e mobiliária, operações de crédito, inclusive por antecipação de receita, concessão de garantia e inscrição em Restos a Pagar.

§ 2º As disposições desta Lei Complementar obrigam a União, os Estados, o Distrito Federal e os Municípios.

A LRF regulamenta o uso de recursos públicos, impondo normas para o controle de gastos, limites de despesas e cumprimento de metas orçamentárias. Sua importância reside na manutenção do equilíbrio das contas públicas.

Uma grande parte dos procedimentos de planejamento apresentados na LRF teve como base o PPA, a LDO e a LOA. Embora essas peças orçamentárias tenham sua criação ligada à Constituição Federal, de 1988, a LRF acabou criando normas condicionantes e expandiu algumas funções a esses orçamentos, assim como duras restrições orçamentárias, além da temida responsabilidade fiscal.

Ao ser sancionada, a LRF acarretou uma série de mudanças, principalmente para o Executivo, uma vez que cabem exclusivamente a ele a elaboração e a apresentação das três peças orçamentárias: PPA, LDO e LOA. O Legislativo, de qualquer esfera, pode apenas modificá-las por meio de emendas, durante a votação e discussão destas, portanto, não cabe a ele apresentar os projetos de lei das peças orçamentárias.

Uma destas mudanças feitas, pode ser encontrada no Capítulo II da LRF, que contém imposições aos planos orçamentários.

Art. 4º A lei de diretrizes orçamentárias atenderá o disposto no § 2º do art. 165 da Constituição e:

I – Disporá também sobre:

a) equilíbrio entre receitas e despesas;

b) critérios e forma de limitação de empenho, a ser efetivada nas hipóteses previstas na alínea b do inciso II deste artigo, no art. 9º e no inciso II do § 1º do art. 31;

c) (VETADO)

d) (VETADO)

e) normas relativas ao controle de custos e à avaliação dos resultados dos programas financiados com recursos dos orçamentos;

f) demais condições e exigências para transferências de recursos a entidades públicas e privadas;

II (VETADO)

III (VETADO)

§ 1º Integrará o projeto de lei de diretrizes orçamentárias o Anexo de Metas Fiscais, em que serão estabelecidas metas anuais, em valores correntes e constantes, relativas a receitas, despesas, resultados nominal e primário e montante da dívida pública, para o exercício a que se referirem e para os dois seguintes.

§ 2º O Anexo conterá, ainda:

I – avaliação do cumprimento das metas relativas ao ano anterior;

II – demonstrativo das metas anuais, instruído com memória e metodologia de cálculo que justifiquem os resultados pretendidos, comparando-as com as fixadas nos três exercícios anteriores, e evidenciando a consistência delas com as premissas e os objetivos da política econômica nacional;

III – evolução do patrimônio líquido, também nos últimos três exercícios, destacando a origem e a aplicação dos recursos obtidos com a alienação de ativos;

IV – avaliação da situação financeira e atuarial:

a) dos regimes geral de previdência social e próprio dos servidores públicos e do Fundo de Amparo ao Trabalhador;

b) dos demais fundos públicos e programas estatais de natureza atuarial;

V – demonstrativo da estimativa e compensação da renúncia de receita e da margem de expansão das despesas obrigatórias de caráter continuado.

§ 3º A lei de diretrizes orçamentárias conterá Anexo de Riscos Fiscais, onde serão avaliados os passivos contingentes e outros riscos capazes de afetar as contas públicas, informando as providências a serem tomadas, caso se concretizem.

§ 4º A mensagem que encaminhar o projeto da União apresentará, em anexo específico, os objetivos das políticas monetária, creditícia e cambial, bem como os parâmetros e as projeções para seus principais agregados e variáveis, e ainda as metas de inflação, para o exercício subsequente.

Para entendermos um pouco mais sobre isso, vamos ao que são as outras duas peças orçamentárias que faltam: a LDO e a LOA.

Lei de Diretrizes Orçamentárias – LDO

A LDO é uma lei anual que define as prioridades e metas do governo, estabelecendo diretrizes de política fiscal e regulando a elaboração da LOA para garantir a execução do PPA vigente.

Ademais, desde que a LRF entrou em vigor, a LDO também se estende a outros temas como equilíbrio de receitas e despesas, metas e riscos fiscais.

O Projeto de Lei de Diretrizes Orçamentárias é elaborado pelo Poder Executivo e proposto até o dia 15 de abril do ano anterior ao de sua referência. Após a análise e votação, o Congresso Nacional tem até o dia 17 de julho para devolvê-lo ao Poder Executivo para sanção.

Em 2014, a LDO aprovada (Lei n.º 12.919/13) estabeleceu o orçamento impositivo para as emendas parlamentares individuais, no limite de 1,2% da receita corrente líquida prevista no projeto encaminhado pelo Poder Executivo, sendo metade desse percentual destinada à saúde. Essa obrigatoriedade foi constitucionalizada em 2015, pela Emenda Constitucional 86/15.

Em 2019, o Congresso tornou obrigatória, ainda, a execução das emendas apresentadas pelas bancadas estaduais ao Orçamento Federal (Emenda Constitucional 100/19), no montante de até 1% da receita corrente líquida realizada no exercício anterior. Além disso, a emenda determinou que o governo tem o dever de executar as demais despesas

discricionárias; caso não o faça, é obrigado a explicar sua não execução.

A Lei n.º 14.194/21 (LDO 2022) estabeleceu que a execução das emendas aprovadas pelo Congresso Nacional deverá observar a indicação feita pelos respectivos autores das emendas.

A Resolução 2/21-CN limitou o valor máximo das emendas de relator para ampliar a transparência da sistemática de apresentação, aprovação e execução orçamentária referente às emendas de relator-geral. Pela norma, as indicações do relator geral deverão ser feitas a partir de solicitações encaminhadas a ele, por parlamentares, agentes públicos ou pela sociedade civil, devendo essas indicações serem publicadas na página da Comissão Mista de Orçamento.

A Lei Complementar n.º 210 de 25 de novembro de 2024 institui novas regras para a execução das emendas, refletindo diretamente na LDO e na LOA. Com base em questionamentos realizados pelo Supremo Tribunal Federal – STF no que tange à distribuição adequada dos recursos e os critérios de transparência deficitários.

Lei Orçamentária Anual – LOA

A LOA é o instrumento que autoriza e detalha a programação dos gastos do Executivo, prevendo receitas e despesas para o custeio da administração pública. É um documento que apresenta o orçamento disponível e o direcionamento das diretrizes apresentadas na LDO, indicando, nos gastos, o nível das prioridades e os investimentos a serem feitos.

A LOA, como já foi dito, é um único documento, constituído por três partes: o Orçamento Fiscal; o Orçamento da Seguridade Social; e o Orçamento de Investimento das Empresas Estatais.

A LOA é o instrumento que autoriza e detalha a programação dos gastos do Executivo, prevendo receitas e despesas para o custeio da administração pública.

Ela é elaborada pelo Poder Executivo e deve ser apresentada até 31 de agosto do ano anterior à sua vigência. Após análise e votação, o Congresso Nacional tem até 22 de dezembro para devolvê-la ao Executivo para sanção. Para melhor entendimento

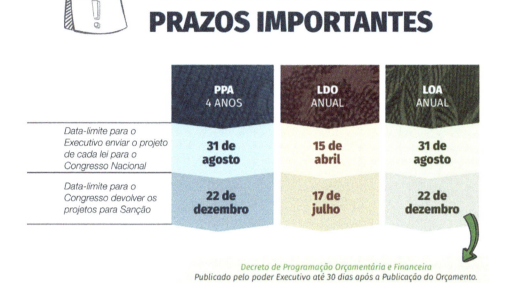

Figura 3.2. Fonte: extraída do Portal do Ministério da Economia. (https://www.gov.br/economia/pt-br/assuntos/planejamento-e-orcamento – Acesso em 05/11/2022 às 11h40).

de planejamento e prazos, segue quadro com os prazos importantes (**Figura 3.2.**).

Diferentemente da LDO, cuja aprovação condiciona o recesso de julho, a LOA não interfere no recesso parlamentar. Caso sua aprovação atrase, o Executivo só poderá executar as despesas previstas no projeto de lei orçamentária que a LDO autorizar, até que a LOA seja definitivamente aprovada.

CONSIDERAÇÕES FINAIS

A execução do orçamento é uma responsabilidade do Poder Executivo, enquanto o Poder Legislativo é encarregado de discutir, aprovar e fiscalizar sua aplicação. Nenhuma despesa pública pode ser realizada fora da LOA, embora nem todas as previsões orçamentárias sejam efetivamente executadas pelo governo, considerando o caráter impositivo do orçamento federal.

REFERÊNCIAS

BRASIL. Constituição da República Federativa do Brasil de 1988, Seção II – Dos Orçamentos.

Dunbar, 1971. In. Pedrosa C. Teoria geral do orçamento público. São Paulo: Baraúna, 2015.

https://www.gov.br/economia/pt-br/assuntos/planejamento-e-orcamento/plano-plurianual-ppa. Acessado em 4 nov. 2022, às 20h31.

https://www.gov.br/economia/pt-br/assuntos/planejamento-e--orcamento/. Acessado em 2 nov. 2022, às 19h12.

https://www.politize.com.br/lei-de-responsabilidade-fiscal/ Acessado em 2 nov. 2022. às 14h40.

https://www.politize.com.br/orcamento-publico-como-e-definido. Acessado em 2 nov. 2022 às 16h27.

BRASIL. Lei Complementar nº 101, de 4 de maio de 2000. Disponível em: (http://www.planalto.gov.br/ccivil_03/leis/lcp/lcp101.htm).

Sanches OM. O ciclo orçamentário: uma reavaliação à luz da Constituição de 1988: Revista de Administração Pública, Rio de Janeiro: FGV. 1993;27(4):54-76.

Silva TT. Documentos de identidade: uma introdução às teorias do currículo. 3 ed. Belo Horizonte: Autêntica, 2016.

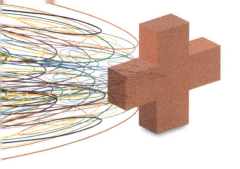

Capítulo **4**

Captação nos Recursos Primários

Adriana Mariano dos Santos | Leila Giacomin

INTRODUÇÃO

Ao longo deste Manual, traremos um norte para hospitais e entidades assistenciais públicas ou filantrópicas da área da Saúde, mas não podemos deixar de citar a importância do profissional de relações governamentais, que exerce um papel fundamental na articulação, no desenvolvimento e na finalização dessas captações.

Não há uma formação acadêmica específica exigida para esses profissionais, mas algumas formações facilitam o entendimento dos meandros das inúmeras leis, portarias, decretos e/ou resoluções que cercam essa área em potencial crescimento, como graduação em Direito, Contabilidade, Ciências Políticas, entre outras. Além disso, já é possível profissionais com formação em qualquer área se especializarem, mediante MBAs, em Relações Governamentais ou realizarem cursos mais rápidos sobre orçamento público, emendas parlamentares, etc.

O perfil sugerido e ideal para esses profissionais é que eles tenham noções de legislação, pois todo o trabalho de captação de recursos públicos será construído exatamente em cima do que é permitido ou proibido; tenham organização; conheçam bem a entidade para apresentá-la; tenham uma boa oratória e trabalhem sua rede de contatos, o que é essencial para todo o processo.

O profissional escolhido para representar a entidade perante o Executivo e o Legislativo deve ter noções das oportunidades nas quais onde ele pode captar recursos e conhecer as formas de trabalhar os identificadores de recursos primários que aumentam a possibilidade de captar esses valores durante todo o exercício do ano vigente, e não somente em datas preestabelecidas em cronogramas oficiais.

Vamos aprender que qualquer instituição, privada ou pública, pode captar recursos durante todo o ano, entendendo os seus limites e as indicações mediante recursos primários.

DESENVOLVIMENTO

Recurso primário

Nos desdobramentos das receitas, existe o identificador de Resultado Primário (RP), conforme artigo 7º, da Lei n.º 14.791, de 29 de dezembro de 2023 (Lei de Diretrizes Orçamentárias 2024), com grifo especial nosso, como segue:

> § 4º O identificador de Resultado Primário – RP visa auxiliar a apuração do resultado primário previsto nos art. 2º e art. 3º, o qual deverá constar do Projeto de Lei

Orçamentária de 2024 e da respectiva Lei em todos os GNDs e identificar, segundo a metodologia de cálculo das necessidades de financiamento do Governo Central, cujo demonstrativo constará anexo à Lei Orçamentária de 2024, nos termos do disposto no inciso X do Anexo I, se a despesa é:

I – financeira (RP0);

II – primária e considerada na apuração do resultado primário para cumprimento da meta, sendo:

a) obrigatória, cujo rol deve constar da Seção I do Anexo III (RP1);

b) discricionária não abrangida pelo disposto na alínea "c" e "d" (RP2);

c) discricionária e abrangida pelo Programa de Aceleração do Crescimento – Novo PAC (RP 3); ou

d) discricionária decorrente de dotações ou programações incluídas, ou acrescidas por emendas:

1. individuais, de execução obrigatória nos termos do disposto nos §9º e §11º do art. 166 da Constituição (RP6);

2. de bancada estadual, de execução obrigatória nos termos do disposto no §12º do art. 166 da Constituição (RP7);

3. de comissão permanente do Senado Federal, da Câmara dos Deputados e de comissão mista permanente do Congresso Nacional (RP8); ou

III – primária constante do Orçamento de Investimento e não considerada na apuração do resultado primário para cumprimento da meta, sendo:

a) discricionária e não abrangida pelo PAC (RP4); ou

b) discricionária e abrangida pelo PAC (RP5).

O profissional de captação de recursos públicos, que está, habitualmente, visitando gabinetes em Brasília, deve ter familiaridade com os "RPs" para decidir qual caminho percorrer em relação às indicações de recursos para sua entidade, tanto para custeio como para equipamentos.

RP2 – b) discricionária não abrangida pelo disposto na alínea "c" e "d";

A captação de recursos públicos em RP2 deve ser uma das últimas opções de escolha para a entidade. Na Lei n.º 14.436, o identificador de Resultado Primário é discricionário e não obriga o Poder Executivo a pagar a emenda captada, porém, com trabalho político da entidade com parlamentares junto ao Ministério da Saúde, há a possibilidade de pagamento.

Desta forma, quando a entidade recebe indicação de um recurso descrito como RP2, ela deve ter ciência de que a liberação desse recurso depende do financeiro e do trabalho político.

Caso prático 1: entidade "X", com matriz no estado de São Paulo e filial no estado de Tocantins, tem indicação de recursos da Bancada Estadual de Tocantins no valor de R$ 86.531.610,00 no RP2 e de R$ 6.800.000,00 no RP7. A análise que deve ser realizada nesta indicação, inicialmente, é se a entidade tem teto suficiente para receber ambos os recursos indicados, pois, como estes foram indicados na GND3 e modalidade 31 (repasse através de Fundo Estadual de Saúde), são para custeio e devem obedecer a um teto de captação estabelecido em portarias do Ministério da Saúde. Num segundo momento, foco do nosso exemplo, o captador de recursos observará que, na mesma emenda 7128009, a Bancada Estadual garantiu R$ 6.800 milhões em emenda coletiva de bancada por meio do RP7 (pagamento obrigatório do Executivo) e, em termos mais simples, passou a mensagem à entidade que também indicou mais de R$ 86 milhões por meio do RP2 (pagamento discricionário do Executivo) para realizar trabalho político no ano seguinte e tentar liberar os recursos. Na prática, a entidade não pode trabalhar seu teto de captação de custeio com a certeza das emendas de RP2. Veja na **Figura 4.1.** como identificar os recursos em RP2 e RP7 nas emendas apresentadas na Lei de Orçamento Anual (LOA).

RP6 – Individuais, de execução obrigatória nos termos do disposto nos § 9º, §11º e §12º do art. 166 da CF/88:

§9º As emendas individuais ao projeto de lei orçamentária serão aprovadas no limite de 2% (dois por cento) da receita cor-

Emendas Apresentadas

Emenda	Funcional Programática - Título/Subtítulo	GND	MA	RP	FONTE	Valor
Bancada de Tocantins - S/PARTIDO/ TO						
7128 0009	10. 302. 5018. 2E90. - Incremento Temporário ao Custeio dos Serviços de Assistência Hospitalar e Ambulatorial para Cumprimento de Metas - No Estado de São Paulo	3	31	2	1000	86.531.610,00
Bancada de Tocantins - S/PARTIDO/ TO						
7128 0009	10. 302. 5018. 2E90. - Incremento Temporário ao Custeio dos Serviços de Assistência Hospitalar e Ambulatorial para Cumprimento de Metas - No Estado de São Paulo	3	31	7	1000	6.800.000,00

Figura 4.1. Emendas apresentadas. Exemplo de indicação de RP2 e RP7. Disponível em: https://www2.camara. leg.br/orcamento-da-uniao/leis-orcamentarias/loa.

rente líquida do exercício anterior ao do encaminhamento do projeto, observado *que a metade desse percentual será destinada a ações e serviços públicos de saúde.* (Grifo dos autores)

§9°-A Do limite a que se refere o §9° deste artigo, 1,55% (um inteiro e cinquenta e cinco centésimos por cento) caberá às emendas de Deputados e 0,45% (quarenta e cinco centésimos por cento) às de Senadores.

§11° É obrigatória a execução orçamentária e financeira das programações oriundas de emendas individuais, em montante correspondente ao limite a que se refere o §9° deste artigo, conforme os critérios para a execução equitativa da programação definidos na lei complementar prevista no §9° do art. 165 desta Constituição, observado o disposto no §9°-A deste artigo.

§12° A garantia de execução de que trata o §11° deste artigo aplica-se também às programações incluídas por todas as emendas de iniciativa de bancada de parlamentares de Estado ou do Distrito Federal, no montante de até 1% (um por cento) da receita corrente líquida realizada no exercício anterior.

O RP6 é o identificador de Resultado Primário das emendas individuais, ou seja, de deputados

federais e de senadores. Quando há a indicação de recursos nesta modalidade, independentemente se for para custeio ou investimentos, significa que o trabalho de "formiguinha" que a entidade realizou, batendo de porta em porta dos gabinetes, deu certo.

O trabalho de captação de recursos, individualmente, é o mais árduo para a entidade, porém o mais comum em Brasília. Vários profissionais da área visitam semanal ou mensalmente os parlamentares em seus gabinetes ou nas Comissões para falar das demandas de suas entidades e conquistar um quinhão ou, quem sabe, a integralidade dos 50% destinados à área da Saúde a cada ano.

Além das destinações de forma individual, que vão para o CNPJ dos fundos de Saúde, quando se tratar de custeio para repasse posterior à entidade e, para o CNPJ da instituição, quando se tratar de equipamentos, o pagamento dessas indicações são obrigatórios e a entidade tem a garantia de recebimento dos recursos, salvo exceções de contingenciamento (consiste no retardamento ou, ainda, na inexecução de parte da programação de despesa prevista na Lei Orçamentária em função da insuficiência de receitas) pelo Governo.

A Lei Complementar n.º 210, de 25/11/2024, sobre a proposição e a execução de emendas parlamentares, reforçou os traços de transparência e rastreabilidade que exigem as indicações de recursos públicos. Art. 6º As emendas individuais ao projeto de lei orçamentária, em todas as suas modalidades, estarão sujeitas ao disposto no Capítulo V desta Lei Complementar.

Nos artigos do 6º ao 9º, do Capítulo IV, da LC n.º 210, o legislador informa que o autor da emenda deverá informar o objeto e o valor da transferência no momento da indicação do ente beneficiado, com destinação preferencial para obras inacabadas de sua autoria. No exemplo, o parlamentar que destinou recursos para reforma em anos anteriores e ainda não teve término desta obra, deve *dar preferência* na destinação no ano de 2025.

Ainda, reforça que os recursos da União repassados aos demais entes por meio de transferências especiais ficam também sujeitos à apreciação do **Tribunal de Contas da União**, como as emendas PIX e /ou emendas destinadas à Fundos de Saúde Municipais, ou Estaduais, diretamente do Fundo Nacional de Saúde (Governo Federal).

O beneficiário das emendas individuais impositivas deverá indicar no sistema Transferegov.br, ou em outro que vier a substituí-lo, a agência bancária e a conta corrente específica em que serão depositados os recursos, para ser realizado o depósito e possibilitada a movimentação do conjunto dos recursos.

Caso prático 2: a entidade "B" visitou o gabinete do parlamentar do Acre e solicitou recursos para custeio por meio de emenda individual. Ao analisar a indicação das emendas apresentadas na LOA (consultada no site da Câmara Federal – **Figura 4.2.**), a entidade filtrará todas as RP6 e deverá entrar em contato com a assessoria do gabinete para saber, por exemplo, se dentro da indicação da emenda 30360006 há recursos indicados para ela, o que também pode ser observado na justificativa da emenda, que muitas vezes pode conter nomes e valores para cada beneficiário final (**Figura 4.3.**).

Observa-se na **Figura 4.3.** que o parlamentar tem intenção de destinar R$ 2.300 milhões em RP6 para instituições que realizem ações voltadas para crianças autistas no estado do Acre. Não que a jus-

Consulta de Emendas e Empenhos

Emendas Apresentadas

Emenda	Funcional Programática - Título/Subtítulo	GND	MA	RP	FONTE	Valor
Alan Rick - UNIÃO/ AC						
3036 0006	10. 302. 5018. 2E90. - Incremento Temporário ao Custeio dos Serviços de Assistência Hospitalar e Ambulatorial para Cumprimento de Metas - No Estado do Acre	3	31	6	1000	2.300.000,00
Alan Rick - UNIÃO/ AC						
3036 0007	10. 302. 5018. 8535. - Estruturação de Unidades de Atenção Especializada em Saúde - No Estado do Acre	4	31	6	1000	700.000,00
Alan Rick - UNIÃO/ AC						
3036 0008	10. 302. 5018. 2E90. - Incremento Temporário ao Custeio dos Serviços de Assistência Hospitalar e Ambulatorial para Cumprimento de Metas - No Estado do Acre	3	31	6	1000	2.000.000,00

Figura 4.2. Exemplo de indicação RP6 – emenda individual disponível em https://www2.camara.leg.br/orcamento-da-uniao/leis-orcamentarias/loa.

- No Estado do Acre	
LOCALIDADE BENEFICIADA 1200000 - Acre	COMPLEMENTO DA LOCALIDADE

ESPECIFICAÇÃO DO PRODUTO / UNIDADE DE MEDIDA Unidade apoiada (unidade)	META	QTD META A ALTERAR 1

GND	MODALIDADE DE APLICAÇÃO	RP	em R$ 1,00 ACRÉSCIMO
3 Outras Despesas Correntes	31 Transferências a Estados e ao Distrito Federal - Fundo a Fundo	6	2.300.000
		TOTAL:	2.300.000

CANCELAMENTOS COMPENSATÓRIOS

SEQUENCIAL	FONTE	GND	MODALIDADE DE APLICAÇÃO	ID	RP	em R$ 1,00 CANCELAMENTO
000001626	1001	9 Reserva de Contingência	99 A Definir	6	2	2.300.000
					TOTAL:	2.300.000

JUSTIFICATIVA

O autismo é um transtorno no desenvolvimento neurológico que gera dificuldades na comunicação da criança e alterações no seu comportamento, sendo geralmente identificado entre os 12 e 24 meses de idade. A presente emenda visa o custeio de ações para crianças autistas no Estado do Acre.

Figura 4.3. Justificativa da emenda 30360006 disponível em https://www2.camara.leg.br/orcamento-da-uniao/leis-orcamentarias/loa.

tificativa seja obrigatoriedade para o parlamentar indicar o recurso para entidade "A" ou "B" em momento oportuno (e ele pode mudar de ideia até a indicação – Cadastro Nacional de Estabelecimentos de Saúde [CNES] dessa instituição), mas a leitura dessa indicação é que, por exemplo, uma entidade com foco em câncer não seria beneficiária dessa emenda parlamentar individual.

RP7 – De bancada estadual, de execução obrigatória nos termos do disposto no § 12 do art. 166 da Constituição

§12º A garantia de execução de que trata o §11º deste artigo aplica-se também às programações incluídas por todas as emendas de iniciativa de bancada de parlamentares de Estado ou do Distrito Federal, no montante de até 1% (um por cento) da receita corrente líquida realizada no exercício anterior.

Além da obrigatoriedade de pagamento das emendas de RP6 – individuais, o captador de recursos da entidade deve se atentar às emendas coletivas ou emendas de bancada estadual que compreendem a junção de todos os deputados e senadores sendo caracterizadas pelo identificador de Resultado Primário 7, o RP7.

As bancadas dos Estados e do Distrito Federal podem apresentar emendas no projeto da LOA relativas a matérias de interesse de cada estado, com previsão de execução obrigatória pelo Poder Executivo. O critério de divisão do valor global destinado às emendas das bancadas é a divisão igualitária entre elas, ou seja, por exemplo, se o valor global destinado for R$ 8 bilhões, o valor que caberá a cada bancada será dividido por 27, e o valor para cada será de pouco mais de R$ 296 milhões.

Um detalhe importante que o captador deve observar nas emendas coletivas é que, caso haja indicações para estados ou municípios para investimentos e se isso, de alguma forma, impactar sua entidade, esses recursos devem ser obrigatoriamente indicados pela bancada estadual até o término da obra, como traz o § 20, do artigo 166 da Constituição Federal:

§20º As programações de que trata o §12º deste artigo, quando versarem sobre o início de investimentos com duração de mais de 1 (um) exercício financeiro ou cuja execução já tenha sido iniciada, deverão ser objeto de emenda pela mesma bancada estadual, a cada exercício, até a conclusão da obra ou do empreendimento.

Isso se deu após a vigência da Emenda Constitucional n.º 100, de 26 de junho de 2019, que alterou os artigos 165 e 166 da Constituição Federal para tornar obrigatória a execução da programação orçamentária proveniente de emendas de bancada de parlamentares de estado ou do Distrito Federal. Assim, a CF/88 obriga as bancadas a iniciarem e terminarem grandes projetos que ficavam sem recursos para sua finalização anteriormente.

Exceção à regra supracitada traz o artigo 47 da Resolução n.º 1, de 2006 – CN que dispõe sobre a Comissão Mista Permanente a que se refere o §1º do art. 166 da Constituição, bem como a tramitação das matérias a que se refere o mesmo artigo.

> § 2º Os projetos constantes de lei orçamentária anual, oriundos de aprovação de emendas de Bancada Estadual, uma vez iniciados, deverão ser, anualmente, objeto de emendas apresentadas pela mesma Bancada Estadual até a sua conclusão, salvo se:
>
> I – constem do projeto de lei orçamentária; ou
>
> II – a execução física não tiver alcançado 20% (vinte por cento) do total da obra; ou
>
> III – houver comprovado impedimento legal à continuidade da obra; ou
>
> IV – houver decisão em contrário da unanimidade da bancada. (DEPENDE ATUALIZAÇÃO LDO/LOA)

Outra observação importantíssima para o captador de recursos, tanto nas programações orçamentárias de RP6 – individuais – como nas de RP7 – bancada –, é a observância do §13º, do artigo 166, da CF/88, que prevê que *não serão de execução obrigatória* se apresentarem impedimentos de ordem técnica.

Caso prático 3: RP7 BANCADA: indicação de recursos para várias entidades da área da Saúde dentro de uma única emenda de bancada estadual indicada ao Fundo Estadual de Saúde. Ocorre que, quando a Coordenação da bancada enviou os CNES para o estado indicar um a um, observou-se haver entidades na listagem com gestão municipal, o que impossibilitou a indicação do recurso a elas, apresentando parte da emenda impedimento de ordem técnica.

Caso prático 4: RP6 INDIVIDUAL: indicação do parlamentar para a entidade "C" na GND4, ação 8535 para aquisição de equipamentos no CNPJ do Fundo Estadual de Saúde. Indicações de investimento devem ser realizadas diretamente no CNPJ da entidade, e não para os fundos de saúde, ocorrendo impedimento de ordem técnica.

No exemplo da **Figura 4.4.**, podemos observar recursos indicados pela Bancada Estadual na ação 2E89 – custeio para saúde primária e na ação 2E90 – custeio para média e alta complexidade, garantindo a obrigatoriedade na execução e pagamento nos identificadores de RP7, ou seja, mais de R$ 76 milhões para PAP e mais de R$ 119 milhões para MAC. Nesse exemplo, a bancada também sinaliza que indicou valores nas duas ações na RP2, sem obrigatoriedade de pagamento.

RP 8 – Comissão permanente do Senado Federal, da Câmara dos Deputados e de comissão mista permanente do Congresso Nacional

As Comissões Permanentes são órgãos temáticos formados pelos deputados e senadores para debate e votar as propostas legislativas relacionadas a seus temas, como as Comissões do Esporte, da Cultura, do Desenvolvimento Urbano, de Seguridade Social e Família (área da Saúde), de Defesa dos Direitos da Pessoa Idosa, de Defesa dos Direitos da Pessoa com Deficiência, entre outras, e podem indicar recursos por meio de RP8.

Após as sucessivas decisões do Plenário do STF sobre o "orçamento secreto" e as emendas parlamentares, onde era exigido o cumprimento por mais transparência na destinação das emendas parlamentares, principalmente nas emendas de RP9

Emenda	Funcional Programática - Título/Subtítulo	GND	MA	RP	FONTE	Valor
Bancada de Santa Catarina - S/PARTIDO/ SC						
7126 0009	10. 301. 5019. 2E89. - Incremento Temporário ao Custeio dos Serviços de Atenção Primária à Saúde para Cumprimento de Metas - No Estado de Santa Catarina	3	31	7	1000	76.977.026,00
Bancada de Santa Catarina - S/PARTIDO/ SC						
7126 0009	10. 301. 5019. 2E89. - Incremento Temporário ao Custeio dos Serviços de Atenção Primária à Saúde para Cumprimento de Metas - No Estado de Santa Catarina	3	31	2	1000	100.000.000,00
Bancada de Santa Catarina - S/PARTIDO/ SC						
7126 0014	10. 302. 5018. 2E90. - Incremento Temporário ao Custeio dos Serviços de Assistência Hospitalar e Ambulatorial para Cumprimento de Metas - No Estado de Santa Catarina	3	31	2	1000	100.000.000,00
Bancada de Santa Catarina - S/PARTIDO/ SC						
7126 0014	10. 302. 5018. 2E90. - Incremento Temporário ao Custeio dos Serviços de Assistência Hospitalar e Ambulatorial para Cumprimento de Metas - No Estado de Santa Catarina	3	31	7	1000	119.327.609,00

Figura 4.4. Exemplo de indicação RP7 na LOA disponível em https://www2.camara.leg.br/orcamento-da-uniao/leis-orcamentarias/loa/orcamento_brasil_loa_resultado.

(relator) e RP8 (comissão) o Congresso Nacional decretou com sanção da Presidência da República em 25 de novembro de 2024, a Lei Complementar n.º 210 sobre a proposição e a execução de emendas parlamentares na lei orçamentária anual, trazendo mudanças.

Nos artigos 4º e 5º do "Capítulo III – emendas de comissão" da LC 210 é possível entender que algumas diretrizes sugeridas pelo STF começaram a tomar forma, com a identificação de <u>forma precisa do objeto da emenda</u>, sendo proibido a designação genérica de programação que possa contemplar ações orçamentárias distintas, bem como os órgãos e unidades que vão executar as políticas públicas que terão indicação das emendas de comissão, deverão publicar portarias até o dia 30 de setembro do exercício anterior ao que se refere à LOA – Lei de Orçamento Anual, informando os critérios e as orientações das programações de interesse regional e nacional.

Sendo aprovadas as emendas pelas comissões, seus presidentes farão *constar em atas*, que serão publicadas e encaminhadas aos órgãos executores (Ministérios) em até 5 dias, conforme determinação da ADI 7697, ADI 7695, ADI 7688 e ADPF 854.

Aliás, segundo a ADPF 854, para o exercício de 2025, quanto às "emendas de bancada" (RP7) e às "emendas de comissão" (RP8), em outubro de 2025, será realizada auditoria da CGU – Controladoria Geral da União especificamente quanto à proibição de "rateio" dos valores e de fragmentação dos seus objetos e ainda, os planos de trabalho deverão ser apresentados ao Relator Ministro do STF, Flávio Dino no prazo de 15 (quinze) dias corridos. A ADPF 854, reforça que mesmo que a decisão seja coletiva, tanto nas emendas de comissão quando nas emendas de bancada, deve constar em "ATA" o nome do parlamentar que apresentou a proposta, podendo ser realizado por parlamentar ou líder partidário e que o resultado, nada mais é, que a vontade coletiva da bancada estadual e da comissão.

CONSIDERAÇÕES FINAIS

A instituição que pretende ter sucesso na captação de recursos públicos deve investir e capacitar profissionais para a identificação de possíveis destinações às suas entidades. É de extrema relevância que eles conheçam a fundo a entidade, tenham um perfil proativo e sejam capazes de interpretar a legislação pertinente, bem como ter noções sobre orçamento público.

Tudo indica que o STF estará próximo no acompanhamento em especial, das indicações das emendas parlamentares e, portanto, é necessário o profissional de captação de recursos e os pares que administram os projetos advindos dessas emendas, acompanharem as novas ações e regras que interferirão na execução, prestação de contas e transparência, pois atualmente já interfere nas obrigações de transparência da sua instituição, conforme exigido pela ADPF 854 e o plano de trabalho conjunto, pactuado entre os Poderes do Legislativo e Executivo, de 26 de fevereiro de 2025.

Como observado no decorrer deste capítulo, o captador deve entender os desdobramentos das receitas, estudando as possibilidades de captação de recursos viáveis por meio do identificador de Resultado Primário (RP) para que, além de captar, ele possa identificar quais recursos serão executados.

Inicialmente, estudamos que é necessário saber o teto possível de captação de recursos em custeio e que, na captação de recursos para investimentos, não há essa limitação, portanto, é factível percorrer e captar emendas parlamentares e/ou programas dentro de todos os identificadores de Resultados Primários.

Em termos gerais, nossa sugestão é que o profissional de captação de recursos inicie seu trabalho pela captação de RP6, emendas individuais, realizando as visitas aos gabinetes e garantindo a execução das emendas que são de execução obrigatória, salvo exceções previstas em lei.

Concomitantemente, que ele trabalhe as RP7 emendas coletivas ou das Bancadas Estaduais que têm um valor maior e aplica-se a mesma regra da RP6 com execução obrigatória por parte do Poder Executivo. Observe-se que, apresentando e participando das reuniões das bancadas estaduais, o captador está levando informações, tanto para o grupo que faz parte daquela bancada, como para cada deputado e senador de forma individual.

Caso a entidade esgote as possibilidades de indicações na RP6 – individual ou RP7 – bancadas para ação de custeio, por força do atingimento do teto definido pelo Ministério da Saúde, ela pode continuar captando recursos durante todo o ano para investimentos em todas as modalidades, ou seja, RP2 – Programas, RP6 – Individuais, RP7 – Bancadas e RP8 – Comissões.

Outrossim, se a entidade não atingir o teto para custeio dentro dos prazos dos cronogramas oficiais, ela pode continuar captando recursos nesta ação nas outras RPs, como a 2 e 8, durante todo o ano, com a ressalva de que o êxito depende de ela realizar o trabalho político para empenho e pagamento.

Por fim, até o momento da finalização deste manual, a LDO de 2025 não foi sancionada e, portanto, sem possibilidade de realizarmos a devida avaliação da nova lei de diretrizes orçamentárias e por isso, é importante que o leitor consulte no site da câmara dos deputados em "atividade legislativa"; "Orçamento da União" e posteriormente na lateral esquerda da página em "LDO – Lei de Diretrizes Orçamentárias" a lei sancionada para o orçamento de 2025. Lá, poderá rever os artigos e parágrafos citados neste capítulo, bem como servirá para atualização sobre os próximos anos.

REFERÊNCIAS

Comissões Permanentes da Câmara Federal. Disponível em https://www.camara.leg.br/comissoes/comissoes-permanentes.

Constituição Federal de 1988. Disponível em https://www.planalto.gov.br/ccivil_03/Constituicao/Constituicao.htm.

Contingenciamento de receitas. Disponível em https://www2.camara.leg.br/transparencia/receitas-e-despesas/gestao-fiscal-orcamentaria-e-financeira/contingenciamento.

Emenda Constitucional n°100 de 26 de junho de 2019. Disponível em https://www.planalto.gov.br/cciVil_03/Constituicao/Emendas/Emc/emc100.htm#art2.

Indicações para Execução Orçamentária em RP9 – LOA 2022. Disponível em https://www2.camara.leg.br/atividade-legislativa/comissoes/comissoes-mistas/cmo/Indicacoes-para-execucao-orcamentaria-em-RP9_LOA-2022.

Lei n° 14.194 de 20 de agosto de 2021 – LOA 2022. Disponível em https://www.planalto.gov.br/ccivil_03/_Ato2019-2022/2021/Lei/L14194.htm.

Lei n.º 14.436, de 9 de agosto de 2022. Disponível em https://www.planalto.gov.br/cciVil_03/_Ato2019-2022/2022/Lei/L14436.htm.

Manual de Emendas 2023. Disponível em file:///C:/Users/user-pc/Downloads/Manual%20de%20Emendas%202023%20(2).pdf.

Pesquisa emendas apresentadas LOA 2023. Disponível em https://www2.camara.leg.br/orcamento-da-uniao/leis-orcamentarias/loa.

Quantidade de emendas por Bancada. Disponível em https://www.camara.leg.br/internet/comissao/index/mista/orca/CCBE/num_ass_banc_LOA.pdf.

Resolução n° 1, de 2006 – CN. Acesso em https://www.planalto.gov.br/ccivil_03/_Ato2004-2006/2006/Congresso/ResCN1-06.htm.

Sindorc. Disponível em https://www2.camara.leg.br/atividade-legislativa/comissoes/comissoes-mistas/cmo/noticias/pln-2-2022-cn-prazo-para-apresentacao-de-emendas-das-12h-as-19h-de-hoje-dia-28-03.

Emenda Constitucional 126/2022. Disponível em https://www.planalto.gov.br/ccivil_03/Constituicao/Emendas/Emc/emc126.htm.

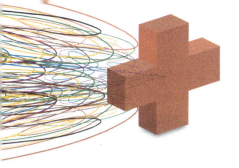

Capítulo 5

Tipos de Recursos em Saúde

Adriana Mariano dos Santos | Danielle do Amaral Salomão

INTRODUÇÃO

Ao longo de mais de 10 anos trabalhando com recursos federais, tanto solicitando e executando como destinando, constatei que o principal diferencial na captação eficaz é o relacionamento. Construir e manter conexões sólidas com parlamentares, técnicos e outros atores estratégicos têm se mostrado tão essencial quanto o domínio técnico das modalidades de financiamento e execução orçamentária. É essa combinação de expertise e networking que viabiliza resultados mais consistentes e impactantes na gestão pública.

A captação na saúde é um dos pilares fundamentais para garantir o funcionamento e a expansão do Sistema Único de Saúde (SUS). Além do conhecimento técnico sobre legislação, modalidades de financiamento e execução orçamentária, o networking tem se mostrado uma ferramenta essencial para viabilizar parcerias e consolidar soluções inovadoras. Uma abordagem integrada que combine expertise técnica e relações interpessoais é o diferencial para superar os desafios do subfinanciamento na saúde e promover uma gestão mais eficiente dos recursos públicos.

O QUE É O SUBFINANCIAMENTO NA SAÚDE?

A Constituição Federal de 1988 introduziu uma perspectiva inovadora ao estabelecer a saúde como um direito fundamental de todos os cidadãos brasileiros. O Sistema Único de Saúde – SUS – foi criado para garantir o acesso universal e igualitário aos serviços de saúde, financiado pelas três esferas de governo – Federal, Estadual e Municipal. Apesar disso, a limitada arrecadação de recursos e o desequilíbrio entre demandas e investimentos resultam em subfinanciamento, um dos maiores desafios enfrentados pelo sistema.

A Lei Complementar n.º 141/2012 definiu os percentuais mínimos de aplicação em saúde: 12% da arrecadação para estados e 15% para municípios, além de vinculações específicas para a União. No entanto, esses recursos, frequentemente insuficientes, demandam que gestões municipais busquem alternativas como emendas parlamentares, parcerias e convênios.

O QUE É PAP?

PAP significa Piso de Atenção Primária. Trata-se de um total destinado a todos os municípios, tanto de uma parte fixa como de uma parte variável, para programar e estimular a organização do modelo de atenção básica na Saúde, como veremos a seguir.

Programa Saúde da Família (SF), tendo como requisitos exigidos a implantação da estratégia do Programa Saúde da Família:

I. médico generalista, ou especialista em Saúde da Família, ou médico de Família e Comunidade;
II. enfermeiro generalista ou especialista em Saúde da Família;
III. auxiliar ou técnico de enfermagem; e
IV. agentes comunitários de Saúde. Podem ser acrescentados a essa composição os profissionais de Saúde Bucal: cirurgião-dentista generalista ou especialista em Saúde da Família, auxiliar e/ou técnico em Saúde Bucal.

Existe a previsão da implantação da Estratégia de Agentes Comunitários de Saúde nas Unidades de Saúde Básica.

Responsabilização das equipes:
- Cada equipe de Saúde da Família (SF) deve ser responsável por no máximo 3.000 pessoas, respeitando critérios de equidade para essa definição.
- Recomenda-se também que o número de pessoas por equipe considere o grau de vulnerabilidade das famílias daquele território, sendo que, quanto maior o grau de vulnerabilidade, menor deverá ser a quantidade de pessoas por equipe.

Equipes de Saúde da Família Ribeirinhas e Fluviais

As equipes de Saúde da Família Ribeirinhas e as Unidades Básicas de Saúde Fluviais estão direcionadas para o atendimento da população ribeirinha da Amazônia Legal e Pantanal Sul-Mato-Grossense, respectivamente. Considerando as especificidades locais, os municípios podem optar entre dois arranjos organizacionais para equipes de Saúde da Família, além dos existentes para o restante do País:

I. Equipes de Saúde da Família Ribeirinhas (SFR): desempenham a maior parte de suas funções em Unidades Básicas de Saúde (UBS) construídas/localizadas nas comunidades pertencentes a regiões à beira de rios e lagos cujo acesso se dá por meio fluvial; e
II. Equipes de Saúde da Família Fluviais (SFF): desempenham suas funções em Unidades Básicas de Saúde Fluviais (UBSF).

ACS – Saúde Bucal (SB)

Promove medidas que visam garantir ações de promoção, prevenção e recuperação da saúde bucal dos brasileiros, fundamentais para a saúde geral e a qualidade de vida da população. As principais linhas de ação do programa são a reorganização da Atenção Básica em Saúde Bucal, principalmente com a implantação das equipes de Saúde Bucal na Estratégia Saúde da Família; a ampliação e a qualificação da atenção especializada, especialmente com a implantação de Centros de Especialidades Odontológicas (CEO) e Laboratórios Regionais de Próteses Dentárias e a viabilização da adição de flúor nas estações de tratamento de águas de abastecimento público.

Os Centros de Especialidades Odontológicas (CEO) são estabelecimentos de saúde, participantes do Cadastro Nacional de Estabelecimentos de Saúde (CNES), classificados como Clínica Especializada ou Ambulatório de Especialidade. Os Centros de Especialidades Odontológicas estão preparados para oferecer à população, no mínimo, os seguintes serviços:

- Diagnóstico bucal com ênfase no diagnóstico e detecção do câncer de boca. Periodontia especializada.
- Compensação de Especificidades Regionais;
- Núcleos de Atenção à Saúde da Família (NASF);
- Saúde Indígena (SI); e Saúde no Sistema Penitenciário.

Sugestões do que pode ser adquirido com o recurso PAP

Material de consumo para as UBS, como:

- Enfermagem, materiais de expediente, material de limpeza, entre outros bens de consumo.
- Aquisição de produto médico de uso único.
- Combustível para veículos utilizados para a atenção básica.
- Manutenção de veículos utilizados pela atenção básica em saúde.
- Adequações de espaços das UBS, como placas de identificações, totens, pintura das unidades de saúde.
- Manutenções realizadas por terceiros, de qualquer natureza, desde que realizadas no âmbito das UBS.
- Pagamentos de água, luz, telefone, internet, serviços de terceiros, realizados no âmbito das UBS.
- Gastos com obras de conservação, reforma e adaptação de bens imóveis, entre outros, relacionados às UBS.
- Pagamentos de assessorias relacionadas aos serviços de atenção básica.
- Pagamento de cursos relacionados à atenção básica.
- Diárias, ajuda de custo e treinamento de pessoal lotado nas UBS.
- Gêneros alimentícios para as UBS.
- Produtos farmacêuticos básicos, a serem utilizados dentro da UBS.

(NÃO CONFUNDIR COM MEDICAMENTOS DO COMPONENTE BÁSICO DA ASSISTÊNCIA FARMACÊUTICA, POIS É VEDADA A UTILIZAÇÃO DESTE TIPO DE RECURSOS PARA ESTE FIM)

Lembrando que, os repasses são efetuados em conta corrente bancária aberta especificamente para essa finalidade.

Em suma, a renda per capita populacional é que norteia toda a adesão de estratégias do
PAP

A importância da solicitação de emenda parlamentar na saúde

Existe a obrigatoriedade de as emendas parlamentares individuais serem enviadas aos Estados, Municípios e Distrito Federal, no percentual de 50% do valor total, durante um período de suporte financeiro aos entes para auxiliar no custeio e investimentos das unidades básicas de saúde.

Utilização dos Recursos Financeiros do Componente Qualidade (PMAQ) do Piso de Atenção Primária-PAP variável.

Os recursos financeiros do Programa Nacional de Melhoria do Acesso e da Qualidade da Atenção Básica (PMAQ) deve seguir o que está definido pelo no §2º do artigo 6º da Portaria 204/GM, de 29 de janeiro de 2007, e na Portaria n.º 2.488/2011 (Política Nacional de Atenção Básica), considerando que se trata de um componente custeado com recursos oriundos do PAP-Variável. De acordo com a mencionada Portaria 204/GM:

§ 2º do artigo 6º Os recursos referentes aos blocos da Atenção Básica, Atenção de Média e Alta Complexidade Ambulatorial e Hospitalar, Vigilância em Saúde e de Gestão do SUS devem ser utilizados, considerando que fica vedada a utilização destes para pagamento de:

I – servidores inativos;

II – servidores ativos, exceto aqueles contratados exclusivamente para desempenhar funções relacionadas aos serviços relativos ao respectivo bloco, previstos no respectivo Plano de Saúde;

III – gratificação de função de cargos comissionados, exceto aqueles diretamente ligados às funções relacionadas aos serviços relativos ao respectivo bloco, previstos no respectivo Plano de Saúde;

IV – pagamento de assessorias/consultorias prestadas por servidores públicos pertencentes ao quadro do próprio município ou do estado; e

V – obras de construções novas, exceto as que se referem a reformas e adequações de imóveis já existentes, utilizados para a realização de ações e/ou serviços de saúde.

> *A EC/86 traz que o montante destinado a ações do serviço público de saúde veda, inclusive no custeio, a destinação de pagamento de pessoal ou encargos sociais.*

> *A aplicação do recurso PAP será considerado ilícito se as despesas de contratação não forem vinculadas à atenção básica e os municípios não obedecerem às diretrizes do plano municipal de saúde.*

Resumo prático para solicitação de emenda parlamentar na Saúde, para o financiamento PAP

> *Incremento temporário ao custeio dos serviços de Atenção Primária à Saúde*
> *Ação: 2E89 Funcional Programática: (10.301.5019.2E89)*
> *Grupos de Natureza de Despesa: 3*
> *Outras despesas correntes*
> *Modalidade de Aplicação: 31 – Transferência a estados e ao Distrito Federal –*
> *Fundo a Fundo (aplica-se apenas ao Distrito Federal)*
> *41 – Transferência a municípios – Fundo a Fundo*

O assessor de orçamento deverá observar o teto de envio de incremento PAP, antes de alocar o recurso ao Estado, Município ou Distrito Federal, lembrando que a aplicação das emendas para incremento temporário do PAP observará o valor máximo, por município, de até 100% do valor total do somatório do Piso de Atenção Primária repassados ao Município no exercício.

Outro financiamento na Saúde, no setor de custeio de extrema importância, é o Incremento Temporário de Média e Alta Complexidade (MAC). Utilizado para melhorar o atendimento da rede própria de Saúde e, consequentemente, a qualidade de vida do cidadão.

Esse recurso atende os entes federados, Santas Casas e hospitais filantrópicos.

O que pode ser adquirido com esse recurso?

Os recursos do Incremento Temporário da Média e Alta Complexidade serão destinados à:

- Manutenção de unidades públicas sob gestão de Estados, Distrito Federal e Municípios;
- Manutenção de unidades de propriedade ou gerenciadas por entidades privadas sem fins lucrativos contratadas, conveniadas ou com instrumento congênere firmado com o ente beneficiado.

RESUMO DO FINANCIAMENTO

> *Incremento Temporário do Teto da Média e Alta Complexidade*
> *Funcional Programática: 10.302.5018.2E90*
> *Ação 2E90 – Seguridade Social,*
> *Fundo Nacional de Saúde/Atenção Hospitalar e Ambulatorial*
> *Atenção Especializada à Saúde*
> *Grupos de Natureza de Despesa: 3*
> *Outras despesas correntes Modalidade de Aplicação:*
> *31 – Transferências a estados e ao Distrito Federal.*
> *41 – Transferência a municípios.*

Para as entidades filantrópicas, o recurso é repassado por meio de contratos, a fim de receber metas complementares a serem cumpridas pelo Cadastro Nacional de Estabelecimentos de Saúde (CNES).

A IMPORTÂNCIA DO NETWORKING NA CAPTAÇÃO DE RECURSOS

Além de compreender as modalidades de financiamento, gestores precisam desenvolver relações estratégicas com parlamentares, técnicos de secretarias e outros atores-chave. O networking permite:

- **Facilitar parcerias:** Promovendo cooperações entre municípios e órgãos federais.
- **Acesso a informações privilegiadas:** Identificação de editais, oportunidades de emendas parlamentares e boas práticas de gestão.
- **Fortalecimento da reputação institucional:** Construção de credibilidade para atrair investimentos.

RESUMO PRÁTICO PARA SOLICITAÇÃO DE EMENDAS PARLAMENTARES

1. **Identifique prioridades:** Avalie as áreas mais necessitadas dentro do município.

2. **Documente as demandas:** Elabore projetos consistentes e alinhados aos requisitos legais.
3. **Construa relações:** Estabeleça um diálogo constante com parlamentares e lideranças.
4. **Acompanhe a execução:** Garanta que os recursos sejam utilizados conforme os planos aprovados, respeitando as diretrizes do plano municipal de saúde.

CONSIDERAÇÕES FINAIS

Dado o exposto, o caminho a ser percorrido para uma saúde de qualidade ainda é longo e muito árduo, pouco se investe em prevenção, o que gera uma demanda quase impossível de ser atendida com qualidade. A natalidade crescente, o aumento dos idosos e uma população cada vez mais pobre e sem acesso a tratamentos com tecnologia de ponta, uma vez que quase todo recurso alocado serve apenas para custear a estrutura da atenção primária, sem sobras em investimentos, são fatores para uma saúde cada vez mais sucateada, ultrapassada e sem horizontes.

A Saúde, em qualquer país que leva a sério a prosperidade do seu povo, prioriza a aplicação dos impostos em atenção primária, cortando muitos males no início e, assim, demandando menos a saúde especializada, o que desafoga o sistema para aqueles que precisam de atendimentos específicos de fato.

Diante disso, fica fácil perceber como as emendas federais e estaduais são um sopro de vida no orçamento anual dos municípios mais carentes, subsidiando pagamentos como contas de água e luz das UBS, que trabalham sempre com poucos recursos, arrastando uma situação que faz a população sofrer ao mesmo tempo que desconhece as leis e tecnicidades inerentes a esse ciclo.

Desse modo, o Brasil precisa, urgentemente, mudar suas prioridades com gastos públicos e rever, sem dúvida, a regra de alocação dos recursos para buscar eficiência de gastos, e também propiciar um auxílio maior por meio de leis à saúde suplementar (planos de saúde e hospitais filantrópicos), ter uma gestão criativa e eficiente que não permita de forma alguma a perda de recursos por falta de conhecimento de execução, situação que infelizmente é corriqueira no Brasil.

REFERÊNCIAS

Barcellos AP. A eficácia jurídica dos princípios constitucionais: o princípio da dignidade da pessoa humana. Rio de Janeiro: Renovar, 2002.

Bastos CR. Curso de Direito Constitucional. 22. ed. São Paulo: Saraiva, 2010.

Bonavides P. Curso de Direito Constitucional. 28. ed. São Paulo: Malheiros, 2013.

Brasil. Casa Civil da Presidência da República. Relatório Final do Grupo de Trabalho instituído pela Portaria Interministerial nº 392/2012. 2012.

https://alexismadrigal.jusbrasil.com.br/artigos/480215889/liberacao-de-emendas-parlamentares-e-um-ato-constitucional-regular.

https://bvsms.saude.gov.br/bvs/publicacoes/analise_indicadores_politica_atencao_basica.pdf.

https://fundacaofhc.org.br/iniciativas/debates/desafios-do-sus-no-proximo-mandato-presidencial.

https://nexosgov.com.br/blog/pab-e-mac-voce-sabe-o-que-significam-essas-siglas/.

https://www.gov.br/saude/pt-br/acesso-a-informacao/gestao-do-sus/programacao-regulacao-controle-e-financiamento-da-mac/financiamento-da-media-e-alta-complexidades-mac.

Lei Complementar n.º 141, de 13 de janeiro de 2012.

Lei nº 8.080, de 19 de setembro de 1990.

Lei nº 8.142, de 2 de dezembro de 1990.

Portaria de Consolidação nº 6, de 28 de setembro de 2017.

Portaria GM/MS nº 1.263, de 18 de junho de 2021.

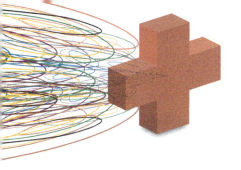

Capítulo **6**

Captação de Recursos nas Esferas Governamentais

Mariana Gonçalves Magon | Neilson Carvalho | Luciana Batista

INTRODUÇÃO

A partir do entendimento das esferas governamentais e seus trâmites, a captação de recursos apresenta extrema relevância para a complementação orçamentária dos investimentos necessários à manutenção da Saúde no país e à qualidade de vida em geral.

O conhecimento das necessidades e particularidades regionais, permitindo a alocação eficiente dos recursos, seja em obras, custeio ou equipamentos, minimiza desigualdades e favorece a inclusão social.

A Saúde Pública no Brasil sempre foi deficitária, com demandas crescentes. Ainda que os valores investidos no setor tenham aumentado, o atendimento à população permanece limitado. O país possui um dos maiores sistemas de saúde pública gratuita do mundo, o Sistema Único de Saúde (SUS), descentralizado e gerido de forma compartilhada entre União, estados e municípios. No entanto, enfrenta desafios, como falta de inovação, restrições financeiras e estrutura precária, tornando a captação de recursos uma alternativa para suprir déficits crescentes.

Embora o sistema seja altamente regulamentado, estruturado por legislações, manuais, cartilhas e procedimentos, a captação de recursos na Saúde ainda sofre influência política, especialmente entre os entes federativos.

Para compreender melhor esses trâmites, este capítulo abordará as esferas de governo e as principais formas de captação de recursos, visando atender tanto entidades governamentais quanto organizações não governamentais sem fins lucrativos.

CLASSIFICAÇÃO ORÇAMENTÁRIA DOS RECURSOS DE SAÚDE

Para captar recursos, é essencial compreender o orçamento e suas classificações, garantindo que os pleitos estejam adequados aos projetos a serem executados.

As classificações de despesa incluem categoria econômica; Grupo de Natureza de Despesa (GND); Média e Alta Complexidade (MAC); Elemento de Despesa e Subelemento de Despesa. No caso do GND em Saúde, a despesa pode ser classificada como corrente ou de capital:

- **Classificação de Investimento – GND 4:** utilizada para despesas que resultam na produção de novos bens ou serviços incorporados ao patrimônio público. Exemplos incluem a ampliação e construção de unidades, aquisição e instalação de equipamentos e materiais permanentes. O repasse ocorre via Fundo a Fundo; Convênio ou Contrato de Repasse, contemplando a Estruturação de Unidades de Atenção Especializada em Saúde via Incremento Temporário do Teto da Média e Alta Complexidade (MAC) ou a Estruturação da Rede de Serviços de Atenção Primária à Saúde via PAP.

- **Classificação de Outras Despesas Correntes – GND 3:** utilizada para despesas de manutenção e funcionamento dos serviços públicos que não resultam na criação de um bem de capital. Exemplos incluem a aquisição de material de consumo, reformas e capacitações. O repasse ocorre via Fundo a Fundo; contemplando MAC ou Incremento Temporário ao Custeio dos Serviços de Atenção Primária à Saúde (PAP). A aquisição de equipamentos e materiais permanentes é permitida apenas se estiverem na Relação Nacional de Equipamentos e Materiais Permanentes financiáveis para o SUS (Renem).

MODALIDADES DE REPASSES DE RECURSOS

A União transfere recursos para Estados, Municípios e entidades privadas sem fins lucrativos mediante a formalização de instrumentos específicos, definidos no Orçamento Geral da União. As principais modalidades de repasse do Ministério da Saúde incluem:

- Transferências Fundo a Fundo.
- Convênios e Contratos de Repasse (Emendas com objeto definido).
- Transferência Especial.
- Termo de Execução Descentralizada.

A seguir, detalharemos o funcionamento de cada uma dessas modalidades.

Transferências Fundo a Fundo na Saúde

As Transferências Fundo a Fundo descentralizam recursos sem necessidade de formalização de convênios. Reguladas pela Lei n.º 8.142/1990 e pelo Decreto n.º 1.232/1994, são transferências realizadas pelo Fundo Nacional de Saúde (FNS) para fundos estaduais, distritais e municipais, conforme a Norma Operacional Básica do SUS (NOB – 01/1996).

Esses recursos financiam ações e serviços de saúde implementados pelos entes subnacionais, incluindo investimentos na rede de serviços, cobertura ambulatorial e hospitalar. O processo de descentralização foi aprimorado pelo Pacto da Saúde (Portaria n.º 399/2006), que reorganizou as transferências em seis blocos: atenção básica; média e alta complexidade; vigilância em saúde; assistência farmacêutica; gestão do SUS e bloco não regulamentado.

Os repasses devem ser aplicados conforme o Plano de Saúde da respectiva esfera governamental, respeitando o orçamento geral da União e as normativas do SUS. Municípios que não cumprirem critérios mínimos, como existência de Fundo de Saúde e Conselho de Saúde, podem ter seus recursos administrados pelo estado.

As transferências Fundo a Fundo também viabilizam o repasse de emendas parlamentares, destinadas a custeio e investimentos em MAC ou PAP.

Convênios e Contratos de Repasse

A Portaria Interministerial n.º 424/2016 define convênios como instrumentos de transferência de recursos entre órgãos da administração pública federal, estadual, distrital e municipal ou entidades privadas sem fins lucrativos, visando execução de projetos de interesse comum.

O Decreto n.º 6.170/2007 estabelece o Contrato de Repasse como mecanismo administrativo para transferência de recursos via agente financeiro público federal, como a Caixa Econômica Federal. As normas aplicáveis aos convênios também se aplicam, no que couber, aos contratos de repasse.

Transferência Especial

As Transferências Especiais são emendas impositivas individuais (RP6) destinadas exclusivamente a Estados, Municípios e o Distrito Federal. Quando os recursos são transferidos para outras entidades, como organizações da sociedade civil, deve haver chamamento público, conforme a Lei de Licitações n.º 14.133/2021.

Regulamentada pela Instrução Normativa n.º 93/2024 e pela Lei Complementar n.º 210/2024, essa modalidade é popularmente chamada de "emenda pix" devido à sua rápida execução.

Termo de Execução Descentralizada

O Termo de Execução Descentralizada viabiliza a transferência de crédito entre órgãos e entidades do Orçamento Fiscal e da Seguridade Social da União, respeitando a classificação funcional programática.

TIPOS DE RECURSOS

Antes de destinar recursos, é essencial consultar os Tetos de Estruturação de Unidades de Atenção Especializada via MAC e da Rede de Serviços de Atenção Primária via PAP. Se o teto for excedido, novos recursos não poderão ser recebidos no mesmo exercício fiscal.

Os recursos orçamentários são distribuídos em dois formatos principais:

- **Recurso de Programa ou Ação:** destinado por órgãos públicos com base na Lei Orçamentária Anual (LOA), permitindo o cadastramento de propostas por entidades públicas e privadas sem fins lucrativos.
- **Recurso de Emenda Parlamentar:** É o recurso destinado às entidades públicas ou privadas sem fins lucrativos por meio de indicação de emendas dos parlamentares. É por meio das emendas que os parlamentares auxiliam no direcionamento e na distribuição dos recursos públicos, sendo individuais, de bancada ou comissão.

Para 2025, está provisionado pelo Governo Federal, o valor para emendas individuais (RP6) para cada um dos 513 Deputados Federais, estipulado em R$ 37.275.986,00 e R$ 68.539.716,00 para cada um dos 81 Senadores.

Já no Governo do Estado de São Paulo, por exemplo, está previsto o valor para emendas individuais de R$ 12.666.278,71, para cada um dos 94 parlamentares.

As informações dos orçamentos estaduais variam de acordo com o porte e a capacidade financeira. Para melhor precisão dos dados, consulte os números do Estado em interesse.

As emendas individuais municipais variam muito, em conformidade com o orçamento do executivo municipal e a quantidade de vereadores em atuação das Câmaras. Em decorrência do porte do município, existem Câmaras Municipais que não possuem emendas para aplicação.

Para a captação de recursos, esse é o tipo que mais envolve e tem influência política para a obtenção, visto que cabe exclusivamente ao parlamentar selecionar o beneficiário da emenda.

Há diversos fatores que podem influenciar no direcionamento dos recursos, sendo os mais comuns o viés político-partidário, o reduto eleitoral envolvido, o público-alvo atingido (número de possíveis eleitores), a capacidade de execução, entre outros.

Pensando nisso, é importante estudar os parlamentares antes de qualquer abordagem e ter conhecimento das principais áreas de atuação ou bandeiras de defesa do mandato, qual ou quais as regiões de maior atuação e, ainda mais importante, ter um projeto bem elaborado e fundamentado para apresentar, capaz de tomar a atenção do parlamentar para a sua causa.

Ainda que seja um ato discricionário do parlamentar escolher o beneficiário e a finalidade de uso dos recursos, devem ser respeitadas as ações e os programas vigentes no Ministério da Saúde e nas Secretarias de Saúde, a fim de regulamentar o uso e a padronização dos critérios mínimos de Saúde Pública do país.

Dentro das emendas parlamentares e com base no cálculo de arrecadação do Orçamento da União, dos Orçamentos Estaduais e dos Orçamentos Municipais, anualmente cada parlamentar (deputados e senadores) tem uma cota individual que é impositiva para o direcionamento das emendas, ou seja, essas emendas são obrigatórias para as execuções orçamentárias e financeiras dentro do exercício anual em vigência, constante, assim da Lei Orçamentária Anual (LOA) em que foi indicada.

Embora as emendas sejam impositivas e obrigatórias, a liberação financeira é feita mediante disponibilidade orçamentária do Ministério da Saúde ou das Secretarias Estaduais e Municipais, mediante os recursos empenhados pela LOA.

Dessa cota, obrigatoriamente metade do total deve ser destinada para a Saúde para despesas de capital ou despesas correntes.

Do mesmo modo, mas sem a obrigatoriedade mínima de destinação, existem as emendas de bancadas estaduais. São emendas agrupadas pelos parlamentares de um mesmo estado, geralmente com valores maiores do que os que são possíveis com as emendas individuais, para atendimento de um beneficiário em comum.

Além disso, as emendas podem não ser executadas nos casos de impedimentos de ordem técnica, que podem ser superados se atendidos os procedimentos e os prazos publicados pela Lei de Diretrizes Orçamentárias (LDO) e pelas portarias interministeriais. Caso não seja possível atendê-los, a emenda é cancelada, não sendo executada, e o valor também não retorna para o parlamentar que a indicou inicialmente.

Existem diversos motivos que podem impedir tecnicamente a execução de uma emenda, sendo os mais comuns a falta de regularidade documental do beneficiário, incompatibilidade da ação/programa direcionado com a capacidade de execução do convenente, não atendimento dos critérios mínimos na apresentação do projeto.

REFERÊNCIAS

BRASIL. Ministério da Saúde, Maior política pública de acesso à saúde, SUS celebra 32 anos nesta segunda (19) – Sistema público brasileiro se baseia em três pilares: universalização, equidade e integralidade. Acesso em 12 out. 2022. Disponível em: https://www.gov.br/saude/pt-br/assuntos/noticias/2022/setembro/maior-politica-publica-de-acesso-a-saude-sus-celebra-32-anos-nesta-segunda-19.

BRASIL. Senado Federal, Pacto Federativo. Acesso em 12 out 2022. Disponível em: https://www12.senado.leg.br/noticias/entenda-o-assunto/pacto-federativo.

BRASIL. Planalto, Constituição da República Federativa do Brasil 1988. Acesso em 12 out. 2022. Disponível em: http://www.planalto.gov.br/ccivil_03/constituicao/constituicaocompilado.htm.

BRASIL. Planalto, Lei Complementar n.º 141. Acesso em 12 out. 2022. Disponível em: http://www.planalto.gov.br/ccivil_03/leis/lcp/lcp141.htm.

BRASIL. Portal FNS, Sobre o FNS. Acesso em 12 out .2022. Disponível em: https://portalfns.saude.gov.br/sobre-o-fns/.

BRASIL. Câmara dos Deputados, Manual de Emendas – Orçamento da União para 2023. Acesso em 18 out. 2022. Disponível em: https://www.camara.leg.br/internet/comissao/index/mista/orca/orcamento/or2023/emendas/Manual_Emendas.pdf.

BRASIL. Câmara dos Deputados, Manual de Emendas – Orçamento da União para 2023. Acesso em 18 out. 2022. Disponível em: https://www.camara.leg.br/internet/comissao/index/mista/orca/orcamento/or2023/emendas/Manual_Emendas.pdf.

BRASIL. Senado Federal, Orçamento – Emenda de Relator/Relatoria. Acesso em 18 out. 2022. Disponível em: https://www12.senado.leg.br/orcamento/glossario/emenda-de-relator-relatoria.

BRASIL. Senado Federal, Resolução n.º 2, de 2021 – CN – Emenda de Relator/Relatoria. Acesso em 18 out. 2022. Disponível em: https://legis.senado.leg.br/norma/35212493/publicacao/35215392.

BRASIL. Assembleia Legislativa do Estado de São Paulo (Alesp) – Propositura LOA 2023 Acesso em 2 nov. 2022. Disponível em: https://www.al.sp.gov.br/spl/2022/10/Propositura/1000456478_1000564569_Propositura.pdf

BRASIL. Planalto, Lei Complementar n.º 141. Acesso em 02 nov 2022. Disponível em: http://www.planalto.gov.br/ccivil_03/leis/lcp/lcp141.htm.

BRASIL. Planalto, Departamentos Regionais de Saúde – Secretaria de Saúde do Estado de São Paulo Acesso em 2 nov. 2022. Disponível em: https://www.saude.sp.gov.br/ses/institucional/departamentos-regionais-de-saude/.

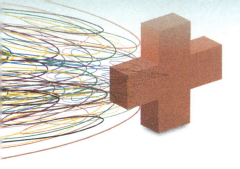

Capítulo **7**

Custeio dos Hospitais de Média e Alta Complexidade Através do FNS – Fundo Nacional de Saúde

Adriana Mariano dos Santos

INTRODUÇÃO

Um grande gargalo das Santas Casas e hospitais filantrópicos no Brasil é, com toda certeza, a sua sustentabilidade financeira. Como vivenciado por cada dirigente de filantrópica no Brasil existe uma defasagem dos valores constantes na tabela Sistema Único de Saúde (SUS) para atendimentos de procedimentos ambulatoriais e hospitalares o que gera endividamento de algumas entidades e/ou dificuldades para se manterem, prejudicando a saúde financeira dessas instituições que precisam de uma tabela que seja mais justa e coerente com os serviços prestados ao SUS.

A Confederação das Misericórdias do Brasil (CMB), que possui 17 federações estaduais e representa 1.819 hospitais sem fins lucrativos no país, informa que as Santas Casas e hospitais filantrópicos são responsáveis por 50% dos atendimentos públicos e 70% da assistência em alta complexidade pelo SUS e custam, em média, 8 vezes menos o que hospitais públicos federais.

Segundo dados levantados pela Confederação através do *Position Paper* CMB, que versa sobre indicadores da rede hospitalar no Brasil, com dados obtidos do sistema CNES (Cadastro Nacional Estabelecimento de Saúde) do DATASUS essa rede de hospitais, juntas, somam 168.689 leitos, contra 198.980 leitos da administração pública e 110.343 da rede privada, demonstrando a amplitude de atendimento das filantrópicas no Brasil.

Enfim, como as filantrópicas não recebem o que realmente gastam com o SUS, precisam apelar para outras formas de financiamento e além das várias frentes de captação de recursos que podem socorrê-las, como doações da sociedade civil e parcerias corporativas, uma fonte que pode aliviar a saúde financeira dessas entidades são os recursos públicos captados com o Governo Federal para custeio na média e alta complexidade.

Para quem deseja iniciar do zero ou até mesmo ampliar os conhecimentos nessa importante área de atuação dentro de uma filantrópica, faremos de forma simples um passo a passo de como entender o universo de captação da sua entidade e os mecanismos até o recebimento dos valores captados, trabalhando neste capítulo os recursos do Incremento Temporário do Teto da Média e Alta Complexidade (MAC) destinados para custear os mesmos itens de despesas financiados pelo Teto da Média e Alta Complexidade.

DESENVOLVIMENTO

Como identificar, anualmente, o valor de captação de recursos em custeio

Não basta a entidade ter um profissional que saiba representá-la perante os órgãos públicos e parlamentares, e não saber o valor que ela pode captar nesta modalidade.

Para isto, o Fundo Nacional de Saúde (FNS) disponibiliza, todos os anos, em sua página (https://portalfns.saude.gov.br/conheca-os-valores-para--apresentacao-de-propostas-ao-ms-em-2022/), **Figura 7.1.**, planilhas com os tetos de Incremento Temporário de Média e Alta Complexidade (MAC) para captação de recursos a hospitais públicos com gestão municipal e/ou gestão estadual e tetos para hospitais privados sem fins lucrativos com gestão municipal e/ou estadual, a depender da sua gestão. Nota-se que os municípios também podem consultar seus tetos na planilha para o Incremento Temporário do Piso de Atenção Primária (PAP).

Ao clicar na opção de MAC, **Figura 7.2.** a seguir, a entidade deve selecionar a planilha que corresponda a sua gestão, podendo ser municipal, estadual ou ambas, e verificar o valor disponível para captar recursos com parlamentares e/ou Ministério da Saúde, por exemplo. Na planilha é possível identificar, além dos valores, o CNES da entidade, o nome e CNES da secretaria de saúde e seu CNPJ, que são informações importantíssimas para realizar a solicitação dos recursos.

Neste momento, a entidade deve levantar as informações de teto disponível de todos os CNES ligados ao seu CNPJ para entender o universo de captação de custeio em cada um deles. **Por exemplo:** a entidade "A" possui um hospital matriz com gestão estadual no CNES 1234 e teto de R$ 5 milhões/ano. Ela pode captar emendas parlamentares até o valor de R$ 5 milhões dentro do CNES 1234 na sua matriz. Tudo o que ela produziu para o SUS dentro do ano civil anterior servirá de teto para ela captar no ano seguinte.

Assim, essa mesma entidade possui uma filial chamada de "B" com CNES 5678, teto de R$ 1 milhão e sob gestão municipal. Ao captar o recurso, a entidade deve informar o CNES da filial e se limitar a pedidos de até R$ 1 milhão a ela. Na prática, os valores destinados a cada CNES não podem ser somados e indicados ao CNES da matriz, o que pode gerar um impedimento técnico e a entidade correr o risco de perder o valor captado.

Das visitas e solicitações aos gabinetes dos parlamentares

Com as informações dos valores possíveis de captação de recursos em relações governamentais, a entidade deve preparar suas solicitações através de ofícios destinados a eles e o mais objetivo possível,

Conheça os valores para apresentação de propostas ao MS em 2022

publicado: 03/02/2022 16h33, última modificação: 04/03/2022 10h09

O Fundo Nacional de Saúde divulga os valores sugeridos dos itens da Relação Nacional de Equipamentos e Materiais Permanentes financiáveis para SUS (RENEM) para o exercício de 2022 (clique aqui para acessar) . Acesse aqui e faça a pesquisa dos itens da RENEM.

Estão disponíveis também os limites para a indicação de recursos de custeio para o Incremento Temporário do Piso de Atenção Primária (PAP) e de Incremento Temporário Média e Alta Complexidade (MAC) em 2022.

Os interessados devem clicar nos links a seguir para acessar as planilhas com limites dos valores para indicação dos Incrementos PAP e MAC no ano de 2022.

Figura 7.1. Localização para consulta às planilhas de teto de custeio.

Capítulo 7 ■ Custeio dos Hospitais de Média e Alta Complexidade Através do FNS – Fundo Nacional de Saúde   55

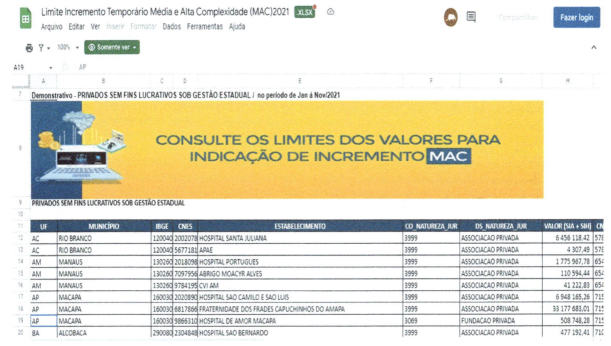

Figura 7.2. Planilha de entidades privadas sem fins lucrativos da gestão estadual.

lembrando que os parlamentares recebem demanda de várias ONGs, Prefeituras, Câmaras Municipais, Governos, etc., ou seja, quanto mais objetiva e clara for a solicitação, mais fácil será chamar a atenção desse parlamentar e sua assessoria para a demanda da entidade, mas é óbvio que nada impede que sejam demonstrados outros documentos no momento de uma possível reunião presencial.

Sabemos das dificuldades financeiras das entidades e muitas só se deslocam a Brasília no mês de outubro, quando os parlamentares podem emendar a Lei de Orçamento Anual (LOA) enviada pelo Poder Executivo, mas isso não é o ideal. É necessário que as filantrópicas criem laços com as assessorias e parlamentares durante todo o ano e não somente no período de indicação das emendas individuais e de bancada, que acontecem geralmente de 1 a 20 de outubro de cada ano. Precisamos encarar essas visitas como investimento para alcançar o objetivo final, que é custear o déficit operacional da filantrópica.

Os ofícios, como já ressaltado, devem ser objetivos contendo o nome da entidade e seu representante; o que ela representa a nível Brasil e/ou estadual; percentual de atendimentos; impacto financeiro desses atendimentos; valor solicitado; número do CNES da entidade; nome e CNPJ do seu gestor com a devida modalidade de Aplicação 31 (gestão estadual) e 41 (gestão municipal); localizador onde o recurso deverá ser alocado e a ação orçamentária 2E90 – Incremento Temporário ao custeio dos Serviços de Atenção Especializada à Saúde para Cumprimento de Metas.

Ressaltamos que conhecer a realidade da filantrópica (planilha com universo de captação no FNS) e saber solicitar corretamente a sua necessidade é tão importante quanto saber executar os recursos.

Importância e caso prático: filantrópica "X" que possui caixa único na sua matriz no estado do Rio de Janeiro e possui filiais em mais 10 estados, faz solicitação a um parlamentar federal da Bahia. Eles levantam o valor possível de captação na planilha do FNS, convencem o parlamentar da Bahia da necessidade do recurso para a matriz no RJ, indicam a ação 2E90 (custeio – MAC) corretamente, porém esquecem de mencionar que o localizador desse recurso deverá ser "no estado do Rio de Janeiro" onde está a matriz e não "no estado da Bahia" onde está a filial. Este é um caso clássico de impedimento técnico que não permite o repasse do recurso e nem que ele seja modificado dentro das janelas de correções das emendas parlamentares pelas assessorias parlamentares através do Sistema Integrado de Planejamento e Orçamento (SIOP) e Sistema de Indicação Legislativa Orçamentária (SILOR).

Duas soluções poderão ser tomadas pelo parlamentar neste caso:

a) ele pode excluir a filantrópica como beneficiária e indicar outra dentro do estado indicado na emenda, ou seja, a Bahia. Desse modo, a filantrópica "X" perde o recurso.

b) ele pode esperar a abertura de PL – Projeto de Lei no ano seguinte (demora em torno de 1 ano para essa mudança), solicitar a mudança do localizador e manter a emenda para o beneficiário no estado do Rio de Janeiro.

Outro caso muito comum que o captador de recursos deve se atentar é em relação à indicação do gestor da filantrópica ao gabinete quando das solicitações. Senão, vejamos:

A mesma filantrópica "X" solicitou recursos com todas as informações corretas, porém ao indicar deixou de informar ao parlamentar que sua "gestão é municipal" e o gabinete parlamentar realizou a indicação como "gestão estadual". A indicação vai tramitar normalmente pelo Ministério da Saúde, porém ao abrir o limite para indicação do recurso no Fundo Estadual de Saúde, este não poderá indicar o recurso para a filantrópica "X", vez que não é o seu gestor e o recurso, mais uma vez, estarão em impedimento técnico, impossibilitando novos trâmites e repasse para "X". Neste caso, o estado pode devolver o limite de indicação do recurso para o Ministério da Saúde, o gabinete parlamentar solicitar a alteração do gestor e, em nova janela de modificação dos recursos, ser indicado para o gestor correto.

Por que não pode indicar custeio diretamente para as filantrópicas?

Até o ano de 2015, as filantrópicas tinham a oportunidade de captar recursos para custeio e investimentos diretamente em seu CNPJ, o que ocorre até hoje no caso dos recursos destinados para refor-

mas, ampliações e investimentos, como equipamentos, por exemplo. Todos são cadastrados no site do FNS e, após aprovados, seguem para a Plataforma Transferegov, anteriormente conhecida como Sistema de gestão de convênios e contratos de repasse (SICONV), mas como esse não é o foco do nosso capítulo, voltemos para o custeio.

Até 2015, as filantrópicas captavam recursos para custeio que se limitavam a "material médico de uso único" como luvas cirúrgicas, compressas de gazes, seringas, cateter, escalpe, dentre outros. O rol, além de ser taxativo, apresentava valores muito baixos, o que impossibilitava a filantrópica de captar valores altos.

A entidade inseria os materiais no FNS e, quando tinha sua aprovação, precisava tramitar, na época, pelo SICONV até ter sua liberação, o que, na prática, podia demorar até 2 anos para o pagamento.

Tecnicamente, não era um recurso fácil de se trabalhar pela taxatividade do rol, pela dificuldade em fechar valores com materiais que custavam até centavos ou pela demora na liberação do pagamento. A única parte favorável era o total controle da indicação do recurso pela entidade, já que o CNPJ e senha eram das filantrópicas nesta época.

Desde 2015 o Ministério da Saúde pública, anualmente, em seu site, entre os meses de fevereiro e março, a portaria que regula a transferência para filantrópicas através de Fundo a Fundo para custeio, tanto de PAP (atenção primária), quanto de MAC (média e alta complexidade), o que até então só acontecia com o PAP (*vide capítulo* sobre InvestSUS).

Desde então todos os repasses de custeio para as filantrópicas são somente Fundo a Fundo, conforme podemos observar na Portaria GM/MS n.º 684, de 30/03/2022 que dispõe sobre a aplicação de emendas parlamentares que adicionarem recursos ao SUS para a realização de transferência do Fundo Nacional de Saúde para os fundos de saúde dos estados, municípios e Distrito Federal no exercício de 2022. Observe-se que no ano seguinte já teremos nova portaria com as orientações, portanto, a filantrópica deve acompanhar as publicações para não incorrer em erro.

Caso prático: a Portaria 2.122 de 18/12/2015 limitava a captação de recursos em 50% do que a filantrópica havia produzido ao SUS no ano anterior. Na prática, a filantrópica "X" produziu R$ 10 milhões e só poderia captar R$ 5 milhões no ano seguinte, o que foi solucionado com a publicação em 25/02/2016 da portaria 268, que regulamentou o repasse de recursos através de emendas parlamentares em até 100% do produzido ao SUS, o que vale até hoje.

Com a mudança, não foi fácil captar recursos para custeio entre os anos de 2015 e 2016, já que os parlamentares tinham receio de que municípios e estados não repassassem os valores destinados por eles às entidades e houve uma crescente inclinação às indicações de investimentos para equipamentos.

Neste momento, foi essencial entender o cenário e, principalmente, o papel do captador de recursos para convencer o parlamentar a destinar recursos para um município e/ou estado, que, não incomum, era de um partido de oposição.

Já em 2017, a maioria entendeu que, apesar de o recurso ser direcionado para os fundos e não estar no CNPJ das filantrópicas, era o recurso que tramitava e era pago mais rapidamente, e, portanto, a agilidade do processo favoreceu as indicações e consequentemente, a saúde financeira das instituições.

Como saber se teve indicação de custeio para as instituições filantrópicas?

De uma forma bem simples, manter contato constantemente com a assessoria de orçamento do parlamentar ajuda na identificação de possíveis indicações na LOA para a entidade, mas há mecanismos para "amarrar" esses recursos e acompanhá-los.

Após o prazo de indicação das emendas, que acontece de 1 a 20 de outubro de cada ano, a entidade deve entrar no site da Câmara Federal, selecionar a LOA vigente e fazer, literalmente, um garimpo de possíveis recursos indicados para ela (**Figura 7.3.**). Isso ocorre, pois nem todas as assessorias informam, nesta fase, que houve indicação para o beneficiário.

A entidade deverá selecionar o ano, clicar em emendas, após emendas apresentadas e por fim o estado desejado de consulta e pesquisar. É óbvio que existem outras possibilidades de consulta, como por parlamentar específico ou por bancada federal, mas

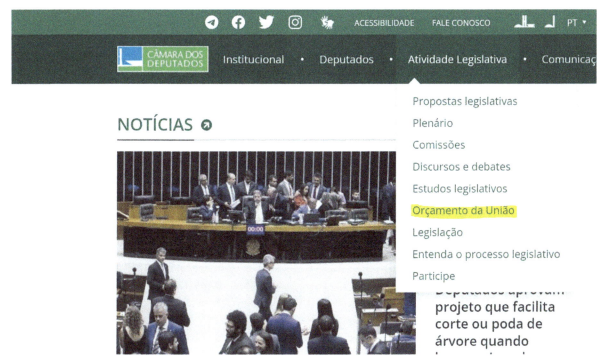

Figura 7.3. Onde encontrar as emendas indicadas na LOA em https://www2.camara.leg.br/orcamento-da-uniao/leis-orcamentarias/loa.

o sugerido trará à entidade informações de todo o estado e uma visão geral do que cada parlamentar indicou dos seus recursos.

Para refinar ainda mais a nossa busca, indicamos a escolha do Ministério da Saúde no filtro "órgão", para serem listadas somente as indicações desta área.

Ao realizar os filtros, aparecerão todos os beneficiários indicados, trazendo informações iniciais importantes para o nosso processo de captação de recursos, como o número da emenda, GND, modalidade de aplicação e o valor, como observamos na tela abaixo, na **Figura 7.4**.

De uma forma bem rápida e utilizando o exemplo da emenda 30360001 do quadro abaixo, identificamos a indicação de recursos de custeio (GND 3) para incremento temporário de PAP (Atenção Primária à Saúde) no estado do Acre e sabemos que o parlamentar indicou o valor de R$ 4.406.350,00 para municípios, vez que a MA – modalidade de aplicação é 41.

Se estamos falando de uma entidade filantrópica que atende média e alta complexidade e fez todo o seu trabalho na captação de custeio na ação 2E90 que é o custeio da MAC, fica claro que esta emenda não interessa para a captação desta entidade e não deve ser filtrada.

Porém, permanecendo no exemplo da entidade que depende de custeio de MAC, o exemplo abaixo (**Figura 7.5.**) é um universo de captação interessante, vez que o parlamentar emendou na LOA o valor de R$ 5.639.365,00 exatamente na ação necessária 2E90 e neste caso, para possíveis beneficiários que possuem gestão municipal na modalidade 41.

orçamentárias

LDO - Lei de Diretrizes Orçamentárias

LOA - Lei Orçamentária Anual

PPA - Plano Plurianual

Créditos adicionais

Obras com indícios de irregularidades graves

Contas presidenciais

Entenda o Orçamento

Legislação sobre Orçamento

Fiscalize ▾

Execução orçamentária

Transferências

Consulta de Emendas e Empenhos

Q Nova Pesquisa 🖨 Imprimir

Emendas Apresentadas

Emenda	Funcional Programática - Título/Subtítulo	GND	MA	RP	FONTE	Valor
Alan Rick - DEM/ AC						
3036 0001	10. 301. 5019. 2E89. - Incremento Temporário ao Custeio dos Serviços de Atenção Primária à Saúde para Cumprimento de Metas - No Estado do Acre	3	41	6	100	4.406.350,00
Alan Rick - DEM/ AC						
3036 0003	10. 302. 5018. 8535. - Estruturação de Unidades de Atenção Especializada em Saúde - No Estado do Acre	3	31	6	100	2.000.000,00
Alan Rick - DEM/ AC						
3036 0005	10. 301. 5019. 8581. - Estruturação da Rede de Serviços de Atenção Primária à Saúde - No Município de Capixaba - AC	4	41	6	100	623.333,00
Alan Rick - DEM/ AC						

Figura 7.4. Consulta de emendas à LOA

Alex Manente - CIDADANIA/ SP						
3037 0001	10. 301. 5019. 2E89. - Incremento Temporário ao Custeio dos Serviços de Atenção Primária à Saúde para Cumprimento de Metas - No Estado de São Paulo	3	41	6	100	12.000.000,00
Alex Manente - CIDADANIA/ SP						
3037 0002	10. 302. 5018. 2E90. - Incremento Temporário ao Custeio dos Serviços de Assistência Hospitalar e Ambulatorial para Cumprimento de Metas - No Estado de São Paulo	3	41	6	100	5.639.365,00

Figura 7.5. Consulta emenda à LOA para MAC.

No caso abaixo, mesmo que a entidade não tenha tido contato com o parlamentar para solicitar o recurso nos períodos que antecedem a indicação das emendas na LOA, ainda existe a possibilidade de ela captar algum valor dentro desta emenda, pois somente no ano seguinte os beneficiários serão indicados pela assessoria parlamentar ao Fundo Municipal de Saúde.

Desta forma, a entidade pode baixar todas as informações em planilha de Excel, identificar alguns recursos indicados e ainda, ter uma visão clara do universo que ela ainda pode captar com base nos filtros aplicados, reforçando que 100% dos recursos de custeio são destinados para os fundos e, portanto, nesta fase não aparece nenhuma indicação "amarrada" ao CNES e/ou CNPJ da entidade, pelo contrário, quando houver indicação do beneficiário no ano seguinte, será no CNPJ dos fundos e nunca no CNPJ da entidade.

Como esses recursos são direcionados para os fundos municipais e/ou estaduais e 50% desses recursos são obrigatoriamente destinados para a área da saúde, as assessorias os indicam para esses fundos com destinação "não definida" na LOA e ocorre essa indicação do beneficiário final da emenda no ano seguinte entre fevereiro e março.

As assessorias devem entrar no SIOP, reafirmar o beneficiário com o CNPJ, valor e modalidade de aplicação que, neste momento, ainda serão as informações sobre os fundos de saúde.

Com a pré-lista em mãos, identificando quais parlamentares indicaram recursos para a filantrópica após as indicações na LOA, a entidade precisa solicitar um ofício simples que poderá ser enviado como modelo ao gabinete e deverá ser encaminhado para os fundos municipais e/ou estaduais, informando que dentro do saldo de indicação que aquele parlamentar possui no fundo, "n valor" é da filantrópica "x".

Por exemplo: o parlamentar indicou ao Fundo Estadual do Estado de Mato Grosso na LOA o valor de R$ 6 milhões em recursos de custeio para MAC e R$ 2 milhões em recursos de custeio para PAP. O que nos interessa neste caso são os recursos para o MAC e são em cima desses valores que precisamos saber o que será destinado para a nossa entidade. Caso a assessoria do parlamentar informe que o valor de MAC para a nossa entidade é de R$ 100 mil,

---

(COLOCAR EM PAPEL TIMBRADO DO PARLAMENTAR)

Brasília, 20 de outubro de 2022.

Ofício n.

Excelentíssimo Senhor
Dr. João Maria
Secretário de Estado de Saúde de XXX

Venho por meio deste informar a vossa Excelência que a emenda n. 1002, no valor de R$100.000,00 (cem mil reais), ação 2E90 - CUSTEIO MAC, cadastrada a esta secretaria de saúde, deverá ser destinada para a FILANTRÓPICA X, **CNES 1234567**, para aplicação no custeio de incremento de média e alta complexidade daquele hospital.

Solicito que seja cadastrado o CNES da FILANTRÓPICA X para a referida emenda e consequente destinação dos recursos para a entidade após o pagamento ao Fundo Estadual de Saúde de XX, conforme preconiza a Portaria GM/MS n° 684, de 30/03/2022.

Atenciosamente;

Nome
Cargo (deverá ser assinado pelo parlamentar)

Figura 7.6. Modelo de ofício enviado aos fundos de saúde (estadual ou municipal).

precisamos do ofício do parlamentar para enviar ao nosso gestor informando que, daqueles R$ 6 milhões indicados no CNPJ do fundo, o valor de R$ 100 mil deve ser indicado no CNES da nossa entidade.

Com o ofício em poder da filantrópica, ele deve ser enviado ao fundo por meio eletrônico e solicitado o número do processo gerado com a indicação, conforme **Figura 7.6**.

Reforça-se que algumas assessorias enviam diretamente o ofício para os fundos, mas aconselha-se mesmo assim a filantrópica ter o documento em sua posse, vez que é o único documento que realmente comprova que o recurso é para a entidade até a indicação final dele.

Pois bem, os gestores dos fundos acessarão o Sistema de Gerenciamento de Objetos e Propostas do Fundo Nacional de Saúde para indicar o valor descrito no ofício. Será gerado um número de proposta que se inicia com 36.000 e está ligada ao CNES da filantrópica indicada. Com este número é possível acompanhar todo o processo de publicação de portaria, empenho e pagamento do Fundo Nacional de Saúde para os fundos municipais e estaduais.

Para acompanhar a proposta gerada, basta entrar no site do FNS e clicar em: início/consultas e repasses/consulta de proposta FAF-FNS e digitar o número da proposta que o fundo municipal/estadual informou.

Na **Figura 7.7.** podemos observar que a entidade beneficiada tem como gestor o Fundo Estadual de Saúde – Fundes de São Paulo –, portanto o CNPJ indicado é do Fundes, o ano da proposta, o valor, o número da portaria que dá validade para o empenho e pagamento deste recurso e a situação da proposta.

Neste caso, o sistema não atualizou e deveria constar em "situação atual da proposta" como pago, mas é fácil saber que ela foi paga neste início de tela no "valor a pagar" zerado.

Complementando, já na **Figura 7.8.** conseguimos identificar o nome do parlamentar que indicou o recurso, seu partido, o número da emenda, ano e novamente o valor. Já no campo "dados do pagamento", observamos a data real do pagamento pelo FNS ao Fundes e isso significa que o dinheiro já está na conta do gestor da entidade, bem como pagamento em uma única parcela.

Falando nisso, a título de informação, o parágrafo único do artigo 9º da Portaria GM/MS 684, de 30/03/2022 dispõe que os recursos serão pagos em até 6 parcelas a partir da publicação do ato pelo Ministro da Saúde, porém como observado ainda na **Figura 7.5.**, desde 2015, quando mudou a forma de transferência de custeio às filantrópicas para fundo a fundo, o pagamento sempre se deu em parcela única tanto do Ministério da Saúde para os fundos, quanto dos fundos para as filantrópicas.

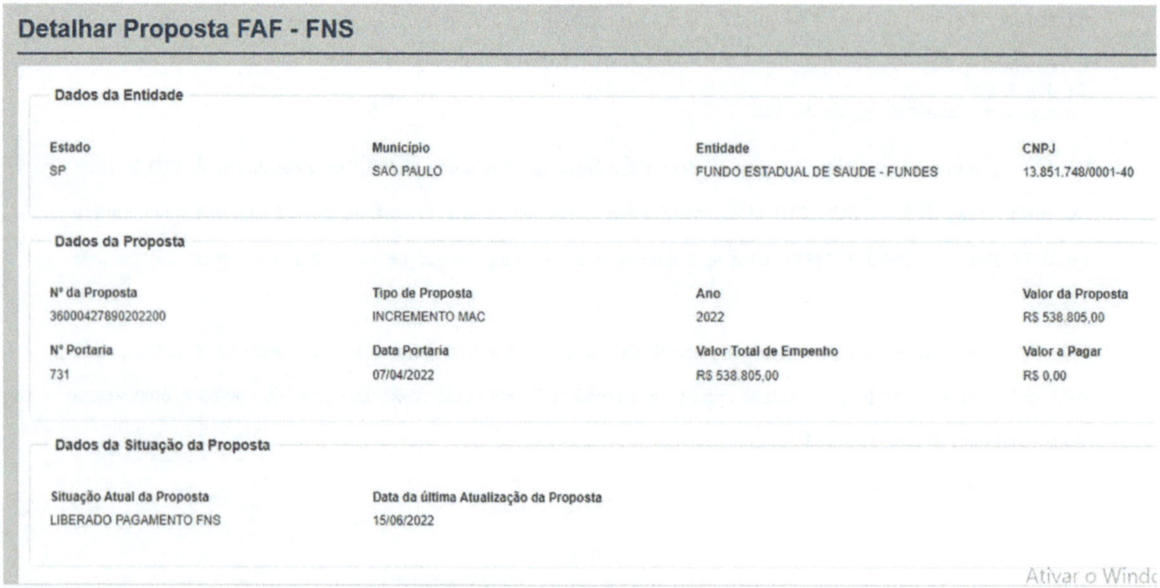

Figura 7.7. Proposta cadastrada para filantrópica no FNS com acesso: https://portalfns.saude.gov.br/consultas/

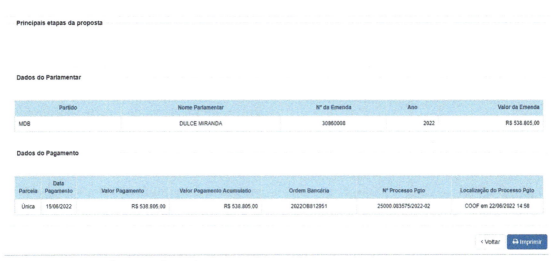

Figura 7.8. Pagamento de emenda parlamentar.

Com o pagamento ao gestor, a filantrópica levanta todos os recursos que foram pagos para o seu CNES, envia listagem para o financeiro do gestor informando que está ciente dos pagamentos e solicita a previsão de pagamento do gestor à entidade.

Neste momento da captação de recursos públicos para custeio na média e alta complexidade é só aguardar o envio do Termo Aditivo ao convênio, celebrado entre a entidade e o seu gestor, que versa sobre todas as emendas que serão pagas para custeio, com vedações expressas da utilização desses recursos para despesas com pessoal e encargos sociais (no caso das emendas individuais); compra de medicamentos (pág. 77 manual de emendas Orçamento da União para 2023), pessoas jurídicas que não desempenham ações diretamente relacionadas aos serviços objeto do convênio; pessoas jurídicas que pertençam aos quadros da União, do Estado ou município na condição de sócio, ou similar; pagamento de assessorias, consultorias ou serviços prestados por servidores públicos; obras de construções novas, bem como ampliações de imóveis já existentes e enviar as documentações exigidas pelos fundos.

Com exceção das proibições expressas no termo de convênio com o SUS e termo aditivo através da captação das emendas, tudo o que envolver custeio dentro da entidade pode ser pago, como: conta de energia; água; aluguéis; prestação de serviços de terceiros (médicos e profissionais como pessoa jurídica que desempenham funções do objeto do contrato), porém aconselhamos que isso seja sempre consultado e discutido com o gestor.

Antes da utilização dos recursos deve-se estudar muito bem o termo de convênio, que pode ter alterações de estado para estado, para que a filantrópica não incorra em algum erro, tenha sua prestação de contas rejeitada, precise devolver valores corrigidos e fique impedida de receber novos recursos.

O intuito desses valores captados por meio de emendas parlamentares é justamente suprir o déficit operacional das filantrópicas frente ao repasse insuficiente do SUS com metas qualitativas e nada mais justo, pois todo o trabalho e gastos com viagens até Brasília foram exclusivamente delas.

Por outro lado, alguns estados e municípios, quando recebem o recurso do Fundo Nacional de Saúde não querem repassá-lo através de termo aditivo ao contrato já existente e talvez por insensibilidade com as filantrópicas, que clamam por socorro, solicitam parcial ou integralmente que elas aumentem serviços a eles por meio de metas quantitativas.

Ora, vamos refletir sobre o assunto. As filantrópicas realizam todo o trabalho de captação de recursos, como forma de ajudar e suprir as despesas que não são suportadas pelo SUS, ou seja, elas já prestam serviço ao sistema sem receber o que ele realmente custa nos dias atuais e quando captam recursos precisam "vender" mais serviços ao seu gestor e consequentemente aumentar seu déficit?

Então, como resolver essa situação? Recorreremos novamente àquelas portarias publicadas anualmente pelo FNS e, no caso, a Portaria vigente GM/MS 684, de 30/03/2022.

Em seu artigo 7º, incisos I e II, é ressaltado que os recursos do incremento temporário da Média e Alta Complexidade serão destinados à manutenção de unidades públicas sob gestão de Estados, Distrito Federal e Municípios e a manutenção de unidades de propriedade ou gerenciadas por entidades privadas sem fins lucrativos contratadas, conveniadas ou com instrumento congênere firmado com o ente beneficiado.

O §2º do mesmo artigo nos traz que os recursos devem ser dirigidos à ampliação da oferta dos serviços (o que alguns exigem) e/ou qualificação dos serviços já prestados (a necessidade primordial das entidades). Ocorre por parte de alguns gestores a intransigência de exigir somente a ampliação da oferta de serviços ou ainda, 70% da ampliação e 30% para qualificação.

Algumas entidades desconhecem que a própria portaria em seu artigo 8º, §1º autoriza a escolha da filantrópica para as metas qualitativas, quando houver mais de uma unidade com contratualização com o gestor e reforçamos que, o que deve prevalecer nessa conversa entre gestor e entidade, é a falta de recursos para suprir o que já vem sendo realizado pela filantrópica e a inviabilidade de se criar novas despesas.

> Art. 8º Os contratos, convênios ou instrumentos congêneres, ou os aditivos aos instrumentos já existentes, de que trata o §3º do art. 7º deverão considerar o caráter temporário dos recursos financeiros a serem transferidos, para o estabelecimento de compromissos e metas que não ocasionem ampliação permanente dos recursos repassados à entidade privada sem fins lucrativos contratada.
>
> §1º Para fins do disposto no caput e no §3º do art. 7º, as metas a serem definidas poderão ser quantitativas ou qualitativas, **devendo ser justificada a escolha da entidade privada sem fins lucrativos, quando houver mais de uma entidade contratualizada com o ente.**

Quem presta contas nos recursos de custeio?

Os gestores municipais e estaduais devem prestar contas dos recursos transferidos às filantrópicas através do Relatório de Gestão, nos termos dos artigos 1147 e 1148 da Portaria de Consolidação n.º 6/GM/MS, de 28 de setembro de 2017.

O Relatório Anual de Gestão (RAG) permite aos gestores demonstrar os resultados alcançados e planejar mudanças na execução da Programação Anual de Saúde e pode ser consultado por qualquer cidadão em suas páginas oficiais, mas não isenta a entidade de enviar planos de trabalho aos gestores para comprovação dos gastos.

CONSIDERAÇÕES FINAIS

As relações governamentais e a captação de recursos públicos para custeio na média e alta complexidade para as entidades filantrópicas são, cada vez mais, uma realidade e uma suplementação financeira importantíssima para a manutenção desses hospitais.

Ter profissionais capacitados que acompanhem as portarias, decretos, leis e tenham um perfil proativo faz toda a diferença na captação, manutenção e recebimento desses recursos, pois conhecendo a legislação existe a possibilidade de questionar o poder público quando alguma ação retardar o processo descrito acima ou prejudicar a entidade com possíveis perdas de recursos.

Como visto, não é somente no período de indicação das emendas à LOA no mês de outubro que se é possível captar recursos, mas o ano todo dentro das mais variadas janelas que são abertas para ajustes nessas indicações.

De forma geral as emendas de custeio podem ser captadas dentro dos tetos das filantrópicas através de emendas individuais (RP6), emendas de bancada (RP7), emendas de programas (RP2) e atualmente nas emendas de comissão (RP8), limitadas ao teto de captação disponível no site do Fundo Nacional de Saúde e num universo inicial de 513 deputados que possuíram, cada um, para o orçamento de 2024, R$ 37.871.585,00, sendo que metade deste valor, R$ 18.935.792,50 deveria ser obrigatoriamente alocado em ações e serviços públicos de saúde, destinado às Ações do Ministério da Saúde, aplicando-se o mesmo para os senadores, que para o orçamento supracitado, os 81 senadores, tinham cada R$ 69.634.850,00 com 50% obrigatórios para saúde, em conformidade ao Art. 166, § 9º da CF/1988 e mais R$ 316.933.036,00 milhões para cada estado, através das emendas coletivas de bancada estaduais. OBS: Os dados informados se respaldam ao orçamento do ano anterior, devido à LOA de 2025, até a data de 07 de abril de 2025, estar remetida para sanção com o **Projeto de Lei do Congresso Nacional nº 26/2024 aberta para até o dia 15/04/2025.**

Decisão:	Aprovada pelo Plenário
Destino:	À sanção
Prazo aberto	Veto ou Sanção de Projeto de Lei - De 26/03/2025 a 15/04/2025
Último local:	03/04/2025 - Secretaria de Expediente
Último estado:	26/03/2025 - REMETIDA À SANÇÃO

↻ Entenda o processo legislativo orçamentário

Publicação   CMO   Plenário CN

https://www.congressonacional.leg.br/materias/ pesquisa/-/materia/165205 data da verificação: 07/04/2025

Não é um caminho tão fácil quanto parece, pois a captação não se resume em simplesmente visitar o parlamentar, especialmente àqueles que são do seu estado ou de relacionamento direto com a instituição, ou o Ministro da Saúde, e pleitear recursos para a sua entidade. É um caminho de aprendizado que exige comprometimento, profissionalismo e muita força de vontade do profissional que representa a filantrópica perante órgãos públicos, afinal a assistência social é o coração da entidade e a captação de recursos o seu cérebro.

REFERÊNCIAS

https://portalfns.saude.gov.br/conheca-os-valores-para-apresentacao-de-propostas-ao-ms-em-2022/.

https://cmb.org.br/downloads/2020/cmb_position_paper_dez_2020_v3.pdf.

https://portalsinan.saude.gov.br/images/documentos/Legislacoes/Portaria_Consolidacao_6_28_SETEMBRO_2017.pdf

https://bvsms.saude.gov.br/bvs/saudelegis/gm/2022/prt0684_31_03_2022.html.

https://bvsms.saude.gov.br/bvs/saudelegis/gm/2016/prt0268_25_02_2016.html.

https://bvsms.saude.gov.br/bvs/saudelegis/gm/2015/prt2122_18_12_2015.html.

https://portal.plataformamaisbrasil.gov.br/maisbrasil-portal-frontend/.

https://siop.planejamento.gov.br/modulo/login/index.html#/

https://www.camara.leg.br/.

https://www2.camara.leg.br/orcamento-da-uniao/leis-orcamentarias/loa.

https://proposta.saude.gov.br/loginEntidade.jsf.

https://portalfns.saude.gov.br/consultas/.

https://www1.siop.planejamento.gov.br/mto/doku.php/mto2023.

https://bvsms.saude.gov.br/bvs/saudelegis/gm/2017/prc0006_03_10_2017ARQUIVO.html.

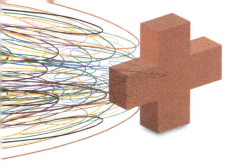

Capítulo 8

Custeio e Investimentos em Atenção Primária – PAP

Mariana Gonçalves Magon

INTRODUÇÃO

No contexto da Saúde pública, a amplitude das necessidades e dos serviços prestados torna essencial a divisão de competências e atribuições. Essa organização não apenas facilita a gestão do sistema, mas também otimiza questões operacionais e orçamentárias.

A Atenção Primária à Saúde (APS) representa a porta de entrada para o Sistema Único de Saúde (SUS), constituindo o primeiro elemento de um processo contínuo de assistência. Por suas características de manutenção e continuidade, a APS está diretamente inserida na comunidade, permitindo o monitoramento de diversos indicadores de qualidade de vida e condições de saúde. No Brasil, o acesso à APS ocorre predominantemente por meio das Unidades Básicas de Saúde (UBS).

O QUE É ATENÇÃO PRIMÁRIA

A Organização Mundial da Saúde (OMS), durante sua Conferência Internacional sobre Atenção Primária à Saúde, em 1978, estabeleceu a saúde como um direito humano fundamental. A conferência também destacou a APS como a estratégia mais eficaz, eficiente e equitativa para promover a saúde, sendo um alicerce essencial para a cobertura universal nesta área.

A APS compreende um conjunto de ações que abrangem a promoção da saúde, prevenção de doenças, diagnóstico, tratamento, reabilitação, redução de danos, cuidados paliativos e vigilância em saúde.

De acordo com o Ministério da Saúde, a APS é o primeiro nível de atenção em saúde, atuando tanto no âmbito individual quanto coletivo. Seu objetivo é proporcionar uma assistência integral que impacte positivamente as condições de saúde das comunidades.

A estrutura da APS permite organizar o fluxo de atendimentos dentro das redes de saúde, direcionando pacientes dos níveis menos complexos aos mais especializados. No Brasil, esse modelo se caracteriza por um alto grau de descentralização, levando os serviços ao local mais próximo da população.

A Política Nacional da Atenção Básica (PNAB – 2017) definiu padrões essenciais e ampliados para a APS:

- **Padrões essenciais:** contemplam condições básicas de acesso e qualidade na atenção primária.
- **Padrões ampliados:** englobam estratégias e procedimentos que elevam a qualidade dos serviços ofertados.

CAPTAÇÃO DE RECURSOS NA ATENÇÃO PRIMÁRIA

A obtenção de recursos para a APS ocorre, majoritariamente, por meio de emendas parlamentares, que podem ser individuais, de comissão ou de bancada. Para que essas emendas sejam executadas corretamente, é necessário indicar ações específicas ao Ministério da Saúde ou às Secretarias de Saúde, garantindo que os recursos sejam aplicados adequadamente.

Fatores essenciais na indicação de emendas:

- Localizador: Utilização genérica com sinalização por Estado.
- **Grupo de Natureza de Despesa (GND):** Compatibilidade entre ação orçamentária e objeto pleiteado (custeio ou investimento).
- **Modalidade de Aplicação:** Adequação conforme **Tabela 8.1.** do FNS.

1. Construção: Corresponde à execução de um projeto previamente elaborado para formação de um novo estabelecimento de saúde.
2. Ampliação: Corresponde à execução de um projeto previamente elaborado de uma construção existente, mantendo-se as características.
3. Reforma: Corresponde à manutenção ou substituição de materiais no estabelecimento de saúde existente, sem acréscimo do metro quadrado (m^2).
4. Serviço e Material de Consumo:
   4.1 Serviço: implantação, promoção, prevenção e fomento de política pública, bem como a capacitação e a formação de profissionais de saúde.
   4.2 Material de Consumo: aquele que, em razão de seu uso corrente e da definição da Lei n.º 4.320, de 17 de março de 1964, perde normalmente sua identidade física e/ou tem sua utilização limitada a dois anos; exemplos: combustíveis, material farmacológico, odontológico, químico, de expediente, hospitalar, entre outros definidos pela Portaria MF n.º 448, de 13 de setembro de 2002.
5. Estudo e Pesquisa: Compreende o desenvolvimento e o aprimoramento de técnicas, práticas, diagnósticos e soluções científicas e tecnológicas que contribuem para o fortalecimento do SUS.
6. Equipamento e Material Permanente
   6.1 Equipamento: corresponde à aquisição de objetos que auxiliam na assistência e no diagnóstico, além de contribuir pa-

CÓDIGO	DESCRIÇÃO
30	Transferências a Estados e ao Distrito Federal
31	Transferências a Estado e ao Distrito Federal – Fundo a Fundo
40	Transferência a Municípios
41	Transferências a Municípios – Fundo a Fundo
50	Transferênciaa Instituições Privadas Swem Fins Lucrativos
70	Transferências a Instituições Multigovernamentais (Consórcio Público)
90	Aplicações Diretas

Tabela 8.1. Modalidades de aplicação. Fonte: FNS – Cartilha de Emendas Parlamentares.

OBJETOS	GND	BENEFICIÁRIO
Construção	4	E/DF/M
Ampliação	4	E/DF/M
Reforma	3	E/DF/M/P/C
Serviço e Material de Consumo	3	F/E/DF/M/P/C
Estudo e Pesquisa	3	F/E/DF/M/P
Equipamento e Material Permanente	4	F/E/DF/M/P/C
Custeio PAP	3	DF/M
Custeio MAC	3	E/DF/M

Tabela 8.2. Objetos Financiáveis. Fonte: FNS: Cartilha de Emendas Parlamentares.

ra formação de um bem de capital em investimento.

6.2 Material Permanente: aquele que, em razão de seu uso corrente, não perde a sua identidade física e/ou tem uma durabilidade superior a dois anos.

7. Custeio Temporário à Atenção Primária (PAP): Corresponde ao incremento para manutenção da Atenção Primária à Saúde (APS).

8. Custeio Temporário à Média e Alta Complexidade (MAC): Corresponde ao incremento para manutenção da Atenção Especializada à Saúde.

Legenda:

F	Federal
DF	Distrito Federal
E	Estados
M	Municípios
P	Privadas Sem Fins Lucrativos
C	Consórcios Públicos

A consulta prévia ao Teto PAP de cada estado, Distrito Federal ou município e a correta indicação do CNPJ do Fundo de Saúde ou entidade beneficiada também são fundamentais para evitar impedimentos técnicos.

O que pode ser adquirido em GND 4 – Investimento

Uma vez que só é possível adquirir itens verificados e habilitados pelo Ministério da Saúde, este disponibiliza materiais que auxiliam na previsão orçamentária dos beneficiários quando do pleito de emendas.

Em sua cartilha anual de Emendas Parlamentares, os itens passíveis de aquisição por investimento (GND4) em emendas parlamentares são provisionados e seus custos, estimados, para permitir o êxito na solicitação da emenda.

Os objetos variam desde veículos, equipamentos e materiais permanentes até obras de implantação via fundo a fundo.

PROGRAMAS ESTRATÉGICOS – AÇÕES MINISTERIAIS

Neste tópico, serão explicados os programas estratégicos (ações) aos quais os parlamentares podem indicar emendas focadas em Atenção Primária em Saúde, constantes na Cartilha de Emendas da PLOA 2025.

Ações ministeriais são um conjunto de operações, atividades ou projetos que contribuem para os objetivos de um programa governamental.

Alguns exemplos de ações ministeriais do Ministério da Saúde são:

- Proadi-SUS.
- Pronas/PCD.
- Banco de Leite Humano.
- Brasil Sorridente.
- Consultório na Rua.
- Cuida Mais Brasil.
- e-SUS Atenção Primária.
- Equidade em Saúde.
- Estratégia de Saúde Cardiovascular.
- Financiamento da Atenção Primária.
- Informatiza APS.
- Mais Médicos.

Para a devida solicitação de recursos, é necessária a consulta à íntegra do material, disponível no *site* do FNS e atualizado anualmente, pois é a partir das codificações propostas, vinculadas às necessidades e aos projetos que serão pleiteados, com a elaboração adequada e direcionada de ofícios, resultamos na primeira ferramenta para a captação de recursos aos Entes Federativos.

A manutenção do contato e do relacionamento com os parlamentares e com as assessorias faz com que a credibilidade de ambas as partes seja firmada, além de dar ao parlamentar a visibilidade da emenda enviada, gera reciprocidade no trabalho de captação de recursos.

ATENÇÃO PRIMÁRIA EM EMENDAS PARLAMENTARES

O Fundo Nacional de Saúde oferece uma ferramenta em seu site, acessível ao público em geral, que permite a identificação dos recursos em Saúde.

Em uma simples consulta filtrando os dados por emendas parlamentares (individuais, bancada, relatoria, comissão) e as ações ministeriais aqui mencionadas, é possível mensurar a importância dos recursos de atenção primária, que corresponde a 86,6% do total das emendas destinadas em 2022, e o impacto que esses recursos consequentemente proporcionam aos beneficiários.

Do que se percebe dos dados importantes, baseados no total de emendas de atenção primária destinadas em 2022, 85,8% foram destinados aos municípios ante o Estado e Instituições Privadas.

Ainda que o maior aporte seja por meio de emendas de comissão, 77,3% das emendas foram enviadas para custeio (GND3).

No critério de distribuição, a região Sudeste se destaca com dois estados de maior captação destes recursos de saúde: São Paulo e Minas Gerais.

As emendas parlamentares para a atenção primária à saúde podem atender a demandas como a construção de unidades e a melhoria da capacidade de atendimento.

Demandas atendidas

- Construção de unidades de atenção primária.
- Melhoria da capacidade de atendimento à saúde.
- Adequação dos procedimentos em saúde.
- Incremento temporário ao custeio dos serviços de atenção primária.
- Implementação de políticas de atenção primária à saúde.

REFERÊNCIAS BIBLIOGRÁFICAS

BRASIL. Ministério da Saúde, Carteira de Serviços da Atenção Primária à Saúde – Versão profissionais de saúde e gestores. Acesso em 6 nov. 2022. Disponível em: http://189.28.128.100/dab/docs/portaldab/documentos/casaps_versao_profissionais_saude_gestores_completa.pdfrt5.

BRASIL. Ministério da Saúde, O que é atenção primária em saúde. Acesso em 6 nov. 2022. Disponível em: https://aps.saude.gov.br/smp/smpoque.e

BRASIL. Ministério da Saúde, Carteira de Serviços da Atenção Primária à Saúde – Versão profissionais de saúde e gestores. Acesso em 6 nov. 2022. Disponível em: https://portalfns.saude.gov.br/wp-content/uploads/2022/10/FNS_Cartilha_%20de_%20Emendas%20_Parlamentares_%20PLOA%20_2023_internet.pdf?_t=1665511300.

BRASIL. FNS, Cartilha de Emendas Parlamentares - PLOA 2023. Acesso em 6 nov. 2022. Disponível em: https://portalfns.saude.gov.br/wp-content/uploads/2022/10/FNS_Cartilha_%20de_%20Emendas%20_Parlamentares_%20PLOA%20_2023_internet.pdf?_t=1665511300.

BRASIL. FNS, Painel de emendas. Acesso em 13 nov. 2022. Disponível em: https://painelms.saude.gov.br/extensions/Portal_Emendas/Portal_Emendas.html.

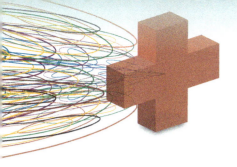

Capítulo 9

Emendas Parlamentares Federais e seu impacto nas políticas de Saúde Pública

Danielle Couto | Romero Arruda

INTRODUÇÃO

Emendas Parlamentares

Vilipendiadas, usadas de fato como "moedas de troca", as Emendas Parlamentares, ao contrário do pensamento que se aproxima do senso comum, são um dos mais importantes instrumentos da construção do orçamento brasileiro e à disposição da população brasileira. Por meio delas, é que os recursos da União atendem a pleitos da sociedade que poderiam simplesmente ser deixados de lado pelo Orçamento Geral da União, que, por sua magnitude, tende a encontrar dificuldade na observação de arranjos e problemas locais. Esse olhar para o detalhe, o cuidado e a conexão com a população, especialmente nos municípios menores, rotineiramente são acrescidos ao orçamento brasileiro por meio da atuação do parlamento.

Para que toda a sociedade ganhe com as emendas, o fundamental é que os critérios para sua liberação sejam cada vez mais republicanos, utilizando-se de indicadores técnicos para tomada de decisão, efetivamente para a entrega de soluções aos problemas. No entanto, a falta de critérios claros e o uso ineficiente desses recursos sempre foram pontos críticos.

O problema não está propriamente nas emendas parlamentares. Pelo contrário: as emendas individuais, por exemplo, são extremamente transparentes. Basta uma consulta rápida no Portal da Câmara dos Deputados ou no Portal da Transparência para saber quanto cada parlamentar enviou para suas bases.

Cumpre destacar que, até o exercício de 2013, as Leis Orçamentárias não possuíam um identificador que permitia discriminar completamente o montante de emendas parlamentares. A partir de 2014, essas emendas passaram a constar da peça orçamentária por meio do Identificador de Resultado Primário 6 (RP6).

Isso não significa que as emendas não existiam ou que não eram executadas, mas que não havia um meio eficiente de identificá-las nos sistemas abertos de acompanhamento orçamentário. Ou seja, a Câmara dos Deputados disponibiliza bases de dados e sistemas para consultas das emendas à LOA desde 1995, mas não é possível distinguir essas despesas oriundas de emendas no orçamento executado até 2013.

Desde a impositividade das emendas, o Executivo se viu obrigado a gastar tudo o que está previsto para essas emendas e de maneira igualitária entre todos os parlamentares. O que retira do presidente da República a formação de base legislativa para beneficiar seus aliados.

Neste contexto nasce o orçamento secreto. O governo se deparou com esse vácuo quando se viu sem meios de resolver a articulação política. Acabou se apropriando das emendas de relator-geral (RP9), que até então eram usadas para corrigir erros e omissões de ordem técnica, recompor dotações canceladas ou atender às especificações técnicas dos Pareceres Preliminares.

Após a decisão do Supremo Tribunal Federal (STF) que tornou o orçamento secreto inconstitucional, o Congresso Nacional tomou as rédeas do processo orçamentário. O relator-geral então destinou metade dos recursos para emendas individuais e a outra metade para programações discricionárias do Executivo, chamadas RP2 (de execução não obrigatória).

Em junho de 2024, as emendas individuais, sem finalidade definida, foram questionadas pela Associação Brasileira de Jornalismo Investigativo (Abraji) devido à sua falta de transparência. A Abraji solicitou ao STF que instaurasse uma ADI (Ação Direta de Inconstitucionalidade), a ADI n. 7.688, que trata das transferências especiais ("Emendas Pix")[18], incluída pela Emenda Constitucional n.º 105, de 2019.

De acordo com a Abraji o dispositivo impugnado permite a transferência direta de recursos públicos, sem necessidade de vinculação a projetos ou atividades específicas, sem convênio ou outro instrumento congênere. De modo simplificado, as transferências especiais foram criadas com o objetivo de alocar diretamente nas contas dos Estados, Municípios e Distrito Federal, recursos sem modalidade definida, ou seja, um "Pix", como citado por Romero Arruda, em Nova jabuticaba brasileira cria

espécie de Pix Orçamentário, que viajam para os cofres locais sem análise do tipo de política pública.

> *"De acordo com a ABRAJI, as transferências especiais: a) dificultam o acesso e transparência, rastreabilidade e comparabilidade, da sociedade e dos órgãos de controle; b) impedem a verificação do destino dos recursos públicos; c) afastam a competência federal para controlar os repasses, inclusive para responsabilidade administrativa e criminal.*
>
> *A referida Associação conclui que a sistemática das transferências especiais viola o princípio da separação de poderes pois implica em concentração excessiva de poder orçamentário no Legislativo, sem possibilidade da devida fiscalização pelo Executivo."*

Paralelamente, houve um questionamento das emendas de comissão (RP8), cujo valor teria sido ampliado pela EC 126/22, para substituir parcialmente as emendas de relator, determinando assim a suspensão de sua execução.

Quanto às emendas de comissão, o Relator entendeu que "não importa a embalagem ou o rótulo (RP2, RP8, "emendas pizza", etc.)", de forma que a "mera mudança de nomenclatura não constitucionaliza uma prática classificada como inconstitucional pelo STF, qual seja, a do "orçamento secreto".

Com o enfraquecimento do Executivo, o STF interveio diante da dificuldade do governo em encontrar uma solução política para a questão das emendas.

Percebe-se, portanto, que as regras que disciplinam as emendas impositivas foram alteradas diversas vezes nos últimos anos. O **Quadro 9.1.** abaixo resume as regras supracitas aplicadas a cada ano.

A série evidencia o aumento da participação das emendas parlamentares nas despesas totais do Poder Executivo. É importante destacar que, em alguns exercícios, o critério de impositividade tem como base a RCL do exercício passado e a LOA pode ser aprovada antes do fim do exercício anterior à sua vigência, é possível que o montante de execução impositiva seja maior ou menor que o considerado na LOA.

---

18 Neste contexto, as transferências especiais deverão ser indicadas, além da Modalidade (MA) de Aplicação, o Grupo de Natureza de Despesa (GND). Uma única emenda (programação), tal como ocorre nas transferências comuns, pode comportar MA 30 – Estados e 40 – Municípios. O art. 166-A, § 2º, I da CF não prevê transferências especiais para consórcio. As transferências especiais serão apresentadas na seguinte programação: Unidade Orçamentária (UO) 73101 – Recursos sob Supervisão do Ministério da Fazenda. Programação: 28.845.0903.0EC2. XXXX – Transferências Especiais. A distribuição de emendas entre beneficiários deverá observar, por autor, a destinação mínima de 70% para GND 4 e 30% GND 3 (Art. 166-A, § 5º CF).

Quadro 9.1. Regras Aplicadas a Cada Ano

Ano	Norma Legal	Regra pra limite de emenda impositiva
2014	Emendas Individuais (RP6): Art. 52 da LDO 2014	• Até o limite de 1,2% da Receita Corrente Líquida (RCL) do exercício financeiro anterior, com a vinculação de metade do montante para ações e serviços públicos de saúde (ASPS), compondo o piso de saúde estabelecido pelo art. 192 da Constituição Federal.
2015	Emendas Individuais (RP6) impositivas: Art. 55 da LDO 2015	• o comando previsto até então na LDO ganhou força constitucional com a promulgação da EC n.º 86, de 2015, que manteve o limite das emendas impositivas de até 1,2% da RCL de 2014, além da vinculação de metade dos recursos para ASPS.
2016	Emendas Individuais (RP6): EC n.º 86, de 2015 Emendas bancada (RP7): Art. 68 da LDO 2016	• Até o limite de 1,2% da RCL de 2015, além da vinculação de metade dos recursos para ASPS. • A Lei n.º 13.242, de 2015 (LDO 2016) inovou ao incluir as emendas de bancadas estaduais no rol de emendas impositivas, correspondentes a 0,6% da RCL realizada no exercício de 2015. Esse rol era mais limitado, restringindo-se ao montante definido no Anexo de Prioridades e Metas da LDO 2016.
2017	Emendas Individuais (RP6): EC n.º 86, de 2015 Emendas de bancada (RP7): Art. 72 da LDO 2017	• Até o limite de 1,2% da RCL de 2016, além da vinculação de metade dos recursos para ASPS. • As emendas de bancada estadual incluídas no rol das impositivas na LDO de 2017, correspondentes a 0,6% da RCL do exercício anterior, com possibilidade de ampliação para 0,8%, caso o relatório de avaliação do cumprimento das metas fiscais do segundo quadrimestre ateste que as metas fiscais poderão ser cumpridas.
2018	Emendas Individuais (RP6): EC n.º 86, de 2015 (não aplicada durante vigência da EC n.º 95, de 2016) Emendas de Bancada (RP7): EC n.º 95, de 2016 (Teto de Gastos) Art. 65 da LDO 2018	• EC n.º 95, de 2016, conhecida como Teto de Gastos, passou a prever a correção das emendas individuais impositivas pelo mesmo critério de correção das demais despesas primárias do orçamento, ou seja, pela variação do IPCA nos 12 meses encerrados em junho do ano anterior. • Corrigidas pelo IPCA acumulado até jun/2017, a partir do exercício de 2018.
2019	Emendas Individuais (RP6): EC n.º 86, de 2015 (não aplicada durante vigência da EC n.º 95, de 2016) Emendas de Bancada (RP7): EC n.º 95, de 2016 (teto de gastos) Art. 68 da LDO 2019	• Corrigidas pelo IPCA acumulado até jun/2018. Ainda em 2019, foi promulgada a EC n.º 105, que inseriu uma nova modalidade de transferência de recursos a entes federados, as emendas impositivas individuais. • Corrigidas pelo IPCA acumulado até jun/2018.
2020	Emendas Individuais (RP6): EC n.º 86, de 2015 (não aplicada durante vigência da EC n.º 95, de 2016) e EC n.º 105, de 2019 Emendas de Bancada (RP7): EC n.º 95, de 2016 (teto de gastos) Art. 68 da LDO 2020 e EC n.º 100, de 2019	• Corrigidas pelo IPCA acumulado até jun/2019. O PLOA de 2020 passou a permitir uma nova modalidade de transferência de recursos a entes federados, as emendas impositivas individuais. • Com a promulgação da EC n.º 100, de 2019, as emendas de bancada ganharam sua obrigatoriedade constitucional, com vigência a partir do exercício financeiro de 2020. A LOA previu que as emendas de bancada corresponderiam a 0,8% da RCL do exercício anterior.
2021	Emendas Individuais (RP6): EC n.º 86, de 2015 (não aplicada durante vigência da EC n.º 95, de 2016) Emendas de Bancada (RP7): EC n.º 95, de 2016 (teto de gastos) EC n.º 100, de 2019	• Corrigidas pelo IPCA acumulado até jun/2020 • Até o limite de 1,0% da RCL de 2020

Ano	Norma Legal	Regra pra limite de emenda impositiva
2022	Emendas Individuais (RP6): EC n.º 86, de 2015 (não aplicada durante vigência da EC n.º 95, de 2016) Emendas de Bancada (RP7): EC n.º 95, de 2016 (teto de gastos) EC n.º 100, de 2019 (RP7) EC n.º 113, de 2021 (alteração do IPCA)	• Corrigidas pelo IPCA acumulado até dez/2021. A EC n.º 113, de 2021, promoveu uma mudança no índice do teto de gastos, passando a considerar o IPCA acumulado de janeiro a dezembro de cada ano. A diferença na metodologia de apuração da inflação para a correção do teto de gastos permitiu elevar o montante de emendas impositivas para o orçamento de 2022. • Corrigidas pelo IPCA acumulado até dez/2021.
2023	Emendas Individuais (RP6): EC n.º 95, de 2016 (teto de gastos) Emendas de Bancada (RP7): EC n.º 100, de 2019 (RP7) EC n.º 113, de 2021 (alteração do IPCA) EC n.º 126, de 2022 (RP6)	• Até o limite de 2,0% da RCL de 2021. Em 19 de dezembro de 2022, o STF declarou a inconstitucionalidade das emendas de relator geral (RP9). Dois dias depois, foi promulgada a EC n.º 126, que previu a ampliação das emendas individuais (RP6) de 1,2% para 2% da RCL. Ou seja, o cálculo passou a considerar a RCL de dois exercícios anteriores à vigência da LOA (RCL de 2021, no caso da LOA 2023). • Corrigidas pelo IPCA acumulado até dez/2022. Além disso, as emendas de bancada também voltaram a ter como referência a RCL, mas considerando a receita observada no exercício anterior.
2024	Emendas Individuais (RP6): EC n.º 126, de 2022 Emendas de Bancada (RP7): EC n.º 100, de 2019	• Até o limite de 2,0% da RCL de 2022. Ou seja, correspondentes a dois exercícios antes da vigência da LOA. Por exemplo, o montante de emendas de 2025 é R$ 24,7 bilhões, o que equivale a 2% da RC de 2023 (R$ 1.233,7 bilhões). • Até o limite de 1,0% da RCL de 2023.
2025	Emendas Individuais (RP6): LC n.º 210, de 2024 Emendas de Bancada (RP7): LC n.º 210, de 2024	• Até o limite de 2,0% da RCL de 2024. • Até o limite de 1,0% da RCL de 2024, realizada no exercício anterior.

Fonte: Instituição Fiscal Independente – IFI

LEI COMPLEMENTAR N.º 210, DE 2024

O ministro Flávio Dino, do STF liderou um acordo com o Congresso com a intenção de aprimorar as regras das emendas parlamentares e dar mais transparência. Para isso, suspendendo a execução de emendas até a aprovação de uma nova lei. Com esse incentivo, os parlamentares aprovaram, no fim de novembro, a Lei Complementar 210/2024. Entre as mudanças propostas estão:

- Priorização de obras inacabadas e situações de calamidade pública.
- Limitação no crescimento das emendas, em conformidade com o Novo Arcabouço Fiscal.
- Maior transparência e eficiência na alocação de recursos públicos e estabelecer justificativa técnica na destinação dos valores.

Deste então, o que muda com a nova regulamentação das emendas parlamentares? A Lei Complementar n.º 210/2024 estabelece regras para a proposição e a execução de emendas parlamentares na lei orçamentária anual. Confira as principais diretrizes:

EMENDAS DE BANCADA ESTADUAL

O objeto das emendas de bancada estadual se destina a projetos e ações estruturantes para a unidade da Federação representada pela bancada, definido na Lei de Diretrizes Orçamentárias.

Art. 2º As emendas de bancada estadual de que trata o §12º do art. 166 da Constituição Federal somente poderão destinar recursos a projetos e ações estruturantes para a unidade da Federação representada pela bancada, **vedada a individualização** de ações e de projetos para atender a demandas ou a indicações de cada membro da bancada.

A Lei Complementar 210/2024 reduz o número de emendas de 15-20 (mais 3 de remanejamento) por UF para 8 emendas (podendo até mais três emendas para dar continuidade às obras inacabadas). Na atual Resolução n.º 1/2006 do Congresso Nacional, estados mais populosos têm maior número de emendas. Mantido o montante orçamentário por bancada.

Resolução n.º 1/2006-CN	LC n.º 210/2024
Art. 47 (…) Emendas de bancada estadual: • No mínimo 15 e no máximo 20 emendas de apropriação. • 3 emendas de remanejamento. • Vedada a designação genérica.	Art. 3º (…) Serão apresentadas e aprovadas por bancada estadual até: • 8 emendas. • até 3 emendas para dar continuidade às obras inacabadas. • Vedada a individualização.

EMENDAS DE COMISSÃO

A apresentação das emendas de comissão deve considerar as respectivas áreas de competência temática, destinadas a ações orçamentárias de interesse nacional ou regional, cuja finalidade deve ser precisa, vedada a destinação genérica que possa contemplar outras ações. Os critérios e as orientações para sua execução deverão ser publicados por órgãos executores, observadas os critérios técnicos do SUS, mínimo de 50% para ASPS.

EMENDAS INDIVIDUAIS

De acordo com o art. 7º da LC 210/2024, caberá ao autor da emenda, ao informar o ente beneficiário, o valor da transferência e o objeto. Atualmente, criticada por, entre outros aspectos, não dar a transparência desejável às emendas "Pix" (transferências diretas a estados, municípios) a nova lei traz aspectos que poderiam ser mais simples de resolver.

ORIENTAÇÕES AOS GESTORES MUNICIPAIS

A decisão do Supremo Tribunal Federal (STF) na ADPF 854, sob relatoria do Ministro Flávio Dino, trata de irregularidades no processo de execução das

Resolução n.º 1/2006-CN	LC n.º 210/2024
Art. 44 (…) As emendas de Comissão deverão: • Competência regimental da Comissão. • Ações de interesse nacional ou institucional. • Se transferências voluntárias de interesse nacional devem conter, na sua justificação, "elementos, critérios e fórmulas que determinem a aplicação dos recursos, em função da população beneficiada pela respectiva política pública".	Art. 4º (…) As emendas de Comissão deverão: • Competência regimental da Comissão. • Ações de interesse nacional ou regional. • Vedada à designação genérica de programação que possa contemplar ações orçamentárias distintas. • Os órgãos executores de políticas públicas publicarão portarias, até 30 de setembro do exercício anterior ao que se refere à LOA, com critérios para priorização da execução. • Mínimo 50% (cinquenta por cento) para Saúde (ASPS), observadas as programações prioritárias e os critérios técnicos do Sistema Único de Saúde (SUS).
Art. 44 (…): Número de emendas: • 4 (quatro) emendas de apropriação. • 4 (quatro) emendas de remanejamento.	(…) Número de emendas: • Não definido. Art. 5º (…) Indicações das comissões: • Propostas de indicação dos líderes partidários, ouvida a respectiva bancada partidária, as quais deverão ser deliberadas em até 15 (quinze) dias. • Aprovadas as indicações, seus presidentes as farão constar de atas, que serão publicadas e encaminhadas aos órgãos executores em até 5 (cinco) dias.

Autor da Emenda	Beneficiários
Art.7 º (…) Indicação do ente: • Informar o objeto e valor da transferência. • Obras inacabadas. Obs: conforme IN TCU n.º 93/202420.	Art.8 º (…) Do beneficiário: • Indicar no sistema Transferegov.br. • Agência Bancária. • Conta Corrente específica.
Art.9 º (…) Prioridade para execução • Calamidade ou emergência pública.	Parágrafo único (…): Do ente beneficiado: • Comunicar ao Poder Legislativo e ao Tribunal de Contas da União (TCU) e aos tribunais de contas estaduais ou municipais, o plano de trabalho e o cronograma de execução (prazo 30 dias).

Abertura de Contas Específicas
• Abrir contas específicas para cada emenda parlamentar destinada à saúde. • Enviar os dados das contas ao MS e à CGU dentro do prazo estipulado (10 dias). • O município não poderá indicar uma conta já aberta anteriormente. • Manter registros detalhados de todas as transferências e despesas realizadas. • Publicar relatórios de execução orçamentária em conformidade com as normas de transparência por meio dos instrumentos de prestação de contas existentes.

emendas parlamentares, com foco na transparência e rastreabilidade dos recursos públicos, estabelece regras e condições para a execução de emendas parlamentares no orçamento federal, com especial destaque as emendas destinadas a ações e serviços públicos em saúde.

Diante do volume expressivo de recursos transferidos fundo a fundo aos municípios, a decisão impacta diretamente a gestão municipal, exigindo adequações operacionais e de controle pelos gestores locais.

Para assegurar o cumprimento das exigências, recomenda-se que as emendas parlamentares destinadas à saúde, em todas as suas modalidades, passam a ser condicionadas ao atendimento de critérios técnicos estabelecidos pelo gestor federal do SUS, com base nas orientações fixadas pelas Comissões Intergestores Bipartite e Tripartite (CIB/CIT).

O CAMINHO DAS EMENDAS DE CUSTEIO

As emendas parlamentares destinadas a saúde passaram por uma evolução significativa entre os anos de 2022 a 2024. Observamos na planilha abaixo que ao longo dos 3 anos, as indicações para o Incremento temporário ao Custeio dos Serviços de Atenção Primária à Saúde – PAP tiveram um aumento considerável.

Em 2022, o total da dotação orçamentária foi de R$ 8.167.274.360,00, com uma atualização para R$ 10.718.497.373,00 em 2024, representando um aumento de 31,24%.

Entre as emendas parlamentares apontadas na planilha abaixo, as emendas individuais se destacaram ao apresentar a maior fonte de recurso e com execução quase total. As alocações do recurso passaram de R$ 2.974.932.039,00 em 2022, para R$ 6.161.530.751,00 em 2024, refletindo um aumento de 107,12%.

As emendas de Bancada e de Comissão também tiveram uma evolução relevante. As emendas de Bancada Estadual tiveram um aumento de 2022 a 2024, saltando de R$ 1.099.101.530,00 para R$ 1.282.566.622,00. Já as emendas de Comissão, experimentaram um crescimento expressivo entre 2022 e 2024, passando de uma dotação de R$ 109.451.327,00 para R$ 3.274.400.000,00, o que representa aproximadamente 2.891,64%.

As emendas parlamentares indicadas para o Incremento Temporário ao Custeio dos Serviços de Assistência Hospitalar e Ambulatorial para Cumprimento de Metas – MAC, também tiveram um aumento expressivo entre os anos de 2022 a 2024, conforme apontado na planilha abaixo.

No período de 2022 a 2024, ocorreu um crescimento de 138,85% na dotação orçamentária, passando de R$ 5.128.687.957,00 em 2022, para R$ 12.250.242.147,00 em 2024.

PAP

Ação	2E89 - Incremento Temporário ao Custeio dos Serviços de Atenção Primária à Saúde para Cumprimento de Metas				

Rótulos de Linha	Soma de Dotação Inicial Emenda	Soma de Dotação Atual Emenda	Soma de Empenhado	Soma de Liquidado	Soma de Pago
2022	**7.884.621.347,00**	**8.167.274.360,00**	**8.139.672.134,00**	**7.954.020.753,00**	**7.954.020.753,00**
6 - Emendas Individuais	2.928.751.878,00	2.974.932.039,00	2.962.214.147,00	2.837.424.997,00	2.837.424.997,00
7 - Emendas de Bancada Estadual	262.978.480,00	1.099.101.530,00	1.091.996.882,00	1.083.448.726,00	1.083.448.726,00
8 - Emendas de Comissão	12.890.989,00	109.451.327,00	101.671.641,00	57.530.859,00	57.530.859,00
9 - Emendas de Relator-Geral	4.680.000.000,00	3.983.789.464,00	3.983.789.464,00	3.975.616.171,00	3.975.616.171,00
2023	**5.113.581.624,00**	**6.202.197.149,00**	**6.155.586.306,00**	**5.977.969.180,00**	**5.977.969.180,00**
6 - Emendas Individuais	4.836.313.243,00	4.988.787.429,00	4.944.630.415,00	4.836.581.672,00	4.836.581.672,00
7 - Emendas de Bancada Estadual	276.868.381,00	1.213.009.720,00	1.210.955.891,00	1.141.387.508,00	1.141.387.508,00
8 - Emendas de Comissão	400.000,00	400.000,00			
2024	**6.272.922.955,00**	**10.718.497.373,00**	**10.450.063.620,00**	**9.826.280.211,00**	**9.826.280.211,00**
6 - Emendas Individuais	5.866.977.670,00	6.161.530.751,00	6.136.412.447,00	5.718.803.984,00	5.718.803.984,00
7 - Emendas de Bancada Estadual	405.945.285,00	1.282.566.622,00	1.280.615.531,00	1.210.186.437,00	1.210.186.437,00
8 - Emendas de Comissão		3.274.400.000,00	3.033.035.642,00	2.897.289.790,00	2.897.289.790,00
Total Geral	**19.271.125.926,00**	**25.087.968.882,00**	**24.745.322.060,00**	**23.758.270.144,00**	**23.758.270.144,00**

Assim como o PAP, as emendas individuais indicadas no MAC representam a principal fonte de recurso. Observamos que, em 2022, a dotação inicial era de R$ 1.579.060.463,00 passando para R$ 5.145.518.231,00, em 2024, o que representa um crescimento aproximado de 225,86%.

As emendas de Bancada Estadual aumentaram a sua dotação ao longo dos 3 anos. Em 2022, tivemos a indicação de R$ 1.328.512.985,00 e, em 2024, o valor indicado foi de R$ 2.296.638.860,00.

Podemos concluir que ocorreu uma evolução nas indicações das emendas parlamentares no PAP e MAC, com o aumento significativo dos recursos ao longo dos anos, resultando em uma execução praticamente integral dos valores empenhados e pagos.

MAC

Ação	2E90 - Incremento Temporário ao Custeio dos Serviços de Assitência Hospitalar e Ambulatorial para Cumprimento de Metas				

Rótulos de Linha	Soma de Dotação Inicial Emenda	Soma de Dotação Atual Emenda	Soma de Empenhado	Soma de Liquidado	Soma de Pago
2022	**5.306.712.511,00**	**5.128.687.957,00**	**5.089.034.831,13**	**4.896.497.678,13**	**4.896.497.678,13**
6 - Emendas Individuais	1.560.744.327,00	1.579.060.463,00	1.564.864.344,00	1.440.012.232,00	1.440.012.232,00
7 - Emendas de Bancada Estadual	1.145.968.184,00	1.328.512.985,00	1.303.055.979,00	1.238.747.645,00	1.238.747.645,00
9 - Emendas de Relator-Geral	2.600.000.000,00	2.221.114.509,00	2.221.114.508,13	2.217.737.801,13	2.217.737.801,13
2023	**5.543.213.434,00**	**5.998.389.941,00**	**5.947.922.773,00**	**5.689.119.438,00**	**5.689.119.438,00**
6 - Emendas Individuais	3.671.127.863,00	3.947.518.832,00	3.918.164.945,00	3.753.607.522,00	3.753.607.522,00
7 - Emendas de Bancada Estadual	1.871.985.571,00	2.029.671.109,00	2.008.757.828,00	1.935.511.916,00	1.935.511.916,00
8 - Emendas de Comissão	100.000,00	21.200.000,00	21.000.000,00		
2024	**6.919.300.283,00**	**12.250.242.147,00**	**11.923.122.995,00**	**11.000.969.135,00**	**11.000.969.135,00**
6 - Emendas Individuais	4.487.572.536,00	5.145.518.231,00	5.095.708.466,00	4.585.403.119,00	4.585.403.119,00
7 - Emendas de Bancada Estadual	2.017.000.575,00	2.296.638.860,00	2.278.295.616,00	2.005.009.431,00	2.005.009.431,00
8 - Emendas de Comissão	414.727.172,00	4.808.085.056,00	4.549.118.913,00	4.410.556.585,00	4.410.556.585,00
Total Geral	**17.769.226.228,00**	**23.377.320.045,00**	**22.960.080.599,13**	**21.586.586.251,13**	**21.586.586.251,13**

ORÇAMENTO PÚBLICO EM DEBATE: ENTRE A TRANSPARÊNCIA, A JUDICIALIZAÇÃO E A ENTREGA DE POLÍTICAS PÚBLICAS

A importância do orçamento público vai além da simples alocação de recursos. Ele representa um instrumento fundamental de planejamento governamental e um compromisso com a população, definindo onde e como os investimentos serão realizados. Cada real destinado a uma área específica traduz-se em impacto social, seja na construção de escolas, no custeio da saúde pública ou na execução de obras de infraestrutura.

No entanto, a execução orçamentária no Brasil tem sido historicamente influenciada por interesses políticos e institucionais que nem sempre convergem ao encontro do interesse público. A constante modificação de regras e diretrizes ao longo dos anos compromete a previsibilidade do orçamento e impacta diretamente na eficácia da gestão pública. Governos municipais e estaduais frequentemente enfrentam incertezas quanto à chegada de recursos essenciais, dificultando o planejamento e a continuidade de políticas públicas estruturantes.

Outro desafio significativo é a conciliação entre a necessidade de flexibilidade na alocação de recursos e a observância dos princípios constitucionais. Enquanto a adaptação do orçamento às demandas emergentes é essencial, a falta de regras claras para essa movimentação cria espaços para distorções. Assim, o debate sobre o orçamento público deve caminhar para um modelo que alie transparência, eficiência e governabilidade, garantindo que os recursos cumpram sua função social sem se tornarem instrumento de negociações obscuras.

O orçamento público é um dos pilares estruturais de qualquer Estado Democrático de Direito. Ele define prioridades, organiza despesas e materializa, na execução financeira, as políticas que impactam diretamente a vida da população. No Brasil, a disputa por esses recursos ganhou contornos intensos nos últimos anos, com a ascensão das emendas parlamentares como mecanismo central na destinação de investimentos para estados e municípios.

As sucessivas discussões sobre o chamado "orçamento secreto", a inconstitucionalidade das emendas de relator (RP9) e a necessidade de maior transparência na alocação de recursos evidenciaram um embate que vai além das disputas institucionais. Mais do que uma mera discussão sobre regras e normas, estamos diante de um dilema fundamental: como conciliar transparência, governabilidade e eficiência na execução orçamentária?

IMPORTÂNCIA DA OBSERVÂNCIA AOS PRINCÍPIOS CONSTITUCIONAIS

A observância aos princípios constitucionais não deve ser encarada apenas como um requisito formal, mas como um compromisso com a integridade da administração pública. A transparência e a legalidade são essenciais para evitar o desvirtuamento dos recursos públicos e para garantir que as decisões orçamentárias sejam tomadas com base no interesse coletivo, não em conveniências políticas momentâneas.

A impessoalidade e a moralidade administrativa também desempenham um papel crucial nesse contexto. Quando recursos são distribuídos sem critérios claros e objetivos, há um risco real de favorecimento indevido e desvio de finalidade. A ausência de normas bem definidas sobre a destinação das emendas parlamentares, por exemplo, pode gerar situações de uso discricionário e, até mesmo, corrupção, enfraquecendo a credibilidade das instituições.

Além disso, a eficiência na gestão dos recursos públicos deve ser uma preocupação constante. O cumprimento dos princípios constitucionais não significa burocratizar a alocação de verbas, mas sim estabelecer mecanismos que garantam que cada real investido tenha o máximo retorno social. Isso exige planejamento rigoroso, controle eficaz e uma fiscalização ativa, capaz de assegurar que os objetivos previstos sejam alcançados sem desperdícios ou desvios.

O artigo 37º da Constituição Federal estabelece que a Administração Pública deve observar os princípios da legalidade, impessoalidade, moralidade, publicidade e eficiência. Esses preceitos servem como um farol para a formulação e execução do orçamento, garantindo que os recursos sejam aplicados de maneira transparente e em benefício da coletividade.

A polêmica das emendas RP9 mostrou como a opacidade na distribuição de verbas pode comprometer esses princípios. O STF, ao declarar a inconstitucionalidade desse mecanismo, fundamentou sua decisão na falta de rastreabilidade das emendas e na impossibilidade de controle social sobre sua execução. Esse episódio reforça a necessidade de um debate aprofundado sobre o modelo de financiamento público e o papel do Legislativo na definição das prioridades orçamentárias.

Historicamente, as emendas parlamentares foram criadas como um mecanismo para permitir que deputados e senadores destinassem recursos para regiões que representam. No entanto, ao longo do tempo, o sistema se distanciou do ideal de atender às reais demandas da população e passou a ser um instrumento de barganha política, muitas vezes favorecendo interesses individuais em detrimento da transparência e do planejamento estratégico. A falta de um critério uniforme para a destinação desses recursos gerou um descontrole, criando distorções significativas no orçamento público.

Essa distorção se evidencia em setores essenciais, como a saúde, em que a previsibilidade dos repasses é essencial para o funcionamento dos serviços. Quando os recursos ficam sujeitos a disputas políticas e arranjos institucionais instáveis, os municípios enfrentam dificuldades na manutenção de hospitais, compra de medicamentos e execução de programas de atenção básica.

OS RISCOS DA JUDICIALIZAÇÃO DO DEBATE POLÍTICO

A crescente judicialização do orçamento não é um fenômeno isolado, mas um reflexo das dificuldades de articulação política entre os Poderes. O Judiciário, ao ser chamado a decidir sobre questões orçamentárias, frequentemente assume um papel que deveria ser primordialmente exercido pelo Legislativo e pelo Executivo. Essa inversão de papéis pode criar precedentes preocupantes, onde a governabilidade passa a depender mais de decisões judiciais do que de debates e consensos políticos.

Outro ponto relevante é o impacto da judicialização na previsibilidade do orçamento. Quando decisões fundamentais sobre alocação de recursos são constantemente contestadas no Judiciário, a administração pública enfrenta dificuldades para planejar e executar políticas de longo prazo. Prefeituras, governos estaduais e até mesmo órgãos federais passam a operar em um cenário de incerteza, sem garantias de que os recursos programados estarão disponíveis conforme o esperado.

Além disso, a intervenção judicial excessiva pode gerar um efeito colateral perigoso: o enfraquecimento da autonomia dos entes federativos. O processo orçamentário deve respeitar as competências e atribuições de cada Poder e nível de governo, garantindo que as decisões sejam tomadas de maneira democrática e dentro do escopo de responsabilidade de cada instância. Se a judicialização se tornar um mecanismo constante para resolver impasses políticos, corremos o risco de minar a própria essência do equilíbrio entre os Poderes.

A decisão do STF sobre as emendas RP9 teve impactos profundos, mas também levantou um questionamento delicado: até que ponto o Judiciário pode intervir no processo orçamentário? A crescente judicialização do debate político gera preocupações quanto à substituição do diálogo institucional entre os Poderes por decisões judiciais impositivas.

O sistema democrático pressupõe um equilíbrio entre os Poderes e o orçamento é uma das mais importantes ferramentas de governabilidade do Executivo. Quando esse processo se desloca para o Judiciário, cria-se um precedente perigoso de governança através de liminares e decisões monocráticas.

Nos últimos anos, vimos a crescente dificuldade de articulação política entre os Poderes Executivo e Legislativo, o que levou a um uso excessivo do Judiciário como mediador de impasses que deveriam ser resolvidos por meio do debate institucional. Essa situação enfraquece o papel do Parlamento e retira do Executivo a autonomia para definir prioridades na aplicação dos recursos.

A NECESSIDADE DE PACIFICAÇÃO E FOCO NA EXECUÇÃO DAS POLÍTICAS PÚBLICAS

A necessidade de pacificação do processo orçamentário se torna ainda mais evidente quando analisamos o financiamento da saúde no Brasil. Estados e municípios dependem fortemente dos recursos oriundos das emendas parlamentares para complementar o custeio da saúde, garantindo o funcionamento de hospitais, a compra de medicamentos e a manutenção de unidades de pronto atendimento. Sem esses aportes adicionais, muitos gestores locais enfrentariam severas dificuldades para manter a estrutura do Sistema Único de Saúde (SUS) em pleno funcionamento.

A descentralização do SUS foi concebida para que estados e municípios tivessem autonomia na execução das políticas de saúde, mas a realidade é que a maior parte das receitas ainda está concentrada na União. Nesse contexto, as emendas parlamentares se tornaram uma ferramenta essencial para equilibrar a distribuição de recursos e permitir que as administrações locais consigam atender às necessidades da população. Quando há insegurança sobre a liberação desses valores, as consequências são diretas: filas nos hospitais aumentam, programas de atenção básica sofrem cortes e serviços essenciais ficam comprometidos.

Diante desse cenário, é fundamental que a discussão sobre a alocação de recursos orçamentários não se perca em disputas políticas e jurídicas intermináveis. O foco deve estar na eficiência da aplicação dos recursos, garantindo que cada centavo destinado à saúde, ou à educação, ou para obras de infraestrutura, seja bem empregado. Além disso, é necessário avançar na criação de mecanismos que assegurem previsibilidade e estabilidade no repasse dos valores, de modo que estados e municípios possam planejar melhor suas ações e investir em políticas de saúde com maior segurança financeira.

O atraso na aprovação da Lei Orçamentária Anual (LOA) de 2025 exemplifica como essas disputas institucionais têm efeitos concretos na governabilidade do país. Enquanto o embate sobre as regras de execução orçamentária segue indefinido, o funcionamento de serviços essenciais fica comprometido.

Se quisermos avançar como nação, precisamos sair do ciclo de disputas e focar naquilo que realmente importa: a execução eficiente e transparente do orçamento público, garantindo que os recursos cheguem onde realmente fazem diferença.

REFERÊNCIAS BIBLIOGRÁFICAS

Arruda, Romero: Nova Jabuticaba brasileira cria espécie de 'Pix Orçamentário'. Disponível em: https://www.metropoles.com/ponto-de-vista/nova-jabuticaba-brasileira-cria-especie-de-pix-orcamentario.

BRASIL: Decreto n.º 10.888/2021. Dispões sobre a publicida-de e a transparência das comunicações relativas às emendas de relator-geral. Disponível em: https://www12.senado.leg.br/orcamento/documentos/estudos/tipos-de-estudos/notas-tecnicas-e-informativos/nota-tecnica-151-2022-historico-dos-dispositivos-relacionados-ao-identificador-de--resultado-primario-rp-9-como-classificador-das-emendas--de-relator-geral.

https://cnm.org.br/storage/biblioteca/2025/Perguntas_Respostas/PER_Emendas_Parlamentares_ADPF_854-.pdf

BRASIL: Lei n.º 12.919, de 2013. Disponível em: https://www.planalto.gov.br/ccivil_03/_ato2011-2014/2013/lei/l12919.htm.

BRASIL: Lei n.º 13.080, de 2015. Disponível em: https://www.planalto.gov.br/ccivil_03/_ato2015-2018/2015/lei/l13080.htm.

BRASIL: Lei n.º 13.242, de 30 de dezembro de 2015. Disponível em: https://www.planalto.gov.br/ccivil_03/_ato2015-2018/2015/lei/l13242.htm.

BRASIL: Lei n.º 13.408, de 26 de dezembro de 2016. Disponível em: https://www.planalto.gov.br/cciviL_03////_Ato2015-2018/2016/Lei/L13408.htm

BRASIL: PLN32/2022: Estima a receita e fixa a despesa da União para o exercício financeiro de 2023. Disponível em: https://www.congressonacional.leg.br/materias/pesquisa/-/materia/154644.

BRASIL: Proposta de Emenda à Constituição n.º 86/2015. Disponível em: https://www.planalto.gov.br/ccivil_03/constituicao/emendas/emc/emc86.htm

BRASIL: Proposta de Emenda à Constituição n.º 95/2016. Disponível em: https://www.planalto.gov.br/ccivil_03/constituicao/emendas/emc/emc95.htm

BRASIL: Proposta de Emenda à Constituição n.º 100/2019. Disponível em: https://www.planalto.gov.br/ccivil_03/constituicao/emendas/emc/emc100.htm

BRASIL: Proposta de Emenda à Constituição n.º 113/2021. Disponível em: https://www.planalto.gov.br/ccivil_03/constituicao/emendas/emc/emc113.htm.

BRASIL: Proposta de Emenda à Constituição n.º 126/2022. Disponível em: https://legis.senado.leg.br/norma/36621395/publicacao/36631160.

BRASIL: Proposta de Emenda à Constituição n.º 32/2022. Disponível em: https://www25.senado.leg.br/web/atividade/materias/-/materia/155248.

BRASIL: Lei Complementar n.º 210/2024. Disponível em: https://www.planalto.gov.br/ccivil_03/leis/lcp/lcp210.htm.

BRASIL: Proposta de Resolução do Congresso Nacional n.º 3/2022. Disponível em: https://www.congressonacional.leg.br/materias/pesquisa/-/materia/155401.

BRASIL: Proposta de Resolução do Congresso Nacional n.º 4/2021. Disponível em: https://www.congressonacional.leg.br/materias/pesquisa/-/materia/150995.

BRASIL: Resolução n.º 01/2006-CN. Disponível em: https://legis.senado.leg.br/norma/35212493/publicacao/35215392.

Couto, Danielle: Emendas Parlamentares: instrumento da sociedade. Disponível em: https://www.migalhas.com.br/amp/depeso/349232/emendas-parlamentares-instrumento-da-sociedade.

Emendas ao PLOA 2022 – Admissibilidade Diretrizes e Orientações: Disponível em: https://legis.senado.leg.br/sdleg-getter/documento?dm=9030442&ts=1640292336650&disposition=inline.

Nota Técnica n.º 11/2024: Subsídios para Análise do PLP n.º 175/2024 (Emendas Parlamentares ao PLOA). Disponível em: https://www2.camara.leg.br/orcamento-da-uniao/estudos/2024.

Nota Técnica n.º 39/2024: Transferências Especiais: Repercussão da ADI n.º 7688/DF no Processo Orçamentário. ORÇAMENTÁRIO. Disponível em: https://www2.camara.leg.br/orcamento-da-uniao/estudos/2024.

Nota Técnica n.º 57/2024: Despesas discricionárias e emendas parlamentares (2014 a 2024). Disponível em: https://www12.senado.leg.br/ifi/notas-tecnicas-ifi.

Nota Técnica n.º 04/2025: Projeções fiscais e orçamentárias: o desafio das despesas discricionárias. Disponível em: https://www2.camara.leg.br/orcamento-da-uniao/estudos.

Nota Técnica n.º 151/2022: Histórico dos dispositivos relacionados ao identificador de resultado primário RP9 como classificador das emendas de relator-geral. Disponível em: https://www12.senado.leg.br/orcamento/documentos/estudos/tipos-de-estudos/notas-tecnicas-e-informativos/nota-tecnica-151-2022-historico-dos-dispositivos-relacionados-ao-identificador-de-resultado-primario-rp-9-como=-classificador-das-emendas-de-relator-geral#:~:text-79%3A,do%20%C2%A7%204%C2%BA%20do%20art.

Nota Técnica n.º 6/2019: Aplicação de recursos decorrentes de emenda parlamentar para o incremento do PAB e do MAC. Disponível em: https://www2.camara.leg.br/orcamento-da-uniao/estudos/2019/nt-06-2019-aplicacao-de-recursos-decorrentes-de-emenda-parlamentar-para-incremento-do-pab-e-do-mac.

Portal Câmara dos Deputados. Disponível em: https://www2.camara.leg.br/orcamento-da-uniao/leis-orcamentarias/loa.

Portal da Transparência. Disponível em: https://portaldatransparencia.gov.br/emendas/lista-consultas.

STF. Supremo Tribunal Federal. Mandato de Injunção (MI). Disponível em: https://portal.stf.jus.br/processos/detalhe.asp?incidente=5886456.

STF. Supremo Tribunal Federal. Ação Direta de Inconstitucionalidade (ADI) 7688. Disponível em: https://portal.stf.jus.br/processos/detalhe.asp?incidente=6987935.

STF. Supremo Tribunal Federal. Ação Direta de Inconstitucionalidade (ADIs) 7695. Disponível em: https://portal.stf.jus.br/processos/detalhe.asp?incidente=6996131

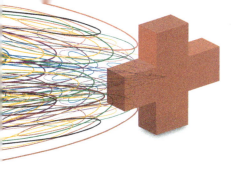

Capítulo 10

Investimentos dos Hospitais da Média e Alta Complexidade por Intermédio do Fundo Nacional de Saúde (FNS)

Adriana Mariano dos Santos

INTRODUÇÃO

O leitor que acompanhou o Capítulo 6, sobre o Fundo Nacional de Saúde (FNS), que explica como uma entidade filantrópica pode captar recursos para custear despesas operacionais não cobertas pelo Sistema Único de Saúde (SUS) por conta da defasagem da tabela, talvez se questione como essa entidade pode ou consegue realizar investimentos já que faltam recursos para o essencial.

A exemplo do recurso de custeio, a captação de recursos para investimentos também pode ser realizada por meio de doações voluntárias, incentivos fiscais e/ou doações de grandes empresas, ou bancos, por exemplo. Se uma entidade conseguisse todo o investimento de que necessita para reformar, ampliar espaços ou comprar equipamentos de média e alta tecnologia para continuar prestando seus serviços com eficiência, seria providencial.

Então, há a possibilidade de captar recursos para investimentos no Governo Federal para entidades privadas sem fins lucrativos ou entidades públicas?

Com toda a certeza, entidades públicas e, em especial, as filantrópicas podem captar recursos com parlamentares e no próprio Ministério da Saúde por meio de ações de investimentos para reformas, aquisição de equipamentos e material permanente, porém com um trâmite diferente do utilizado para custeio.

DESENVOLVIMENTO

Como levantar as necessidades de investimentos da entidade?

É bastante comum, no que diz respeito à captação de recursos públicos, ouvirmos que a entidade ou prefeitura A ou B não obteve recursos suficientes para executar o projeto ou execução, o que, consequentemente, impediu a obtenção do recurso indicado pelo parlamentar e até mesmo pelo Ministério da Saúde, quando esse recurso é destinado a programas específicos, e não a emendas parlamentares.

Isso não é bom nem para a entidade que perdeu o recurso e deixou de investir nas suas demandas, nem para o Ministério ou parlamentar que reservou e indicou um valor para atender a demanda dessa entidade e teve seu recurso "perdido". A situação fica um pouco mais delicada quando o parlamentar faz questão de ajudar a entidade X, por uma sugestão e pedido da população que, muitas vezes, é o seu reduto eleitoral, e ele não consegue.

O ideal é que toda entidade tenha um banco de projetos previamente definido com as áreas do hospital, de modo que, quando surgir a possibilidade de recursos para áreas afins, o interessado nos recursos esteja pronto e, se ocorrerem imprevistos, estes poderão ser sanados com tranquilidade.

No ano de 2025, os recursos financiáveis para a área da saúde são: Construção (E, DF, M); Ampliação (E, DF, M); Reforma (E, DF, M, P, C); Serviço e Material de Consumo (F, E, DF, M, P, C), Estudo e Pesquisa (F, E, DF, M, P); Equipamento e Material Permanente (F, E, DF, M, P, C); Custeio PAP (DF, M) e Custeio MAC (E, DF, M).

Quadro 10.1. Legenda das unidades capacitadas a receber recursos

F	Federal
DF	Distrito Federal
E	Estados
M	Municípios
P	Privadas Sem Fins Lucrativos
C	Consórcios Públicos

Fonte: cartilha de emendas parlamentares PLOA 2025.

Reforça-se, conforme orientações da cartilha de emendas parlamentares disponibilizada pelo site do Fundo Nacional da Saúde, que não é permitida a destinação de recursos públicos para entidades privadas sem fins lucrativos para construção, ampliação e custeio PAP.

A fundamentação básica da proibição de filantrópicas captarem recursos nos objetos aqui mencionados é que o Governo estaria acrescendo o patrimônio de uma entidade privada em que ele não tem gestão direta. As privadas, apesar de filantrópicas, têm somente contratos de prestação de serviços com o SUS e gestão própria.

Assim, a entidade deve levantar, junto ao engenheiro civil, a necessidade de reformas e, com a engenharia clínica, a necessidade de materiais permanentes e de equipamentos para os projetos estarem prontos quando a entidade for acionada por parlamentares ou para apresentar os respectivos projetos em visitas aos gabinetes em Brasília, ressaltando que as reformas são formalizadas por meio de contratos de repasses com uma instituição financeira mandatária, geralmente a Caixa Econômica Federal, conforme inciso XVI, artigo 3º da Portaria Interministerial ME/SEGOV n.º 1965, de 10 de março de 2022.

Com a publicação da **Lei Complementar n.º 210, de 25 de novembro de 2024**, que regulamentou a proposição e execução das emendas parlamentares, após a decisão do Ministro Relator do STF, Flávio Dino na ADPF – Arguição de Descumprimento de Preceito Fundamental n.º 854, os profissionais de relações governamentais e captação de recursos públicos devem se atentar as modificações da lei.

Até a publicação da lei, era permitido que as emendas de bancada estadual fossem destinadas para qualquer localidade no país e conforme o artigo 2º, essas emendas somente poderão destinar recursos a projetos e ações estruturantes para a unidade da Federação representada pela bancada, vedada a individualização de ações e de projetos para atender a demandas ou a indicações de cada membro da bancada. Isso quer dizer, por exemplo, que a bancada estadual do Acre não pode destinar recursos para projetos no estado da Bahia e ainda dividir valores para atender indicações de parlamentares. Era comum que, além do valor da emenda individual que cada parlamentar poderia indicar, ainda fosse dividido o valor geral da emenda estadual de bancada por cada parlamentar. Para melhor entendimento, a emenda estadual da bancada era no valor hipotético de R$ 300 milhões de reais e faziam parte da bancada 8 deputados e 3 senadores, ou seja, 11 parlamentares. A conta era que cada parlamentar poderia indicar dentro da emenda da bancada o valor de R$ 27.272.727,30 para projetos e ações de seu interesse.

E como fica a situação de projetos já iniciados em anos anteriores, de filantrópicas e/ou públicas, ou instituições que recebem o recurso em sua matriz para atender demais estados?

A resposta do primeiro questionamento está no inciso III, §1º, artigo 2º da LC 210/2024, que diz:

> Art. 2º As **emendas de bancada estadual** de que trata o §12º do art. 166 da Constituição Federal somente poderão destinar recursos a projetos e ações estruturantes para a unidade da Federação representada pela bancada, vedada a individualização de ações e de projetos para atender a demandas ou a indicações de cada membro da bancada.
>
> §1º Os projetos e as ações estruturantes deverão observar o seguinte:

III – é admitida a destinação de recursos para outra unidade da Federação, desde que se trate de projetos de amplitude nacional.

A resposta para instituições que possuem matriz em um estado e filiais em outros também consta no artigo 2º da LC 210. O inciso II, do §2º, esclarece que é admitida a destinação de recursos para outra unidade da Federação, desde que se trate da matriz da entidade e que ela tenha sede em Estado diverso do Estado da bancada, onde será realizada a aquisição de equipamentos ou a realização dos serviços. Desta forma, entidades que possuem sua matriz em estado A e captam recursos em outros estados podem continuar normalmente com seu trabalho. Orientamos, neste caso, que seja entregue aos parlamentares e inserido no espelho das emendas a informação da sede da matriz diversa da unidade que está sendo atendida na emenda.

Além de atender às exigências da LC 210, também evita que parlamentares da oposição acusem o destinador de emenda parlamentar individual ou a bancada estadual de destinar recursos para estado diverso.

Reforçamos que até o momento desta edição, em 7 de abril de 2025, a LOA estava na fase de sanção, com a aprovação do plenário em 26/03/2025, tendo o prazo de até 15/04/2025 para ser Vetada ou Sancionada pelo Presidente e, portanto, de grande valia o leitor acompanhar este processo no site da Câmara dos Deputados, bem como a portaria emitida pelo Ministro da Saúde posterior ao LOA no site do Fundo Nacional da Saúde, pois trarão o direcionamento e permissões do que sua Instituição poderá ou não solicitar ao parlamentar, por meio das emendas.

Caso Prático 1

A Entidade "A" é informada por telefone que seu pedido de recursos para aquisição de um aparelho de ressonância foi contemplado pelo parlamentar e ela precisa entrar no *site* do FNS e indicar o equipamento. A entidade faz isso, procura o equipamento na Relação Nacional de Equipamentos e Materiais Permanentes (Renem) financiável pelo SUS (**Figura 10.1.**), que traz a especificação técnica e preços sugeridos, bem como o ambiente onde o equipamento será instalado.

Ocorre que, diferentemente dos recursos de custeio, os recursos de investimentos são diretamente no CNPJ da entidade e o projeto é remetido, por meio eletrônico, aos técnicos do Ministério da Saúde, por intermédio do Gerenciamento de Objetos e Propostas.

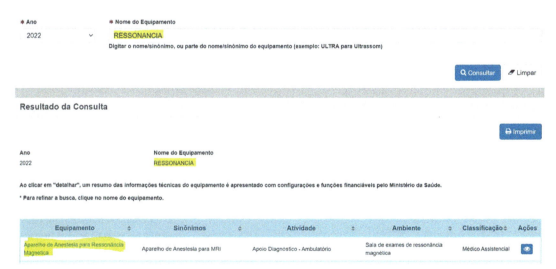

Figura 10.1. Pesquisa na Renem sobre equipamentos de ressonância magnética https://portalfns.saude.gov.br/renem/.

Nesse caso, a entidade fez tudo corretamente, só não percebeu que a ressonância magnética solicitada no projeto não atende as diretrizes do próprio Ministério da Saúde em relação ao caráter populacional e, portanto, o equipamento é inadequado para aquela macrorregião; assim, teve o projeto indeferido pela área técnica.

O banco de projetos, portanto, não é somente o levantamento das demandas da entidade, mas quem o faz também precisa conhecer sobre portarias e decretos-leis que impactam diretamente nessas solicitações.

Portanto, para garantir uma captação efetiva, não basta que a entidade interessada nos recursos elabore um banco de projetos para equipamentos com o levantamento das prioridades, informando unidade hospitalar, município, CNPJ, nome do equipamento, descrição técnica, valor, se o equipamento será uma nova aquisição ou troca. É necessário também que a área de captação e até mesmo a área solicitante no hospital conheçam as diretrizes do Ministério da Saúde para a destinação de alguns equipamentos.

Quais documentos anexar ao banco de projetos de equipamentos?

De forma geral, a entidade privada sem fins lucrativos deve se enquadrar nos artigos 87 e 88 da LDO n.º 14.436, de 9 de agosto de 2022, e atender todas as solicitações da lei, porém, falemos sobre alguns pontos nos quais as entidades interessadas em recursos costumam falhar em pareceres do Ministério da Saúde.

Como ressaltado, em alguns casos é necessário que a entidade comprove, com documentos, o que está solicitado no gerenciador de objetos do FNS e, se não o fizer, serão intermináveis as diligências por parte dos técnicos do Ministério da Saúde cobrando a documentação até que esta seja providenciada ou a indicação do recurso será "perdida".

Desta forma, para o processo ser mais célere para as partes, é aconselhável que a entidade tenha conhecimento das documentações exigidas quando da solicitação de equipamentos.

Senão, vejamos, no caso de aquisição de novos de equipamentos que exija documentação complementar, a entidade deve anexar ao projeto a resolução da Comissão Intergestores Bipartite (CIB) para a implantação de novos serviços e demonstrar a área de abrangência dos novos serviços, entre outras exigências, conforme preconizam os artigos 3º e 4º da Comissão Intergestores Tripartite (CIT) 10, de 8 de dezembro de 2016:

> Art. 3º A proposta dos novos serviços de saúde deverá conter: a área de abrangência do serviço, equipamentos, mobiliário e pessoal, capacidade instalada e valor anual do seu custeio, indicando as necessidades e a concordância de aporte dos demais entes federados.
>
> Art. 4º Após pactuação na Comissão Intergestores Bipartite (CIB), a proposta deverá ser encaminhada ao Ministério da Saúde para análise e parecer, obedecendo aos fluxos estabelecidos no âmbito do SUS.

Se o equipamento solicitado for para ampliação dos atendimentos já existentes na entidade, deverá ser informado, por meio de documento assinado pelo gestor municipal e/ou estadual de saúde, quais serviços serão ampliados, a necessidade desses serviços e se eles serão disponibilizados ao SUS.

Ora, então a entidade não pode captar recursos para a aquisição de um equipamento para atender particulares e outros convênios, aumentar a sua receita e diminuir o déficit do SUS? Parece óbvia a resposta, mas não custa relembrá-la: **NÃO!**

Captações de recursos públicos por meio de emendas parlamentares ou de programas são de exclusividade do Sistema Único de Saúde, conforme preceitua a LDO n.º 14.436, de 9 de agosto de 2022, seção I – Das transferências para o setor privado, subseção I – Das subvenções sociais:

> Art. 83. A transferência de recursos a título de subvenções sociais, nos termos do art. 16 da Lei n.º 4.320, de 1964, atenderá as entidades privadas sem fins lucrativos que exerçam atividades de natureza continuada nas áreas de assistência social, saúde ou educação, observado o dispos-

to na legislação em vigor, e desde que tais entidades:

I – sejam constituídas sob a forma de fundações incumbidas regimental e estatutariamente para atuarem na produção de fármacos, medicamentos, produtos de terapia celular, produtos de engenharia tecidual, produtos de terapia gênica, produtos médicos definidos em legislação específica e insumos estratégicos na área de Saúde; ou

II – prestem atendimento direto ao público e tenham certificação de entidade beneficente, nos termos do disposto na Lei Complementar n.º 187, de 16 de dezembro de 2021.

Outro documento solicitado para aquisição de equipamentos é a Declaração de Capacidade Gerencial, Operacional e Técnica, conforme observado na **Figura 10.2.**, a seguir, para desenvolver as atividades, com informações acerca da quantidade e da qualificação profissional de seu pessoal, também na LDO n.º 14.436, de 9 de agosto de 2022, em seu artigo 87, inciso XI, não esquecendo que a LDO muda todos os anos e a entidade deve atualizar o modelo aqui apresentado com as informações referentes ao ano em que está apresentando o projeto.

Ficará demonstrado como o documento é simples e, mesmo assim, anualmente as entidades têm seus projetos enviados para diligências por conta deste mero erro formal com a mudança da lei.

Igualmente, se o hospital solicitar um acelerador linear (equipamento com a mais alta tecnologia desenvolvido para emitir radiação para combater ou diminuir o desenvolvimento do câncer) alegando que o seu não funciona mais, deverá comprovar o fato com um laudo de obsolescência emitido pelo fabricante. Essa exigência mostra que projetos de investimentos na captação de recursos públicos devem ser muito bem planejados.

Importante ressaltar também que não basta a entidade ser ligada à área da Saúde para captar recursos no Governo Federal. Apesar de as entidades ligadas à saúde serem dispensadas do chamamento público e do Marco Regulatório das Organizações da Sociedade Civil, conforme artigo 3º, inciso IV da Lei n.º 13.019, de 31 de julho de 2014, que estabelece o regime jurídico das parcerias entre a administração pública e as organizações da sociedade civil, para

DECLARAÇÃO DE CAPACIDADE GERENCIAL, OPERACIONAL E TÉCNICA

Nome, Presidente da (nome da entidade), Registro Geral n° 111111 DECLARO, para fins de comprovação junto ao Ministério da Saúde, sob as penas da lei que, nos termos do Inciso XI, do art. 87 da LDO n° 14.436 de 09 de agosto de 2022, a (nome entidade), CNPJ nº 11.111.111/0001-11 possui Capacidade Gerencial, Operacional e Técnica para executar o objeto proposto, tendo em seu quadro técnico e operacional profissionais qualificados como:

TIPO DE PROFISSIONAL	QUANTIDADE
CORPO CLÍNICO	500
ASSISTENCIAL (ENFERMEIROS, TÉCNICOS	2.200
ADMINISTRATIVO	800
APOIO OPERACIONAL	600

Data	NOME	Assinatura do Presidente
02/01/2022	Presidente da (nome entidade)	

Figura 10.2. Modelo de declaração de capacidade gerencial, operacional e técnica.

captar recursos e realizar convênios com o Governo Federal, é necessário que as entidades comprovem atividade regular na área da Saúde nos últimos 3 anos que antecedem a solicitação dos recursos, o que pode ser feito no próprio contrato de prestação de serviços entre a entidade e o Sistema Único de Saúde.

LDO n.º 14.436, de 9 de agosto de 2022 – Art. 87. Sem prejuízo das disposições contidas nos art. 83 a art. 86, a transferência de recursos prevista na Lei n.º 4.320, de 1964, à entidade privada sem fins lucrativos, nos termos do disposto no § 3ºo do art. 12 da Lei n.º 9.532, de 10 de dezembro de 1997, dependerá da justificação pelo órgão concedente de que a entidade complementa adequadamente os serviços prestados diretamente pelo setor público e ainda de:

> XIII – comprovação pela entidade privada sem fins lucrativos de efetivo exercício, durante os últimos três anos, de atividades relacionadas à matéria objeto da parceria.

Como captar recursos para investimentos com o Governo Federal?

Aproveitando o fato de 50% das emendas individuais ao Projeto de Lei Orçamentária serem, obrigatoriamente, destinadas para ações e serviços públicos de Saúde (§9º, artigo 166 da CF/88) e que, diferentemente dos recursos captados para custeio da alta e média complexidade, destinados na GND3, ação 2E90 e modalidades 31 ou 41 e são os gestores das entidades que repassam esses recursos num segundo momento, os recursos para investimentos são destinados na ação 8535, modalidade 50 (privadas), GND3 para reformas e GND4 para equipamentos e a entidade recebe os recursos diretamente na sua conta corrente aberta, especificamente, para esse fim.

Como a segunda maior necessidade de captação de recursos públicos pelos hospitais são justamente investimentos na área de equipamentos, abordaremos esse tema para facilitar a captação das entidades de forma prática.

Não é obrigatório apresentar ao parlamentar o projeto para a captação de recursos em equipamentos, mas é prudente fazê-lo se essa apresentação se der no âmbito de captação nos programas do Ministério da Saúde. Geralmente, o captador apresenta, ao parlamentar, a entidade, os atendimentos, e a necessidade do recurso, ao passo que é o parlamentar indica o recurso em momento oportuno, mas é claro que alguns parlamentares podem solicitar as descrições dos equipamentos e, como a entidade já terá feito o dever de casa com o banco de projetos, ela poderá demonstrar facilmente o objetivo discriminado da solicitação.

Como acontece na captação de recursos de custeio MAC, a entidade pode entregar o ofício ao parlamentar com suas informações básicas e, o mais importante, as informações técnicas que facilitarão a indicação dos recursos, por parte das assessorias parlamentares, indicando o número do CNPJ matriz da entidade (exigência legal §3º, artigo 5º da Portaria Interministerial 1965, de 10 de março de 2022 e inciso VIII, artigo 9º da Portaria 424, de 30 de dezembro de 2016), modalidade de transferência com finalidade definida na aplicação 50 – transferências a Instituições Privadas sem Fins Lucrativos (§8º, artigo 5º, PI 1965), GND4 – investimentos e ação 10.302.5018.8535 para estruturação de unidades de atenção especializada em Saúde, bem como o valor do pleito.

Caso Prático 2

A entidade "X", com sede no estado do Rio de Janeiro, solicitou recursos para aquisição de equipamentos na ação 8535, GND4, no valor de R$ 200 mil reais, e indicou o CNPJ 11.111.111/0001-02, sendo da sua filial no estado de Minas Gerais. Por força da Portaria 424/2016, a entidade teve o repasse negado por impedimento técnico; senão, vejamos:

> Art. 9º É vedada a celebração de:
> VIII – instrumentos com estabelecimentos cadastrados como filial no CNPJ.

Para se ter assertividade na área de captação de recursos públicos, é necessário estar inteirado sobre de portarias, decretos, resoluções e leis que norteiam desde o início da captação de recursos até a prestação de contas, e isso vale tanto para os recursos captados para custeio como para investimentos.

Como estamos falando de investimentos neste capítulo, devemos acrescentar que é de extrema importância que a entidade tenha conhecimento das informações aqui citadas.

Todas essas informações são essenciais para a realização de uma solicitação de recursos com menores chances possíveis de impedimentos técnicos e ainda facilitar os trâmites da assessoria parlamentar e de quem executará o recurso no *site* do FNS e na Plataforma Transferegov.

Problemas com certidões positivas de débitos podem impedir a captação de recursos para investimentos?

Essa é uma dúvida muito comum no meio de relações governamentais e captação de recursos de entidades filantrópicas. Muitos questionamentos surgem e alguns até alegam que "não conseguem" captar recursos, pois o seu gestor tem certidões positivas ou a própria entidade está nessa situação.

Despropositado é uma entidade atender os pacientes do Sistema Único de Saúde, não receber o real valor pelos atendimentos, contrair dívidas pela falta de equilíbrio desse contrato e ainda ser penalizada ao ter negada a captação de recursos por meio de emendas ou de programas para suprir o seu déficit de custeio ou para investimentos.

No primeiro caso, quando o gestor da entidade, municipal ou estadual, estiver com certidões positivas e a transferências de recursos pelo Governo Federal se der por emendas individuais (§9º, artigo 166 da CF/88) e de emendas coletivas e/ou de bancadas estaduais (§12º, artigo 166 da CF/88), independerá da adimplência do ente federativo destinatário, conforme preceitua o §16º, artigo 166 da CF/88:

§16º Quando a transferência obrigatória da União para a execução da programação prevista nos §11º e 12º deste artigo for destinada a Estados, ao Distrito Federal e a Municípios, **independerá da adimplência do ente federativo destinatário** e não integrará a base de cálculo da receita corrente líquida para fins de aplicação dos limites de despesa de pessoal de que trata o caput do art. 169.

Se, em vez do gestor, for a entidade que está com certidões positivas em órgãos ou entidades da administração pública federal, ela poderá conveniar ou contratar com o Governo Federal?

Proíbe entidades filantrópicas de conveniar ou contratar com o Governo Federal se adimplentes, **exceto** os instrumentos decorrentes de emendas parlamentares individuais, ou seja, é possível essas entidades se conveniarem com o Governo Federal se a captação decorrer de emendas individuais, o que não acontece se for captação por meio de recursos de programas do próprio Ministério da Saúde ou, por exemplo, por emendas de bancada estadual ou do Distrito Federal. O pagamento das emendas individuais e de bancada é obrigatório, desde que não haja impedimentos de ordem técnica (§13º, artigo 166 da CF/88).

Neste caso, certidões positivas de débito são impedimentos de ordem técnica para o recebimento do recurso pela bancada dos estados e do Distrito Federal e, como mencionado, excepcionalmente os recursos decorrentes de emendas individuais poderão ser conveniados.

O que fazer após captar os recursos para investimentos?

A entidade deve entrar no site do Fundo Nacional de Saúde e iniciar o cadastramento da emenda parlamentar em Sistemas e Aplicativos/Gerenciamento de Objetos e Propostas, no qual ela poderá cadastrar as propostas, gerenciá-las e acompanhá-las.

Com todas as informações coletadas no banco de projetos que a entidade providenciou antes da solicitação do recurso público, inclusive na parte documental, agora é o momento de inserir no FNS e enviar a proposta cadastrada para análise.

Observe que no modelo ilustrado na **Figura 10.3.**, é possível identificar, no espelho da proposta de convênio, os dados da entidade, objeto, número da emenda, nome do parlamentar, valor, número da proposta e a situação em que ela se encontra.

Já na **Figura 10.4.**, observamos o cronograma físico com metas e etapas, bem como o plano de aplicação, em que constam a quantidade de equipamentos solicitados, o valor e a descrição.

Observa-se que, no modelo apresentado na **Figura 10.3.**, a proposta com o número de 949150/22-005 obteve parecer "favorável" pelo Ministério da Saúde. A entidade conseguiu sanar e responder todas as diligências e, assim, a proposta teve deferimento na aprovação de mérito e aguarda classificação orçamentária, conforme §5º do artigo 165 da CF/88.

Com o parecer favorável pelo FNS, a entidade/o proponente pode consultar o convênio gerado na Plataforma Transferegov, em "consultar convênios/pré-convênios" e de forma mais célere: basta inserir o "ano" e, no "tipo de identificação do proponente", inserir o CNPJ da entidade e, então, executar todo o convênio.

Nas entidades em que pessoas distintas captam recursos e executam os convênios ou contratos de repasse, é prudente que o captador tenha uma noção mínima da Plataforma Transferegov para consultar e acompanhar sua perfeita execução.

Isso se dá, pois, se a entidade tiver problemas com a prestação de contas de um convênio, é vedada a homologação de outros e, consequentemente, não será possível a captação de novos recursos para investimentos até que as irregularidades sejam resolvidas e, ainda, a entidade poderá ser cadastrada no Cadastro de Entidades Privadas Sem Fins Lucrativos Impedidas (Cepim), conforme preceitua o inciso I, §21º, XVIII, artigo 22 da Portaria 434/2016.

> I – declaração do representante legal da entidade privada sem fins lucrativos de que não possui impedimento no Cadastro de Entidades Privadas Sem Fins Lucrativos Impedidas – Cepim, no SICONV, no SIAFI, e no CADIN;

Em meados de 2021, foi lançado o InvestSUS Gestão, conforme demonstração na **Figura 10.5.**, aplicativo para *smartphones* que facilitará aos gestores estaduais, municipais e às entidades o acompanhamento de propostas e saldos de contas diretamente pelo celular. É uma forma de o Ministério da Saúde manter um *link* direto para todas as informações necessárias

MINISTÉRIO DA SAÚDE	PROPOSTA DE CONVÊNIO Nº. DA PROPOSTA: 949150/22-005 Situação da Proposta: Proposta Favorável aguardando Classificação Orçamentária

IDENTIFICAÇÃO DO PROPONENTE		
CNPJ	RAZÃO SOCIAL DO PROPONENTE	
Endereço Completo CENTRO		EA PRIVADA
CEP	UF	Município

Tipo de Recurso:	Emenda	
Programa Estratégico:	ATENÇÃO ESPECIALIZADA À SAÚDE	
Componente:	HOSPITAL	
Objeto	AQUISIÇÃO DE EQUIPAMENTO E MATERIAL PERMANENTE PARA UNIDADE DE ATENÇÃO ESPECIALIZADA EM SAÚDE	
Emendas relacionadas ao objeto		
Emenda	Nome Parlamentar	Valor

VALOR DA PROPOSTA	
O valor total da proposta é de:	

Figura 10.3. Modelo do início de proposta cadastrada no FNS parte 1 em https://proposta.saude.gov.br/loginEntidade.jsf.

CRONOGRAMA FÍSICO	
1 – META	
Data Inicial:	07/06/2022
Data final	31/12/2022
Unid Medida:	UNID
Total da Meta:	
Descrição:	Aquisição de Equipamentos e Materiais Permanentes
1.1 – ETAPA	
Data Inicial:	07/06/2022
Data final	31/12/2022
Valor Etapa:	
Descrição:	Etapa – Aquisição de Equipamentos e Materiais Permanentes
CNES:	
PLANO DE APLICAÇÃO (1.1 – ETAPA)	
Proposta de Convênio de Equipamento	
Tipo de Serviço:	Apoio Diagnóstico – Ambulatório
Setor:	Apoio ao Diagnóstico e Terapia / Imagenologia – Ressonância magnética
Ambiente:	Posto de enfermagem e serviços
Item:	Cardioversor
Qtd:	2
Valor:	58.606,00

Figura 10.4. Modelo de proposta cadastrada no FNS parte 2, com demonstração do cronograma físico e plano de aplicação no FNS.

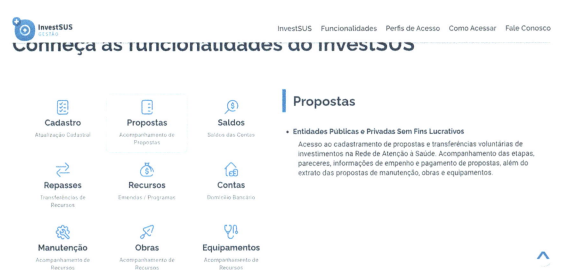

Figura 10.5. InvestSUS – Gestão com acesso em https://portalfns.saude.gov.br/investsus/.

com os gestores que, por sua vez, podem realizar as consultas em qualquer lugar e a qualquer momento.

A ferramenta permite o acesso aos serviços, sistemas e às informações no que tange à gestão do financiamento federal do SUS pelos municípios, estados, Distrito Federal e entidades públicas e privadas sem fins lucrativos, unificando as informações em um só local como cadastro (atualização cadastral), propostas (acompanhamento de propostas), saldos (saldos das contas), repasses (transferências de recursos), recursos (emendas/programas), contas (domicílio bancário), manutenção (acompanhamento de recursos), obras (acompanhamento de recursos), equipamentos (acompanhamento de recursos), consignados (acompanhamento valor de imagem) e limites (consultar limite PAP e MAC).

Avalia-se, pelas funcionalidades da "capa" do aplicativo, que ele é uma excelente ferramenta de trabalho para o profissional de relações governamentais e captador de recursos para filantropias, por aglomerar várias informações importantes na tomada de decisão e no acompanhamento por parte desse profissional.

CONSIDERAÇÕES FINAIS

Há várias ações no Governo Federal em que uma filantrópica pode captar recursos e as duas formas mais comuns e procuradas por hospitais são, sem dúvida, as ações de custeio e de aquisição de equipamentos.

Neste capítulo, vimos como pensar a captação de recursos em investimentos para equipamentos de uma instituição hospitalar desde a criação de um banco de projetos, passando pela documentação exigida até dicas de leis, manuais e portarias que podem auxiliar a entidade na captação de recursos e na execução de um bom projeto.

Observamos que a correta elaboração e análise de um projeto são de suma importância para todos os que, direta ou indiretamente, trabalham com captação de recursos federais em hospitais filantrópicos.

O assunto não é fácil e nem tão simples de se lidar, mas se compararmos a captação de recursos de custeio na ação 2E90 para média e alta complexidade explanada no capítulo sobre o Custeio dos Hospitais da Média e Alta Complexidade através do FNS – Fundo Nacional de Saúde deste Manual, podemos observar que o fluxo daquele é muito mais célere que o da captação de recursos para equipamentos, porém com certo risco nas indicações que devem ser acompanhadas com mais atenção.

Apesar de, em investimentos, termos um caminho muito mais burocrático, vez que as indicações são no CNPJ das filantrópicas, a entidade é a responsável por cadastrar o recurso indicado desde o início, portanto, trata-se de um controle que está em poder da instituição.

No caso do custeio, há um processo célere, porém a responsabilidade de indicar o CNES da entidade no site do Fundo Nacional de Saúde é do gestor municipal ou estadual, e a entidade só terá a garantia que o recurso foi indicado para seu CNES quando estiver com o número do processo gerado e começar acompanhá-lo.

Com planejamento e persistência, é possível adquirir novos equipamentos ou realizar a troca dos equipamentos obsoletos de um hospital, já que os valores captados não têm um teto específico para tal finalidade como acontece com o custeio e, relembramos, ainda, os 50% obrigatórios na área da Saúde

quando da destinação das emendas individuais por cada parlamentar.

Há um universo de possibilidades a ser conquistado por profissionais que se dedicam à captação de recursos e conhecem esse processo como um todo. Se você é um apaixonado por filantropia e chegou até aqui, está na hora de planejar seu banco de projetos, ser um multiplicador de conhecimento na sua entidade, reservar sua passagem para Brasília e demonstrar que o seu hospital tem todos os requisitos necessários para ser um bom investimento na área da Saúde, lembrando que para 2025, se faz necessário acompanhar a sanção final da LOA e adicionalmente, a publicação no DOU (Diário Oficial da União) sobre a Portaria do Ministério da Saúde que dispõe sobre as regras para as transferências do Fundo Nacional de Saúde aos fundos de saúde dos Estados, Distrito Federal e Municípios, relativas a emendas parlamentares que destinarem recursos ao Sistema Único de Saúde (SUS).

REFERÊNCIAS

https://portalfns.saude.gov.br/cartilha-de-emendas-parlamentares-ploa-2023/.

https://portalfns.saude.gov.br/https-portalfns-saude-gov-br-atualizacao-das-informacoes-tecnico-economicas-dos-itens-financiaveis-pelo-sus-2022-procot/.

https://portalfns.saude.gov.br/renem/.

https://portalfns.saude.gov.br/investsus/.

https://bvsms.saude.gov.br/bvs/saudelegis/cit/2016/res0010_08_12_2016.html.

https://www.planalto.gov.br/ccivil_03/_Ato2019-2022/2022/Lei/L14436.htm.

https://www.gov.br/plataformamaisbrasil/pt-br/legislacao-geral/portarias/portaria-interministerial-me-segov-no-1965-de-10-de-marco-de-2022.

https://www.planalto.gov.br/ccivil_03/_ato2011-2014/2014/lei/l13019.htm.

https://www.planalto.gov.br/ccivil_03/Constituicao/Constituicao.htm.

https://www.planalto.gov.br/ccivil_03/Portaria/prt-424-16-m.planejamento.htm.

https://portalfns.saude.gov.br/investsus/.

https://www.gov.br/plataformamaisbrasil/pt-br.

https://portaldatransparencia.cgu.gov.br/pagina-interna/603243-cepim.

https://portalfns.saude.gov.br/wp-content/uploads/2022/10/FNS_Cartilha_%20de_%20Emendas%20_Parlamentares_%20PLOA%20_2023_internet.pdf?_t=1665511300.

LEI COMPLEMENTAR N.º 210, DE 25 DE NOVEMBRO DE 2024, consultado em https://www.planalto.gov.br/ccivil_03/LEIS/LCP/Lcp210.htm

Cartilha Ploa 2025 Ministério da Saúde, consultado em https://portalfns.saude.gov.br/cartilha-de-emendas-parlamentares-ploa-2025/

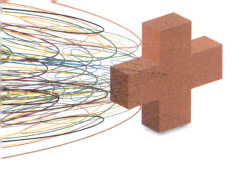

Capítulo 11

Estrutura do Processo de Recurso

Mariana Gonçalves Magon | Allyne de Moura Silva

INTRODUÇÃO

Quando pensamos em emendas e em sua execução, à primeira vista, o tema pode parecer simples e de rápida conclusão. No entanto, ao contrário do que se imagina, o processo de recebimento de recursos provenientes de emendas é regulado por uma complexa série de leis, normativas e portarias, o que exige um estudo aprofundado e uma análise detalhada de casos práticos.

É indiscutível que, entre todas as emendas disponíveis, o custeio em Saúde se destaca como prioridade no início da distribuição dos recursos orçamentários. Por esse motivo, também é a emenda mais atrativa para os parlamentares, pois, além de ser paga mais rapidamente, sua execução tem início imediato assim que o beneficiário recebe os recursos.

Contudo, não podemos esquecer das informações já apresentadas neste Manual, que enfatizam a importância de uma preparação adequada para a solicitação das emendas e a correta codificação dos projetos, etapas que são tão cruciais quanto o próprio recebimento dos recursos. Mesmo cumprindo todas as exigências legais prévias, os recursos destinados ao custeio em Saúde apresentam maior agilidade tanto na tramitação quanto na execução.

Por outro lado, as emendas voltadas para obras – como novas construções, reformas ou ampliações – seguem um fluxo de procedimentos bem mais demorado. Este processo está pautado pela Portaria Interministerial n.º 424 de 2016, pela Portaria 558 de 2019, atualizada pelo Decreto n.º 11.531/2023, e pela Portaria Conjunta MGI/MF/CGU n.º 28/2024.

Nas emendas de obras, a execução pode durar anos, uma vez que envolve várias etapas, incluindo a elaboração de projetos executivos e complementares, a aprovação do projeto pela autoridade competente, aprovações legais (como o Auto de Vistoria do Corpo de Bombeiros – AVCB), fiscalizações, o processo licitatório, a execução da obra, a equipagem e a prestação de contas.

Neste capítulo, abordaremos, com o objetivo de esclarecer e explicar alguns termos e conceitos, os principais agentes e as fases que participam do processo de execução de uma emenda voltada à Saúde.

ESTRUTURA DO PROCESSO

As Portarias Interministeriais n.º 424/2016, n.º 558/2019, o Decreto n.º 11.531/2023, e a Portaria Conjunta MGI/MF/CGU n.º 28/2024 estabelecem as normas para a celebração de convênios e repasses entre órgãos da Administração Pública e entidades públicas ou privadas sem fins lucrativos, com o intuito de executar programas, projetos e atividades de interesse comum, envolvendo a transferência de recursos financeiros originários do Orçamento Fiscal e da Seguridade Social da União.

Com base nas portarias mencionadas, as seguintes definições são importantes:

- **Concedente**: órgão ou entidade da Administração Pública Federal, direta ou indireta, responsável pela transferência dos recursos, fiscalização da conformidade financeira, acompanhamento da execução e avaliação do cumprimento do objeto formalizado.
- **Convenente**: ente da Administração Pública, de qualquer esfera governamental, consórcio público ou entidade privada sem fins lucrativos, com a qual a Administração Pública Federal estabelece a execução de programas ou projetos por meio de convênios ou instrumentos afins.
- **Proponente**: órgão ou entidade pública ou privada, sem fins lucrativos, que manifesta seu interesse em celebrar um instrumento para obter transferência de recursos financeiros.
- **Mandatária**: instituições financeiras oficiais federais que celebram e operacionalizam, em nome da União, os instrumentos previstos pelas Portarias n.º 424/2016 e n.º 11.531/2023.
- **Convênio**: instrumento que regula a transferência de recursos financeiros entre a Administração Pública Federal e os entes estaduais, municipais ou consórcios públicos, visando a execução de projetos ou atividades de interesse recíproco.
- **Contrato de repasse**: instrumento que possibilita a transferência de recursos financeiros, processado por meio de instituição ou agente financeiro público federal que atua como mandatário da União.
- **Transferência fundo a fundo**: mecanismo de descentralização que permite o repasse direto de recursos federais para fundos estaduais ou municipais, sem necessidade de convênios.

Os fundos que utilizam essa modalidade são:

- **Fundo Nacional de Saúde (FNS).**
- **Fundo Nacional de Assistência Social (FNAS).**

Na área da Saúde, a Lei n.º 8.142, de 19 de fevereiro de 1990, regula as transferências fundo a fundo, e o Decreto n.º 1.232, de 30 de agosto de 1994, detalha sua regulamentação. As transferências Fundo a Fundo no âmbito do Sistema Único de Saúde (SUS) são realizadas por meio do FNS, conforme a gestão estabelecida na Norma Operacional Básica do SUS – NOB 01/1996, e visam à cobertura de ações e serviços de saúde implementados pelos estados, Distrito Federal e Municípios.

Essas transferências são divididas em seis blocos de recursos, conforme o **Pacto pela Saúde** (Portaria n.º 399/2006):

- Atenção básica/Atenção primária.
- Atenção de média e alta complexidade.
- Vigilância em Saúde.
- Assistência farmacêutica.
- Gestão do SUS.
- Bloco não regulamentado.

Os recursos transferidos são destinados ao Fundo de Saúde do município ou estado, e a utilização dos mesmos deve seguir o plano de Saúde estabelecido.

De acordo com a Lei n.º 8.142/1990, os beneficiários para receber os recursos devem atender aos seguintes requisitos:

- Ter um Fundo de Saúde.
- Ter um Conselho de Saúde.
- Ter um Plano de Saúde.
- Apresentar um Relatório de Gestão.
- Contar com uma contrapartida orçamentária.
- Ter uma Comissão para elaboração do Plano de Carreira, Cargos e Salários (PCCS), com prazo de implementação de dois anos.

Em uma recente resolução do STF, também se exige a individualização das contas correntes recebedoras dos recursos, por emenda indicada, para garantir maior transparência na aplicação dos recursos e na prestação de contas.

O descumprimento das exigências da Lei n.º 8.142/1990 pode resultar na administração dos recursos sendo transferida para o Estado.

A articulação nos diferentes níveis do Sistema ocorre preferencialmente por meio de comissões:

- **Comissão Intergestores Tripartite (CIT):** composta por representantes do Ministério da Saúde (MS), do Conselho Nacional de Secretários Estaduais de Saúde (CONASS) e do Conselho Nacional de Secretários Municipais de Saúde (CONASEMS).
- **Comissão Intergestores Bipartite (CIB):** formada por representantes da Secretaria Estadual de Saúde (SES) e do Conselho Estadual de Secretários Municipais de Saúde (COSEMS).
- **Comissão Intergestores Regionais (CIR):** responsável por discutir e pactuar diretrizes regionais, com a participação dos gestores municipais de saúde.

PROCESSOS E DELIBERAÇÕES

A deliberação sobre os pleitos municipais é responsabilidade da **CIB**. Após o recebimento da documentação pela Secretaria Técnica, esta é analisada conforme a legislação vigente, com a solicitação de documentos complementares quando necessário. O parecer é então emitido, e o processo segue para a reunião ordinária da CIB, onde é analisado e deliberado. O parecer final é publicado e, caso o município seja habilitado, os recursos são transferidos.

O prazo para deliberação da CIB é de até 60 dias, com a publicação da resolução no Diário Oficial do Estado.

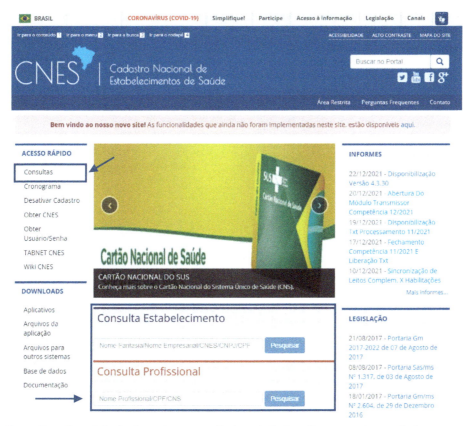

Figura 11.1. Consultas de estabelecimentos e profissionais. https://cnes.saude.gov.br/

Piso e Teto MAC e PAP

Os **valores-limites** para a indicação de recursos de custeio, como o Incremento Temporário do Piso de Atenção Primária (PAP) e o Incremento Temporário de Média e Alta Complexidade (MAC), são atualizados anualmente. Os gestores de saúde devem estar cientes de seus limites para evitar a impossibilidade técnica de execução de emendas.

CNES

O **Cadastro Nacional de Estabelecimentos de Saúde (CNES)** é o sistema oficial que contém informações sobre a capacidade e os serviços prestados por estabelecimentos de saúde, tanto públicos quanto privados, com ou sem convênios com o SUS. Caso o CNES esteja irregular, a emenda se torna inexequível.

CONSIDERAÇÕES FINAIS

A estrutura do processo de captação de recursos envolve uma rede complexa de setores nos municípios, desde o planejamento inicial até a execução e prestação de contas. A participação de diversas entidades, comissões e órgãos é crucial para garantir a correta aplicação dos recursos.

Apesar de toda essa complexidade, é evidente que ainda existem problemas relacionados a corrupção e desvio de verbas. No entanto, os procedimentos estabelecidos, embora morosos e com diversos gargalos, são essenciais para a manutenção e evolução dos planos de saúde no país.

REFERÊNCIAS

https://www.gov.br/plataformamaisbrasil/pt-br/legislacao-geral/portarias/portaria-interministerial-no-424-de-30-de-dezembro-de-2016.

https://www.gov.br/plataformamaisbrasil/pt-br/legislacao-geral/portarias/portaria-interministerial-no-558-de-10-de-outubro-de-2019.

https://nexosgov.com.br/blog/pab-e-mac-voce-sabe-o-que-significam-essas-siglas/.

https://portalfns.saude.gov.br/conheca-os-valores-para-apresentacao-de-propostas-ao-ms-e m-2022/.

https://bvsms.saude.gov.br/bvs/saudelegis/sas/2018/prt1701_16_11_2018.html.

http://cnes2.datasus.gov.br/Index.asp?home=1.

http://www.planalto.gov.br/ccivil_03/_ato2011-2014/2011/decreto/D7508.htm.

http://www.planalto.gov.br/ccivil_03/leis/l8142.htm.

https://bvsms.saude.gov.br/bvs/saudelegis/gm/2006/prt0399_22_02_2006.html.

http://www.planalto.gov.br/ccivil_03/_ato2011-2014/2011/decreto/D7508.htm.

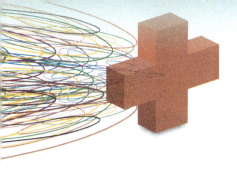

Capítulo 12

Tipos de Ação em Saúde

Adriana Mariano dos Santos | Mariana Gonçalves Magon

DESENVOLVIMENTO DE AÇÕES DE CAPTAÇÃO DE RECURSOS EM SAÚDE PARA MUNICÍPIOS

Introdução

Nos capítulos anteriores deste manual, discutimos os recursos mais necessários e frequentemente captados por entidades filantrópicas e municípios. Há uma infinidade de ações em saúde que filantrópicas, municípios, consórcios e estados podem estudar, se enquadrar e captar recursos em ações específicas.

Uma grande parte dos recursos captados, especialmente por entidades filantrópicas, provém de emendas parlamentares e/ou programas do Ministério da Saúde.

Neste capítulo, abordaremos os tipos de ações em saúde e os entes federativos que podem captar recursos para implementá-las, incluindo Estados, Municípios, o Distrito Federal. Apresentaremos também exemplos práticos e dicas sobre como entender as ações sugeridas.

MUNICÍPIOS E EMENDAS PARLAMENTARES

Como discutido previamente, os orçamentos dos municípios, assim como os dos outros entes governamentais, são estabelecidos por legislações como o PPA (Plano Plurianual), LDO (Lei de Diretrizes Orçamentárias) e LOA (Lei Orçamentária Anual). Essas legislações preveem as despesas e a arrecadação estimada para o próximo exercício fiscal.

Com base nesses dados, os gestores municipais podem planejar as ações que serão realizadas, os investimentos a serem feitos e o custeio dos programas já em andamento. Essas despesas e arrecadações orçamentárias estavam previamente previstas, razão pela qual estão inseridas na LOA.

No entanto, assim como ocorre com orçamentos domésticos, os municípios podem ser, e frequentemente são surpreendidos com despesas além do previsto. Elas podem surgir de diversas formas, como necessidades de atendimento imediato de demandas judiciais, pandemias, surtos de doenças, obras não previstas, entre outras.

Esses acontecimentos impactam diretamente o planejamento inicial, afetando os recursos destinados a investimentos. Vale destacar que o termo "investimento" aqui é utilizado de forma ampla, podendo incluir recursos para custeio (GND3), como mutirões e procedimentos de saúde necessários à comunidade, bem como recursos de investimento (GND4), que se destinam à aquisição de equipamentos e ampliação da infraestrutura.

Uma alternativa para atenuar esse déficit orçamentário pode ser a captação de recursos por meio de emendas, provenientes tanto do Governo Federal quanto do Governo Estadual.

Os recursos das emendas parlamentares são classificados como "receita extraorçamentária" e passam a integrar oficialmente o orçamento municipal, podendo ser aplicados em ações de saúde que se alinhem com as destinações realizadas.

Essas destinações são primeiramente definidas como recursos de custeio ou investimento, e, a partir daí, surgem outras classificações para direcionar o uso dos recursos.

Embora seja comum associar os recursos para municípios à estruturação da rede de serviços de Atenção Primária à Saúde (APS) – através do Incremento Temporário ao Custeio dos Serviços de Atenção Primária à Saúde (PAP) –, os municípios também podem ser contemplados com recursos para a Estruturação de Unidades de Atenção Especializada em Saúde (MAC) e para o Incremento Temporário do Teto da Média e Alta Complexidade (MAC).

Em cidades que possuem hospitais municipais, policlínicas de especialidades ou até mesmo Santas Casas de Misericórdia com gestão compartilhada, os recursos devem ser direcionados ao MAC.

Na imensidão dos 5.570 municípios do Brasil, poucos são aqueles que possuem esse perfil de gestão da média e alta complexidade, enquanto a maioria dos municípios fica responsável apenas pela gestão da Atenção Primária à Saúde, enquanto os Estados assumem a gestão dos equipamentos de Média e Alta Complexidade.

Exemplo Prático 1: A Santa Casa de Misericórdia do município "X" foi indicada pelo parlamentar "Y" para receber recurso de custeio via emenda parlamentar. Após a tramitação dos trâmites legais, o recurso foi transferido para o Fundo Municipal de Saúde da Prefeitura "X". Contudo, ao identificar a ação, a finalidade e o beneficiário, constatou-se uma divergência no direcionamento do recurso. A Santa Casa deveria estar recebendo recurso de custeio MAC, e não PAP, devido ao porte e aos procedimentos realizados. Se houver uma janela de adequação para o redirecionamento da emenda, o parlamentar "Y" poderá redirecioná-la para um beneficiário que se encaixe nos requisitos do PAP. Caso contrário,

a emenda será considerada "perdida", tanto para o parlamentar quanto para o beneficiário, além de ser devolvida ao Tesouro Nacional e não retornar para a saúde.

Esse exemplo reforça a importância de contar com profissionais qualificados para a captação de recursos, bem como para o contato inicial com parlamentares e suas equipes. O alinhamento adequado entre interesses e necessidades, respeitando os termos regulamentados pelo Ministério, é crucial para evitar essas situações.

AÇÕES DE CAPTAÇÃO DE RECURSOS PARA MUNICÍPIOS

Segundo a cartilha de emendas do Fundo Nacional de Saúde (FNS), os municípios estão habilitados a captar recursos em diversas ações enquadradas nas modalidades de Aplicação 40 e 41. A maior parte dos recursos é destinada por meio da modalidade 41, sendo transferidos fundo a fundo para compor o saldo do Fundo Municipal de Saúde.

Há situações em que os recursos de investimento, relacionados a obras novas ou ampliações, são intermediados por mandatárias (como no caso da Plataforma Transferegov) e se enquadram na modalidade de Aplicação 40. Nesses casos, o desembolso dos recursos ocorre conforme o cronograma e a evolução da obra, conforme o Decreto n.º 11.531/2023.

Quando o recurso federal destinado à saúde envolver obras ou investimentos, é exigida uma contrapartida orçamentária baseada no Índice de Desenvolvimento Humano (IDH), conforme o Art. 75 da Lei n.º 13.898/2019.

> **Art. 75:** A realização de transferências voluntárias depende da comprovação, por parte do convenente, de que há previsão de contrapartida na lei orçamentária do Estado, Distrito Federal ou Município. A contrapartida será estabelecida com base no IDH, sendo exigida de acordo com o porte do município.
>
> §1º A contrapartida, exclusivamente financeira, será estabelecida em termos percentuais do valor previsto no instrumento de transferência voluntária, considerando a capacidade financeira da unidade beneficiada e seu Índice de Desenvolvimento Humano – IDH, tendo como limite míni-

mo e máximo:

I – No caso dos Municípios:

a) um décimo por cento e quatro por cento, para Municípios com até cinquenta mil habitantes;

b) dois décimos por cento e oito por cento, para Municípios com mais de cinquenta mil habitantes localizados nas áreas prioritárias definidas no âmbito da Política Nacional de Desenvolvimento Regional – PNDR, nas áreas da Superintendência do Desenvolvimento do Nordeste – Sudene –, da Superintendência do Desenvolvimento da Amazônia – SUDAM – e da Superintendência do Desenvolvimento do Centro-Oeste – Sudeco;

c) um por cento e vinte por cento, para os demais Municípios;

d) um décimo por cento e cinco por cento, para Municípios com até duzentos mil habitantes, situados em áreas vulneráveis a eventos extremos, tais como secas, deslizamentos e inundações, incluídas na lista classificatória de vulnerabilidade e recorrência de mortes por desastres naturais fornecida pelo Ministério da Ciência, Tecnologia, Inovações e Comunicações; e

e) um décimo por cento e cinco por cento, para Municípios com até duzentos mil habitantes, situados em região costeira, ou de estuário, com áreas de risco provocadas por elevações do nível do mar, ou por eventos meteorológicos extremos, incluídos na lista classificatória de vulnerabilidade fornecida pelo Ministério do Meio Ambiente;

II – no caso dos Estados e do Distrito Federal:

a) um décimo por cento e dez por cento, se localizados nas áreas prioritárias definidas no âmbito da PNDR, nas áreas da SUDENE, da SUDAM e da SUDECO; e

b) dois por cento e vinte por cento, para os demais Estados; e

III – no caso de consórcios públicos constituídos por Estados, Distrito Federal e Municípios, um décimo por cento e quatro por cento.

PRINCIPAIS AÇÕES PASSÍVEIS DE CAPTAÇÃO DE RECURSOS

As ações que os municípios podem captar estão divididas em grupos, conforme detalhado abaixo.

A. **Ações em Atenção Primária à Saúde (PAP) para Municípios:**
- Incremento temporário ao custeio de serviços de atenção primária à saúde – Ação Ministerial 2E89;
- Saúde em família – Saúde Bucal – Brasil Sorridente – Ação Ministerial 8581;
- Rede de atenção materna e infantil – RAMI – Ação Ministerial 8535;
- Rede de atenção psicossocial – RAPS – Ação Ministerial 8535;
- Academia da Saúde – Ação Ministerial 20YL;
- Práticas integrativas e complementares no SUS – PICS – Ação Ministerial 21CE;
- Política Nacional de Atenção Integral à Saúde da Criança – PNAISC – Ação Ministerial 21CE;
- Política Nacional de Atenção à Saúde do Adolescente e Jovem – Ação Ministerial 21CE;
- Programa Nacional de Atenção Integral à Saúde do Homem – PNAISH – Ação Ministerial 21CE;
- Política Nacional de Atenção à Saúde da Mulher – PNAISM – Ação Ministerial 21CE;
- Política Nacional de Atenção Integral à Saúde da Pessoa Idosa – PNSPI – Ação Ministerial 21CE.

B. **Ações em Média e Alta Complexidade (MAC) para Municípios:**
- Incremento temporário do teto da média e alta complexidade – Ação Ministerial 2E90;
- Atenção especializada à saúde – Ação Ministerial 8535;
- Rede de cuidados à pessoa com deficiência – Ação Ministerial 8535;
- Rede de atenção à pessoa com doenças crônicas – Oncologia – Ação Ministerial 8535;
- Política Nacional de Sangue e Hemoderivados – Ação Ministerial 21D9;
- Rede de urgência e emergência – Ação Ministerial 8933.

Modalidade de Aplicação:
Observe com atenção a Modalidade de Aplicação específica para cada Ação Orçamentária

CÓDIGO	DESCRIÇÃO
30	Transferência a Estados e ao Distrito Federal
31	Transferência a Estados e ao Distrito Federal – Fundo a Fundo
40	Transferência a Municípios
41	Transferência a Municípios – Fundo a Fundo
50	Transferência a Instituições Privadas Sem Fins Lucrativos
70	Transferência a Instituições Multigovernamentais (Consórcio Público)
90	Aplicação Direta
99	A definir

Figura 12.1. Modalidade de aplicação página 14 da Cartilha FNS

C. **Ações em Vigilância em Saúde para Municípios:**
- Imunização e doenças transmissíveis (Zoonoses, Malária, Rede de Frio, Vigilância das síndromes gripais, arboviroses) – Ação Ministerial 20YJ;
- Doenças de condição crônica e infecções sexualmente transmissíveis – Ação Ministerial 20YJ;
- Vigilância em saúde ambiental e saúde do trabalhador – Ação Ministerial 20YJ;
- Emergências em saúde pública – Ação Ministerial 20YJ;
- Articulação estratégica de vigilância em saúde – Ação Ministerial 20YJ.

D. **Ações em Ciência e Tecnologia em Saúde para Municípios:**
- Desenvolvimento científico e tecnológico em saúde – Ação Ministerial 21BF.

E. **Ações em Educação em Saúde para Municípios:**
- Política Nacional de Educação Permanente em Saúde – PNEPS – Ação Ministerial 20YD;
- Política Nacional de Fortalecimento das Residências em Saúde – Ação Ministerial 20YD;
- Ação Estratégica "SOS de Ponta" – Ação Ministerial 20YD;
- Pesquisa, desenvolvimento e implementação de modelo referencial de dimensionamento da força de trabalho em regiões de saúde no Brasil – Ação Ministerial 20YD.

F. **Ações em Saúde Digital para Municípios:**
- Implantação e funcionamento da saúde digital e telessaúde no SUS – Ação Ministerial 21CF.

REFERÊNCIAS

Cartilha de Emendas Parlamentares PLOA 2023. Disponível em: https://portalfns.saude.gov.br/cartilha-de-emendas-parlamentares-ploa-2023/.

Sistema Integrado de Planejamento e Orçamento. Disponível em: https://www.siop.gov.br/modulo/login/index.html#/.

Acórdão nº 1.827/2017 TCU. Disponível em: https://pesquisa. apps. tcu.gov.br/#/ documento/acordao-completo/*/ NUMACORDAO%253A182 7%2520A NOACORDAO% 253A2017%252 0COLEGIADO %253A%2522PIe n%-25C3%25A1rio% 2522/DTRELEVANCIA %2520de sc%-252C%2520NUMACORDAO INT%2520desc/0/%2520.

Manual de Ambiência dos Centros Especializados em Reabilitação (CER) e das Oficinas Ortopédicas. Ano 2017. Disponível em https://p ortalfns.saude.gov.br/wp- content/ uploads/202 1/08/Manual-de-Ambi-ncia-dos- Centros-Especializados-em-Reabilita-o-e-das- Oficinas-Ortop-dica s-27-de-julho-de-2015-.pdf.

Senado Federal, Constituição Federal de 1988 – Normas. Leg. Disponível em: https://normas.leg.br/?urn=urn:lex:br:federal:constituicao:1988-10-05;1988.

Pesquisa LOA – Lei de Orçamento Anual. Ano 2022/emendas/ emendas apresentadas/estado de Minas Gerais. Disponível em: https://www2.camara.leg.br/orcamento-da-uniao/ leis-orcamentarias/loa.

BRASIL. Planalto, Lei nº 13.898 de 2019 – https://www.planalto. gov.br/ccivil_03/_ato2019-2022/2019/lei/L13898.htm.

Manual Técnico do Orçamento 2023 acesso em: https://www1. siop.planejamento.gov.br/mto/doku.php/mto2023

Resolução nº 10, de 8 de dezembro de 2016. Disponível em https://bvsms.saude.gov.br/bvs/saudelegis/cit/2016/ res0010_08_12_2016.html.

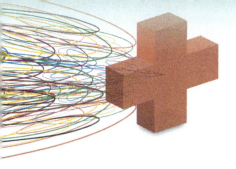

Capítulo **13**

Sistema de Gestão de Convênios e Contratos de Repasse

Murilo Bastos

O SICONV E O PORTAL DE CONVÊNIO

O Portal de Convênios e o Sistema de Gestão de Convênios (Siconv), do Governo Federal, foram criados para agregar transparência e controle aos recursos, além de controle aos recursos transferidos voluntariamente a outras esferas de Governo e a entidades privadas sem fins lucrativos. Tal iniciativa foi impulsionada por sucessivos escândalos de utilização inadequada de recursos transferidos. Tomadas de Contas Especiais relativas a recursos transferidos vinham representando 80% das Tomadas de Contas Especiais do Tribunal de Contas da União (TCU). O ano em que vivíamos: 2007.

Tal situação era facilitada pela precariedade dos instrumentos de acompanhamento e fiscalização existentes, pois, diferentemente de outras áreas relacionadas às finanças públicas, como orçamento, controle da receita e compras governamentais, a área de transferências voluntárias não lançava mão dos avanços da infraestrutura de tecnologia de informação e comunicação ocorridos nas últimas duas décadas.

O TCU, no item 9.1 do acórdão n.º 2066/2006 – Plenário, determinava:

> "9.1. determinar ao Ministério do Planejamento, Orçamento e Gestão que, para possibilitar a transparência que deve ser dada às ações públicas, como forma de viabilizar o controle social e a bem do princípio da publicidade insculpido no art. 37 da Constituição Federal de 1988 c/c o art. 5º, inciso XXXIII, da mesma Carta Magna, no prazo de 180 (cento e oitenta dias), apresente a este Tribunal estudo técnico para implementação de sistema de informática em plataforma web que permita o acompanhamento on-line de todos os convênios e outros instrumentos jurídicos utilizados para transferir recursos federais a outros órgãos/entidades, entes federados e entidades do setor privado, que possa ser acessado por qualquer cidadão via rede mundial de computadores, contendo informações relativas aos instrumentos celebrados, especialmente os dados da entidade convenente, o parlamentar e a emenda orçamentária que alocaram os recursos, se houver, o objeto pactuado, o plano de trabalho detalhado, inclusive custos previstos em nível de item/etapa/fase, as licitações realizadas com dados e lances de todos os licitantes, o status do cronograma de execução física com indicação dos bens adquiridos, serviços ou obras executados, o nome, CPF e dados

de localização dos beneficiários diretos, quando houver, os recursos transferidos e a transferir, a execução financeira com as despesas executadas discriminadas analiticamente por fornecedor e formulário destinado à coleta de denúncias;"

Neste contexto, o Ministério do Planejamento, Orçamento e Gestão; o Ministério da Fazenda e a Controladoria-Geral da União constituíram grupo de trabalho interministerial cujas atividades culminaram na apresentação de um documento de visão do portal de convênios do Governo Federal, tendo sido objeto de avaliação do TCU conforme consta do item 1.2.3. do acórdão n.º 2.048/2007, *in verbis*:

"1.2.3. comunique ao Ministério do Planejamento, Orçamento e Gestão que o 'Documento de Visão do Portal de Convênios', no qual estão consubstanciados os estudos técnicos para implementação do sistema de informática objeto da determinação constante do item 9.1, do Acórdão n.º 2.066/2006-TCU-Plenário, contempla os requisitos e informações exigidos, razão pela qual pode ser considerada aprovada a visão consignada no referido documento, no que diz respeito ao atendimento da deliberação em causa."

Esses movimentos trouxeram uma revisão profunda no processo de execução e controle das transferências voluntárias, visando racionalizar, desburocratizar e propiciar transparência aos atos administrativos, tantos do órgão concedente como do órgão convenente, conforme determina o Decreto n.º 6.170/2007, no seu art. 13º:

"Art. 13º. A celebração, a liberação de recursos, o acompanhamento da execução e a prestação de contas de convênios, contratos de repasse e termos de parceria serão registrados no SICONV, que será aberto ao público, via rede mundial de computadores – internet, por meio de página específica denominada Portal dos Convênios.

Ademais, a necessidade de mudança decorreu de outros dois fatores:

1. O processo anterior de celebração de transferências voluntárias era arcaico, lento e manual e inexistia sistema de gestão, o que demandava da administração pública um volume inexistente de recursos para o acompanhamento e monitoramento dos objetos pactuados; e

2. O montante de recursos envolvidos era significativo, alcançando até 3% do orçamento geral da União.

O Siconv foi elaborado considerando um conjunto de diretrizes, com ênfase na transparência à sociedade, simplificação e agilização de procedimentos, redução do custo operacional total, automação de todas as fases do ciclo de vida das transferências voluntárias, suporte à padronização de objetos e forte interoperabilidade com os demais sistemas estruturantes do Governo Federal (Receita Federal; SIAFI, Diário Oficial da União, CADIN, CAUC e instituições bancárias públicas).

O Sistema de Gestão de Convênios e Contratos de Repasse (Siconv) entrou no ar em 1º de setembro de 2008 como uma iniciativa do Governo Federal em prol da simplificação, automação e racionalização dos processos de transferências voluntárias da União, tornando-se responsável por todo o ciclo de vida dos convênios, contratos de repasse e termos de parceria, no qual são registrados os atos, desde a formalização da proposta até a prestação de contas final.

O Siconv inaugurou uma nova era na gestão pública, renovou a relação entre a Administração Pública Federal, os Estados, o Distrito Federal, os Municípios e as Organizações da Sociedade Civil, automatizando os processos de transferências e desburocratizando as tarefas fins, com foco na substituição do processo físico pelo eletrônico e no registro de todos os procedimentos, tornando a transferência voluntária da União mais transparente e rápida.

Dessa forma, foram criadas diversas facilidades para órgãos usuários, como a centralização da divulgação dos programas de transferências num único site da internet, a criação de um cadastro unificado de convenentes, o envio eletrônico de propostas, demonstrativos on-line de recursos transferidos e a transferir, status do cronograma físico-financeiro e funcionalidades para acompanhamento e fiscalização de uma das formas de execução indireta de recursos provenientes do orçamento geral da União.

Os avanços tecnológicos alcançados pelo Siconv desde sua criação, há mais 10 anos, tornaram essa ferramenta referência na transferência de recursos públicos, principalmente pela sua rastreabilidade, simplicidade e transparência.

Assim sendo, é importante frisar que a execução do Governo Federal ocorre de duas formas: execução direta ou indireta.

A execução direta é aquela onde o governo licita, contrata, fiscaliza e recebe a entrega dos bens, serviços ou obras, pagando, por consequência, os fornecedores.

Já a execução indireta do Governo Federal é feita por meio de três tipos distintos de transferências:

1. A primeira por ditames constitucionais. Como exemplo, podem-se citar as transferências relacionadas aos fundos estaduais ou municipais (FPE/FPM) decorrentes de parcela das receitas federais arrecadadas pela União e repassada aos estados, ao Distrito Federal e aos municípios, conforme preconizado no artigo 159 da Constituição Federal. Cabe ao Tesouro Nacional, em cumprimento aos dispositivos constitucionais, efetuar as transferências desses recursos aos entes federados nos prazos legalmente estabelecidos. Entre as principais transferências da União para os estados, o DF e os municípios, previstas na Constituição, destacam-se: o Fundo de Participação dos Estados e do Distrito Federal (FPE); o Fundo de Participação dos Municípios (FPM); o Fundo de Compensação pela Exportação de Produtos Industrializados (FPEX); o Fundo de Manutenção e Desenvolvimento da Educação Básica e de Valorização dos Profissionais da Educação (Fundeb); e o Imposto sobre a Propriedade Territorial Rural (ITR).

2. A segunda, por ditames estabelecidos legais, cujos critérios de credenciamento, habilitação, proposição, execução, fiscalização e prestação de contas encontram guarida em leis federais e seus regulamentos. É o caso das Transferências Fundo a Fundo da Saúde; e

3. A terceira por meio de discricionário conforme preconizado no artigo 25 da Lei de Responsabilidade Fiscal, cujo conceito é a entrega de recursos correntes ou de capital a outro ente da Federação, a título de cooperação, auxílio ou assistência financeira, que não decorra de determinação constitucional, legal ou os destinados ao Sistema Único de Saúde.

Assim, entende-se que o Siconv possibilitava dar transparência somente à parte dos recursos transferidos pela União e, dessa forma, o Portal de Convênios perdurou até a publicação do Decreto n.º 10.035, de 1º de outubro de 2019 que instituiu a Plataforma +Brasil no âmbito da administração pública federal, em dois contextos:

1. Uma das peças publicitárias do candidato vencedor das eleições de 2018 que tinha, entre outras, o slogan "*Mais Brasil*, menos Brasília"; e

2. A intenção do governo de centralizar as informações de transferências governamentais do Governo Federal relacionadas às transferências constitucionais, transferências legais e transferência discricionárias, estas últimas englobando as transferências voluntárias.

A PLATAFORMA +BRASIL

A Plataforma +Brasil nasce a partir dos resultados positivos auferidos pela evolução do Siconv, contido no marco regulatório do Decreto n.º 10.035, de 1º de outubro de 2019, que instituiu a Plataforma +Brasil no âmbito da administração pública federal.

Ela surge como uma resposta à necessidade de ampliar os benefícios do sistema a outros tipos de transferências de recursos realizados pela União, que não sejam Convênios ou Contratos de Repasse, garantindo uma melhor gestão do dinheiro público com foco na geração de resultados para os cidadãos de todo o país.

É importante destacar que a estrutura do Siconv continuou e permaneceu em seu ciclo de evolução como um dos módulos da Plataforma, denominado "Transferências Discricionárias", que passou a contar com outros cinco módulos: módulo cadastro, módulo empresas, módulo transferências especiais, módulo fundo a fundo e módulo termos de execução descentralizada.

O seu diferencial é ser um sistema único on-line nacional que pode integrar outros sistemas para operacionalizar diversas modalidades de transferências de recursos da União, respeitando cada uma delas e suas características particulares, facilitando a gestão e a fiscalização pelos entes envolvidos na busca da efetividade nas entregas de políticas públicas para a sociedade.

A incorporação de outras modalidades de transferências vem sendo feita conforme cronograma pré-definido com o Governo Federal, pautando-se na probidade e nas necessidades de todos os atores envolvidos no processo em questão e constituindo-se dos seguintes princípios:

- Otimização dos gastos de recursos públicos;
- Avaliação informatizada das prestações de contas;
- Rastreabilidade e menor custo de controle;
- Monitoramento digital da execução das políticas públicas com fortalecimento do controle social; e
- Resultados para a sociedade por meio do fortalecimento da governança e da gestão públicas.

Ademais, são objetivos da Plataforma +Brasil:
- Padronizar e simplificar os processos de transferências de recursos;
- Permitir que os recursos aplicados sejam rastreados;
- Oferecer meios tecnológicos para o fortalecimento da integridade e para a transparência das informações;
- Fomentar boas práticas de governança e gestão na execução de políticas públicas,

com foco na geração de resultados para a sociedade;
- Promover a participação dos cidadãos na aferição de resultados das políticas públicas implementadas com os recursos transferidos por meio da plataforma; e
- Estimular a operacionalização de outras transferências por meio da Plataforma.

MÓDULO CADASTRO

Os usuários da Plataforma +Brasil contam com o módulo de cadastro em sua versão 2.0.

A atualização do sistema, realizada no dia 7 de novembro de 2022, garantiu mais praticidade e maior transparência das informações, que estão disponíveis de forma mais organizada e completa.

O objetivo da atualização foi adequar o sistema para que os órgãos da Administração Pública promovam as internalizações com mais facilidade, usabilidade e com os dados necessários a cada especificidade de transferência. O módulo de cadastro conta ainda com a integração entre sistemas – como o Sistema de Organização e Inovação Institucional do Governo Federal (SIORG) e a Receita Federal –, além do desenvolvimento no padrão gov.br, o que permite aos usuários da Plataforma informações mais completas, íntegras e ágeis.

O módulo de cadastro 2.0 conta com um web-service para a integração de aplicações, permitindo que os usuários mantenham as mesmas informações de cadastro em outros sistemas de forma atualizada, sem a necessidade de novo preenchimento. A medida traz mais segurança e transparência, tornando o sistema mais amigável e dialógico, mais automático e menos manual.

O **Módulo Cadastro** está vinculado tão somente aos módulos TED, Fundo a Fundo e Transferências Especiais, enquanto o módulo de discricionárias não foi afetado pela alteração.

O **Módulo Cadastro** 2.0 permite consultas ao cadastro de instituições vinculadas à Plataforma +Brasil, consultar perfis e funcionalidades, incluir e fazer a gestão de usuários de entidades e órgãos federais, estaduais, municipais, fundos e colegiados, bem como de empresas, consórcios privados e organizações da sociedade civil.

O Ministério da Economia disponibilizou um conjunto de tutoriais que permitem conhecer as funcionalidades desse módulo.

Tutorial – Acesso Livre.

Tutorial – Primeiro Acesso Logado.

Tutorial – Consultar Perfis e Funcionalidades.

Tutorial – Inclusão de Entidades e Órgãos Federais.

Tutorial – Inclusão de Órgãos e Entidades Estaduais.

Tutorial – Inclusão de Órgãos e Entidades Municipais.

Tutorial – Inclusão de Fundo.

Tutorial – Inclusão de Colegiado.

Tutorial – Cadastro de Empresas, Consórcio Privado e OSC.

MÓDULO EMPRESAS

O **Módulo Empresas** permite o acompanhamento e a comprovação do andamento das obras, objeto de convênios e contratos de repasse celebrados no módulo discricionárias, de forma eletrônica e automática.

O **Módulo Empresas** permite que as medições de obras sejam apresentadas de forma eletrônica, e aferidas pelos órgãos públicos na Plataforma +Brasil sem a necessidade de apresentação de documentos em meio físico.

O Ministério da Economia disponibilizou um conjunto de tutorias que permitem conhecer as funcionalidades desse módulo.

Tutorial Passo a passo cadastro Empresas.

Tutorial Passo a passo Habilitação para início da execução.

Tutorial Passo a passo Acompanhamento de obra – Empresas.

Tutorial Passo a passo Acompanhamento de obra – Órgãos Públicos.

MÓDULO TRANSFERÊNCIAS ESPECIAIS

A modalidade de transferência especial foi concebida por meio da edição da Emenda Constitucional n.º 105, de 12 de dezembro de 2019 (EC n.º 105, de 2019), a qual criou uma nova modalidade de transferência, exclusivamente para o repasse de recursos das emendas parlamentares individuais a estados, Distrito Federal ou municípios.

A Emenda Constitucional n.º 105, de 12 de dezembro de 2019, incluiu na Constituição Federal o art. 166-A, com o seguinte teor:

> "Art. 166-A. As emendas individuais impositivas apresentadas ao projeto de lei orçamentária anual poderão alocar recursos a Estados, ao Distrito Federal e a Municípios por meio de:
>
> I – transferência especial; ou
>
> II – transferência com finalidade definida.
>
> §1º Os recursos transferidos na forma do *caput* deste artigo não integrarão a receita do Estado, do Distrito Federal e dos Municípios para fins de repartição e para o cálculo dos limites da despesa com pessoal ativo e inativo, nos termos do § 16º do art. 166, e de endividamento do ente federado, vedada, em qualquer caso, a aplicação dos recursos a que se refere o *caput* deste artigo no pagamento de:
>
> I – despesas com pessoal e encargos sociais relativas a ativos e inativos, e com pensionistas; e
>
> II – encargos referentes ao serviço da dívida.
>
> §2º Na transferência especial a que se refere o inciso I do *caput* deste artigo, os recursos:
>
> I – serão repassados diretamente ao ente federado beneficiado, independentemente de celebração de convênio ou de instrumento congênere;
>
> II – pertencerão ao ente federado no ato da efetiva transferência financeira; e
>
> III – serão aplicados em programações finalísticas das áreas de competência do Poder Executivo do ente federado beneficiado, observado o disposto no § 5º deste artigo.

§3º O ente federado beneficiado da transferência especial a que se refere o inciso I do *caput* deste artigo poderá firmar contratos de cooperação técnica para fins de subsidiar o acompanhamento da execução orçamentária na aplicação dos recursos.

§4º Na transferência com finalidade definida a que se refere o inciso II do *caput* deste artigo, os recursos serão:

I – vinculados à programação estabelecida na emenda parlamentar; e

II – aplicados nas áreas de competência constitucional da União.

…

§5º Pelo menos 70% (setenta por cento) das transferências especiais de que trata o inciso I do *caput* deste artigo deverão ser aplicadas em despesas de capital, observada a restrição a que se refere o inciso II do § 1º deste artigo."

O módulo de **Transferências Especiais**, da Plataforma +Brasil, foi criado para disponibilização aos estados e aos municípios, beneficiários das emendas individuais, para realizarem os respectivos cientes, com a indicação do banco e da agência, para a abertura de conta, e do órgão legislativo local.

As **Transferências Especiais** não têm finalidade definida, ou seja, o recurso poderá ser utilizado em projetos diversos, sem necessidade de vincular sua execução a instrumentos prévios (convênios, contratos de repasse…). Esse recurso será aplicado em programações finalísticas das áreas de competência do Poder Executivo do ente federado beneficiado.

Não integram a receita do ente beneficiado para fins de repartição e não integram a receita do ente beneficiado para o cálculo dos limites da despesa com pessoal ativo e inativo e para fins de endividamento. São vedadas despesas com pessoal e encargos sociais relativas a ativos e inativos e com pensionistas e gastos com serviço da dívida. Têm prestação de contas simplificada na forma de apresentação de relatório de gestão de transferência especial.

Todos os manuais encontram-se devidamente atualizados no Portal da Plataforma +Brasil, nos seguintes *links*:

Tutorial Transferência Especial.

Tutorial Relatório de Gestão Transferência Especial.

MÓDULO TERMOS DE EXECUÇÃO DESCENTRALIZADA

O TED é o instrumento de transferências onde a descentralização de créditos entre órgãos e entidades integrantes dos Orçamentos Fiscal e da Seguridade Social da União é ajustada, nos termos estabelecidos em plano de trabalho.

Sua regulamentação se deu pelo Decreto n.º 10.426, de 16 de julho de 2020, que estabeleceu que os TEDs seriam operacionalizados na Plataforma +Brasil, a partir de data a ser estabelecida em ato do Secretário de Gestão.

Além de operacionalização das transferências de recursos, identificou-se que a Plataforma +Brasil podia promover a transparência de diversos tipos de parcerias voltadas à implementação de políticas públicas, incluindo os projetos executados por meio das descentralizações de crédito entre órgãos e entidades integrantes dos Orçamentos Fiscal e da Seguridade Social da União, formalizadas pela assinatura de termos de execução descentralizada.

Com a publicação da Portaria SEGES n.º 13.405/2020, a qual estabeleceu a obrigatoriedade de operacionalização dos termos de execução descentralizada na Plataforma +Brasil, se fizeram necessárias adequações no sistema.

O módulo do TED, na Plataforma +Brasil, simplificou o planejamento, a assinatura, a divulgação e a execução dos Termos de Execução Descentralizada, tornando mais transparente a execução dos recursos públicos para toda a sociedade.

O Ministério da Economia disponibilizou um conjunto de tutoriais que permitem conhecer as funcionalidades desse módulo.

Tutorial cadastro de usuário – TED.

Tutorial inclusão de Programa – TED.

Tutorial plano de ação – TED.

Tutorial análise do plano de ação – TED.

Tutorial assinatura – TED.

Tutorial de dados orçamentários – TED.

MÓDULO FUNDO A FUNDO

As Transferências Fundo a Fundo caracterizam-se pelo repasse, por meio da descentralização, de recursos diretamente de fundos da esfera federal para fundos da esfera estadual, municipal e do Distrito Federal, dispensando a celebração de convênios.

O **Módulo Fundo a Fundo** é uma ferramenta que incorporou novos instrumentos de transferências à Plataforma +Brasil. Atualmente, o Módulo Fundo a Fundo operacionaliza dentro da Plataforma +Brasil as seguintes transferências:

- Fundo Nacional de Segurança Pública, do Ministério da Justiça e Segurança Pública.
- Fundo Penitenciário Nacional, do Ministério da Justiça e Segurança Pública.
- Fundo Nacional Antidrogas, do Ministério da Justiça e Segurança Pública.
- Fundo de Amparo ao Trabalhador, do Ministério da Economia.
- Lei Aldir Blanc.

A intenção do governo é de que todas as Transferências Fundo a Fundo da União, inclusive aquelas vinculados ao Fundo Nacional de Saúde, sejam realizadas por meio da Plataforma +Brasil, uma vez que, atualmente, o repasse Fundo a Fundo da saúde são realizados por meio do Gerenciador de Objetos do Fundo Nacional de Saúde.

O **Módulo Fundo a Fundo** é uma plataforma integrada à Receita Federal; ao Sistema de Administração Financeira do Governo Federal (Siafi); ao Banco do Brasil; à Imprensa Nacional; ao Sistema Eletrônico de Informações (SEI); ao Sistema integrado de Orçamento Público (Siop); ao Sistema de Compras Governamentais; ao Serviço Auxiliar de Transferências Voluntárias (CAUC); ao Sistema de Informações Organizacionais (SIORG); ao SIGA Brasil do Senado Federal; à Controladoria Geral da União (CGU) e ao e-TCE do Tribunal de Contas da União.

Atualmente, o **módulo Fundo a Fundo,** da Plataforma +Brasil, apresenta funcionalidades que permitem o cadastro de órgãos federais, seus fundos repassadores e seus usuários, bem como o cadastro de entes subnacionais, de seus fundos recebedores, de seus usuários e dos conselhos vinculados à política pública local.

O **módulo Fundo a Fundo** tem ainda funcionalidade específica para os órgãos federais cadastrarem programas contendo os seguintes elementos: dados gerais do programa; suas ações; valores disponibilizados; destinatários dos recursos; prazos para recebimento dos planos de ação; metas do programa e condicionantes como critérios de seleção preestabelecidos.

A funcionalidade do Plano de Ação permite o planejamento das ações por parte do fundo recebedor, que deverá inserir dados básicos da aplicação dos recursos, as metas do plano de ação e de suas vinculações com as metas dos programas, a destinação de recursos por natureza de despesa. Essa funcionalidade também permite a remessa dos projetos, a análise dos planos de ação por parte do fundo federal repassador e a análise por parte dos conselhos locais vinculados à política pública, a aprovação, rejeição ou solicitação de complementação dos planos de ação, a abertura de contas bancárias específicas junto ao Banco do Brasil e o empenho da despesa.

Já a funcionalidade Termo de Adesão permite a assinatura eletrônica de termos únicos ou anuais.

O Ministério da Economia disponibilizou também funcionalidades de repasse dos recursos financeiros.

Futuramente, pretende-se disponibilizar funcionalidades que permitam a execução dos planos de ação contendo módulo integrado de compras, pagamentos e conciliação bancária, de prestação de contas, de relatórios de gestão, de monitoramento, de acompanhamento e fiscalização por parte dos conselhos, de análise por parte do conselho local acerca da efetividade das ações planejadas e da avaliação da política pública por gestor federal do fundo.

O Ministério da Economia disponibilizou um conjunto de tutoriais que permitem conhecer as funcionalidades desse módulo.

Tutorial de consulta e cadastro de usuário.

Tutorial de consulta e cadastro de fundo.

Tutorial de cadastro de Plano de Ação por Estados.

Tutorial de cadastro de Plano de Ação por Municípios.

Tutorial de complementação do Plano de Ação.

Tutorial de assinatura do Termo de Adesão.

Tutorial de autoatendimento Setor Público e BB Ágil.

Tutorial de registro do Relatório de Gestão.

MÓDULO DISCRICIONÁRIAS

O **Módulo Discricionárias** é o mais antigo da Plataforma +Brasil e é originário do antigo Siconv.

O Siconv foi uma iniciativa do Governo Federal, responsável por todo o ciclo de vida dos convênios, contratos de repasse e termos de parceria, no qual são registrados os atos, desde a formalização da proposta até a prestação de contas final.

Ele inovou o modelo de gestão de tais parcerias, proporcionando celeridade aos procedimentos, e desburocratizou as atividades fins, com foco na substituição do processo físico pelo eletrônico e no registro de todos os procedimentos, o que permite maior transparência na execução das transferências voluntárias da União.

Destaca-se ainda que a disponibilização do sistema aos usuários e à sociedade por meio do endereço eletrônico (https://www.gov.br/plataformamaisbrasil/pt-br) deve ser considerada um grande fator de inovação, uma vez que, mesmo indiretamente, se apresenta como mais uma ferramenta de controle social.

Em 2019, o Sistema de Gestão de Convênios e Contratos de Repasse do Governo Federal (Siconv), migrou para a Plataforma + Brasil e é hoje o meio em que são cadastradas as propostas voluntárias, as emendas parlamentares e os projetos para captação de recursos federais, e nela se agregam e processam-se todas as informações de execução, fiscalização e prestação de contas sobre os Convênios e Contratos de Repasse de transferências de recursos federais para os estados, distrito federal, municípios e organizações da sociedade civil.

Mapeamento de processo realizado pelo Ministério da Economia estabeleceu identificação de fluxograma relacionado à gestão de tais parcerias, conforme a **Figura 13.1**.

O Ministério da Economia disponibilizou um conjunto de tutorias que permitem conhecer as funcionalidades desse módulo.

Tutorial de inserção de dados de proposta.

Tutorial de inserção de cronograma físico do plano de trabalho.

Tutorial de inserção de cronograma de desembolso do plano de trabalho.

Plano de Aplicação Detalhado, Plano de Aplicação Consolidado e Anexos – Convenente.

Termo de Referência e envio da proposta – Convenente.

Análise dos dados da proposta – Concedente.

Análise do Plano de Trabalho – Concedente.

Análise do Termo de Referência – Concedente.

Emissão do parecer – Concedente.

Formalização – Concedente.

Celebração – Concedente.

Passo a passo de Registro da análise referente aos 180 dias sem pagamento a fornecedor – Concedente.

Manual de orientações para integração dos sistemas externos de compras eletrônicas com a Plataforma +Brasil.

Cartilha Integridade nas Compras Públicas.

Manual sobre Prestação de Contas Informatizada.

GERENCIADOR DE OBJETOS DO FUNDO NACIONAL DE SAÚDE

O Gerenciador de objetos do Fundo Nacional de Saúde é um sistema de uso exclusivo das entidades que lhes permite o gerenciamento on-line das indicações dos objetos e propostas indicadas por meio de recurso de programa ou de emenda no âmbito do Fundo Nacional de Saúde.

Para apresentar proposta de financiamento a esse Ministério, o Ente/Entidade deverá estar cadastrado na Plataforma +Brasil e no Fundo Nacional de Saúde/MS, devendo manter suas informações sempre atualizadas.

As transferências por meio do Gerenciador de objetos do Fundo Nacional de Saúde podem se vincular a Transferências Fundo a Fundo ou à celebração de convênios e contratos de repasse.

As Transferências Fundo a Fundo caracterizam-se pelo repasse por meio da descentralização de

Capítulo 13 ■ Sistema de Gestão de Convênios e Contratos de Repasse 107

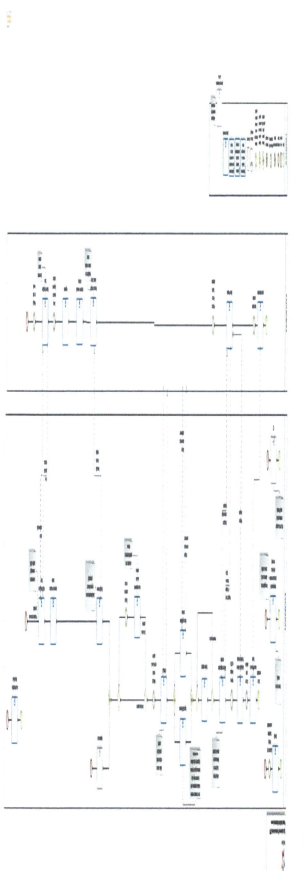

Figura 13.1. Fonte: Ministério da Economia disponível em https://www.gov.br/plataformamaisbrasil/pt-br/sobre-a-plataforma-mais-brasil/transferencias--discricionarias-e-legais/convenios-e-contratos-de-repasse/legislacao/arquivos-e-imagens/Visao_GeralMacroprocessoConvenio.png

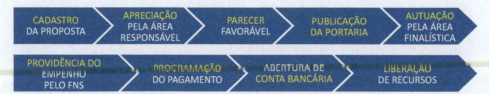

Figura 13.2. Fonte: https://portalfns.saude.gov.br/wp-content/uploads/2020/06/Manual-de-cadastro-de-proposta-FAF_Equipamento-2020-verso-final.pdf

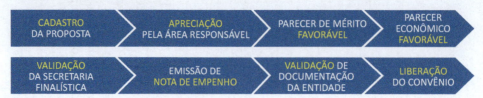

Figura 13.3. Fonte: https://portalfns.saude.gov.br/wp-content/uploads/2020/06/4-Manual-de-cadastro-de-proposta-Convnio-Equipamento-verso-final.pdf

recursos diretamente de fundos da esfera federal para fundos da esfera estadual, municipal e do Distrito Federal.

Já as Transferências Discricionárias caracterizam-se pela disponibilidade de recurso oriundo de Emenda Parlamentar ou de programação, geralmente destinados a organizações da sociedade civil.

No caso das Transferências Fundo a Fundo, superada a etapa de cadastro da proposta pelo proponente e enviada para análise, a proposta será submetida à apreciação pela área responsável, que seguirá os seguintes passos:

1. Análise da proposta sob o mérito (validação do objeto) e sob o aspecto técnico-econômico (custos e especificações apresentados pelo proponente);
2. Ao receber todos os pareceres (mérito e econômico) e estar em consonância com os critérios adotados pelo Ministério da Saúde, a proposta fica com a situação "Proposta Aprovada";
3. Publicação de portaria;
4. A Secretaria Finalística solicita a autuação do processo e encaminha a documentação para o FNS providenciar o empenho, a programação de pagamento e a abertura da conta bancária para proceder com a liberação do recurso.

Já no caso das **Transferências Discricionárias**, superada a etapa de cadastro da proposta pelo proponente e enviada para análise, a proposta será submetida à apreciação pela área responsável, que seguirá os seguintes passos:

1. Análise da proposta sob o mérito (validação do objeto) e sob o aspecto técnico-econômico (custos e especificações apresentados pelo proponente);
2. Ao receber todos os pareceres (mérito e econômico) e estar em consonância com os critérios adotados pelo Ministério da Saúde, a proposta fica com a situação "Proposta Aprovada";
3. Após a análise técnica, a proposta segue para validação da Secretaria Finalística, de modo a obter a autorização para celebração do convênio pela Secretaria-Executiva; e
4. Recebida a autorização, o FNS emite a nota de empenho. Em seguida, realiza a validação da documentação da Entidade com vistas à celebração do convênio.

É necessário acessar os manuais para cadastramento de proposta de Obras e Equipamentos nas modalidades: Convênio, Contrato de Repasse, repasse Fundo a Fundo e Termo de Execução Descentralizada.

Por meio de integração com a Plataforma +Brasil, todos os convênios e contratos de repasse migram para a referida Plataforma. Já as **Transferências Fundo a Fundo** ainda não são disponibilizadas na Plataforma +Brasil, sendo objeto de discussão por grupo de trabalho interministerial para tais dados poderem incorporar o módulo Fundo a Fundo da Plataforma +Brasil em breve.

REFERÊNCIAS

https://www.gov.br/plataformamaisbrasil/pt-br.

https://www.gov.br/plataformamaisbrasil/pt-br/sobre-a-plataforma-mais-brasil/transferencias-discricionarias-e-legais/convenios-e-contratos-de-repasse/legislacao/arquivos-e-imagens/Visao_GeralMacroprocessoConvenio.png.

https://portalfns.saude.gov.br/wp-content/uploads/2020/06/Manual-de-cadastro-de-proposta-FAF_Equipamento-2020-verso-final.pdf.

https://portalfns.saude.gov.br/wp-content/uploads/2020/06/4-Manual-de-cadastro-de-proposta-Convnio-Equipa mento-verso-final.pdf

https://www.gov.br/plataformamaisbrasil/pt-br/sobre-a-plataforma-mais-brasil/transferencias-discricionarias-e-legais/convenios-e-contratos-de-repasse/legislacao/arquivos-e-imagens/Visao_GeralMacroprocessoConvenio.png

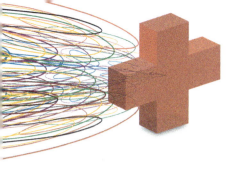

Capítulo **14**

Inserção da Proposta no Sistema de Cadastro para Emendas

Paulo David Domingues de Oliveira | Renata Silva Dias

INTRODUÇÃO

Após os parlamentares realizarem a indicação no Sistema Integrado de Planejamento e Orçamento (SIOP), as emendas direcionadas pelo Ministério da Saúde (MS), são cadastradas por meio do Fundo Nacional de Saúde (FNS). O Ministério da Saúde define e divulga oficialmente, em seus canais oficiais, o cronograma para a abertura do sistema InvestSUS, uma plataforma de repasses financeiros, onde são cadastradas as propostas para análise do MS.

DOCUMENTAÇÕES

Para a inserção da proposta, é necessário, primeiramente, ter toda a documentação elaborada, a fim de agilizar o cadastro e evitar futuras diligências decorrentes das análises dos pareceristas do FNS. A seguir, listamos os documentos necessários para o cadastro, bem como para garantir que o projeto esteja bem definido e embasado:

- **Termo de Referência:** documento que contém o breve histórico da Instituição beneficiada; a descrição do objeto proposto; com justificativa; interesse recíproco; diretriz programa; público-alvo, problema a ser resolvido e resultado esperado. Além disso, incluem-se os itens que serão adquiridos ou informações da área a ser reformada, com valores unitários, totais, memorial descritivo e responsáveis pelo projeto.
- **Plano de Sustentabilidade:** documento de caráter obrigatório, com modelo disponível na ferramenta, que comprova a capacidade de sustentabilidade dos equipamentos que solicitados na proposta, após aquisição.
- **Declaração de Capacidade Gerencial, Operacional e Técnica:** documento de caráter obrigatório, com modelo disponível na ferramenta, que comprova a capacidade de operacionalização do objeto proposto, utilizando recursos humanos técnicos e qualificados. É necessário informar os tipos de profissionais técnicos e suas respectivas quantidades.
- **Laudo de Obsolescência:** em caso de substituição de equipamentos por obsolescência, é necessário anexar o laudo emitido por um profissional técnico, datado, assinado e carimbado, comprovando a veracidade da substituição.
- **Orçamentos:** em caso de emendas para aquisição de equipamentos e materiais permanentes, é necessário apresentar um

orçamento para cada item cadastrado na proposta, sendo o ideal a inclusão de três orçamentos distintos para comprovar o valor de mercado atual.

- **Memorial Assistencial:** em caso de emenda para execução de reforma, é necessário apresentar este documento que descreve as atividades assistenciais da área, o endereço, metragem, ambientes a serem reformados e informações sobre a produção assistencial.
- **Atestado de Necessidade de Reforma:** em caso de emenda para execução de reforma, é necessário apresentar este documento, que atesta a necessidade da reforma e deve ser elaborado por um profissional técnico.
- **Ampliação:** em caso de ampliação de área, é necessário anexar a Deliberação da Comissão de Intergestores Bipartite (CIB) do Estado, demonstrando ciência e aprovação da alteração pelo órgão competente.
- **Declaração de Demanda Reprimida:** documento que relata a existência de demanda reprimida e justifica a importância de atender tal demanda.

RELAÇÃO NACIONAL DE EQUIPAMENTOS E MATERIAIS PERMANENTES (RENEM)

Importante ressaltar que, no caso de emenda para aquisição de equipamentos e materiais permanentes, deve ser consultada a Relação Nacional de Equipamentos e Materiais Permanentes (RENEM) do Sistema de Informação e Gerenciamento de Equipamentos e Materiais Permanentes Financiáveis para o Sistema Único de Saúde (SIGEM). A RENEM (**Figuras 14.1. a 14.4.**) foi criada por meio da Portaria GM/MS n.º 3.134, de 17 de dezembro de 2013, com o objetivo de padronizar as nomenclaturas dos itens financiáveis para o Sistema Único de Saúde (SUS), possibilitando uma gestão mais eficiente.

Nessa listagem, constam todos os equipamentos e materiais permanentes que podem ser adquiridos por meio de Emenda Parlamentar, com sugestão de descritivo e valor, classificados por atividade (por exemplo, Apoio Diagnóstico – Hospital, Internação – Hospital, Terapias Especiais – Ambulatório, etc.), ambiente e estabelecimento (por exemplo, Ambulatório, Hospital, Pronto Atendimento, etc.). Somente itens presentes nessa lista poderão ser cadastrados.

Resultado da Consulta

Imprimir

Ano: 2024

Nome do Equipamento: ultrassom

Ao clicar em "ações", um resumo das informações técnicas do equipamento é apresentado com configurações e funções financiáveis pelo Ministério da Saúde.

* Para refinar a busca, clique no nome do equipamento.

Equipamento	Sinônimos	Classificação	Ações
Ultrassom Diagnóstico com Aplicação Transesofágica	Ultrassom Transesofágico	Médico Assistencial	
Ultrassom Diagnóstico Portátil Telessaúde	Ultrassom Ultra Portátil, Ultrassom Portátil de Bolso	Médico Assistencial	
Ultrassom Diagnóstico sem Aplicação Transesofágica	Ecógrafo, Ultrassom com aplicação Abdominal, Ginecologia, Obstetrícia, Urologia, Tireóide, Ortopedia (Músculo-esquelético - nervos, tendões), Mama, Cardiologia, Ecocardiografia fetal, Transcraniano, Transfontanela,Elastografia.	Médico Assistencial	
Ultrassom Diagnóstico Transcraniano	Equipamento de Doppler Transcraniano	Médico Assistencial	
Ultrassom Odontológico	Ultrassom Odontológico	Médico Assistencial	
Ultrassom Oftalmológico	Ultra-som Oftalmológico, Ecógrafo	Médico Assistencial	
Ultrassom para Fisioterapia	Ultrassom para Fisioterapia	Médico Assistencial	

10 25 50 100

Figura 14.1. Relação Nacional de Equipamentos e Materiais Permanentes (RENEM).

Capítulo 14 ■ Inserção da Proposta no Sistema de Cadastro para Emendas   113

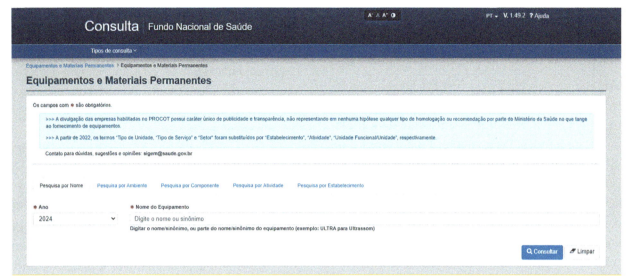

Figura 14.2. Tela de busca dos itens da Relação Nacional de Equipamentos e Materiais Permanentes (RENEM).

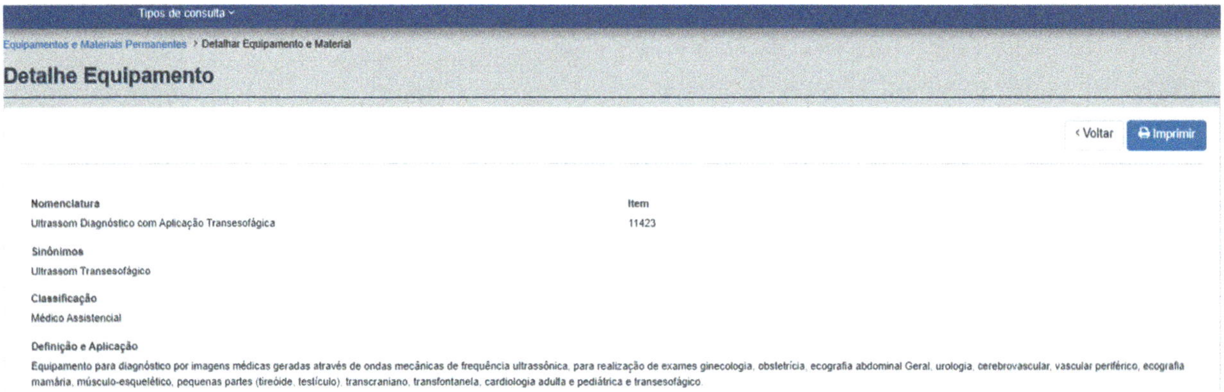

Figura 14.3. Tela de detalhamento de equipamento da Relação Nacional de Equipamentos e Materiais Permanentes (RENEM).

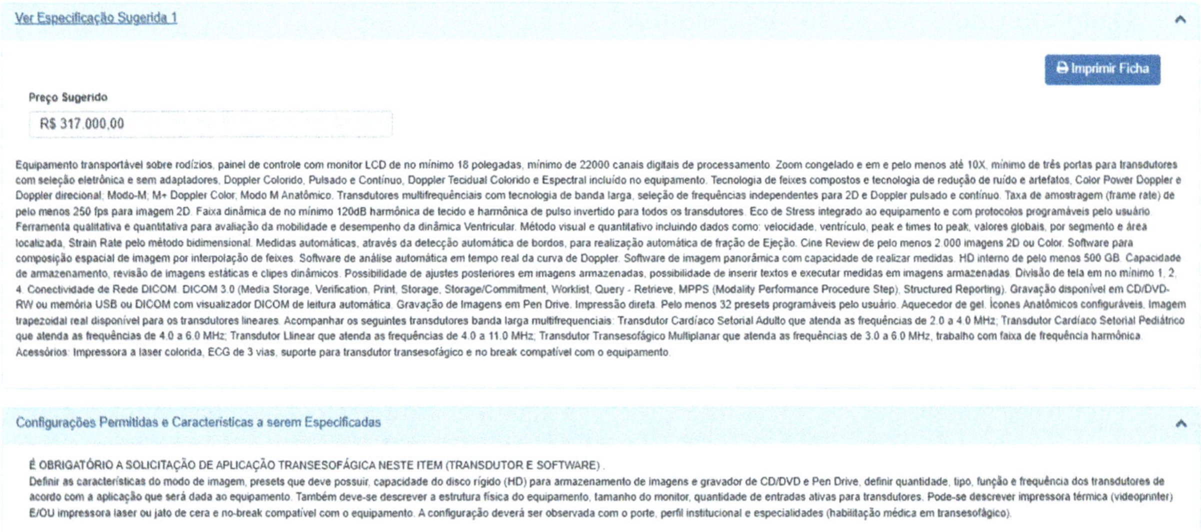

Figura 14.4. Tela de detalhamento de equipamento da Relação Nacional de Equipamentos e Materiais Permanentes – (RENEM), com a especificação e valor sugerido.

Busca dos equipamentos e materiais permanentes

Para verificar se o equipamento e/ou material permanente desejado pela Instituição está cadastrado na Relação, deve ser consultado no Portal do Fundo Nacional de Saúde, o ambiente de Equipamentos e Materiais Permanentes Financiáveis para o SUS. Nesse Portal, é possível realizar buscas por nomenclatura do item, ambiente (segundo critérios da Portaria n.º 2.022/2017 e RDC n.º 50/2002), programas estratégicos do MS, atividade e por tipo de estabelecimento (de acordo a classificação do Cadastro Nacional de Estabelecimentos de Saúde [CNES]).

Por meio da Relação, é possível acessar as informações de cada um dos itens financiáveis para o SUS, como definição, especificação técnica, valores e características que precisam ser descritas para o cadastro de proposta.

Tipos de especificação técnica (descritivo sugerido)

Todos os itens que constam na RENEM apresentam uma especificação, ou seja, descritivo sugerido, que visa auxiliar as instituições durante o preenchimento e que considera os seguintes itens para sua composição:

- Dados obtidos por meio de pesquisa mercadológica;
- Informações e demandas encaminhadas pelas Instituições de Saúde;
- Informações técnicas e econômicas encaminhadas por empresas/fornecedores participantes do Programa de Cooperação Técnica – PROCOT;
- Apontamentos das áreas finalísticas, com políticas de saúde; e
- Avanços tecnológicos.

Ao consultar o item, o descritivo sugerido não é obrigatório e pode ser alterado durante o cadastro da proposta. Esses itens permitem outros dois tipos de especificação:

- **Especificação Aberta:** permite que a Instituição insira, em campo específico, a descrição do item com informações que atendam à sua necessidade. No entanto, não deve conter direcionamento para marca e/ou modelo específico de equipamento e/ou material permanente.
- **Especificação em Agrupador:** o MS disponibiliza algumas opções de características técnicas, que deverão ser escolhidas por meio de seleção durante o cadastro da proposta. Durante o processo de licitação dos itens, as especificações poderão ser complementadas de maneira a melhor atender às necessidades da Instituição, porém, sem alterar as características cadastradas e aprovadas originalmente.

Já para alguns itens de tecnologia, como, por exemplo, de tecnologia, computador (desktop-básico), é apresentada uma **Especificação Única,** com descritivo que não permite alteração, pois esses itens possuem características definidas e validadas pela área/setor responsável pelo programa ou política de Saúde visando padronizar os processos de trabalho.

É importante verificar se o descritivo sugerido atende às necessidades da Instituição e, em caso negativo, caso haja a possibilidade, cadastrar a especificação desejada para adquirir equipamentos e/ou materiais permanentes que supram essa demanda.

Valores sugeridos de referência

Os itens financiáveis para o SUS situam-se em uma faixa de valor, com um teto mínimo e máximo, determinados por meio de pesquisas de mercado, considerando equipamentos e/ou materiais permanentes que apresentam boa relação custo-benefício para execução de procedimentos cobertos pelo SUS. Esses limites de valores definidos pelo MS visam evitar o cadastramento de equipamentos com preços fora do praticado no mercado.

O MS define o valor sugerido com base na média dos valores obtidos por meio das informações técnico-econômicas encaminhadas pelos fornecedores, pesquisa em banco de preços públicos de equipamentos que apresentam as características técnicas sólidas e que compõem a especificação sugerida. É importante ressaltar que, para itens que têm uma especificação aberta, também é possível alterar o valor sugerido, porém, sempre seguindo a faixa de valor estabelecida pelo MS.

Tipo de Atividades e Estabelecimento

Outro ponto a ser observado é o tipo de atividade e estabelecimento em que a Instituição está classificada segundo o CNES. Essa classificação pode ser consultada no próprio site do CNES (**Figura 14.5.**), onde, na ficha de cada Instituição, são sinalizados o tipo de estabelecimento, a atividade e o nível de atenção. Os equipamentos e/ou materiais permanentes a serem cadastrados devem estar conforme a classificação da atividade da Instituição.

Incorporação de novas tecnologias

Em casos de necessidade de incorporação de novas tecnologias que não constem na RENEM, relacionados a equipamentos médicos, odontológicos e laboratoriais de aplicação diagnóstica e/ou terapêutica, a solicitação deve ser realizada por meio de formulário da Comissão Nacional de Incorporação de Tecnologias no Sistema Único de Saúde (CONITEC).

Essa solicitação passará por análise criteriosa dos órgãos competentes para deliberação da incorporação ou não dessa tecnologia.

CADASTRO DA PROPOSTA

Para acesso ao sistema do InvestSUS, do FNS, após a alteração da plataforma – que anteriormente era o sistema Gerenciamento de Objetos e Propostas – o login pode ser realizado de duas maneiras: por meio do Sistema de Cadastro e Permissão de Acesso (SCPA) ou com a conta gov.br, utilizando o CPF e a senha. Após o acesso, aparecerá a página inicial do InvesSUS, que possui algumas opções de serviços (**Figura 14.6.**).

Dentre as opções disponíveis no sistema, deve ser selecionada a opção de Recursos (Emendas/Programação), seguida da opção de "Emendas". Em seguida, será exibida a relação das emendas (**Figura 14.7.**), com informações sobre o nome do parlamentar, o número da emenda e o valor indi-

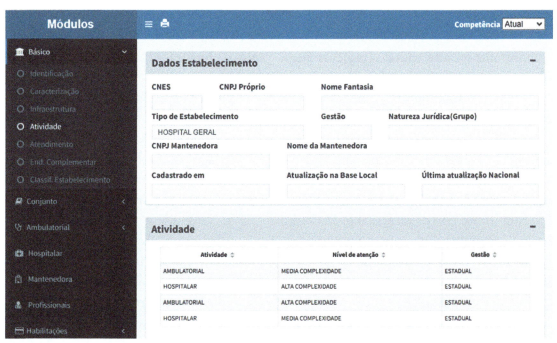

Figura 14.5. Tela do sistema do Cadastro Nacional de Estabelecimentos de Saúde (CNES) para consulta da atividade.

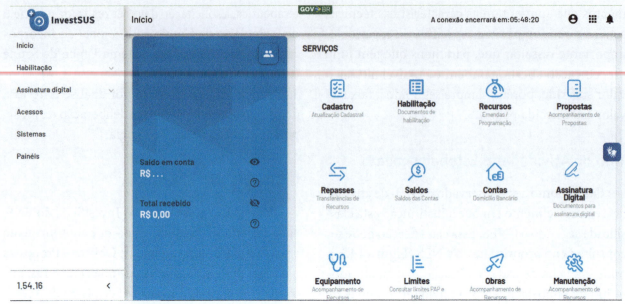

Figura 14.6. Página inicial do InvestSUS.

▶ RELAÇÃO DE EMENDAS

Clique em ● para detalhar a Emenda

	Ação
●	Estruturação de Unidades de Atenção Especializada em Saúde

Parlamentar	Emenda/Funcional	Valor (R$)	Valor Priorizado (R$)	Saldo (R$)	Devolução (R$)	
				0	0	Retornar Saldo
	Totais (R$):			0	0	

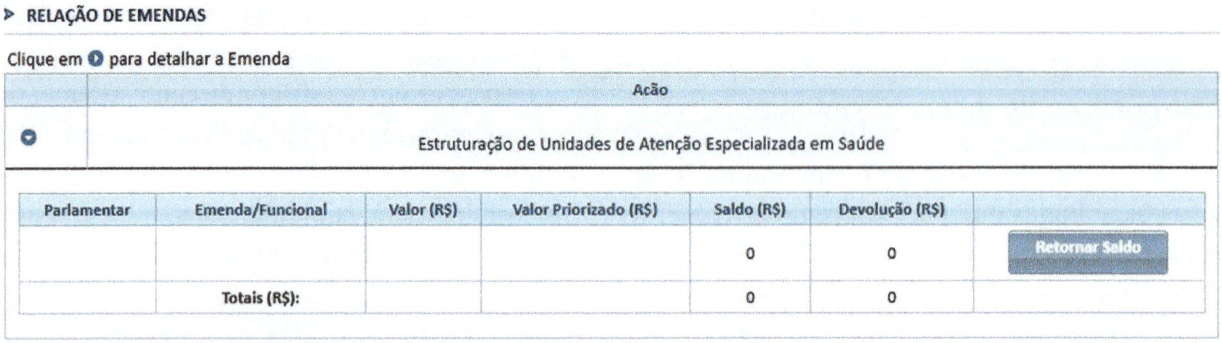

Figura 14.7. Relação de Emendas dentro do InvestSUS

cado. É importante ter a relação dos projetos que serão solicitados em cada emenda, a fim de facilitar e agilizar o cadastro das propostas, especialmente considerando os curtos prazos definidos pelo MS.

Deve-se selecionar a opção de indicação de objetos por emenda, o programa/ação compatível com a Instituição (por exemplo, Hospital de Alta Complexidade, Hospital de Pequeno Porte, Maternidade, etc.), e conforme o tipo de recurso (contrato de repasse para reforma ou convênio para aquisição de equipamentos), preencher o formulário de indicação, sinalizando o valor que será utilizado daquela emenda e iniciar a proposta.

Após iniciar a elaboração da proposta, será gerado um número de identificador e ela ficará como rascunho, possibilitando alterações e validações antes da finalização e envio definitivo para análise de mérito.

Dentro da proposta, inicia-se o preenchimento dos campos obrigatórios, que devem ser preenchidos com um texto coeso e embasado, a fim de obter aprovação e evitar diligências encaminhadas pelos pareceristas. Lembrando que os textos devem respeitar o limite de caracteres do sistema.

- **Interesse Recíproco:** descrever os itens de interesse do proponente, ou seja, da Instituição beneficiada, que estejam diretamente ligados aos programas e políticas do Ministério da Saúde.
- **Diretriz Programa:** relação entre a proposta apresentada e os objetivos e diretrizes dos

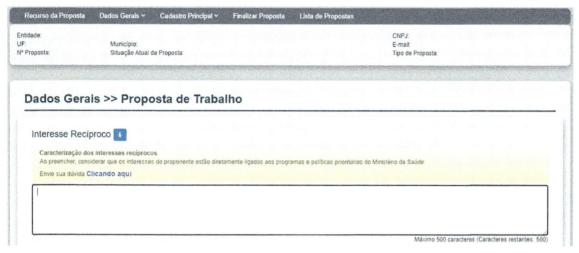

Figura 14.8. Tela do Sistema InvestSUS.

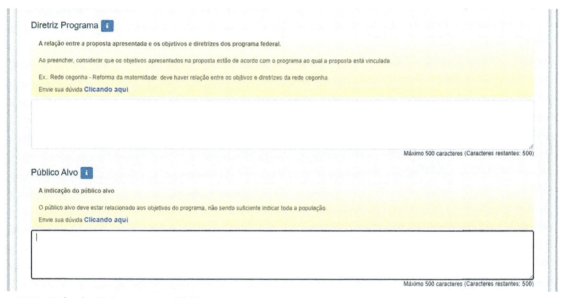

Figura 14.9. Tela do Sistema InvestSUS.

programas federais. Ao preencher este documento, considerar que os objetivos apresentados na proposta estão de acordo com o programa ao qual a proposta está vinculada.
- **Público-Alvo:** indicação do público-alvo que deve estar relacionado aos objetivos do programa e que será diretamente beneficiado pelo projeto.
- **Problema a ser Resolvido:** qual é o problema existente? O que a Instituição precisa?
- **Resultado Esperado:** indicar os resultados esperados, considerando o problema a ser resolvido, o objetivo do programa e o público-alvo.

Após o preenchimento dos textos acima, seguem os itens para cadastro da proposta:

- Inclusão da Declaração de Capacidade Técnica e Gerencial como anexo (**Figuras 14.10. a 14.12.**).
- Inclusão do Plano de Sustentabilidade como anexo, no caso de proposta para aquisição de equipamentos e/ou materiais permanentes.

118 Capítulo 14 ■ Inserção da Proposta no Sistema de Cadastro para Emendas

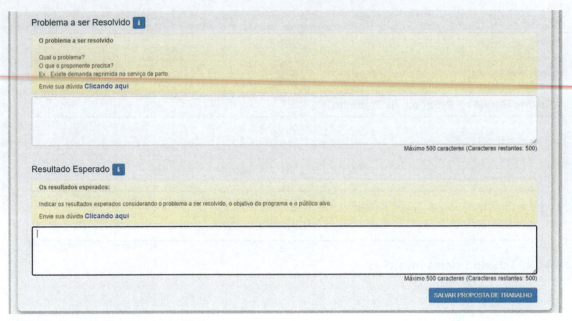

Figura 14.10. Tela do Sistema InvestSUS.

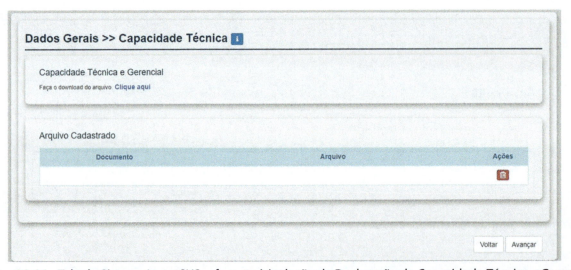

Figura 14.11. Tela do Sistema InvestSUS referente à inclusão da Declaração de Capacidade Técnica e Gerencial.

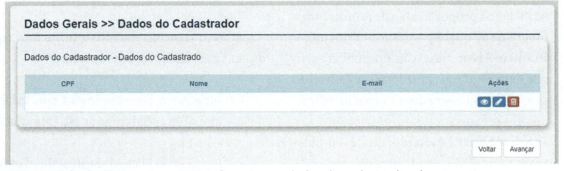

Figura 14.12. Tela do Sistema InvestSUS referente aos dados do cadastrador da proposta.

- Os dados do responsável pelo cadastro da proposta: CPF, nome e e-mail.
- Campo para inclusão de demais arquivos anexos, como Termo de Referência, Laudo de Obsolescência, orçamentos, declarações, etc. Nesse campo de anexos, é importante inserir toda a documentação pertinente que demonstre a importância do projeto e seja complementar para as análises.
- Dados bancários, com identificação do banco, agência, conta e endereço aos quais a proposta estará vinculada.

Depois disso, deve ser cadastrada a proposta do cronograma físico, que deve conter a data prevista de início e término do projeto, e a etapa vinculada, que, no caso de custeio para reforma, corresponde a uma breve descrição do local que sofrerá a intervenção; no caso de recurso de investimento, refere-se à aquisição de equipamentos e materiais permanentes.

Após o cadastro da etapa, deve ser inserido o plano de aplicação, onde serão registrados a quantidade de metros quadrados, o valor unitário e o descritivo para reformas e, para os equipamentos e/ou materiais permanentes, a quantidade dos itens selecionados, o valor unitário, a especificação técnica, o ambiente e o setor que os itens serão instalados. Por fim, será inserido o cronograma de desembolso, referente à previsão do repasse do recurso. Ressaltamos que o repasse é feito segundo a execução do contrato de repasse e/ou convênio.

Lembrando que, no caso de emenda de investimento para aquisição de equipamentos e/ou materiais permanentes, só será possível realizar o cadastro de itens que constem na RENEM.

Após todo esse preenchimento, é de extrema importância revisar o que foi cadastrado para verificar

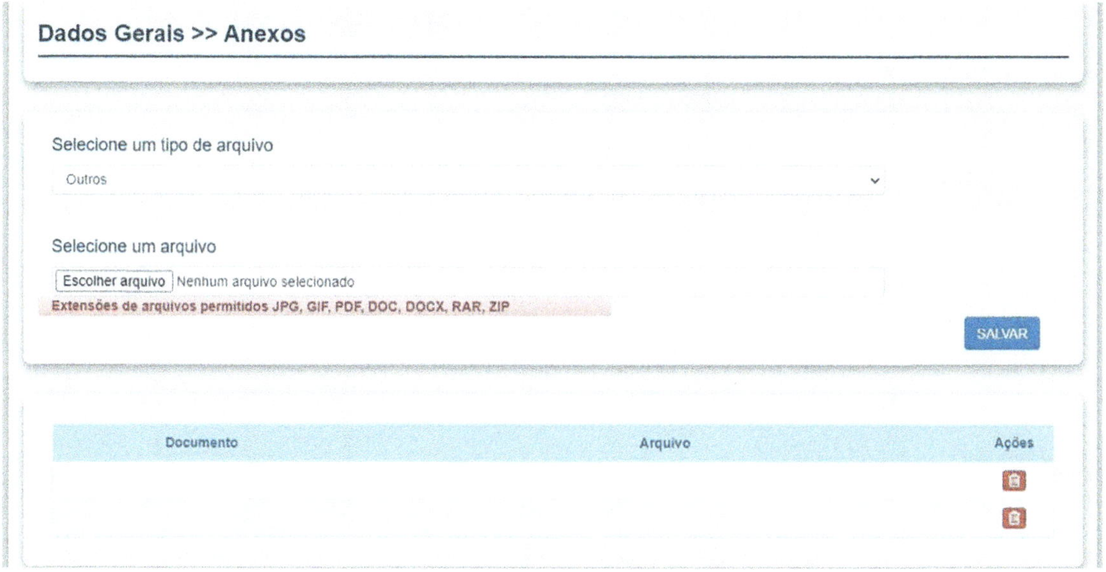

Figura 14.13. Tela do Sistema InvestSUS referente aos anexos.

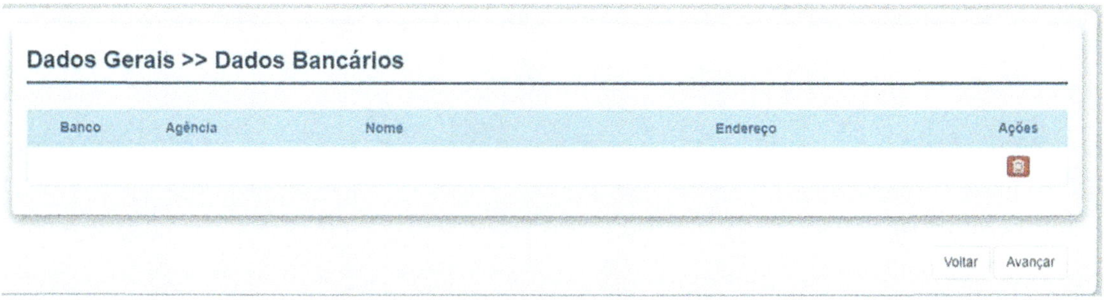

Figura 14.14. Tela do Sistema InvestSUS referente aos dados bancários.

se há alguma inconsistência. Além disso, o sistema alerta em caso de ausência de documentos obrigatórios ou preenchimento de valores fora do padrão. Se a proposta estiver correta, é necessário finalizá-la, e essa finalização enviará o projeto para a análise.

O espelho da proposta é gerado como arquivo PDF, com informações importantes, como o número de identificador e a situação, como "proposta adequada para reanálise de mérito", ou "aprovada", etc. Além disso, constam as informações do proponente, como CNPJ, razão social, endereço, CEP e Estado.

Após as informações técnicas de identificação, são apresentados o número da emenda, o nome do parlamentar e o valor. Em seguida, são exibidos os dados gerais da proposta, os itens cadastrados em seus respectivos ambientes e setores, a quantidade e o valor, e, por fim, o cronograma físico e de desembolso.

Após o cadastro e finalização, a proposta será analisada em duas fases pelos pareceristas do FNS, conforme descrito no próximo capítulo.

CONSIDERAÇÕES FINAIS

É fundamento reforçar a importância de ter um projeto bem definido e estruturado, realizar a pesquisa de equipamentos e/ou materiais permanentes antecipadamente e preparar toda a documentação necessária antes da abertura do sistema de cadastro das propostas. Com isso, evitam-se imprevistos no cadastramento, bem como o risco de se preencher algum campo equivocadamente devido aos curtos prazos, além de prevenir possíveis diligências, o que, consequentemente, agiliza a análise e aprovação pelos pareceristas do FNS.

REFERÊNCIAS

http://cnes.datasus.gov.br/.

https://portalfns.saude.gov.br/.

https://portalfns.saude.gov.br/sistemas/.

https://portalfns.saude.gov.br/renem/.

https://portalfns.saude.gov.br/sigem/.

https://portalfns.saude.gov.br/wp-content/uploads/2022/03/CARTILHA_2022_livro_web.pdf.

https://portalfns.saude.gov.br/sistemas/.

https://autorizador.saude.gov.br/login.

Neto, M. Curso Prático de Convênios com Ênfase no Sistema Federal de Gestão de Convênios – SICONV. 1ª edição. São Paulo: Urbana, 2013.

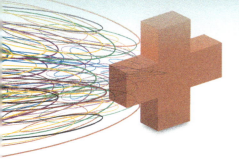

Capítulo 15

Monitoramento e Ajustes da Proposta

Paulo David Domingues de Oliveira | Renata Silva Dias

INTRODUÇÃO

Após o cadastramento da proposta no sistema do Fundo Nacional de Saúde (FNS), serão realizadas análises pela área responsável, por intermédio de um parecerista do Ministério da Saúde (MS). Essas análises verificarão as informações preenchidas no plano de trabalho, considerando os dados cadastrados pelo parlamentar que destinou a proposta e as diretrizes estabelecidas pelo MS.

As análises serão realizadas considerando as características apresentadas na indicação da emenda cadastrada, tais como Ação; Funcional Programática; Grupo de Natureza da Despesa (GND) e Modalidade de Aplicação. Caso seja identificada alguma irregularidade, o parecerista indicará uma diligência, retornando a proposta ao proponente[1] para as devidas adequações, conforme o fluxo do macroprocesso (**Figura 15.1.**) de análise pela área responsável.

Para evitar diligências decorrentes de cadastramento equivocado, o proponente deve alinhar-se ao parlamentar quanto às informações e ações a serem pleiteadas, garantindo que a indicação no Sistema Integrado de Planejamento e Orçamento (SIOP) seja realizada de forma adequada.

Para indicações de aquisições de materiais permanentes, como equipamentos, a instituição deve verificar, na Relação Nacional de Equipamentos e Materiais Permanentes (RENEM), se tais materiais são financiados pelo Sistema Único de Saúde (SUS), conforme orientado no capítulo de Cadastramento de Propostas.

Caso o parlamentar cometa algum equívoco no cadastro da indicação da proposta no SIOP, o proponente poderá solicitar a adequação da proposta para dar sequência ao cadastro, visando à celebração do convênio. Contudo, o SIOP possui períodos específicos ao longo do ano para o cadastramento das indicações de emendas. Se o sistema estiver aberto para cadastramento e alterações, o parlamentar procederá à adequação da indicação. Caso esteja fechado, o proponente deverá aguardar que a indicação seja classificada como impedimento técnico, para o parlamentar realizar as adequações no ciclo seguinte de indicações de emendas.

---

1 Órgão ou entidade da Administração Pública direta ou indireta, de qualquer esfera de governo, consórcio público ou entidade privada sem fins lucrativos com a qual a Administração Pública Federal pactua a execução de programas, projetos e atividades de interesse recíproco, também denominada contratada no âmbito do contrato de repasse.

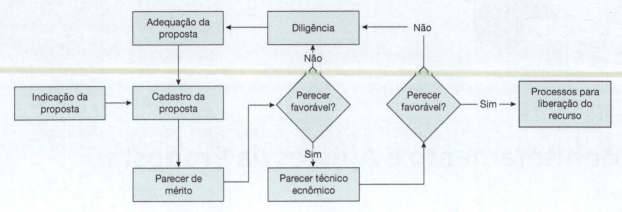

Figura 15.1. Macroprocesso da proposta.

ANÁLISE DA ÁREA RESPONSÁVEL

Como já mencionado, a proposta cadastrada pelo proponente passará por duas análises realizadas pela área responsável:

1. Análise de Mérito: avalia e valida o objeto da proposta;
2. Análise Técnica Econômica: verifica as especificações e os custos dos itens pleiteados.

Para a proposta ser considerada apta à celebração do convênio, é necessário obter pareceres favoráveis em ambas as análises.

Na proposta apresentada, devem ser descritas as especificações técnicas mais relevantes de todos os componentes, acessórios, tecnologia de funcionamento e atuação dos itens, para permitir a mensuração de seus valores.

Análise de Mérito

A análise de mérito (validação do objeto) verifica os aspectos assistenciais com base nos perfis da instituição, considerando a infraestrutura adequada, a capacidade de operacionalização com recursos humanos, a sustentabilidade dos equipamentos, a coesão com as intenções solicitadas e a correspondência dos objetivos das demandas preconizadas pelo SUS e pelo Ministério da Saúde.

A proposta será analisada com base nas ofertas de serviços e no tipo de unidade de saúde, considerando sua habilitação em alta e média complexidade, nas informações encaminhadas sobre as necessidades das aquisições pretendidas, especialmente aquelas decorrentes de 'demandas reprimidas', cuja aquisição a instituição não tenha recursos para realizar. Além disso, será avaliada a validação do Plano Diretor de Regionalização (PDR) e, se necessário, submetida ao conhecimento da Comissão Intergestores Bipartite (CIB).

Se a proposta atender aos critérios analisados pela área encarregada da análise de mérito, será emitido um parecer favorável, liberando-a para a análise técnica econômica, que será abordada a seguir. Caso sejam identificadas desconformidades nas características apresentadas, a proposta será devolvida ao proponente pelo sistema, por meio de uma diligência, com a solicitação das informações necessárias para as devidas tratativas.

Após o proponente sanar as divergências apontadas no documento de diligências, a proposta deverá ser reencaminhada para serem realizadas novas análises, seguindo o fluxo estabelecido.

Principais informações a serem encaminhadas para a análise de méritos

1. Descrição do Objeto da Proposta:
   - Finalidade principal do projeto ou aquisição.

- Justificativa detalhada com base nas necessidades identificadas.
- Informações específicas sobre o objeto que será utilizado para a celebração do convênio, incluindo detalhes técnicos, orçamentos e alinhamento com as metas previstas.

2. Estratégia da Instituição e Perfil na Rede de Atenção à Saúde:
   - Papel estratégico da instituição na Rede de Atenção à Saúde (RAS).
   - Serviços oferecidos e sua contribuição para os objetivos do SUS.
   - Habilitação para atender demandas de média ou alta complexidade, conforme o caso.

3. Informações sobre a Instituição:
   - Especialidades assistenciais oferecidas.
   - Capacidade instalada, incluindo número de leitos e equipamentos disponíveis.
   - Infraestrutura e capacidade operacional com recursos humanos qualificados.

4. Resultados Esperados:
   - Impactos previstos na assistência à saúde da população atendida.
   - Metas a serem alcançadas com a execução do convênio, como aumento na cobertura de serviços, redução de filas ou melhoria na qualidade do atendimento.
   - Indicadores para monitorar e avaliar os resultados obtidos.

5. Demandas Reprimidas:
   - Levantamento das necessidades não atendidas que justificam a proposta.
   - Dados e evidências que respaldem a importância do projeto.

6. Alinhamento com Políticas Públicas:
   - Coerência com as diretrizes do SUS e do Ministério da Saúde.
   - Correspondência com os objetivos do Plano Diretor de Regionalização (PDR).

7. Outros Documentos e Aprovações:
   - Pareceres prévios (se aplicável).
   - Declarações de apoio ou aprovação de conselhos, ou órgãos reguladores, como a Comissão Intergestores Bipartite (CIB).

Principais critérios analisados na análise de mérito

1. Adequação ao Objeto da Proposta:
   - Coerência entre o objeto apresentado e os objetivos pretendidos.
   - Relevância do projeto ou aquisição em relação às necessidades assistenciais da população.

2. Alinhamento com Políticas Públicas:
   - Conformidade com as diretrizes e metas estabelecidas pelo SUS e pelo Ministério da Saúde.
   - Compatibilidade com o Plano Diretor de Regionalização (PDR) do município e sua inserção no Plano de Ação Regional de Redes.

3. Perfil e Estratégia da Instituição:
   - Verificação das ofertas de serviços e dos tipos de unidade de saúde por meio do CNPJ do proponente.
   - Contribuição da instituição para a Rede de Atenção à Saúde (RAS).
   - Vínculo jurídico entre o beneficiário e o proponente.
   - Habilitação da unidade para atender demandas de média e alta complexidade.

4. Infraestrutura e Recursos:
   - Infraestrutura existente e sua adequação ao projeto.
   - Capacidade de execução considerando:
     - o Recursos humanos disponíveis.
     - o Plano de sustentabilidade financeira e operacional.

- Déficit de leitos e atendimento às demandas reprimidas identificadas.

5. Impacto Assistencial:
   - Potencial impacto na melhoria do acesso e da qualidade dos serviços de saúde.
   - Contribuição para a redução de demandas reprimidas ou ampliação da oferta de serviços essenciais.
   - Indicadores de resultados esperados, como aumento na cobertura de serviços ou redução de filas.

6. Evidências e Justificativas:
   - Dados estatísticos e levantamentos que demonstrem a necessidade do projeto.
   - Documentos complementares que reforcem a relevância da proposta, como laudos técnicos ou pareceres de conselhos de saúde.

7. Validação e Aprovação em Órgãos Competentes:
   - Em casos de novas ofertas de serviços, dar conhecimento à Comissão Intergestores Bipartite (CIB), exceto para propostas apresentadas de acordo com políticas pactuadas em Comissão Intergestores Tripartite (CIT), conforme a Portaria n.º 1.516, de 24 de julho de 2013.

Análise de mérito para propostas de Obras (reforma, construção e ampliação)

Quando o proponente pleitear um convênio para a realização de obras, como reforma, construção ou ampliação de unidades de saúde, a proposta apresentada para análise de mérito deverá atender a critérios específicos. O proponente deve comprovar a posse ou direito de uso do imóvel onde a obra será realizada, fornecendo documentos que atestem a titularidade ou o contrato de concessão, caso aplicável.

Além disso, a proposta deve incluir uma descrição detalhada dos ambientes que serão construídos ou reformados, especificando o número total de ambientes e leitos por área assistencial, conforme as necessidades identificadas pela instituição. Deve ser indicada também a abrangência da população que será atendida pelo Sistema Único de Saúde (SUS) após a execução da obra, demonstrando o impacto esperado no acesso e na qualidade dos serviços de saúde.

No caso de a obra não ser concluída no orçamento previsto ou de os recursos inicialmente financiados se mostrarem insuficientes, o proponente deverá apresentar uma declaração formal assumindo a responsabilidade pela conclusão da obra com recursos próprios. Essa declaração deve garantir que a instituição cumprirá o objetivo pactuado no convênio, assegurando a continuidade e a conclusão das obras necessárias para o atendimento à população.

Análise de Mérito para propostas de Equipamentos

Quando o proponente pleitear um convênio para a aquisição de equipamentos, a proposta submetida à análise de mérito deverá ser minuciosamente estruturada, com a inclusão das seguintes informações:

1. **Objetivo da Aquisição:**
   - A proposta deve especificar de forma clara o objetivo da aquisição, discriminando se se trata de substituição de equipamentos existentes ou de ampliação da capacidade de atendimento da instituição, para melhorar os serviços prestados à população atendida pelo Sistema Único de Saúde (SUS).
   - Em caso de substituição, é obrigatória a apresentação de um laudo técnico de obsolescência, que comprove que os equipamentos existentes estão em condições inadequadas para o atendimento e que sua substituição é necessária para manter a qualidade dos serviços prestados.

2. **Coerência com a Capacidade Institucional:**
   - As aquisições devem estar alinhadas com a capacidade de atendimento da instituição, ou seja, devem ser compatíveis com a infraestrutura disponível e as necessidades de serviços de saúde da população atendida. A proposta deve evidenciar que a capacidade de operacionalização dos equipamentos é viável, incluindo a disponibilidade de recursos humanos capacitados para operar os novos equipamentos e realizar a manutenção preventiva.
   - Além disso, é necessário comprovar a sustentabilidade dos equipamentos ao longo do tempo, ou seja, garantir que a instituição tenha condições de manter e operar os equipamentos adequadamente, sem comprometer a qualidade da assistência à saúde.

3. **Exigências para Equipamentos com Habilitações Específicas:**
   - Para a aquisição de determinados equipamentos que exigem habilitações específicas, a proposta deve incluir a documentação válida que comprove a habilitação da instituição para operar tais equipamentos, conforme as normas do Ministério da Saúde ou outras regulamentações pertinentes. Esta exigência é fundamental para garantir que a instituição tenha a qualificação necessária para utilizar equipamentos que demandam conhecimento técnico especializado, como em áreas de alta complexidade.

Portarias e resoluções utilizadas para a análise de mérito

As análises de mérito no âmbito do Ministério da Saúde (MS) são fundamentadas em uma série de portarias e resoluções que orientam o planejamento, a organização e a operacionalização dos serviços de saúde no SUS. As principais normativas são:

1. Portaria GM/MS n.º 1.631, de 1º de outubro de 2015 – Estabelece os critérios e parâmetros para o planejamento e a programação de ações e serviços de saúde no âmbito do SUS, com foco na qualidade e eficiência da gestão dos recursos para garantir a universalidade do acesso e a integralidade do cuidado.

2. Portaria MS n.º 3.432, de 12 de agosto de 1998 – Define critérios para a classificação das Unidades de Terapia Intensiva (UTI), incluindo as condições mínimas de funcionamento e requisitos técnicos para garantir a segurança e a qualidade do atendimento em unidades de alta complexidade.

3. Portaria MS n.º 3.390, de 30 de dezembro de 2013 – Institui a Política Nacional de Atenção Hospitalar (PNHOSP), estabelecendo as diretrizes para a organização do componente hospitalar na Rede de Atenção à Saúde (RAS), visando à melhoria da assistência hospitalar e à integração dos serviços no SUS.

4. Resolução RDC n.º 36, de 25 de julho de 2013 – Estabelece medidas para garantir a segurança do paciente nos serviços de saúde, incluindo exigências para protocolos de prevenção de danos, prevenção de erros médicos e a gestão da qualidade nos serviços assistenciais.

5. Resolução RDC n.º 50, de 21 de fevereiro de 2002 – Regula o planejamento, programação, elaboração e avaliação de projetos físicos de estabelecimentos assistenciais de saúde, visando garantir a adequação das instalações e ambientes para o atendimento seguro e eficaz.

6. Resolução RDC n.º 54, de 12 de novembro de 2012 – Dispõe sobre o Regulamento Técnico sobre Informação Nutricional Complementar nos serviços de saúde, estabelecendo a padronização e regulamentação da comunicação e da alimentação no contexto assistencial.

7. Resolução MS n.º 7, de 24 de fevereiro de 2010 – Define os requisitos mínimos para o funcionamento de unidades de terapia in-

tensiva (UTI) e demais dispositivos necessários para garantir a segurança, a qualidade do atendimento e a eficácia do serviço.

Essas normativas são fundamentais para garantir que os projetos e propostas apresentadas para análise de mérito atendam aos critérios técnicos e regulamentares estabelecidos, assegurando a qualidade e a eficiência dos serviços prestados à população atendida pelo SUS.

Atualização: Para manter as análises de mérito sempre em conformidade com as diretrizes mais recentes, é importante verificar periodicamente as portarias e resoluções, visto que o MS atualiza suas normativas para acompanhar as mudanças na gestão de saúde e os avanços tecnológicos.

Análise Técnica Econômica

Após a aprovação favorável da análise de mérito e a homologação pela área responsável, será iniciada a Análise Técnica Econômica da proposta (**Figura 15.2.**). Essa fase visa avaliar os custos e as especificações técnicas dos itens apresentados no cadastramento da proposta, com base na documentação fornecida pelo proponente.

A Análise Técnica Econômica é especialmente relevante para as propostas que envolvem aquisição de equipamentos, materiais permanentes e obras. No caso das obras, os custos arquitetônicos serão validados conforme o valor mínimo estabelecido para cada região, considerando as particularidades locais de custos e necessidades.

O cadastramento das especificações técnicas da proposta está sujeito a uma limitação de caracteres, que deve ser rigorosamente observada. Portanto, é essencial que o proponente sintetize as informações mais relevantes, permitindo ao técnico mensurar adequadamente os valores apresentados para cada item.

As descrições devem abranger, de forma objetiva, as características técnicas essenciais, como componentes, acessórios, porte, e a tecnologia de funcionamento dos itens pleiteados. Essas informações são fundamentais para garantir a adequação da proposta à análise técnica e sua viabilidade econômica.

Conforme discutido no capítulo sobre cadastramento de propostas, algumas informações fornecidas pelo SIGEM podem ser alteradas ou ajustadas para garantir que a validação técnica seja realizada da forma mais eficaz possível. A utilização correta e precisa das ferramentas do sistema contribui para a clareza e a precisão na análise, facilitando a aprovação da proposta nas fases subsequentes.

Análise técnica econômica para propostas de obras (Reforma, construção e ampliação)

Após o cadastramento das informações sobre o objeto, cronograma físico e plano de aplicação na proposta, a área responsável realizará a avaliação técnica, verificando a aderência das informações da obra com a análise de mérito previamente aprovada.

Será verificada a coerência entre a intervenção física, os custos por metro quadrado e a complexidade da obra, de modo a assegurar que a intervenção planejada seja viável e passível de execução. Caso as informações estejam alinhadas e coerentes, será emitido um parecer técnico econômico favorável.

A documentação apresentada com a proposta, incluindo o Projeto Arquitetônico e/ou a Planilha Orça-

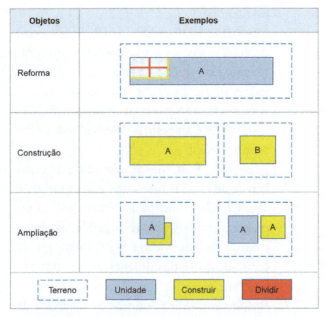

Figura 15.2. Tipos de análises técnicas econômicas de obras.

mentária, será analisada em detalhes após a aprovação do plano de trabalho. Estes documentos serão validados posteriormente, quando a equipe responsável da Caixa Econômica Federal solicitar a apresentação do projeto completo para a execução da obra.

É fundamental que o proponente tenha todas as definições claras e bem estabelecidas ao cadastrar propostas de Construção, Ampliação ou Reforma, pois estas envolvem tipos distintos de investimentos e custos operacionais. A correta categorização da proposta influencia diretamente a análise e o andamento do processo.

- Construção (recurso de investimento): Refere-se à edificação de uma nova obra, funcional ou fisicamente desvinculada de um estabelecimento já existente. Exemplos incluem a construção de um novo prédio ou de uma nova unidade de saúde.
- Ampliação (recurso de investimento): Envolve o acréscimo de área a uma edificação existente, ou a construção de uma nova edificação que será agregada de forma funcional (fisicamente ou não) ao estabelecimento já existente. Esse tipo de intervenção visa aumentar a capacidade ou melhorar os serviços prestados.
- Reforma (recurso de custeio): Diz respeito a alterações em ambientes existentes, sem aumento de área. Isso pode incluir divisões internas, substituição ou recuperação de materiais de acabamento, ou ajustes em instalações existentes para adequação aos novos requisitos.

A precisa categorização das propostas é crucial para garantir a adequação dos recursos financeiros e a correta aplicação dos investimentos e custos operacionais conforme as características da obra a ser realizada.

Análise Técnica Econômica para propostas de Equipamentos

Quando a proposta visa à aquisição de equipamentos, a análise técnico-econômica busca garantir a coerência entre o valor apresentado e as especificações dos itens pleiteados, com base nos valores praticados no mercado. Para o parecer ser favorável, alguns critérios devem ser observados durante o cadastramento da proposta:

1. **Nomenclatura e Especificações Técnicas dos Itens**: É imprescindível que os itens sejam claramente identificados, com descrições detalhadas e especificações técnicas precisas.
2. **Descrições de Itens Excluídos do Financiamento pelo SUS ou pela CONITEC[2]**: Deve-se garantir que os equipamentos descritos sejam passíveis de financiamento pelo Sistema Único de Saúde (SUS) e que a tecnologia seja aprovada pela Comissão Nacional de Incorporação de Tecnologias no SUS (CONITEC). Equipamentos que não atendam a esses critérios devem ser excluídos.
3. **Compatibilidade de Valores com a Proposta**: Os valores atribuídos aos itens devem estar alinhados ao montante liberado para a proposta, respeitando os limites orçamentários estabelecidos.
4. **Imparcialidade na Descrição dos Equipamentos**: As descrições dos itens pleiteados não devem direcionar para uma marca ou fornecedor específico, exceto nos casos em que o equipamento seja exclusivo no mercado. Nessas situações, é necessário apresentar documentos que comprovem a exclusividade fornecidos pelo fabricante ou distribuidor.
5. **Exclusão de Informações Adicionais Não Pertinentes**: É vedada a inclusão de custos

---

2   A Comissão Nacional de Incorporação de Tecnologias no Sistema Único de Saúde – CONITEC foi criada pela Lei n.º12.401, de 28 de abril de 2011, que dispõe sobre a assistência terapêutica e a incorporação de tecnologia em saúde no âmbito do Sistema Único de Saúde.
A Comissão, assistida pelo Departamento de Gestão e Incorporação de Tecnologias em Saúde – DGITS, tem por objetivo assessorar o Ministério da Saúde – MS nas atribuições relativas à incorporação, exclusão ou alteração de tecnologias em saúde pelo SUS, bem como na constituição ou alteração de protocolo clínico ou de diretriz terapêutica.

ou serviços não relacionados diretamente ao equipamento, como:

- Frete de transporte;
- Custeio de manutenção;
- Treinamentos;
- Garantia estendida;
- Serviços adicionais.

Esses critérios são essenciais para assegurar a transparência, a legalidade e a eficiência na utilização dos recursos destinados à aquisição de equipamentos, garantindo que as propostas estejam em conformidade com os princípios que regem o financiamento público.

Tipos de Contratos

Após a análise detalhada da proposta e a emissão dos pareceres favoráveis de mérito e técnico-econômico, o status da iniciativa será alterado para "proposta aprovada". Nesse estágio, inicia-se o processo de formalização do instrumento jurídico mais adequado, conforme as orientações do Fundo Nacional de Saúde (FNS). As modalidades disponíveis incluem: Fundo a Fundo, Convênios, Contratos de Repasse e Termos de Execução Descentralizada (TED), cada uma destinada a atender diferentes finalidades e condições operacionais, conforme descrito nas normativas do FNS.

Transferência Fundo a Fundo *(Figura 15.3.)*

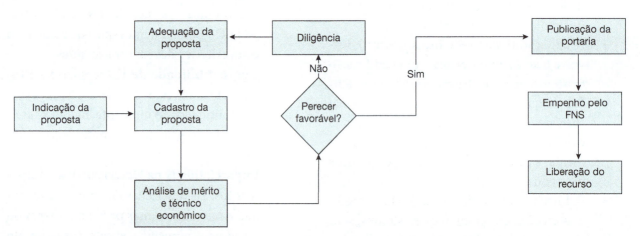

Figura 15.3. Fundo a fundo.

As transferências Fundo a Fundo caracterizam-se pelo repasse de recursos financeiros por meio da descentralização direta, realizada dos fundos da esfera federal para os fundos das esferas estadual, municipal e do Distrito Federal.

Após a emissão dos pareceres favoráveis e a aprovação da proposta, será publicada a portaria específica correspondente. Em seguida, a documentação necessária será encaminhada ao Fundo Nacional de Saúde (FNS), que ficará responsável por realizar o empenho do recurso financeiro, planejar a programação dos pagamentos e providenciar a abertura da conta bancária vinculada à transferência.

Convênios

Os convênios são instrumentos formais que regulamentam a transferência de recursos financeiros da Administração Pública Federal, direta ou indireta, para órgãos ou entidades da Administração Pública Estadual, Distrital ou Municipal, direta ou indireta, consórcios públicos ou entidades privadas sem fins lucrativos. Esse mecanismo, estabelecido pela Portaria Interministerial n.º 424, de 30 de dezembro de 2016, visa à execução de projetos ou atividades de interesse recíproco, fundamentado no princípio da mútua cooperação.

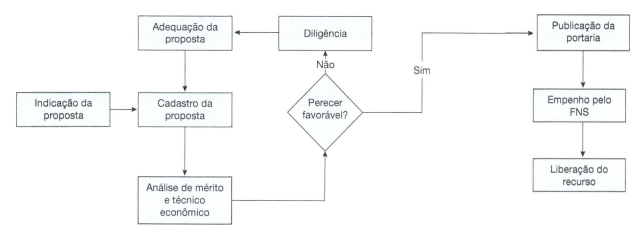

Figura 15.4. Convênios.

- **Etapas do Processo**
  1. Análise e Aprovação: Após a emissão de pareceres favoráveis técnico-econômicos e de mérito, a proposta é aprovada e registrada na Plataforma Transferegov (antiga Plataforma +Brasil), que centraliza a gestão e o acompanhamento de convênios e outros instrumentos de repasse de recursos públicos.
  2. Formalização e Publicação: O convênio é celebrado com a interveniência do Fundo Nacional de Saúde (FNS), e os dados são encaminhados para publicação no Diário Oficial da União (DOU), oficializando o compromisso entre as partes.
  3. Exigências para Liberação de Recursos: A transferência financeira é condicionada à comprovação da realização de processos licitatórios, necessários para a execução do projeto. O proponente deve registrar todas as etapas do processo licitatório na Plataforma Transferegov. A análise e validação por parte da concedente seguem os critérios estabelecidos nos dispositivos legais pertinentes, como:
     a. Art. 41, inciso II, alínea b, da Portaria Interministerial n.º 424/2016: Requisitos para formalização e execução de convênios.
     b. Art. 66, inciso I, alínea e, da mesma Portaria: Regras para apresentação e análise de licitações.

- **Alterações Legislativas Relevantes**

As disposições da Portaria Interministerial n.º 424/2016 foram atualizadas pela Portaria Interministerial n.º 558, de 10 de outubro de 2019, que introduziu melhorias e ajustes nas normativas para maior transparência, eficiência e controle na gestão de recursos públicos.

- **Vantagens do Convênio**
  o **Flexibilidade Operacional**: Permite que os recursos sejam alocados para diferentes tipos de projetos e iniciativas, desde infraestrutura até programas sociais.
  o **Controle e Transparência**: A gestão integrada pela Plataforma Transferegov facilita o acompanhamento por parte do concedente, proponente e órgãos de controle.
  o **Fomento ao Interesse Recíproco**: Estimula a execução de ações conjuntas que atendam às necessidades locais, em conformidade com políticas públicas federais.

Contrato de Repasse

"O Decreto 6.170, de 25 de julho de 2007, dispõe que o Contrato de Repasse é o instrumento administrativo por meio do qual a transferência de recursos financeiros se processa por intermédio de instituição ou agente financeiro público federal, atuando como mandatário da União.

Para operacionalizar esse instrumento, o ministério concedente firma Termo de Cooperação com a instituição ou agência financeira oficial federal escolhida, que passa a atuar como mandatária da União."

- **Etapas do Processo**
  1. **Análise e Aprovação**: Após a emissão dos pareceres favoráveis técnico-econômicos e de mérito, a proposta aprovada é direcionada ao Fundo Nacional de Saúde (FNS), que emite a nota de empenho correspondente.
  2. **Intermediação Financeira**: A nota de empenho é encaminhada à unidade mandatária, geralmente a Caixa Econômica Federal, que receberá os recursos financeiros e firmará o contrato diretamente com o proponente, garantindo a formalização do processo.
  3. **Autorização e Execução**: Com o contrato firmado, o proponente está autorizado a iniciar o processo licitatório necessário para a execução do projeto, conforme as normativas legais e regulatórias.
  4. **Desembolso Condicionado**:
     a. Os repasses financeiros são realizados em conformidade com o cronograma de desembolso acordado no contrato.
     b. Cada desembolso está condicionado à aprovação do Relatório de Acompanhamento Técnico, elaborado para avaliar o cumprimento das etapas previstas.
     c. Adicionalmente, a liberação de recursos para etapas subsequentes depende da prestação de contas parcial da etapa anterior, conforme estabelecido no contrato e nas orientações do órgão concedente.

- **Vantagens do Contrato de Repasse**

Supervisão Técnica Qualificada: O envolvimento de instituições mandatárias garante maior rigor no acompanhamento técnico e financeiro dos projetos.

Segurança na Gestão de Recursos: O controle exercido pelas unidades mandatárias reduz o risco de desvios e assegura a boa aplicação dos recursos públicos.

Viabilidade para Projetos Complexos: É um modelo adequado para projetos que requerem múltiplas etapas e grande atenção aos detalhes de execução.

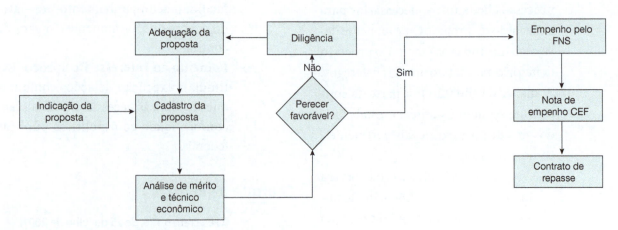

Figura 15.5. Contrato de repasse.

Termo de Execução Descentralizada

> *"Instrumento por meio do qual a descentralização de créditos entre órgãos e entidades integrantes dos Orçamentos Fiscal e da Seguridade Social da União é ajustada, com vistas à execução de programas, de projetos e de atividades, nos termos estabelecidos no plano de trabalho e observada a classificação funcional programática."*

Após os pareceres favoráveis, a proposta aprovada é celebrada nos termos com a Secretaria Executiva e encaminhada ao FNS para efetivar o Termos de Execução Descentralizada.

O **Termo de Execução Descentralizada (TED)** é um instrumento utilizado para a descentralização de créditos orçamentários entre os órgãos e entidades que compõem os Orçamentos Fiscal e da Seguridade Social da União. Seu objetivo é viabilizar a execução de programas, projetos e atividades, conforme o plano de trabalho estabelecido e em conformidade com a classificação funcional e programática definida no orçamento.

Este mecanismo visa garantir a implementação de políticas públicas de maneira eficiente, ao mesmo tempo que possibilita maior autonomia para as entidades executoras, respeitando as normativas orçamentárias e financeiras da União.

- **Etapas do Processo**
  1. Análise e Aprovação: Após a análise favorável dos pareceres técnico-econômicos e de mérito, a proposta aprovada segue para a formalização do Termo de Execução Descentralizada (TED).
  2. Celebração do Termo: O TED é formalizado entre o órgão concedente e a Secretaria Executiva, que define as condições de execução do programa ou projeto, incluindo o cronograma de desembolsos, metas e objetivos.
  3. Encaminhamento ao FNS: Após a formalização do TED, a documentação necessária é encaminhada ao Fundo Nacional de Saúde (FNS), que coordena a efetivação do termo e o repasse dos recursos de acordo com os planos e a programação estabelecida no contrato.

Características e Benefícios
- **Flexibilidade Operacional:** O TED permite uma execução descentralizada, com maior autonomia para os órgãos executores, mas sempre dentro dos limites e diretrizes do orçamento federal.
- **Adequação Orçamentária:** A execução dos recursos deve estar alinhada com a classificação funcional programática do orçamento, garantindo que os recursos sejam utilizados de forma compatível com os objetivos do governo federal.
- **Eficiência e Controle:** A descentralização facilita a implementação de projetos e programas, ao mesmo tempo que mantém um

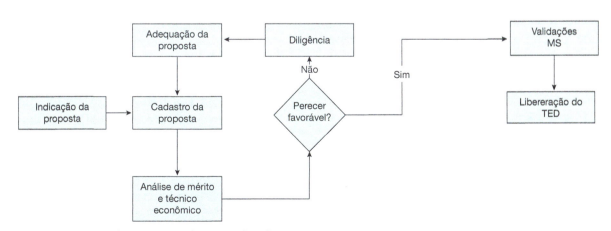

Figura 15.6. Termo de execução descentralizada.

Impedimento no período eleitoral

Ao tratar da celebração de convênios públicos em períodos eleitorais, é importante observar as restrições estabelecidas pela legislação vigente. Embora a celebração de convênios em anos eleitorais não seja proibida, há limitações quanto ao repasse de recursos. Conforme o art. 73, §10º e VI, "a" da Lei n.º 9.504, de 30 de setembro de 1997, o repasse de recursos federais a estados, municípios e entidades privadas somente poderá ser efetuado após o período de 3 meses que antecedem a data do pleito eleitoral, sendo liberado apenas após o encerramento das eleições.

Exceções e Condições

Existem, contudo, exceções previstas no próprio artigo da Lei n.º 9.504/1997, que permitem o repasse de recursos em determinadas condições, como quando o convênio se refere à execução de programas previamente estabelecidos, que não possam ser adiados ou quando a verba se destina à manutenção de programas e ações que envolvam a continuidade de serviços essenciais, como saúde, educação e assistência social.

Objetivo da Restrição

Essas limitações visam evitar que recursos públicos sejam utilizados de maneira a influenciar o resultado eleitoral, garantindo que o processo eleitoral se desenvolva com equidade e sem o uso indevido de recursos públicos para fins eleitorais.

CONSIDERAÇÕES FINAIS

Como abordado ao longo deste capítulo, as propostas de emendas apresentadas são submetidas a uma validação minuciosa, que envolve a análise de diversas categorias e critérios pelas áreas responsáveis, como **Análise de Mérito** e **Análise Técni-**co-Econômica, antes de serem autorizadas para a celebração do convênio. Nesse processo, destaca-se a importância de um planejamento adequado tanto para **custeio** quanto para **investimentos**, além da qualidade das informações e documentação fornecidas no **plano de trabalho** elaborado pelo proponente.

Um planejamento bem estruturado e a correta elaboração do plano de trabalho são essenciais para proporcionar análises mais assertivas e ágeis, acelerando, assim, tanto a **celebração** quanto a **execução** do convênio. A eficácia desse processo reflete diretamente na boa aplicação dos recursos públicos e no sucesso das políticas públicas implementadas.

GLOSSÁRIO DE SIGLAS E TERMOS TÉCNICOS

1. SIOP (Sistema Integrado de Orçamento e Planejamento)
    *   Definição: Sistema utilizado pelos órgãos públicos para gerenciar e monitorar o planejamento orçamentário e a execução financeira. Ele possibilita o acompanhamento de receitas e despesas do governo.

2. RENEM (Rede de Atenção a Emergências e Urgências Médicas)
    *   Definição: Conjunto de serviços e unidades de saúde destinadas ao atendimento de situações de emergência e urgência no Brasil, com a coordenação entre hospitais, postos de saúde e SAMU (Serviço de Atendimento Móvel de Urgência).

3. GND (Grupo de Natureza de Despesa)
    *   Definição: Classificação das despesas públicas, definida no orçamento federal, que agrupa as despesas de acordo com sua natureza (exemplo: custeio, investimentos, pessoal). Essa classificação facilita o controle e a execução orçamentária.

4. PDR (Plano Diretor de Resíduos)
    *   Definição: Plano estratégico que estabelece diretrizes e ações para a gestão

dos resíduos sólidos urbanos. O PDR visa melhorar a coleta, reciclagem, disposição final e tratamento de resíduos, contribuindo para a sustentabilidade ambiental.

5. CIB (Comissão Intergestores Bipartite)
   - Definição: Comissão formada por representantes de gestores municipais e estaduais de saúde que atuam na negociação de políticas públicas e na coordenação da execução dos serviços de saúde no âmbito regional.

6. CIT (Comissão Intergestores Tripartite)
   - Definição: Comissão composta por representantes de gestores municipais, estaduais e federais de saúde, que tem a função de discutir e pactuar as diretrizes para a implementação de políticas de saúde no país.

7. CONITEC (Comissão Nacional de Incorporação de Tecnologias no SUS)
   - Definição: Comissão responsável por avaliar e recomendar a incorporação de novas tecnologias (como medicamentos, tratamentos e equipamentos) no Sistema Único de Saúde (SUS), com base em evidências científicas de sua eficácia e segurança.

8. TED (Termo de Execução Descentralizada)
   - Definição: Documento formal utilizado para transferir recursos financeiros de um órgão central (como o Ministério da Saúde) para uma unidade descentralizada (como estados ou municípios), com o objetivo de financiar ações ou projetos específicos.

REFERÊNCIAS

http://www.planalto.gov.br/ccivil_03/leis/l9504.htm.

https://8quali.com.br/resolucao-de-diretoria-colegiada-conceito=-tipos-e-importancia-na-gestao-empresarial/#:~:text-A%20Resolu%C3%A7%C3%A3o%20da%20Diretoria%20Colegiada,qualidade%20de%20produtos%20e%20servi%-C3%A7os.https://bvsms.saude.gov.br/bvs/saudelegis/anvisa/2002/res0050_21_02_2002.html.

https://bvsms.saude.gov.br/bvs/saudelegis/anvisa/2010/res0007_24_02_2010.html.

https://bvsms.saude.gov.br/bvs/saudelegis/anvisa/2012/rdc0054_12_11_2012.html.

https://bvsms.saude.gov.br/bvs/saudelegis/anvisa/2013/rdc0036_25_07_2013.html.

https://bvsms.saude.gov.br/bvs/saudelegis/gm/1998/prt3432_12_08_1998.html.

https://bvsms.saude.gov.br/bvs/saudelegis/gm/2013/prt3390_30_12_2013.html.

https://bvsms.saude.gov.br/bvs/saudelegis/gm/2015/prt1631_01_10_2015.html.

https://portalfns.saude.gov.br/renem/.

https://portalfns.saude.gov.br/sigem/.

https://portalfns.saude.gov.br/wp-content/uploads/2022/03/CARTILHA_2022_livro_web.pdf.

https://portalfns-antigo.saude.gov.br/contrato-de-repasse.

https://portalfns-antigo.saude.gov.br/convenio.

https://portalfns-antigo.saude.gov.br/fundo-a-fundo.

https://portalfns-antigo.saude.gov.br/termo-de-execucao-descentralizada.

https://www.gov.br/conitec/pt-br/assuntos/avaliacao-de-tecnologias-em-saude/conheca-a-conitec.

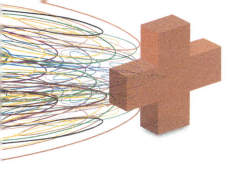

Capítulo **16**

Recursos de Saúde nos Governos Estaduais

Luiz Miranda Ciochetti

INTRODUÇÃO

Os governos estaduais são responsáveis por uma importante parte da organização do sistema Tripartite[3] do Sistema Único de Saúde (SUS). Eles têm a responsabilidade dos atendimentos de média e alta complexidade, nos hospitais e clínicas de especialidades, fornecendo especialidades médicas e exames de maior precisão, internações, serviços de atendimento móvel com o Serviço de Atendimento Móvel de Urgência (Samu), entre outras funções.

As Secretarias Estaduais de Saúde (SES) são responsáveis por uma coordenação da política de Saúde intermediando a relação entre os municípios e avaliando o funcionamento da rede regionalizada, em que são realizadas subdivisões em regiões de saúde e um município-polo funciona como referência para os demais.

Com o papel fundamental de organizar localmente a estrutura lógica de distribuição de recursos da saúde, a atuação dos Estados funciona como vetor de alocação a partir de critérios estabelecidos para a destinação do recurso e sua respectiva aplicação nos municípios.

Isso significa que o Estado tem entre suas atribuições principais, a disponibilidade de serviços para o SUS por meio dos equipamentos públicos estaduais da Saúde, ou seja, as ações do governo estadual na Saúde chegam em sua maioria, por meio de ações diretas para a população; ao contrário da União que disponibiliza recursos para os municípios realizarem políticas na ponta desse processo.

Neste capítulo, abordaremos as formas de atuação dos governos Estaduais na distribuição de recursos e serviços para a Saúde, os organismos responsáveis que fazem parte do processo de decisão das políticas aplicadas e as ferramentas utilizadas para gestão e pesquisa dos recursos aplicados. Ao final, o objetivo é elucidar os caminhos possíveis para buscar, nos órgãos estaduais, serviços disponíveis para a população.

Arrecadação, Obrigações e Responsabilidades dos Estados

A Lei Complementar n.º 141, de 13 de janeiro de 2012, que regulamenta o §3º, do art. 198, da

---

[3] A Comissão Intergestores Tripartite (CIT) é reconhecida como uma inovação gerencial na política pública de Saúde. Constitui-se como foros permanentes de negociação, articulação e decisão entre os gestores nos aspectos operacionais e na construção de pactos nacionais, estaduais e regionais no SUS. Fonte: Governo Federal, 2021.

Constituição Federal, para dispor sobre os valores mínimos a serem aplicados anualmente pela União, estados, Distrito Federal e municípios em ações e serviços públicos de Saúde, estabelece os critérios de rateio dos recursos de transferências para a Saúde e as normas de fiscalização, avaliação e controle das despesas com saúde nas três esferas de governos.

> **Art. 6º** Os Estados e o Distrito Federal aplicarão, anualmente, em ações e serviços públicos de saúde, no mínimo, 12% (doze por cento) da arrecadação dos impostos a que se refere o art. 155 e dos recursos de que tratam o art. 157, a alínea "a" do inciso I e o inciso II do caput do art. 159, todos da Constituição Federal, deduzidas as parcelas que forem transferidas aos respectivos Municípios. (PLANALTO, 2012)

Isso significa que os estados têm de aplicar no mínimo 12% da receita bruta corrente, somados os impostos arrecadados,[4] as receitas de transferência da União[5] e outras receitas correntes,[6] subtraídas as transferências financeiras constitucionais e legais dos municípios,[7] conforme ilustrado na **Figura 16.1**.

Ainda na Lei Complementar (LC) n.º 141/2012, a Seção IV – Da Movimentação dos Recursos dos Estados descreve os critérios de transferência dos recursos dos Estados aos Municípios.

> **Art. 19.** O rateio dos recursos dos Estados transferidos aos Municípios para

(+) Receitas de Impostos de Natureza Estadual:

- (ICMS [1] + IPVA[2] + ITCMD[3])

(+) Receitas de Transferências da União

- Quota-Parte do Fundo de Participação dos Estados (FPE)
- Cota-Parte do IPI[4] – Exportação
- Transferências da LC n. 87/1996 (Lei Kandir)
- Cota parte sobre o Imposto de Renda Retido na Fonte (IRRF)

(+) Outras receitas correntes

- (Receita da Dívida Ativa Tributária de Impostos, Multas, Juros de Mora e Correção Monetária)

(-) Transferências Financeiras Constitucionais e Legais aos municípios:

- 25% do ICMS
- 50% do IPVA
- 25% do IPI – Exportação
- 25% do ICMS Exportação – Lei Kandir

(=) Receita Própria do Estado = Base de Cálculo Estadual

Figura 16.1. Cálculo de Receita do Estado de São Paulo. Fonte: CONASS, 2021.

> ações e serviços públicos de saúde será realizado segundo o critério de necessidades de saúde da população e levará em consideração as dimensões epidemiológica, demográfica, socioeconômica e espacial e a capacidade de oferta de ações e de serviços de saúde, observada a necessidade de reduzir as desigualdades regionais, nos termos do inciso II do §3º do art. 198 da Constituição Federal. (PLANALTO, 2012)

Nesse artigo, a lei versa sobre como serão direcionados os critérios de distribuição dos recursos arrecadados pelos estados, em que os respectivos órgãos gestores devem tomar decisões com base técnica referenciada, reservando-se ao sistema de controle criar parâmetros e métricas de acompanhamento para medir a eficiência da aplicação do recurso público aos seus devidos fins.

Os Planos Estaduais de Saúde deverão explicitar a metodologia de alocação dos recursos estaduais e a previsão anual de recursos aos Municípios, pactuadas pelos gestores estaduais e municipais, em comissão intergestores bipartite e aprovadas pelo Conselho Estadual de Saúde. A Secretaria de Estado da Saúde (SES) manterá o respectivo Conselho de

---

4   ICMS,ITCMD,IPVA.

5   Cota-Parte do Fundo de Participação dos Estados (FPE), Cota-Parte do IPI – Exportação, Transferências da LC n. 87/1996 (Lei Kandir), Cota-Parte sobre o Imposto de Renda Retido na Fonte (IRRF).

6   Receita da Dívida Ativa Tributária de Impostos, Multas, Juros de Mora e Correção Monetária.

7   25% do ICMS, 50% do IPVA, 25% do IPI – Exportação, 25% do ICMS Exportação – Lei Kandir.

Saúde e o Tribunal de Contas informados sobre o montante de recursos previstos para transferência do estado para os municípios com base no Plano Estadual de Saúde.

A lei menciona também que as transferências dos estados para os municípios serão realizadas diretamente aos Fundos Municipais de Saúde de forma regular e automática, em conformidade com os critérios de transferência aprovados pelo respectivo Conselho de Saúde e, em situações específicas, os recursos estaduais poderão ser repassados aos Fundos de Saúde por meio de transferência voluntária, isto é, por meio de convênios entre o estado e seus municípios.

Os Governos Estaduais têm a responsabilidade, no sistema SUS, de cuidar diretamente dos procedimentos de Média e Alta Complexidade. Para atender a essa obrigação, os estados têm uma rede de atendimento com equipamentos e programas específicos, como:

i. hospitais regionais estaduais;
ii. Samu ou Corpo de Bombeiros;
iii. atendimento por especialidades, como Cardiologia, Neurologia, Psiquiatria, Oftalmologia, Ortopedia;
iv. realização de exames de maior complexidade, como tomografia, mamografia, eletrocardiograma, ressonância;
v. repasse de medicamentos especiais, de referência, alta complexidade e extraordinários.

A SAS do MS define média e alta complexidade em Saúde em seu *site* na internet (http://portal.saude.gov.br/portal/sas/mac/default.cfm), como.

> *A média complexidade ambulatorial é composta por ações e serviços que visam atender aos principais problemas e agravos de saúde da população, cuja complexidade da assistência na prática clínica demande a disponibilidade de profissionais especializados*

> *e a utilização de recursos tecnológicos, para o apoio diagnóstico e tratamento. (CONASS, 2007).*

Exemplos de procedimentos de média complexidade são: cirurgias ambulatoriais especializadas; procedimentos traumato-ortopédico; ações especializadas em Odontologia; próteses e órteses; patologia clínica; anatomia patológica e citopatologia; radiodiagnóstico; exames ultrassonográficos; diagnose; fisioterapia; terapias especializadas; anestesia.

Já os procedimentos de alta complexidade são o conjunto de procedimentos que, no contexto do SUS, envolve alta tecnologia e alto custo, objetivando propiciar à população acesso a serviços qualificados, integrando-os aos demais níveis de atenção à saúde.

> *Os procedimentos da alta complexidade encontram-se relacionados na tabela do SUS, em sua maioria no Sistema de Informação Hospitalar, e estão também no Sistema de Informações Ambulatoriais em pequena quantidade, mas com impacto financeiro extremamente alto, como é o caso dos procedimentos de diálise, quimioterapia, radioterapia e hemoterapia. (MINISTÉRIO DA SAÚDE, SUS de A a Z, 2005).*

Algumas das principais áreas que compõem a alta complexidade do SUS, organizadas em redes são: assistência ao paciente portador de doença renal crônica por meio dos procedimentos de diálise; assistência ao paciente oncológico; cirurgia cardiovascular; cirurgia vascular; cirurgia cardiovascular pediátrica; assistência em traumato-ortopedia; procedimentos de neurocirurgia; assistência aos pacientes portadores de queimaduras, entre outros.

Na maior parte dos estados, os procedimentos de média e alta complexidade foram historicamente contratados ou conveniados junto aos serviços de

Saúde, sejam hospitais e clínicas privadas com fins lucrativos, sejam filantrópicos, como as Santas Casas ou hospitais universitários conforme a oferta dos prestadores.

O Estado e a Descentralização do Atendimento

O SUS é um sistema que envolve União, estado, município e Distrito Federal. Respeitando a autonomia de cada ente federativo, é exigido que sua dinâmica de funcionamento se dê mediante pactuação entre os entes: é o chamado Pacto Interfederativo da Gestão Executiva.

O Decreto n.º 4.726, de 9 de junho de 2003, garantiu autonomia aos estados e municípios de estabelecerem os parâmetros e recomendações dos sistemas públicos de saúde.

> *As secretarias estaduais de saúde, em conjunto com os municípios, devem estabelecer parâmetros de concentração para os grupos e subgrupos de procedimentos, a serem aprovados nas CIB's e nos Conselhos Estaduais de Saúde. Os parâmetros adotados deverão refletir não apenas necessidades em saúde em abstrato ou recomendadas por normas técnicas ou consenso de especialistas, mas também seu impacto financeiro e as disponibilidades de sua cobertura com os recursos disponíveis (BRASIL, 2009, p. 207).*

Visando a melhoria no sistema de gestão pública por força de decreto, em 2006 foram criadas as Direções, ou DRS, com o intuito de garantir, com as devidas finalidades, uma melhor organização da alocação de recursos na RAS, permitindo, assim, e incentivando as devidas atividades fins de saúde, aos municípios dos Estados (SALMERON, 2019).

As funções de uma Diretorias Regionais de Saúde (DRS) são de âmbito administrativo, buscando, dentro da sua responsabilidade, orientar, realizar e acompanhar as atividades da SES na região administrativa que lhe compete, promovendo a articulação entre os setores estaduais e municipais de Saúde e criando uma rede descentralizada de demandas e necessidades, unindo a gestão pública, os equipamentos públicos e a sociedade civil em um só processo de atendimento de Saúde regional.

Também, para que houvesse a articulação entre as partes, foram criadas diferentes esferas de pactuação, definidas no Decreto n.º 7.508, de 28 de junho de 2011, em cujo "CAPÍTULO V – DA ARTICULAÇÃO INTERFEDERATIVA – Seção I – Das Comissões Intergestores", encontram-se a definição e a atribuição das esferas de pactuação

Art. 30. As Comissões Intergestores pactuarão a organização e o funcionamento das ações e serviços de saúde integrados em redes de atenção à saúde, sendo:
I – a CIT, no âmbito da União, vinculada ao Ministério da Saúde para efeitos administrativos e operacionais;
II – a CIB, no âmbito do Estado, vinculada à Secretaria Estadual de Saúde para efeitos administrativos e operacionais; e
III – a Comissão Intergestores Regional – CIR, no âmbito regional, vinculada à Secretaria Estadual de Saúde para efeitos administrativos e operacionais, devendo observar as diretrizes da CIB.

Art. 31. Nas Comissões Intergestores, os gestores públicos de saúde poderão ser representados pelo Conselho Nacional de Secretários de Saúde – CONASS, pelo Conselho Nacional de Secretarias Municipais de Saúde – CONASEMS e pelo Conselho Estadual de Secretarias Municipais de Saúde – COSEMS.

Art. 32. As Comissões Intergestores pactuarão:
I – aspectos operacionais, financeiros e administrativos da gestão compartilhada do SUS, de acordo com a definição da política de saúde dos entes federativos, consubstanciada nos seus planos de saúde, aprovados pelos respectivos conselhos de saúde;

II – diretrizes gerais sobre Regiões de Saúde, integração de limites geográficos, referência e contrarreferência e demais aspectos vinculados à integração das ações e serviços de saúde entre os entes federativos;

III – diretrizes de âmbito nacional, estadual, regional e interestadual, a respeito da organização das redes de atenção à saúde, principalmente no tocante à gestão institucional e à integração das ações e serviços dos entes federativos;

IV – responsabilidades dos entes federativos na Rede de Atenção à Saúde, de acordo com o seu porte demográfico e seu desenvolvimento econômico-financeiro, estabelecendo as responsabilidades individuais e as solidárias; e

V – referências das regiões intraestaduais e interestaduais de atenção à saúde para o atendimento da integralidade da assistência.

Parágrafo único. Serão de competência exclusiva da CIT a pactuação:

I – das diretrizes gerais para a composição da RENASES;

II – dos critérios para o planejamento integrado das ações e serviços de saúde da Região de Saúde, em razão do compartilhamento da gestão; e

III – das diretrizes nacionais, do financiamento e das questões operacionais das Regiões de Saúde situadas em fronteiras com outros países, respeitadas, em todos os casos, as normas que regem as relações internacionais. (Planalto, 2011).

A Comissão Intergestores Regional (CIR) representa uma instância de gestão compartilhada na região alocada na DRS e tem como objetivo ser um canal fixo e acessível de acesso e negociação nas decisões entre os gestores municipais e o governo estadual na construção de uma rede regional integrada de saúde.

A Comissão Intergestores Bipartite (CIB) é o espaço estadual de articulação e pactuação política que objetiva orientar, regulamentar e avaliar os aspectos operacionais do processo de descentralização das ações de Saúde. São constituídas, paritariamente, por representantes do governo estadual, indicados pelo secretário estadual da Saúde, e dos secretários municipais de Saúde, indicados pelo órgão de representação do conjunto dos municípios do estado (MINISTÉRIO DA SAÚDE, SUS de A a Z, 2005).

A Comissão Intergestores Tripartite (CIT) é a instância de articulação e pactuação na esfera federal que atua na direção nacional do SUS, integrada por gestores do SUS das três esferas de governo – União, estados e municípios. Tem composição paritária formada por 15 membros, sendo cinco indicados pelo MS, cinco pelo Conselho Nacional de Secretários Estaduais de Saúde (CONASS) e

Tabela 16.1. Etapas do Processo de Elaboração do PRI

Etapa Municipal	Elaboração dos Planos Municipais de Saúde; identificação das necessidades de saúde; identificação das capacidades de saúde e dos vazios assistenciais; identificação dos fluxos de acesso.
Etapa Regional	Transformar os dados coletados em informação; compreender a realidade regional classificando as necessidades e os principais problemas do território; identificar os fluxos de acesso regionais; elaborar a análise de situação de saúde regional.
Etapa Macrorregional	Definição das necessidades identificadas na região de Saúde; organização dos pontos de atenção das RAS; elaboração da Programação Geral das Ações e Serviços de Saúde (PGASS); identificação dos vazios assistenciais e definição dos investimentos necessários; elaboração dos cinco planos macrorregionais.
Etapa Estadual	Instituição e coordenação de todo o processo do PRI; definir a macrorregião de Saúde e o cronograma de implantação do PRI; realização de oficinas para a elaboração dos planos macrorregionais com base nas discussões em CIR; consolidar os planos macrorregionais; elaborar o Plano Estadual de Saúde; coordenar as reuniões do Comitê Executivo de Governança.

Fonte: autores próprios, referência CONASS.

cinco pelo Conselho Nacional de Secretários Municipais de Saúde (CONASEMS). A representação de estados e municípios nessa Comissão é regional, sendo um representante para cada uma das cinco regiões no país (MINISTÉRIO DA SAÚDE, SUS de A a Z, 2005).

A Programação Pactuada Integrada (PPI) é o instrumento que, em consonância com o processo de planejamento, visa definir e quantificar as ações de Saúde para a população residente em cada território, além de nortear a alocação dos recursos financeiros a partir de critérios e parâmetros pactuados entre os gestores. Deve-se, ainda, explicitar os pactos de referência entre municípios e definir a parcela de recursos destinados à assistência da própria população e da população referenciada por outros municípios (BRASIL, 2006).

Assim sendo, o processo de PPI, coordenado pelo gestor estadual, representa o principal instrumento para a garantia de acesso da população aos serviços de média complexidade não disponíveis em seu município de residência, além de orientar a alocação de recursos e a definição de limites financeiros para todos os municípios do estado, independente de sua condição de gestão (BRASIL, 2001).

O Planejamento Regional Integrado (PRI) é parte do processo de planejamento do SUS a ser realizado no âmbito das Macrorregiões de Saúde, cujo produto, resultante das pactuações entre as unidades federadas, com participação do Ministério da Saúde, será o Plano Regional, que servirá de base para a elaboração do Plano Estadual de Saúde, conforme §2º, art. 30, da Lei Complementar n.º 141/2012 (CONASS, 2019). Esse processo visa promover a equidade regional, bem como contribuir na concretização do planejamento ascendente do SUS, conforme ilustrado na **Tabela 16.1**.

Outro importante instrumento de apoio e gestão dos governos estaduais para a elaboração de políticas públicas de saúde é o CONASS. Criado no dia 3 de fevereiro de 1982, é uma entidade de direito privado, sem fins lucrativos, que se pauta pelos princípios que regem o direito público e que congrega o SES e seus substitutos legais, enquanto gestores oficiais da SES dos estados e Distrito Federal. Os principais objetivos do CONASS são fortalecer as Secretarias Estaduais de Saúde, torná-las mais participativas na reconstrução do setor de saúde e representá-las politicamente (CONASS, 2021).

Em seu *site*, é possível encontrar todo o direcionamento e instrução sobre as políticas e normativas estaduais necessárias para o planejamento e a execução dos serviços públicos que norteiam a esfera pública da SES (https://www.conass.org.br/)

Após conhecer as principais ferramentas de gestão, monitoramento e acompanhamento das políticas públicas de saúde dos governos estaduais, é possível dizer que a SES é um meio de gestão da regionalização da Saúde, fazendo a ponte entre os recursos encaminhados pela União e pactuando, por meio de planos integrados intermunicipais, as demandas das ofertas locais para a distribuição dos atendimentos de acordo com a oferta de serviços oferecidos, operando, assim, em uma rede de atendimento pró-sistema descentralizado a serviço do cidadão.

Um Recorte para a Gestão do Estado de São Paulo

O Governo do Estado de São Paulo estimou, no projeto de Lei n.º 247 de 2022 à Lei de Diretriz Orçamentária (LDO) de 2023, despesas de R$ 273,9 bilhões, dos quais 15,8% seriam para os gastos da saúde, ou R$ 43,27 bilhões.

A área da Saúde foi o principal foco das sugestões dos parlamentares estaduais. Ao todo, das 1.206 emendas apresentadas, 191 buscaram destinar recursos para a construção de novos hospitais; disponibilização de mais consultas, exames e cirurgias na rede pública; compra de remédios, entre outros (ALESP, 2022).

A divisão administrativa da Secretaria de Estado da Saúde de São Paulo se faz por meio da DRS, atendendo o Decreto DOE n.º 51.433, de 28 de dezembro de 2006. Por meio desse Decreto, o estado foi dividido em 17 Departamentos de Saúde,[8] que são responsáveis por coordenar as atividades da Secretaria de Estado da Saúde no âmbito regional e promover a articulação intersetorial com os municípios e organismos da sociedade civil (SAÚDE SP, 2012).

São Paulo Sem Papel: é o programa do Governo do Estado de São Paulo que introduz o processo digital no âmbito da Administração Estadual e no seu relacionamento com outras esferas de governo. É uma plataforma corporativa para a produção, tramitação, gestão e controle de processos/documentos digitais que garante a classificação dos documentos no ato de sua produção de acordo com a Política Estadual de Arquivos (GOVERNO DE SÃO PAULO, 2019) (https://www.spsempapel.sp.gov.br/).

Sani: Sistema Integrado de Apoio à Gestão da Coordenadoria de Gestão Orçamentária e Financeira da Secretaria da Saúde, tem como função básica a gestão de Processos e Documentos a ela relacionados. Para tanto, atualmente tem funções que apoiam suas principais atribuições, como se segue: I – Gestão Orçamentária; II – Gestão Financeira; III – Gestão de Repasses; e IV – Gestão de Convênios (https://www.sani.saude.sp.gov.br/Default.aspx?idPagina=12667).

PPI SP: Site do Governo do Estado de São Paulo para acesso dos gestores públicos no sistema do Programa de Pactuação Integrada, onde são inseridos os dados necessários para a estrutura de pactuação regional e distribuição de serviços e recursos da rede SUS (https://sistema3.saude.sp.gov.br/ppi/fmk/controleAcesso.efetuaLogout.logic).

Programas de Captação do Governo de São Paulo

Além dos sistemas disponíveis, existem programas para os gestores municipais e para as instituições ligadas à Saúde que disponibilizam recursos, suprimentos e serviços para a execução descentralizada de ações do estado.

Emendas Parlamentares: pela apresentação de emendas à Lei Orçamentária Anual (LOA), os deputados estaduais definem prioridades no âmbito do planejamento de políticas públicas do governo do estado pelo qual foram eleitos. Portanto, por meio das emendas à LOA (ou Emendas Impositivas), os deputados podem indicar governos municipais e entidades da sociedade civil que executam políticas públicas para receber recursos orçamentários, diretamente ou mediante a celebração de convênio. O montante de recursos reservados na Constituição Paulista corresponde a 0,3% (três décimos por cento) da receita corrente líquida do Estado prevista para o ano corrente. Destes, pelo menos 50% devem ser destinados a políticas de Saúde (CASA CIVIL SP, 2021).

CONSIDERAÇÕES FINAIS

Este capítulo buscou detalhar as fontes de receita e despesa dos governos estaduais, bem como sua atuação interconectora no processo de descentralização e organização da rede pública de saúde constituída pelo SUS.

Visto o fluxo operacional dos recursos e serviços prestados, o que se pode observar, na prática, em entrevistas com os gestores municipais de Saúde, é que os governos estaduais cumprem os gastos percentuais obrigatórios em lei, o que faz com que municípios tenham dispêndios maiores que os obrigatórios para atender as demandas municipais, muitas vezes não supridas pela rede estadual.

Por meio do PPI, o estado pactua os tetos financeiros e valores recebidos por cada município ou hospital, por intermédio da distribuição dos

---

8   DRS I – Grande São Paulo, DRS II – Araçatuba, DRS III – Araraquara, DRS IV – Baixada Santista, DRS V – Barretos, DRS VI – Bauru, DRS VII – Campinas, DRS VIII – Franca, DRS IX – Marília, DRS X – Piracicaba, DRS XI – Presidente Prudente, DRS XII – Registro, DRS XIII – Ribeirão Preto, DRS XIV – São João da Boa Vista, DRS XV – São José do Rio Preto, DRS XVI – Sorocaba e DRS XVII – Taubaté

serviços oferecidos e da produção histórica de cada equipamento público. Há uma conexão em rede de procedimentos realizados, por meio da qual são destinados os valores financeiros entre as cidades que se responsabilizam em atender regionalmente os pacientes para ser possível criar uma maior produção de serviços que viabilize a prestação por meio do volume.

Por fim, as obrigações dos estados estabelecidas em lei para atender à Média e Alta Complexidade, em geral, não têm a demanda suprida pelos hospitais e equipamentos regionais, o que faz com que o sistema crie distorções ao gerar serviços municipais para suprir gargalos locais. Sobretudo, em razão de o sistema estar sobrecarregado pós-pandemia, os governos estaduais têm sido forçados a criar programas que proporcionem mutirões de cirurgias para diminuir o número de pacientes em listas de espera.

A responsabilidade na complexidade do atendimento gera desafios e oportunidades cada vez maiores para o sistema de Saúde que, construído em rede, auxilia na coconstrução entre União, estados e municípios, porém dificulta a distribuição dos recursos a partir da responsabilidade de cada ente federativo.

LEGENDA DE SIGLAS

CIB – Comissão Intergestores Bipartite.

CIR – Comissão Intergestores Regional.

CIT – Comissão Intergestores Tripartite.

CONASEMS – Conselho Nacional de Secretários Municipais de Saúde.

CONASS – Conselho Nacional de Secretários de Saúde.

DRS – Diretorias Regionais de Saúde.

FPE – Fundo de Participação dos Estados.

FURP – Fundação para Remédio Popular.

ICMS – Imposto sobre Circulação de Mercadorias e Serviços.

IPI – Imposto sobre Produtos Industrializados.

IPVA – Imposto sobre a Propriedade de Veículos Automotores.

IRRF – Imposto de Renda Retido na Fonte.

ITCMD – Imposto de Transmissão Causa Mortis e Doação.

LC – Lei Complementar.

LDO – Lei de Diretrizes Orçamentárias.

MS – Ministério da Saúde.

PPI – Programação Pactuada Integrada.

PRI – Planejamento Regional Integrado.

RAS – Rede de Assistência à Saúde.

SAMU – Serviço de Atendimento Móvel de Urgência.

SAS – Secretaria de Atenção à Saúde.

SES – Secretaria de Estado da Saúde.

SUS – Sistema Único de Saúde.

REFERÊNCIAS

ASSEMBLEIA LEGISLATIVA DO ESTADO DE SÃO PAULO, Parlamentares propõem 1.206 emendas à LDO 2023; saúde, social e infraestrutura são destaques, 2022. Disponível em: https://www.al.sp.gov.br/noticia/?22/06/2022/parlamentares-propoem-1-206-emendas-a-ldo-2023--saude--social-e-infraestrutura-sao-destaques#:~:text=Os%20parlamentares%20da%20Assembleia%20Legislativa,ante%201.054%20do%20ano%20anterior. Acessado em 22 out. 2022.

CASA CIVIL. Emendas, 2022. Disponível em: https://www.casacivil.sp.gov.br/emendas/. Acessado em 18 out. 2022.

CASA CIVIL. Programa Mais Santas Casas amplia em 25% repasses para atender 333 hospitais filantrópicos em SP, 2022. Disponível em: https://www.casacivil.sp.gov.br/mais-santas-casas-amplia-em-25-repasses-para-atender-333-hospitais-filantropicos-em-sp/.

CONASS. Assistência de Média e Alta Complexidade no SUS, 2007. Disponível em: https://bvsms.saude.gov.br/bvs/publicacoes/colec_progestores_livro9.pdf. Acessado em 27 set. 2022.

DEVENS, NATALIA. Saúde pública: as responsabilidades do governo federal, estado e municípios. A GAZETA, 2020. Disponivel em: https://www.agazeta.com.br/es/politica/saude-publica-as-responsabilidades-do-governo-federal-estado-e-municipios-0520, Acessado em 22 out. 2022.

FEHOSP. Orienta Regularização de Pendências para Recebimento de Recursos do Mais Santas Casas, 2022. Disponível em: https://www.fehosp.com.br/noticias/detalhes/5416, Acessado em 18 out. 2022.

FUNDAÇÃO PARA O REMÉDIO POPULAR. Programa Dose Certa, 2020. Disponível em: http://www.furp.sp.gov.br/dose_certa/programa.aspx, Acessado em 23 out. 2022.

https://bvsms.saude.gov.br/bvs/publicacoes/sus_az_garantindo_saude_municipios_3ed_p1.pdf, Acessado em 22 out. 2022.

https://renastonline.ensp.fiocruz.br/temas/comissoes-intergestores-bipartite-tripartite-cib-cit, Acessado em 20 out. 2022.

MINISTÉRIO DA SAÚDE. Portaria n.º 1.097 de 22 de maio de 2006. Disponível em: https://bvsms.saude.gov.br/bvs/saudelegis/gm/2006/prt1097_22_05_2006_comp.html, Acessado em 19 out. 2022.

MINISTÉRIO DA SAÚDE. SUS de A a Z, 2005 Disponível em: https://bvsms.saude.gov.br/bvs/publicacoes/sus_az_garantindo_saude_municipios_3ed_p1.pdf, Acessado em 19 out. 2022.

PLANALTO. Lei Complementar n.º 141, de 13 de janeiro de 2012. Disponívem em: http://www.planalto.gov.br/ccivil_03/leis/LCP/Lcp141.htm, Acessado em 16 out. 2022.

PLATAFORMA RENAST. Comissões Intergestores Bipartite e Tripartite – CIB, CIT, 2021.

Salmeron LF. O Sistema Público de Saúde e sua Distribuição dos Leitos Hospitalares na Realização de Cirurgias Eletivas na Região de Sorocaba. UNIFESP, 2019.

Tamaki EM, Moreira LC de Oliveira. A Programação Pactuada e Integrada como instrumento de garantia da integralidade da atenção à saúde no SUS, 2017. Disponível em: https://www.scielo.br/j/inter/a/CXfW8CxgPRXhzgsKXtByydB/?lang=pt Acessado em 21 de outubro de 2022.

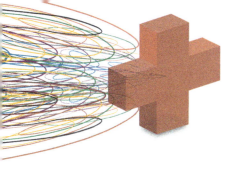

Capítulo **17**

Recursos de Saúde nos Legislativos Municipais

Mariana Gonçalves Magon

EMENDAS MUNICIPAIS: A ATUAÇÃO LEGISLATIVA NO ATENDIMENTO ÀS DEMANDAS LOCAIS

Embora pouco exploradas pelas grandes entidades, as emendas municipais desempenham um papel fundamental no atendimento das demandas locais. Elas são direcionadas a entidades menores, com estruturas mais simples, mas que se destacam pela importância e impacto das atividades que realizam.

A dinâmica das emendas municipais é similar à das emendas de outras esferas governamentais. O orçamento e as atribuições dos parlamentares federais e estaduais são estabelecidos pela Constituição Federal de 1988, que regula, respectivamente, os governos federal e estadual, além do Distrito Federal.

No caso dos municípios, a legislação que rege sua organização política não é uma Constituição, mas sim uma Lei Orgânica, que, embora diferente de uma Constituição, possui grande relevância, pois é a norma mais importante para o município. Sua base jurídica está na Constituição da República Federativa do Brasil, conforme o artigo 29, que estabelece que:

"O município reger-se-á por lei orgânica, votada em dois turnos, com o interstício mínimo de dez dias, e aprovada por dois terços dos membros da Câmara Municipal, que a promulgará, atendidos os princípios estabelecidos nesta Constituição, na Constituição do respectivo Estado."

Em síntese, as leis orgânicas dos municípios são normas que regulam a vida política local, respeitando a Constituição Federal e a Constituição do Estado ao qual pertencem. Elas funcionam como instrumentos essenciais para garantir que o poder público atenda às necessidades locais da população.

EMENDAS E A LEGISLAÇÃO MUNICIPAL

Considerando que os municípios seguem as diretrizes constitucionais, seja pela Constituição Federal de 1988 ou pelas Leis Orgânicas, as emendas municipais são regidas por legislações específicas, como o Plano Plurianual (PPA), a Lei de Diretrizes Orçamentárias (LDO) e a Lei Orçamentária Anual (LOA). Esses instrumentos definem os valores e as diretrizes para a utilização das emendas.

A distribuição do valor destinado a cada vereador para emendas impositivas individuais varia conforme as particularidades de cada cidade e o número de parlamentares em atividade. Segundo o artigo 29 da Constituição Federal, a quantidade de vereadores nas Câmaras Municipais é determinada conforme a população do município. O limite de vereadores é o seguinte:

- Até 15.000 habitantes: 9 vereadores.
- De 15.001 a 30.000 habitantes: 11 vereadores.
- De 30.001 a 50.000 habitantes: 13 vereadores.
- De 50.000 a 80.000 habitantes: 15 vereadores.
- De 80.000 a 120.000 habitantes: 17 vereadores.
- De 120.000 a 160.000 habitantes: 19 vereadores.
- De 160.000 a 300.000 habitantes: 21 vereadores.
- De 300.000 a 450.000 habitantes: 23 vereadores.
- De 450.000 a 600.000 habitantes: 25 vereadores.
- De 600.000 a 750.000 habitantes: 27 vereadores.
- De 750.000 a 900.000 habitantes: 29 vereadores.
- De 900.000 a 1.050.000 habitantes: 31 vereadores.
- E assim sucessivamente, aumentando o número de vereadores conforme a população da cidade.

A partir dessas diretrizes, e considerando a estimativa orçamentária do Executivo Municipal, elaborada pela Secretaria da Fazenda, aplica-se a regulamentação do artigo 166 da Constituição Federal de 1988, que determina:

> §9º As emendas individuais ao projeto de lei orçamentária serão aprovadas dentro do limite de 1,2% da receita corrente líquida prevista no projeto encaminhado pelo Poder Executivo, sendo que metade desse percentual deverá ser destinada a ações e serviços públicos de saúde.
> §10º A execução do valor destinado à saúde será contabilizada para fins de cumprimento dos critérios do Sistema Único de Saúde (SUS), com vedação para o pagamento de pessoal ou encargos sociais.

APLICAÇÃO DAS EMENDAS MUNICIPAIS

As emendas municipais, embora limitadas em valores, seguem critérios semelhantes às emendas de outras esferas governamentais, com a principal diferença sendo a modalidade de distribuição, que é exclusivamente impositiva e individual. Confor-

me a legislação vigente, pelo menos 50% do valor das emendas deve ser aplicado em ações de saúde, enquanto os outros 50% podem ser alocados em diversas áreas de atuação municipal.

Os recursos destinados à saúde são classificados segundo a natureza da despesa:

- **Recursos de custeio** – GND3
- **Recursos de investimento** – GND4

Os beneficiários desses recursos podem incluir entidades não governamentais (sem fins lucrativos), associações, comunidades locais, a população em geral e a própria Prefeitura.

Importante destacar que, em alguns municípios, para que entidades possam receber recursos para investimentos (GND4), é necessário que uma lei autorizativa específica seja aprovada. Caso contrário, elas só podem receber recursos destinados ao custeio (GND3). Além disso, as entidades devem estar devidamente regulamentadas e cadastradas junto à Prefeitura, sem pendências financeiras ou documentais.

Quanto à assessoria dos parlamentares, é válida não só a consulta prévia sobre a regularidade financeira e documental do beneficiário, mas também se o objeto pleiteado pode ser executado/implantado segundo os critérios legais.

Caso prático 1: A entidade não governamental sem fins lucrativos "X" solicita ao vereador recurso de emenda para reformar e/ou ampliar a sede da instituição. O vereador, comovido com a demanda, destina recurso na LOA para essa entidade executar a melhoria. Ao que a emenda seria repassada, foi identificado que a sede em questão era de propriedade da entidade, ou seja, era um bem privado.

A emenda foi impedida tecnicamente, pois não é permitido realizar benfeitorias permanentes em propriedades privadas, apenas em propriedades públicas.

Neste caso, se a instituição estivesse utilizando um local cedido pela Prefeitura, a emenda poderia ser executada.

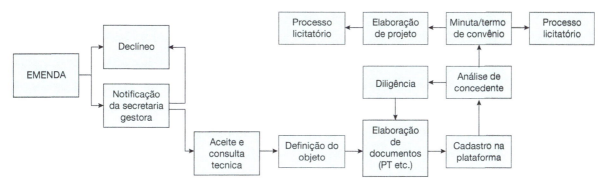

Figura 17.1. Organograma demonstrando o processo operacional da emenda municipal.

EXECUÇÃO DAS EMENDAS MUNICIPAIS

Após a aprovação da LOA pelo Legislativo e a sanção pelo Executivo Municipal, no início do exercício contábil e financeiro, as emendas são repassadas para os beneficiários. Em comparação com as esferas federal e estadual, o processo de tramitação das emendas municipais é mais ágil e menos burocrático, principalmente devido à proximidade física entre os poderes municipais.

Vale ressaltar que, enquanto emendas federais e estaduais podem ser prorrogadas para o ano seguinte, desde que empenhadas até 31 de dezembro, as emendas municipais que não forem executadas no ano corrente perdem sua validade, devido a um impedimento técnico.

A execução das emendas segue um processo que inclui a fiscalização e aprovação dos planos de trabalho pela Prefeitura, sendo proibida a transferência direta de recursos para entidades não governamentais. Além disso, a elaboração de orçamentos precisa ser feita conforme as tabelas referenciais, como a tabela do Sistema Nacional de Pesquisa de Custos e Índices da Construção Civil (Sinapi), para garantir que os valores previstos para as obras sejam realistas e adequados.

CONSIDERAÇÕES FINAIS

As prefeituras, em seus orçamentos anuais, buscam ao máximo atender às necessidades da população e reduzir déficits no atendimento público. No entanto, os vereadores desempenham um papel importante como "porta de acesso" para a comunidade, facilitando o contato entre a população e as estruturas do Executivo.

Quando há boa articulação entre os poderes, todos saem ganhando:

- **Prefeituras e entidades** têm acesso a demandas locais, ainda não atendidas ou reconhecidas.
- **Vereadores** conseguem atender às necessidades específicas de suas comunidades e, assim, agradar seus eleitores.
- **A população** é ouvida e atendida além das demandas gerais previstas nas LDO e LOA.

As emendas impositivas individuais dos vereadores representam uma forma eficaz e legal de suprir as lacunas orçamentárias do Executivo Municipal, ajudando a melhorar a qualidade de vida nas cidades.

REFERÊNCIAS

https://normas.leg.br/?urn=urn:lex:br:federal:constituicao:1988-10-05;1988.

https://www.planalto.gov.br/ccivil_03/_ato2019-2022/2021/lei/L14133.htm.

https://www.planalto.gov.br/ccivil_03/Leis/L8666cons.htm.

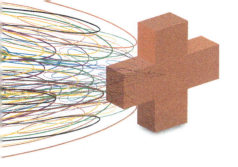

Capítulo **18**

Captação de Recursos com Pessoa Física de A a Z

Adriana Mariano dos Santos | Larissa Cristina de Mello Ventriglia

INTRODUÇÃO

Atualmente o repasse ofertado pelo Sistema Único de Saúde (SUS) às filantrópicas não supre suas despesas mensais para custeio e mesmo aquelas que atendem pacientes pelo sistema privado e/ou por outros convênios não conseguem sobreviver sem a busca incessante por recursos para fechar as contas no final de cada mês.

Uma das maiores dificuldades de uma entidade sem fins lucrativos é angariar recursos para manter a qualidade esperada pelos pacientes que necessitam de atendimento do SUS, bem como de poder ampliar os atendimentos, investir em infraestrutura e equipamentos.

Se a entidade não consegue arcar com o custeio e pagar as contas, como conseguirá recursos para investimentos em novas tecnologias, pesquisas, reformas, construção de novos espaços, aquisição de mobiliários e equipamentos, entre outros?

Além das áreas administrativa e assistencial em uma entidade, sabemos o quão importante é ter um departamento totalmente voltado para a captação de recursos que possa agregar formas de atender às demandas e ajudar na composição dos recursos do SUS.

Há várias formas e frentes de captação de recursos, como pelas Relações Governamentais por meio de emendas e programas, por Parcerias Corporativas, doações por intermédio de deduções fiscais ou parcerias com empresas e doações da Sociedade Civil, que aqui serão elencadas e chamadas de "doações de pessoa física".

Neste capítulo, vamos abordar alguns exemplos e lançar um olhar mais apurado para as captações feitas de forma recorrente, ou seja, de forma gradual e contínua, fortalecendo o relacionamento entre entidade e doador e garantindo a sustentabilidade financeira ao longo dos anos.

DESENVOLVIMENTO

Alocação dos recursos

Como citado anteriormente, há várias formas de captação de recursos, e um dos principais pontos a se observar é como tais recursos podem ser alocados.

No caso de emendas parlamentares, por exemplo, os recursos para custeio e investimentos têm ação definida em lei e só podem ser utilizados, obrigatoriamente, para o fim específico, como captação de projetos incentivados, em que os recursos alocados também ficam atrelados a um objetivo específico.

Diferentemente das emendas parlamentares e de projetos incentivados, os recursos provenientes da captação de pessoas físicas são considerados recursos livres e podem ser alocados de diversas formas.

Por exemplo, se os recursos de custeio captados nas outras áreas de relações governamentais e incentivados não forem suficientes para cobrir o déficit mensal da organização, a administração tem a liberdade de decidir de onde serão aplicados esses valores e se, naquele mês específico, o valor captado, por exemplo, nas doações voluntárias ou de alguma busca ativa de doações, será totalmente revertido para aquele fim.

Um caso prático se apresenta quando a entidade precisa adquirir um equipamento que não é financiado pelo Sistema Único de Saúde, como um equipamento importado ou um *software*, a administração da entidade pode planejar com a área de captação de recursos a respectiva compra por meio de captações com doações "livres", ou seja, que não têm um objeto específico pré-determinado. A entidade pode definir um valor mensal que será revertido para a aquisição desse equipamento ou *software* até chegar à meta definida.

Determinar onde o recurso será alocado não é a tarefa mais difícil que a administração da entidade encontrará pela frente, mas sim estabelecer e estruturar os meios que serão utilizados para obtê-los, como nos exemplos que traremos a seguir: Bazar; Moedas e Trocos; Eventos (Shows e Leilões); Doações Recorrentes; Marketing Relacionado à Causa; Doação de Cupons Fiscais e Sorteio de Prêmios (Sorteios Filantrópicos e Título de Capitalização Filantrópicos).

Voluntariado na Captação de Recursos

Na captação de recursos, a iniciativa se baseia na necessidade legítima da entidade social, que pode ser atual ou futura.

O voluntariado é parte fundamental e valioso para as instituições e, quando se trata de voluntariado voltado para campanhas de captação, ele se torna essencial para o sucesso das ações que necessitam de mobilização social.

"Serviço ou atividade voluntária é doar tempo e trabalho de maneira espontânea e sem remuneração para a comunidade, para projetos sociais, para programas assistenciais, para causas, para eventos e situações emergenciais. Pode ser individual, organizada por grupos ou por empresas" PESQUISA VOLUNTARIADO DO BRASIL (2021).

Por meio dele, é possível expandir as diversas frentes de arrecadação das entidades, tanto pela economia na contratação de mão de obra e de serviços específicos, como também pelo possível engajamento de todos com quem convivem com a causa que ele apoia, fortalecendo a cultura de doação.

Quando a causa se transforma na missão de vida do voluntário de captação de recursos, a jornada é mais leve e tem mais garantia de sucesso. Isso requer um planejamento estratégico bem definido para a construção de um voluntariado ativo e focado em campanhas, considerando o recrutamento, treinamento e ações que mantenham os voluntários sempre engajados com a causa da organização social e alinhados com o discurso e objetivos desta.

No site da Pesquisa Voluntariado no Brasil 2021, maior site de compilações sobre voluntariado no país, há diversas informações sobre o impacto nas entidades e, consequentemente, na captação de recursos. Entre os objetos elencados no *site*, destacamos a reflexão da importância do voluntariado para o Brasil, a indicação de tendências, análises das mudanças das últimas duas décadas e a fomentação do tema e das práticas de voluntariado.

Na **Figura 18.1.**, observamos que a maior parte do voluntariado desempenha atividades voltadas para captação e distribuição de recursos e que, além de seu tempo, 50% dos voluntários também doam dinheiro para as causas e organizações.

É importante desenvolver um *script* para a prospecção, engajamento e manutenção do voluntariado, sempre focado em fortalecer o branding da Instituição e padronizar a abordagem. Comece com uma apresentação de tudo oferecido pela instituição à sociedade, pelas histórias dos beneficiários ou da instituição, dos dados do impacto social ou até mesmo da perspectiva dos resultados

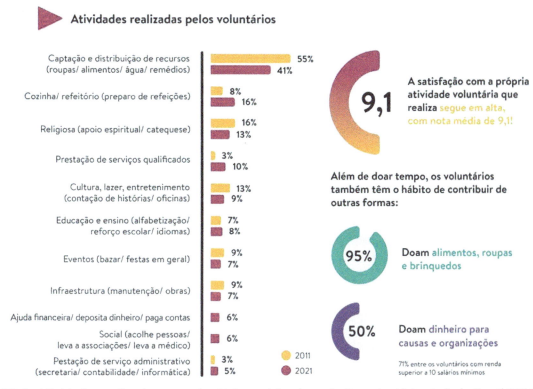

Figura 18.1. Atividades realizadas por voluntários publicadas pela Pesquisa Voluntariado Brasil 2021. Acesso em http://www.pesquisavoluntariado.org.br.

dos projetos a serem financiados. Ao apresentar a instituição para a sociedade, uma das prioridades deve ser a intenção de fortalecer a credibilidade e atrair pessoas dispostas a ser voluntárias, tanto para atuar na assistência como também na captação de recursos.

Na captação de recursos, o voluntariado atua em diversas frentes, por exemplo: responsável pela organização de um evento ou bazar; trabalhar em uma função específica, como venda de um produto, como pizza ou convite de um show; voluntariar-se com o serviço que exerce como profissão, como cerimonialista, recreador; entre outros. A seguir, abordaremos sucintamente algumas modalidades de captação de recursos para a área de Saúde que diversificam as formas de angariar recursos para a sustentabilidade financeira.

Bazar

Os bazares são conhecidos como locais que comercializam uma variedade de mercadorias, portanto, as entidades também realizam os bazares como meio de captar recursos.

Em algumas localidades, são chamados de "bazar social", "bazar solidário" ou "bazar sustentável", comumente conhecido por ser um "comércio" com uma diversidade de mercadorias angariadas pela obra social por meio de doações e comercializadas a um preço simbólico. Nesse ciclo, há o doador do produto que, em um gesto nobre, doa mercadorias para a instituição captar recursos e possibilita que o adquirente pague um valor mais em conta no item, além de outros benefícios, como a sustentabilidade por meio da moda circular, entre outros.

Tudo se inicia com a arrecadação das mercadorias para compor o bazar, portanto ele é uma opção interessante para a entidade, uma vez que se comercializam itens doados, novos ou usados, desde vestuários, passando por utensílios para casa, alimentos, brinquedos até eletrodomésticos e móveis. O bazar pode ser permanente ou em período específico, conforme a estrutura e a intenção ou do modelo adotado pela instituição.

Além dos bazares físicos, os quais são habitualmente realizados, é possível realizar bazar virtual, em plataformas específicas de e-commerce ou em redes sociais, como o bazar criado pelo Grupo de Apoio ao Adolescente e à Criança com Câncer (GRAACC), que pode ser acessado em https://graacc.org.br/bazar/

Moedas e Trocos

As moedas, que por muitos são desprezadas, têm um papel importante em diversas instituições sociais. Cada moedinha doada, em sua somatória, alcança resultados expressivos em determinado período para inúmeras instituições no país.

Este modelo de arrecadação, embora seja tão tradicional, também teve sua atualização. Em geral, conhecemos as doações de troco pelos cofrinhos, as latinhas nos caixas de estabelecimentos comerciais onde normalmente se depositam mais moedas do que dinheiro em espécie. Algumas instituições usam os modelos comuns e outras têm cofrinhos personalizados para chamar ao máximo a atenção do cliente para ele depositar no cofrinho.

A novidade que se desenvolve há alguns anos é a doação do troco direto no caixa, sem a necessidade de depositar na latinha, ou seja, o cliente autoriza a doação e diretamente é realizada a transação pelo sistema do caixa do estabelecimento parceiro ou por plataformas que estimulam a arredondar o troco.

Normalmente, para doação do troco neste formato é definido o valor máximo de R$ 0,99 (noventa e nove centavos) a ser doado, incentivando o cliente a realizar a doação no *checkout* ao final da compra. A doação de troco via sistema do caixa, no *checkout*, é uma opção que chama a atenção dos proprietários de grandes redes de varejo, alguns até investem no desenvolvimento dessa ação, pois facilita o troco e minimiza a quantidade de moeda necessária no caixa.

Um exemplo de instituição que obtém recursos através da doação de moedas no Brasil é o Instituto Ronald McDonald, que trabalha com cofrinhos localizados em restaurantes McDonald's. As doações ajudam o Instituto a tornar projetos de apoio a adolescentes e crianças com câncer em todo o país.

Atualmente, existem mais de 870 restaurantes em todo o país que disponibilizam cofrinhos para que os clientes depositam moedas em prol da solidariedade.

Segundo o site institucional do Instituto Ronald McDonald (2022), a "estratégia" da campanha está no constante engajamento com os funcionários dos restaurantes, principais motivadores dos clientes para contribuição com a causa do câncer infantil e juvenil. Uma das ações desenvolvidas é uma competição entre os restaurantes, premiando as unidades com maior arrecadação de moedas. Os restaurantes campeões de solidariedade são sempre reconhecidos e é com a ajuda deles e de todos os que apoiam essa iniciativa que o "Instituto consegue transformar a vida de milhares de adolescentes e crianças com câncer".

Eventos

Os eventos foram uma das áreas mais afetadas durante a pandemia de Covid-19 que assolou o mundo e o terceiro setor não passou ileso por ela. Para amenizar o impacto financeiro, muitas alternativas foram lançadas, tais como as *lives,* que por algum tempo, supriram a necessidade de entretenimento da população em isolamento e criaram a oportunidade de algumas entidades filantrópicas serem beneficiadas por meio de doações que eram realizadas via Pix, QR code, entre outras formas.

Independente do porte do evento, vale uma análise minuciosa dos benefícios e desafios a serem enfrentados, ter clareza nos prós e contras para que realmente o evento seja realizado com segurança, seja atrativo, bem organizado e atenda à expectativa tanto dos participantes quanto da Instituição.

Quando se trata de eventos, inclusive os beneficentes, as possibilidades são bem diversificadas, como shows, jantares, bailes de gala, festas típicas, leilões, festivais gastronômicos, desfiles e muitos outros. Entre essas opções, discutiremos, a seguir, duas delas.

Shows

Os shows, com artistas renomados ou não, são sempre uma grande opção de arrecadação de recursos, uma vez que a sociedade paga por entretenimento de todos os estilos e os shows acabam sendo uma opção bem atrativa para a efetivação da doação.

Como em todo evento, a captação de recursos em shows exige organização e atenção aos custos de sua organização, que incluem, por exemplo, local, mobiliário, decoração, produção, logística, alimentação, bebidas, direitos autorais, entre outros custos, dependendo da infraestrutura e do estilo do show.

A entidade deve ter, como premissa, um estudo de viabilidade para analisar se a receita será superior ao cachê doado pelo artista no caso de eventos com cantores renomados, pois é necessário angariar recursos, mas também fazer valer a pena a intenção do artista, que pode doar seu cachê ou fazer um preço muito mais acessível que o de mercado, colaborando com a causa.

O sugerido é que a despesa não ultrapasse o teto mínimo estipulado da receita geral pela administração, já que o propósito do show é angariar recursos para a atividade fim da instituição.

Esses eventos, além de captar recursos, são formas de propagar o nome da entidade por meio do marketing e, ainda, são uma porta importante para engajar o público presente e transformá-lo em parceiro da causa. Entre as várias possibilidades, existe a de realizar ações nas quais os convidados registrem seus dados para se tornarem doadores individuais recorrentes após o evento.

Leilões

Outra importante fonte de captação de recursos em eventos são os leilões, em que são doadas cabeças de gado, cavalos, prendas e/ou itens colecionáveis, leiloados exclusivamente para a causa da entidade. Com uma equipe de coordenadores da entidade, é possível que os leilões sejam verbas recorrentes a depender da abrangência de atendimento da entidade.

Atualmente, várias entidades dispõem desse evento para angariar recursos, como APAEs, Santa Casas e outras filantrópicas, porém trazemos como exemplo, novamente, o Hospital de Amor Barretos, um dos pioneiros nesta modalidade da captação da qual faz uso há mais de 30 anos.

De acordo com o livro "Acima de Tudo o Amor", (2012), o leilão de gado foi uma das primeiras iniciativas do Henrique Prata, atual presidente da Fundação PIO XII – Hospital de Amor, ao assumir o compromisso de levantar recursos para sanar as dívidas do, até então, Hospital São Judas. Desde então, os leilões se tornaram tradição da instituição e até hoje são uma importante frente de mobilização da sociedade e fonte de arrecadação de recursos.

Para a realização dos leilões, além do responsável, é importante uma comissão para dividir as tarefas e melhor organizar toda a ação, que pode ser com membros da entidade ou voluntários e sempre acompanhada pela instituição. Segundo o tipo de leilão a ser realizado, é imprescindível atenção à documentação necessária para garantir que o evento se realize segundo as normas vigentes.

Doações Recorrentes

Difícil acreditar que, em algum momento de sua vida, você não tenha sido impactado com uma propaganda da TV, ou por um artista nas redes sociais ou até mesmo por um conhecido com um pedido de doação espontânea para uma obra social ou uma causa. São diversas as formas de abordar um doador, com muito ou quase nenhum investimento, por isso é tão importante falarmos desse assunto.

Os chamados "Programa de Doação Recorrente", "Programa de Doação Espontânea" ou "Mensal" ou "Pessoa Física" ou "Indivíduos" se estabelecem no princípio de que pessoas físicas realizam doações de valores simbólicos, porém recorrentes. Não é de se questionar que uma das doações mais "cobiçadas" por entidades é exatamente conquistar doadores que as realizem recorrentemente, garantindo um valor mensal estimado que pode agregar aos recursos recebidos pelo SUS e captados de outras formas. E a longo prazo, é um canal de doação que amplia o conhecimento sobre a instituição, uma vez que são necessárias uma divulgação e comunicação ativas para manter a relação com o doador.

Para se estabelecer na instituição um programa completo de doação com indivíduos, é preciso um planejamento englobando as etapas da jornada do doador, entre elas a aquisição (prospecção), cultivo (adesão ou efetivação), retenção (engajamento) e fidelização (reengajamento).

De forma bem sucinta, a entidade tem de engajar o doador para que ele tenha um relacionamento com a causa, sentindo a necessidade de ajudar por intermédio de sua doação recorrente, ou seja, sentir-se parte daquela instituição.

A implantação ou otimização do processo de um Programa de Doação Mensal requer investimento em marketing, profissionais e ferramentas tecnológicas para o desenvolvimento das atividades.

Estratégia de Marketing e Comunicação é uma poderosa aliada na prospecção e manutenção do doador, pois auxilia na definição e desenvolvimento de todo o processo que engloba as campanhas de captação de recursos, expandindo e fortalecendo a credibilidade junto à sociedade. Agências especializadas prestam serviços específicos para alavancar as doações do terceiro setor.

Para compor todo o processo, existem no mercado diversas ferramentas que auxiliam na execução do Programa de Doação Recorrente. Entre as possibilidades, vamos destacar os softwares de CRM – *Customer Relationship Management* (Gestão de Relacionamento com o Cliente) – muito utilizados no setor de vendas. Atualmente, existem plataformas personalizáveis ou específicas para o Terceiro Setor, que proporcionam eficiência no gerenciamento de banco de dados de doadores e voluntários e, sobretudo, na manutenção do vínculo com o doador, pois, com processos automatizados, é possível permanecer em constante interação com o doador, o que colabora com a Jornada do Doador, que está descrita abaixo.

Na execução do trabalho com banco de dados e abordagem de doadores, é imprescindível conhecer e estar em conformidade com a Lei n.º 13.709/2018 – Lei Geral de Proteção de Dados.

Como já citado, a "jornada do doador" é o caminho que uma pessoa percorrerá para se tornar um doador recorrente da entidade. Algumas possibilidades de intervenções para prospecção do doador, ou o canal de aquisição, são: pessoalmente (*face-to--face*), ligação telefônica (*call center*), indicação de pessoas que atuam ou que conhecem a instituição (inclusive usuários/beneficiados), e também mais comumente utilizado, que são os contatos por intermédio das ações das instituições (eventos, ações comunitárias como venda de pizzas, entre outros). Em um tempo em que grande parcela da população está *online*, funciona realizar prospecção via divulgação nas redes sociais, via propagandas em mídias espontâneas ou pagas (rádios, jornais, TVs).

De acordo com a abordagem utilizada na prospecção, indica-se o canal de doação, ou seja, como o indivíduo efetivará a doação e, assim, garantir o cultivo (adesão) desse doador. A efetivação pode ocorrer de forma física ou *online*, com utilização de ferramentas apropriadas. A inovação tecnológica ampliou significativamente esse cenário; entre as opções há: envio de mala direta com boleto, *e*-mail *marketing*, links de plataformas digitais, site da instituição, entre muitos outros. A forma de pagamento da doação necessita de uma atenção especial para ser algo prático e confiável na jornada do doador e conforme o canal de aquisição utilizado o meio de pagamento pode ser em espécie, boleto bancário, Pix, transferências, carteiras digitais, cartões, entre outros.

Efetivada a doação, estabeleceu-se uma parceria entre a instituição e o doador, pois demonstra que este se interessou pela causa, então se inicia um trabalho de engajamento para o tornar doador recorrente. Nessa etapa, estabelece-se como será esse relacionamento com o doador e quais as interações que serão utilizadas, lembrando que há uma necessidade latente de conteúdos informativos sobre a instituição como um todo, desde a história, serviços prestados, dados de impacto social, entre outros, dando sequência no discurso que motivou a primeira doação e estabelecendo-se campanhas específicas para motivar a recorrência.

Como quase tudo tem um ciclo de vida, na doação não é diferente, pois pode ser que a meta da campanha tenha sido alcançada, que o doador tenha decidido ajudar outras instituições ou até mesmo que aquela estratégia não o motive mais, então se iniciam as ações de fidelização (reengajamento) baseados no perfil desse doador para que a motivação perdure.

Nesse panorama sobre Programa de Doação Recorrente, é importante frisar que todas as pessoas,

Marketing Relacionado à Causa

A descrição de Marketing Relacionado a Causas (MRC), definida pelo Instituto para o Desenvolvimento do Investimento Social (IDIS) e Comitê de Organizações da Sociedade Civil (OSCs) de MRC, com base em documentos do *Business in the Community* (BITC) ressalta que:

> *"Uma parceria comercial entre empresas e organizações da sociedade civil que utiliza o poder das suas marcas em benefício mútuo. É, portanto, uma ferramenta que alinha as estratégias de marketing da empresa com as necessidades da sociedade, trazendo benefícios para a causa e para os negócios" (IDIS e OSCs, 2007).*

Basicamente, a empresa cede a receita, parcial ou integralmente, à qual ela teria direito na adesão dos consumidores (pessoas físicas), para a entidade ser beneficiada com a doação.

Com isso, as instituições conseguem se beneficiar de ações realizadas juntamente com empresas de vários segmentos que se dispõem, a destinar parte do lucro para aquela ação social. Por se tratar de uma "parceria comercial", estabelece-se um pacto de ganha-ganha e é muito importante uma sinergia de missão e valores entre os parceiros.

Na saúde temos como exemplo o McDia Feliz, uma parceria entre a empresa McDonald's e o Instituto Ronald McDonald que teve por muitos anos no dia da campanha, toda renda obtida com a venda lanche Big Mac, o mais vendido da rede, revertida exclusivamente aos projetos em benefício de crianças e adolescentes com câncer, e há alguns anos a campanha também apoia projetos da área de Educação. Para compor os recursos recebidos pela venda do Big Mac no dia da campanha McDia Feliz, os institutos também se beneficiam das vendas dos tíquetes antecipados e de produtos personalizados, sendo necessário total envolvimento dos consumidores, doadores (pessoas físicas) para adesão e sucesso dessa grandiosa mobilização.

Doação de Cupons Fiscais

No Brasil, foram criados alguns programas de Notas Fiscais em alguns estados que possibilitam às instituições, previamente autorizadas, se beneficiarem dos créditos de Imposto Sobre Circulação de Mercadorias e Serviços (ICMS) gerados por cupons fiscais de terceiros.

No estado de São Paulo, a Nota Fiscal Paulista foi criada pela Lei n.º 12.685/2007, no qual inicialmente somente estabelecimentos como restaurantes e padarias participavam. Porém, o programa foi ampliado e, no segundo semestre de 2009, todos os estabelecimentos contribuintes de ICMS do estado de São Paulo já faziam parte do programa.

As áreas de Assistência Social e Saúde foram beneficiadas desde o início do programa, já as áreas de Cultura e Desportiva foram inseridas em 2009; Defesa e Proteção Animal em 2009; e Educação no ano de 2013.

No caso da Saúde, a entidade deve se enquadrar na Resolução Conjunta SF/SS n.º 01, de 23 de julho de 2010, que dispõe sobre o cadastramento de entidade paulista de direito privado da área da Saúde, sem fins lucrativos, no âmbito do Programa de Estímulo à Cidadania Fiscal do Estado de São Paulo, para receber crédito relativo a documento fiscal que não indique o consumidor.

Passada essa fase de cadastramento na Secretaria Estadual de Saúde, a entidade deve trabalhar, na prática, a captação de recursos por meio das doações da nota fiscal paulista. Assim, é necessário incentivar o consumidor a doar os cupons fiscais para a entidade entre as formas estabelecidas em lei.

Sorteios de Prêmios

Participar do sorteio de prêmios tornou-se um forte argumento na arrecadação de doações; dessa forma, há ações de impacto para atrair as pessoas para doar ou adquirir título de capitalização que, além de ajudar a causa, possibilita que o doador concorra a prêmios.

Nesse cenário, há os "sorteios filantrópicos" e a venda de título de capitalização na modalidade "Filantropia Premiável", que são organizados pela instituição ou por empresa autorizada em seu nome e cujos regimentos específicos vedam a realização sorteios de qualquer espécie sem autorização legal para tanto, diferentemente do que acontecia há bem pouco tempo.

Sorteios Filantrópicos

Atualmente denominado como Operações Filantrópicas, é a distribuição de prêmios mediante sorteio, vale-brinde, concurso ou operação assemelhada realizada por organizações da sociedade civil, com o intuito de arrecadar recursos adicionais destinados à sua manutenção ou custeio, que depende de prévia autorização do órgão regulador.

Segundo o art. 4º da Lei n.º 5.768, de 20 de dezembro de 1971, podem realizar Operações Filantrópicas as Organizações da Sociedade Civil, assim consideradas as entidades privadas sem fins lucrativos, as sociedades cooperativas e as organizações religiosas. Contudo, dependem de prévia autorização do Ministério da Fazenda.

O benefício citado acima pode ser concedido a todas as entidades privadas sem fins lucrativos, sociedades cooperativas e organizações religiosas, desde que apresentem em seus objetivos sociais, pelo menos, uma das finalidades previstas no §1º-A do art. 4º da Lei n.º 5.768, de 20 de dezembro de 1971.

Para a entidade poder realizar sorteios, ela deve fazer parte dos objetivos sociais propostos pela lei e, no caso na área da Saúde, deve se basear no inciso IV, §1º- A, art. 4º da Lei de 1971, como segue:

Art. 4º A distribuição de prêmios mediante sorteio, vale-brinde, concurso ou operação assemelhada realizada por organizações da sociedade civil, com o intuito de arrecadar recursos adicionais destinados à sua manutenção ou custeio, depende de prévia autorização.

§1º A Para realizar as operações de que trata esta Lei, as organizações da sociedade civil devem apresentar, entre seus objetivos sociais, pelo menos uma das seguintes finalidades:

IV – Promoção da saúde;

O Ministério da Fazenda responde a perguntas essenciais, para entidades que desejam iniciar a captação de recursos por meio dessa modalidade de sorteios, na página de Promoções Comerciais referenciada na bibliografia deste capítulo.

Para execução do sorteio, o doador fornece o CPF e recebe no ato da doação uma combinação de números para concorrer ao prêmio, então é importante prestar atenção ao uso de ferramentas e/ou de serviços específicos dessa modalidade para cumprir corretamente os critérios da promoção.

O número sorteado para identificação do ganhador é baseado no resultado da Loteria Federal na data e conforme critérios estipulados no regulamento para a autorização da promoção.

Título de Capitalização na modalidade Filantropia Premiável

Outra forma de arrecadar recursos é a venda de "Título de Capitalização", previsto no Decreto n.º 60.459, de 13 de março de 1967 e Resolução SUSEP n.º 384, de 9 de junho de 2020, que dispõe sobre a operação de capitalização, as modalidades, elaboração, operação e comercialização de títulos de capitalização.

Na Resolução, é possível identificar várias modalidades de capitalização, como Tradicional, Instrumento de Garantia, Compra-Programada, Popular, Incentivo e a que nos interessa, modalidade de Filantropia Premiável.

Essa modalidade é destinada a consumidores interessados em contribuir com entidades beneficentes certificadas como sociais nos termos da lei e que participem dos sorteios, como subscrito da resolução SUSEP:

> Art. 48. A modalidade filantropia premiável é destinada ao subscritor interessado em contribuir com entidades beneficentes de assistência social, certificadas nos termos da legislação vigente, e participar de sorteio(s).

Devido à complexidade do assunto, é possível encontrar serviços para assessoria, desde a autori-

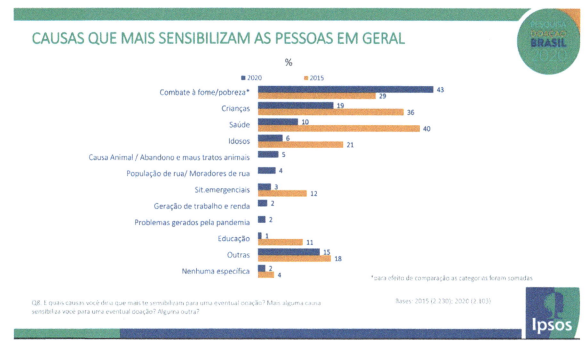

Figura 18.2. Causas que mais recebem doações, página 33. Acesso em https://www.slideshare.net/slideshow/apresentao-executivapptx/260150966. https://pesquisadoacaobrasil.org.br/wp-content/uploads/2023/08/Pesquisa-Doacao-Brasil-2022-IDIS-1.pdf

zação e prestação de contas junto ao órgão competente, até serviços de tecnologia preparada para captação, registro e emissão do número da sorte ao doador.

Cultura de Doação

Diante de tantas formas de captação de recursos, é necessário um olhar criterioso à Cultura de Doação e entender o cenário tão complexo da doação. Na Pesquisa Doação Brasil 2022, promovida pelo IDIS, é possível conhecer e analisar o amplo estudo sobre a prática da doação individual no País. Uma amostra na **Figura 18.2.** possibilita verificar o posicionamento da Saúde entre as causas que mais receberam doações em geral.

Os dados e as informações referentes às doações e aos doadores auxiliam e direcionam as entidades na definição das estratégias a serem seguidas para angariar recursos.

É relevante destacar que há muito que crescer na área de arrecadação de doações de pessoas físicas; para esse intuito, é realizada uma mobilização no Brasil e, atualmente, em aproximadamente 100 países, que visa promover a Cultura de Doação. No Brasil, é chamada de "Dia de Doar", realizada todos os anos na terça-feira depois do dia de Ação de Graças, seguindo a tradição do "*Giving Tuesday*" celebrado nos Estados Unidos, que significa "terça-feira da doação". É um movimento importante na sensibilização da população em geral para fomentar o desejo de colaborar financeiramente com uma causa, agregando significativamente no trabalho de captação de recursos realizado por todas as obras sociais.

Doações – Receita Federal do Brasil

Uma forma, cada vez mais recorrente, das entidades e dos hospitais filantrópicos buscarem recursos para investimentos são as doações aprovadas pela Receita Federal do Brasil.

Essas doações se dão por conta de mercadorias apreendidas pela Receita Federal, revertidas para entidades privadas sem fins lucrativos declaradas de utilidade pública federal, estadual e/ou municipal.

A organização da sociedade civil enquadrada como ***entidade privada sem fins lucrativos*** que não distribua entre os seus sócios ou associados, conselheiros, diretores, empregados, doadores ou terceiros eventuais resultados, sobras, excedentes operacionais, brutos ou líquidos, dividendos, isenções de qualquer natureza, participações ou parcelas do seu patrimônio, auferidos mediante o exercício de suas atividades, e que os aplique integralmente na consecução do respectivo objeto social, de forma imediata ou por meio da constituição de fundo patrimonial ou fundo de reserva; *as sociedades cooperativas* previstas na Lei n.º 9.867, de 10 de novembro de 1999; as integradas por pessoas em situação de risco ou vulnerabilidade pessoal ou social; as alcançadas por programas e ações de combate à pobreza e de geração de trabalho e renda; as voltadas para fomento, educação e capacitação de trabalhadores rurais ou capacitação de agentes de assistência técnica e extensão rural; e as capacitadas para execução de atividades ou de projetos de interesse público e de cunho social e as *organizações religiosas* que se dediquem a atividades ou a projetos de interesse público e de cunho social distintas das destinadas a fins exclusivamente religiosos, conforme letras a, b, c do inciso I, artigo 2º, da Lei n.º 13.019, de 31 de julho de 2014.

Como solicitar doações à Receita Federal?

Para solicitar as doações à Receita Federal, a entidade deve se enquadrar na Lei n.º 13.019, de 31 de julho de 2014, que estabelece o regime jurídico das parcerias entre a administração pública e as organizações da sociedade civil, em regime de mútua cooperação, para a consecução de finalidades de interesse público e recíproco; nas diretrizes da Norma de Execução COPOL n.º 2, de 16 de março de 2017, que versa sobre os procedimentos complementares para observância das diretrizes relacionadas à destinação de mercadorias apreendidas nas modalidades de incorporação e doação; e na Portaria RFB n.º 200, de 18 de julho de 2022, que dispõe sobre a administração e a destinação de mercadorias apreendidas.

A entidade deve enviar ofício ao dirigente da unidade local da Receita Federal que jurisdiciona o município da sede da entidade ou s ao superintendente da respectiva Região Fiscal. Como preceitua o artigo 2º da Norma Copol, para solicitação de mercadorias apreendidas, deverão constar:

I. Nome e razão social do órgão público ou da organização da sociedade civil;
II. Número da inscrição no Cadastro Nacional de Pessoas Jurídicas (CNPJ);
III. Endereço, telefone e, quando houver, *e-mail* do interessado;
IV. Finalidade do pedido;
V. Descrição e quantificação das mercadorias solicitadas;
VI. Identificação e assinatura do titular de unidade gestora ou de servidor autorizado, ou do servidor responsável por atos de gestão patrimonial do órgão público, ou do representante legal da organização da sociedade civil.

Se a solicitação do ofício for autorizada pela Receita Federal e houver disponibilidade dos bens solicitados, a entidade será informada para apresentar a documentação necessária (prazo de até 30 dias, sob pena de arquivamento) para se habilitar como beneficiária de mercadorias apreendidas e juntar no processo de instrução administrativo de doação (artigo 6º da Norma COPOL e artigo 76 da Portaria RFB n.º 200) a seguinte documentação:

I. Solicitação formalizada pelo dirigente e autorizada para atendimento;
II. Cópia da ata de eleição do quadro dirigente atual que comprove a investidura do dirigente que tenha assinado o pedido como representante legal da entidade; e cópia do documento de identidade com assinatura igual à da solicitação.
III. Comprovante de inscrição no Cadastro Nacional de Pessoas Jurídicas (CNPJ), emitido no sítio eletrônico oficial da RFB, que demonstre a situação cadastral igual à "ativa" por, no mínimo, 3 anos;
IV. Certidão Negativa de Débitos relativos aos Créditos Tributários Federais e à Dívida Ativa da União;

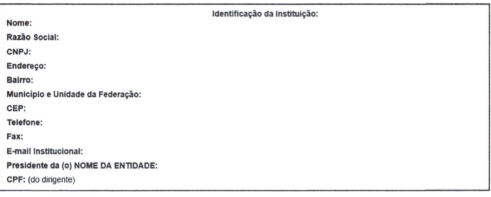

Figura 18.3. Modelo de ofício para solicitar doação à Receita Federal.

V. Certificado de Regularidade do Fundo de Garantia do Tempo de Serviço (CRF/FGTS);

VI. Certidão Negativa de Débitos Trabalhistas (CNDT);

VII. Cópia do estatuto registrado e suas alterações que demonstrem que a entidade é regida por normas de organização interna que prevejam, expressamente, objetivos voltados à promoção de atividades e finalidades de relevância pública e social, apresentando entre seus objetivos sociais pelo menos uma das seguintes finalidades:

d. promoção da Saúde;

VIII. comprovante do endereço de funcionamento da entidade;

IX. **Declaração do representante legal da entidade consignando que (Figura 18.4):**

A entidade pode solicitar mercadorias apreendidas para uso dentro da própria instituição, isto é, que sejam compatíveis com a causa que ela representa e o público a que presta assistência, atendendo o interesse social e devendo observar o §1º, do artigo 65 da Portaria RFB 200/2022:

> §1º Para fins de destinação por incorporação ou **doação** deverão ser observados critérios de proporcionalidade e razoabilidade relativos à quantidade e ao tipo do bem a ser destinado, à capacidade de sua utilização ou consumo, à natureza da atividade e à necessidade dos bens para consecução dos objetivos do beneficiário.

Quais mercadorias apreendidas podem ser doadas às organizações da sociedade civil?

Vários tipos de mercadorias podem ser doados às entidades filantrópicas, que além de terem anteposição no atendimento pela promoção à saúde, também têm prioridade no artigo 66 da Portaria

DECLARAÇÃO

Declaramos para os devidos fins e a quem possa interessar que a entidade NOME, CNPJ nº 11.111.111/0001-11 preenche os requisitos do artigo 6º, inciso IX conforme Norma de Execução COPOL n°2, de 16 de março de 2017 no que segue:

a) os dirigentes da entidade têm ciência de que é vedada a participação em campanhas de interesse político-partidário ou eleitorais, sob quaisquer meios ou formas;

b) a entidade está regularmente constituída;

c) a entidade e seus dirigentes não tiveram as contas rejeitadas pela administração pública nos últimos 5 (cinco) anos;

d) a entidade e seus dirigentes não se encontram punidos com as seguintes sanções:

1. suspensão de participação em licitação e impedimento de contratar com a administração;

2. declaração de inidoneidade para licitar ou contratar com a administração pública.

e) a entidade não teve contas de parceria julgadas irregulares ou rejeitadas por Tribunal ou Conselho de Contas de qualquer esfera da Federação, em decisão irrecorrível, nos últimos 8 (oito) anos;

f) a entidade não tem entre seus dirigentes pessoa:

1. cujas contas relativas a parcerias de que trata a Lei nº 13.019, de 31 de julho de 2014, tenham sido julgadas irregulares ou rejeitadas por Tribunal ou Conselho de Contas de qualquer esfera da Federação, em decisão irrecorrível, nos últimos 8 (oito) anos;

2. julgada responsável por falta grave e inabilitada para o exercício de cargo em comissão ou função de confiança, enquanto durar a inabilitação;

3. considerada responsável por ato de improbidade, enquanto durarem os prazos estabelecidos nos incisos I, II e III do art. 12 da Lei nº 8.429, de 2 de junho de 1992.

E por ser a expressão da verdade, sob pena de enquadramento no art. 299 do Código Penal, firmamos a presente.

Cidade/Estado, dia de mês de ano

Figura 18.4. Modelo Declaração, artigo 6, inciso IX, Copol 2.

RFB n.º 200 que ressalta a preferência de doações a essas entidades:

I. **Medicamentos, materiais e equipamentos médico-hospitalares ou odontológicos** a órgãos e entidades do Ministério da Saúde e das Secretarias Estaduais e Municipais de Saúde, a hospitais universitários de instituições públicas de ensino superior, ao Ministério da Defesa e seus órgãos **e a hospitais sem fins lucrativos que prestem atendimento predominantemente por meio do Sistema Único de Saúde (SUS);**

Assim, além dos medicamentos, materiais e equipamentos hospitalares, a instituição pode solicitar itens apreendidos pela Receita Federal como computadores, impressoras, veículos, *smartphones*, aparelhos de ar-condicionado, entre uma variedade de opções para serem utilizados na sua atividade fim.

Há previsão, no artigo 77 da Portaria RFB n.º 200, que a entidade pode repassar as mercadorias recebidas para uso ou consumo restrito de pessoas físicas, desde que a transferência não seja vedada pela Receita Federal e, assim, poderá solicitar doações como roupas, sapatos, bijuterias, perfumes para a realização de bazar solidário (ver item "Bazar" deste capítulo) cuja renda será totalmente revertida para a causa social.

Uma informação importante traz o artigo 78, que proíbe a destinação de mercadorias apreendidas a entidades que constem como impedidas ou inadimplentes no Sistema de Gestão de Convênios e Contratos de Repasse (SICONV), no Cadastro de Entidades Privadas Sem Fins Lucrativos Impedidas (CEPIM), no Cadastro Nacional de Empresas Punidas (CNEP) ou no CEIS da CGU.

E, por fim, as doações recebidas e/ou valores arrecadados com as vendas do bazar solidário devem ser divulgadas na internet e em locais visíveis de suas sedes sociais, conforme artigo 11 da Lei n.º 13.019, de 31 de julho de 2014.

CONSIDERAÇÕES FINAIS

Trabalhar captação de recursos no terceiro setor na área de Saúde é realmente desafiador. Esse setor é representado por mais de 1.800 hospitais no Brasil, conforme divulgado pela Confederação das Santas Casas de Misericórdia (CMB – 2019/2022), Hospitais e Entidades Filantrópicas e em sua totalidade não recebem integralmente o que custam, uma vez que os valores da tabela SUS estão defasados.

Diante desse fato, investir em departamento de Captação de Recursos Governamental, Corporativo e de Pessoas Físicas estruturado na organização social que planeja, executa e, por fim, avalia os processos com a administração hospitalar, pode ser o caminho da sustentabilidade financeira.

O voluntariado envolvido e dedicado nos projetos faz a diferença, mas é essencial contar com profissionais comprometidos, capacitados e que saibam diversificar as várias modalidades que podem gerar captações pontuais ou recorrentes.

Alguns exemplos mencionados dão a dimensão de possibilidades que a entidade pode trabalhar para criar um sistema frequente e que seja eficiente nas doações.

Observa-se que as modalidades apresentadas e o foco das doações são as pessoas físicas, mesmo que indiretamente, como o Marketing de Causa. Para tanto, é possível engajar todos os participantes das campanhas na causa, transformando-os em doadores recorrentes. A estratégia principal é fomentar uma carteira de doadores que garanta o recurso assíduo, tornando-se parte da rotina da entidade.

Em suma, a promoção da Cultura de Doação e a diversidade de modalidades de captação de recursos são propícias para as pessoas conhecerem as organizações sociais e se envolvam cada vez mais com estas, tanto como voluntárias como doadoras. Nesse processo, destacam-se as entidades que estiverem aptas para se beneficiarem desses recursos.

REFERÊNCIAS

Pesquisa Voluntariado no Brasil 2021 Em sua terceira edição, a pesquisa analisa as mudanças das últimas duas décadas. Acesso em 25 de fev. 2025 p. 44. Disponível em: https://pesquisavoluntariado.org.br/. O Marketing Relacionado a Causas, IDIS 2007. Acesso em 25 de fev. 2025 Disponível em: https://www.idis.org.br/tag/marketing-causas/. Acima de tudo o Amor. Prata, Henrique. Editora: Gente. Publicação: outubro/2012, p. 63.

#Conhecimento: Cultura de Doação no Brasil |IDIS. Acesso em 15 nov. 2022 Disponível em: https://www.idis.org.br/conhecimento-cultura-de-doacao-no-brasil/ slide 38.

Decreto no 60.459, de 13 de março de 1967. Acesso em 25 de fev. 2025 https://www.planalto.gov.br/ccivil_03/decreto/Antigos/D60459.htm.

Receita Federal doa mercadorias apreendidas para instituições assistenciais. Acesso em 25 de fev. 2025. Disponível em https://www.gov.br/receitafederal.com/pt-br/assuntos/noticias/2021/nov.embro/receita-federal-doa-mercadorias-apreendidas-para-instituicoes-assistenciais.

Doação Manual pelo Site – Como Doar. Acesso em 25 de fev. 2025. Disponível em: https://portal.fazenda.sp.gov.br/servicos/nfp/Paginas/Guia-doacao_manual.aspx.

Resolução Conjunta SF/SS 1 de 2010. Acesso em 25 de fev. 2025. Disponível em: https://legislacao.fazenda.sp.gov.br/Paginas/resconjsfss012010.aspx.

Muito mais que uma moeda. Acesso em 25 de fev. 2025 Disponível em: https://institutoronald.org.br/muito-mais-que-uma-moeda/.

Números e recursos do Instituto Ronald McDonald. Acesso em 25 de fev. 2025 Disponível em: https://institutoronald.org.br/home/nossos-numeros/.

Lei no 5.768, de 20 de dezembro de 1971. Acesso em 25 de fev. 2025 Disponível em: https://www.planalto.gov.br/ccivil_03/LEIS/L5768.htm.

Conheça – Dia de Doar. Acesso em 13 nov. 2022 Disponível em: https://diadedoar.org.br/conheca/.

Nota Fiscal Paulista. Acesso em 25 de fev. 2025 Disponível em: https://portal.fazenda.sp.gov.br/acessoinformacao/Paginas/Nota-Fiscal-Paulista.aspx.

Promoções Comerciais – Português Brasil. Acesso em 18 fev. 2025 Disponível em: https://www.gov.br/fazenda/pt-br/composicao/orgaos/secretaria-de-premios-e-apostas/faq/promocao-comercial

Secretaria de Prêmios e Apostas – SPA – Portugues Brasil. Acesso em 18 fev.2025 Disponível em: https://www.gov.br/fazenda/pt-br/composicao/orgaos/secretaria-de-premios-e-apostas

Capitalização – Susep. Acesso em 18 fev. 2025 Disponível em: https://www.gov.br/susep/pt-br/planos-e-produtos/capitalizacao/capitalizacao.

Bazar Boa Escolha – GRAACC. Acesso em 14 nov. 2022 Disponível em: https://graacc.org.br/bazar/.

Estudo CMB .Acesso em 25 de fev. 2025. Disponível em: https://cmb.org.br/downloads/2020/cmb_position_paper_dez_2020_v3.pdf.

Lei 13.019 de 31 de julho de 2014. Acesso em 25 de fev. 2025. Disponível em https://www.planalto.gov.br/ccivil_03/_ato2011-2014/2014/lei/l13019.htm.

Norma de Execução COPOL – Receita Federal. Acesso em 21 nov. 2022. Disponível em http://normas.receita.fazenda.gov.br/sijut2consulta/link.action?idAto=81369.

Portaria RFB n° 200 de 18 de julho de 2022. Acesso em 21 nov. 2022. Disponível em http://normas.receita.fazenda.gov.br/sijut2consulta/link.action?idAto=125063# 2355703.

Doações de Mercadorias apreendidas ou abandonas. Acesso em 21 nov. 2022. Disponível em https://www.gov.br/receitafederal.com/pt-br/assuntos/leilao/doacoes.

http://normas.receita.fazenda.gov.br/sijut2consulta/link.action?idAto=125063 – atualização da Portaria RFN n. 200/2022 com as alterações da RBF n. 348 de 01/09/2023 e RBF n. 382 de 06/12/2023.

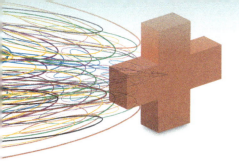

Capítulo **19**

Inovação como Ferramenta de Captação de Recursos

Guilherme Machado Rabello

INTRODUÇÃO

Inovação não é algo novo, por mais contraditório que essa afirmação pareça! A sociedade tem promovido inovações desde seus primórdios e vemos muitos momentos relevantes nos avanços sociais a partir do papel da inovação, como aconteceu mais aceleradamente na revolução industrial, a partir da segunda metade do século XVIII.

Podemos definir que "inovar é criar algo novo, é introduzir novidades, renovar, recriar". A inovação está, em geral, associada a mudanças e/ou melhorias de algo já existente. Na área da Saúde, pode ser uma nova ideia, produto, serviço ou processo de atendimento que tenha benefícios claros quando comparado ao que é feito atualmente. Quando bem-sucedidas, as inovações geralmente têm duas qualidades de destaque: são utilizáveis e desejáveis.

A área da Saúde é tida como lenta em adoção e difusão de novas tecnologias. Por exemplo, na área de Tecnologia vimos, no último século, grandes inovações levarem cada vez menos tempo para atingir 40% de adoção pelo consumidor, como o telefone fixo levar 64 anos; a eletricidade, 45 anos; os computadores, 23 anos; os telefones celulares, 16 anos; o rádio, 12 anos; e a internet, 13 anos. Da mesma forma, na área de Saúde, certas inovações levam várias décadas para sair dos laboratórios e chegar ao grande público consumidor. Mas isso está mudando!

Para que novas inovações floresçam e espalhem-se em escala, o acesso a financiamento adequado é fundamental.

DESENVOLVIMENTO

O Setor de Saúde no Brasil e as *healthtechs*

Segundo estudo da empresa mundial de consultoria PwC,

> *"o setor de saúde no Brasil é marcado por um número significativo de particularidades e por ser muito complexo. No entanto, este setor passou por profundas mudanças e um novo paradigma de negócios, tornando o mercado brasileiro de Healthcare um dos mais promissores e atrativos do mundo".*

As despesas relativas à saúde no Brasil, em 2019, totalizaram R$ 711,4 bilhões, o equivalente a 9,6% do produto interno bruto (PIB), soma de todos os bens e serviços produzidos pelo país no ano. Essa proporção foi a maior da série histórica da Conta-Satélite da Saúde, iniciada em 2010. Os dados foram divulgados pelo Instituto Brasileiro de Geografia e Estatística (IBGE) (**Figura 19.1.**).

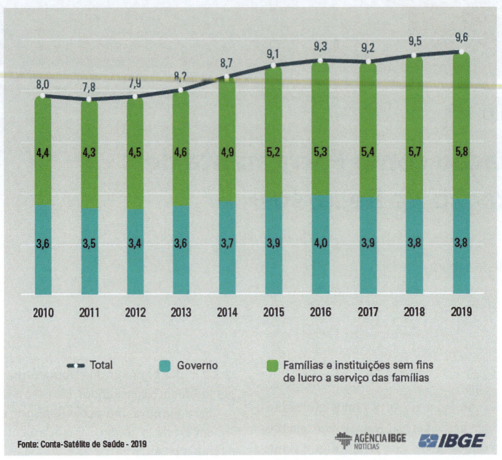

Figura 19.1. Despesas com bens e serviços de Saúde em relação ao PIB (%) – 2010-2019. Fonte: IBGE.

As atividades relacionadas à Saúde ganharam participação no total de postos de trabalho no país, passando de 5,3% das ocupações, em 2010, para 7,4%, em 2019.

Entre as atividades de Saúde, as com maior número de ocupações são Saúde Privada (3,7 milhões) e Saúde Pública (2,6 milhões). Em seguida, vem a atividade de comércio de produtos farmacêuticos, perfumaria e médico-odontológicos (1,3 milhões).

Isso demonstra o enorme potencial que o setor de Saúde tem para investimentos diretos e indiretos, bem como a necessidade de inovação em produtos, processos e serviços.

Porém, como um dos segmentos socioeconômicos mais importantes do país, o setor de Saúde enfrenta historicamente grandes desafios. Algumas dificuldades tornaram-se ainda mais aparentes nos últimos anos, durante a pandemia de Covid-19. Estrangulamento de acesso à Saúde, limitação de produtos disponíveis pela indústria, que ficou sobrecarregada e por demandas de importação de itens fabricados em mercados externos, bem como a necessidade de se lançarem novas modalidades de serviços remotos (por exemplo, o avanço da telemedicina, que se firmou de vez como opção de atendimento aos pacientes e para segunda opinião entre profissionais de Saúde).

Um dos possíveis rumos para mudar esse cenário é por meio de empresas voltadas à inovação, também conhecidas como *healthtechs*, *startups* dedicadas a resolver problemas e levar inovação ao setor de Saúde.

O ano de 2021 foi de recordes mundiais para as *healthtechs*, com mais de US$ 44 bilhões investidos, em 990 negócios realizados, sendo o dobro do valor de 2020, avaliado em US$ 22 bilhões, que já havia sido recorde.

No Brasil, somente entre 2019 e 2022, o número de negócios desse tipo aumentou 16,11%, segundo levantamento realizado pela Liga Ventures e pela

PwC Brasil. Em 2022, os investimentos direcionados a esse perfil de empresa somaram R$ 2,7 bilhões, de acordo com o *Inside Healthtech Report*.

Segundo esse estudo, São Paulo é o estado com o maior número de *startups* de saúde, fundadas entre 2019 e 2021, concentrando 56,52% dos negócios, seguido pelo Espírito Santo, com 8,70%. Na comparação de startups ativas por estado, até março de 2022, São Paulo segue liderando (50,13%). Já em segundo lugar está o Rio Grande do Sul (8,06%) e, em terceiro, o Rio de Janeiro (7,81%).

As ferramentas de financiamento da inovação

Conhecida como "Lei da Inovação", a Lei n.º 16.165/2021 cria um sistema de inovação com objetivo de estimular, organizar e apoiar uma rede qualificada, com ações para potencializar o desenvolvimento de empresas e *startups*. A Lei da Inovação é a primeira a regulamentar parcerias entre o setor público e o privado. Essa legislação é única, por se tratar da primeira lei regulamentando a colaboração entre empresas privadas e instituições de ensino, contemplando, além de universidades públicas, as instituições de pesquisa federais e estaduais.

Uma pesquisa realizada pela Confederação Nacional da Indústria (CNI), com 196 médias e grandes empresas industriais e de serviços selecionadas, por exemplo, aponta que, ao longo de 2020, apenas 10% delas utilizaram linhas de financiamento público voltadas à pesquisa e desenvolvimento (P&D). O estudo revela, ainda, que 89% das empresas consultadas custearam suas atividades em inovação com recursos próprios, sem contar com nenhuma lei de incentivo fiscal ou linha de financiamento público.

O levantamento reforça o fato de muitas empresas não vislumbrarem com clareza os benefícios de se realizar P&D em inovação tecnológica com recursos provenientes de financiamentos públicos e leis de incentivo fiscal, especialmente por conta da falta de divulgação por parte dos organismos oficiais e até mesmo com relação às subvenções econômicas e suas aplicabilidades às empresas brasileiras.

A captação de recursos para inovação demanda informação, tempo, adequação a diretrizes e normas, entre outros conhecimentos, para que seja realizada com sucesso, dentro e fora das empresas. Esses fatores, muitas vezes, convertem-se em barreiras que dificultam, em diferentes níveis, o acesso ao capital para inovar. Superá-las, portanto, é condição fundamental para o desenvolvimento de novos processos, produtos, tecnologias e estratégias que tenham maior impacto nos mercados de atuação, como na Saúde.

A captação de recursos financeiros, também conhecida no mercado como *fundraising*, contempla um conjunto de estratégias e processos visando captar e mobilizar recursos financeiros para o financiamento e a sustentabilidade de projetos inovadores.

No Brasil, a própria Lei de Inovação prevê algumas modalidades para a área pública. Outros tipos de investimentos privados em inovação também são regulados pela Comissão de Valores Mobiliários (CVM). Além disso, há a Lei de Investimento Anjo (**Lei Complementar n.º 155, de 27 de outubro de 2016**).

O interessante é ter um bom projeto para que seja possível a captação. As modalidades de fomento seriam, principalmente, as seguintes:

- Financiamento: modalidade de "empréstimo" do recurso, mas com taxas reduzidas;
- Isenção fiscal: trata-se do não pagamento de determinado imposto para projetos de inovação;
- Subvenção econômica: modalidade de recursos não reembolsáveis para inovação, ou seja, o dinheiro aplicado não precisa ser devolvido. É operada por instituições públicas, onde o Estado assume o risco da inovação com a empresa;
- Bônus tecnológico: modalidade recente, criada pela Lei n.º 13.243 de 2016, e diz respeito a um bônus concedido para uso com um parceiro para projetos em inovação;
- Investimento: realizado por pessoas físicas ou jurídicas na modalidade investimento-anjo, ou somente por fundos de investimento (composto por pessoas jurídicas, *holdings* e bancos públicos), nas modalidades *venture capital* e *private equity*.

- A busca por captar recursos passa a ser uma estratégia da empresa, no âmbito da gestão da inovação, para tirar projetos do papel.

TIPOS DE RECURSOS PARA INOVAÇÃO DISPONÍVEIS

Os recursos financeiros que visam fomentar a inovação no país estão disponíveis para empresas e organizações de todos os portes, incluindo *startups*, por meio de financiamentos reembolsáveis, não reembolsáveis (subvenção econômica) e incentivos fiscais.

Para quem deseja estruturar uma área de captação de recursos para inovação, é de suma importância conhecer o funcionamento dos mecanismos nacionais e locais de fomento, bem como compreender o papel dos atores que compõem esse sistema: governo, instituições de ensino superior, centros de P&D e empresas.

Recursos reembolsáveis

Nos processos de captação de recursos reembolsáveis, é comum as instituições de fomento concederem prazos dilatados de carência, podendo chegar até 48 meses; juros bem inferiores aos praticados por instituições financeiras tradicionais com base na Taxa de Longo Prazo – TLP, além de parcelamentos mais longos, no caso do Banco Nacional de Desenvolvimento Econômico e Social (BNDES) com prazo de até 120 meses.

Recursos não reembolsáveis

O acesso a fontes de financiamentos não reembolsáveis também consiste em uma opção muito desejada por empresas de todos os portes. Mais comumente disponibilizadas para *startups*, tais fontes de recursos são regidas por editais direcionados a temas bem específicos e com regras de elegibilidade e seleção bastante criteriosas. A grande maioria dos editais atuais exige a participação em parceria com instituições de ensino e pesquisa, além de contrapartidas econômicas e/ou financeiras. Cabe salientar que, nessa modalidade de financiamento, as regras para prestação de contas são rígidas.

Os Financiamentos da Inovação, realizados por intermédio de instituições federais como o BNDES e a Financiadora de Estudos e Projetos (Finep), e organismos estaduais como o Desenvolve SP (https://www.desenvolvesp.com.br/) é uma das principais ferramentas para incentivar os projetos de PD&I, promovendo a competitividade das empresas do Brasil em âmbito nacional e internacional.

Aproximar as empresas das universidades é uma estratégia da atual política nacional de fomento à inovação, que vem obtendo muito sucesso por meio de operações como a Associação Brasileira de Pesquisa e Inovação Industrial (EMBRAPII), a qual tem dezenas de instituições tecnológicas credenciadas. Há linhas de financiamentos não reembolsáveis disponíveis também na Finep, BNDES e Serviço Brasileiro de Apoio às Micro e Pequenas Empresas (Sebrae).

Instituições como Finep, BNDES, Conselho Nacional de Desenvolvimento Científico e Tecnológico (CNPq) e algumas entidades do Sistema S [como Sebrae, Serviço Social da Indústria (Sesi), Serviço Nacional de Aprendizagem Industrial (Senai)] oferecem linhas específicas para o desenvolvimento e introdução de inovações no mercado, além de ações descentralizadas por meio das Fundações de Amparo à Pesquisa de cada estado do Brasil. A EMBRAPII também tem sido uma fonte muito utilizada para fomento da inovação na saúde.

Listamos algumas dessas linhas de captação de recursos que podem ser aplicados à inovação na saúde:

Finep – a Finep concede recursos reembolsáveis e não reembolsáveis a instituições de pesquisa e empresas brasileiras. O apoio da Finep abrange todas as etapas e dimensões do ciclo de desenvolvimento científico e tecnológico: pesquisa básica, pesquisa aplicada, inovações e desenvolvimento de produtos, serviços e processos. A Finep apoia, ainda, a incubação de empresas de base tecnológica, a implantação de parques tecnológicos, a estruturação e consolidação dos processos de pesquisa, o desenvolvimento e a inovação em empresas já estabelecidas, e o desenvolvimento de mercados (http://www.finep.gov.br/);

o Ela tem alguns mecanismos de investimento interessantes:

o **Investimento Direto:** O Programa de Investimento Direto em Empresas Inovadoras consiste em promover operações de aquisição de participação societária, visando à capitalização e ao desenvolvimento de empresas inovadoras com relevante potencial de crescimento e retorno financeiro, em conformidade com a Política Operacional da Finep e com as Políticas Industriais do Governo Federal. Esse Programa tem como objetivos o estímulo às atividades de inovação das empresas brasileiras (incluindo o desenvolvimento de novos produtos e processos), a ampliação e criação de novas competências tecnológicas e de negócios (capacidade de geração endógena de conhecimentos e tecnologias próprias), o desenvolvimento e adensamento das cadeias produtivas apoiadas, a adoção das melhores práticas de governança corporativa, o fortalecimento da estrutura de capital e a ampliação do acesso ao mercado de capitais por parte de empresas inovadoras, bem como a expansão da capacidade da Finep em oferecer um apoio diversificado, abrangente e integrado de instrumentos.

o **Investimento Indireto:** A Finep realiza, anualmente, Chamadas Públicas para seleção de Fundos de *Venture Capital* (ICVM 209/94 ou ICVM 391/03), com o objetivo de incentivar o financiamento de empresas de base tecnológica nacionais. Esse instrumento fornece à empresa não só o recurso financeiro, como também o apoio estratégico necessário para auxiliar o seu crescimento. O investimento pelos fundos nas empresas é definido pelos gestores por meio de análises de seus planos de negócios e aderência a suas teses de investimento. As chamadas públicas são orientadas para sociedades empresárias (gestores e/ou administradores) que tenham autorização da Comissão de Valores Mobiliários (CVM) para prestar serviços de Administração de Carteira de Valores Mobiliários.

o **Finep *Startup*:** O Programa Finep *Startup* tem por objetivo apoiar a inovação em empresas nascentes intensivas em conhecimento por meio do aporte de recursos financeiros para execução de seus planos de crescimento.

o O foco do Programa é cobrir o *gap* de apoio e financiamento existente entre o aporte feito por programas de aceleração, investidores-anjo e ferramentas de financiamento coletivo (*crowdfunding*) e o aporte feito por Fundos de *Seed Money* e *Venture Capital* (**Figura 19.2.**).

- **BNDES** – o banco tem algumas modalidades de fonte de recursos que podem ser usados para projetos de inovação, tais como:

MPME Inovadora – para micro, pequenas e médias empresas com faturamento anual de até R$ 300 milhões. Financiamentos para projetos de inovação de até R$ 20 milhões. (https://www.bndes.gov.br/wps/portal/site/home/financiamento/produto/bndes-mpme-inovadora);

Finem Inovação: Empresas de todos os portes. Para investimentos em inovação, sendo até R$ 10 milhões. (https://www.bndes.gov.br/wps/portal/site/home/financiamento/produto/bndes-inovacao);

Finem Inovação Tecnologia da Informação: Empresas de todos os portes. Para investimentos e planos de negócios de empresas de *software* e serviços de TI, em até R$ 10 milhões. (https://www.bndes.gov.br/wps/portal/site/home/financiamento/produto/bndes-finem-ti).

- **Conselho Nacional de Desenvolvimento Científico e Tecnológico (CNPq)** – O Ministério da Ciência, Tecnologia e Inovações (MCTI), por meio do CNPq, investirá R$ 42 milhões em cooperação com fundações estaduais de amparo à pesquisa. O objetivo do aporte de recursos orçamentários é a continuidade a três programas: Programa de Infraestrutura para Jovens Pesquisadores-Programa Primeiros Projetos (PPP), Programa de Apoio a Núcleos Emergentes de

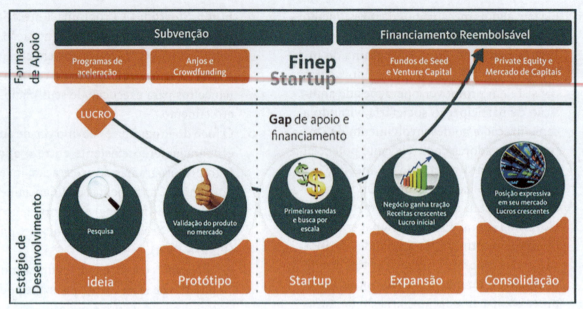

Figura 19.2. Modelo de investimento pelo programa Finep Startup. Fonte: Finep.

Pesquisa (Pronem) e Programa de Apoio a Núcleos de Excelência (Pronex), desenvolvidos em parceria com as fundações estaduais de amparo à pesquisa.

- **Sebrae** (*Sebraetec*) – Voltado para micro e pequenas empresas. O Sebrae oferece subsídio de até 70% para a contratação dos serviços tecnológicos para inovação. Dessa forma, promove a melhoria de processos, produtos e serviços ou propicia a introdução de inovações nas empresas e mercados. (https://www.sebrae.com.br/sites/PortalSebrae/sebraetec).
- **Programa Sesi/Senai Inovação** – voltado para empresas de todos os portes, mas com CNAE industrial. Também é disponibilizado para as *startups* com até 5 anos. Os recursos são para desenvolvimento de produtos, processos ou serviços inovadores. Neste aspecto, o objetivo é aumentar a produtividade e a competitividade da indústria brasileira. (https://www.portaldaindustria.com.br/canais/plataforma-inovacao-para-a-industria/).
- **EMBRAPII** – A EMBRAPII (Associação Brasileira de Pesquisa e Inovação Industrial) é uma Organização Social qualificada pelo Poder Público Federal que, desde 2013, apoia instituições de pesquisa tecnológica, fomentando a inovação na indústria brasileira. A EMBRAPII atua por meio da cooperação com instituições de pesquisa científica e tecnológica, públicas ou privadas, tendo como foco as demandas empresariais e como alvo o compartilhamento de risco na fase pré-competitiva da inovação. Ao compartilhar riscos de projetos com as empresas, tem objetivo de estimular o setor industrial a inovar mais e com maior intensidade tecnológica para, assim, potencializar a força competitiva das empresas, tanto no mercado interno como no mercado internacional. (https://embrapii.org.br/).

Incentivos fiscais

Os incentivos fiscais constituem uma modalidade muito importante para o desenvolvimento de inovações tecnológicas. Documento publicado pela Organização para a Cooperação e Desenvolvimento Econômico (OCDE), o *Manual de Frascati* reúne diversas metodologias para avaliar economicamente e fomentar a Pesquisa, Desenvolvimento e Inovação (PD&I), definindo inovação como o conjunto de etapas científicas, tecnológicas, organizativas, financeiras e comerciais, incluindo os investimentos em novos conhecimentos, que levam ou que tentam levar à implementação de produtos e de processos novos ou melhorados.

A Lei n.º 11.196/05, também conhecida como "Lei do Bem", a concessão é pelo MCTIC. Ela estabelece incentivos fiscais que as empresas de Lucro Real podem usufruir de forma automática, desde que realizem pesquisa tecnológica e desenvolvimento de inovação tecnológica, podendo chegar a 34% de dedução nos investimentos em PD&I.

Como viabilizar projetos de inovação?

Além das modalidades de captação de recursos apresentadas até aqui, quero compartilhar outras formas interessantes para viabilizar seus projetos de inovação.

Os infográficos a seguir contemplam um rol de modalidades de captação de recursos, os quais devem ser alocados conforme a maturidade do projeto e da empresa, captação de recursos para inovação *fundraising* (**Figuras 19.3.** e **19.4.**).

CONSIDERAÇÕES FINAIS

A área de Saúde no Brasil representa um segmento importante da economia e potencializa inúmeros negócios. As oportunidades de investimentos em projetos voltados à assistência médica, incorporação de tecnologia, melhora de processos e gestão são crescentes e necessárias para que se busque um novo patamar de sustentabilidade na Saúde. Isso tem se mostrado uma necessidade tanto no Brasil como em todos os países, dado o crescimento dos gastos em Saúde, segundo a Organização Mundial de Saúde (OMS).

Porém, a capacidade de investimento e custeio tradicionais dos governos na Saúde está cada vez mais limitada, abrindo uma frente de demanda por novos recursos, entre os quais os voltados para projetos de inovação têm se mostrado fontes desejáveis.

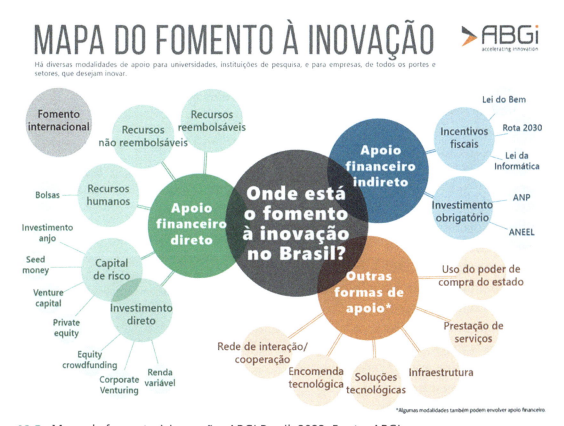

Figura 19.3. Mapa de fomento à inovação, ABGI Brasil, 2022. Fonte: ABGI

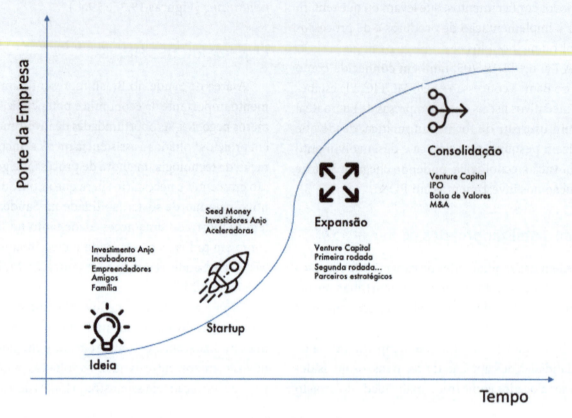

Figura 19.4. Investimento para Startups na Saúde (HealthTechs).

Sendo assim, a inovação como ferramenta de captação de recursos para a Saúde pode ser uma nova forma de "oxigenar" essa área essencial à sociedade, permitindo que novos fluxos de capitais estimulem, acelerem e escalem as soluções tão necessárias para se prover uma Saúde de qualidade.

PONTOS-CHAVE

Os sistemas de Saúde em todo o mundo estão experimentando novas estratégias de financiamento para incentivar a prestação de cuidados de alto valor.

A forma como os prestadores de cuidados de saúde – indivíduos e organizações – são financiados pode encorajar ou dificultar a adoção das melhores práticas.

Os orçamentos isolados tornam especialmente difícil implementar e dimensionar inovações que melhorariam a integração dos cuidados.

A inovação, como ferramenta de fomento a projetos e soluções na Saúde, permitirá a captação de novos recursos financeiros, essenciais à renovação do modelo de sustentabilidade que o setor atualmente demanda.

REFERÊNCIAS

ABGI Brasil. Mapa de fomento à inovação. Acesso em 6 out. 2022. Disponível em: http://brasil.abgi-group.com/radar-inovacao/recursos-para-inovacao/mapa-de-fomento-de-inovacao/

Agência de Notícias da Indústria. Apenas 10% das empresas usam recursos públicos para inovação, diz sondagem da CNI. Acesso em 6 out. 2022. Disponível em: https://noticias.portaldaindustria.com.br/noticias/inovacao-e-tecnologia/apenas-10-das-empresas-usam-recursos-publicos-para-inovacao-diz-sondagem-da-cni/

Brasil. Ministério da Ciência, Tecnologia e Inovações. Conselho Nacional de Desenvolvimento Científico e Tecnológico. MCTI/CNPq investirá R$ 42 milhões em cooperação com fundações estaduais de amparo à pesquisa. Acesso em 6 out. 2022. Disponível em: https://www.gov.br/cnpq/pt-br/assuntos/noticias/cnpq-em-acao/mcti-cnpq-investira-r-

-42-milhoes-em-cooperacao-com-fundacoes-estaduais--de-amparo-a-pesquisa

Brasil. Ministério da Saúde, Agência Nacional de Saúde Suplementar, Fundação Oswaldo Cruz, Instituto Brasileiro de Geografia e Estatística, Instituto de Pesquisa Econômica Aplicada. Conta-Satélite de Saúde 2010-2019. CSS. Contas Nacionais n. 87. Acesso em 6 out. 2022. Disponível em: https://biblioteca.ibge.gov.br/visualizacao/livros/liv101928_informativo.pdf

Herzlinger RE. Why innovation in health care is so hard. Harv Bus Rev. 2006;84(5):58-66, 156.

Kelly CJ, Young AJ. Promoting innovation in healthcare. Future Healthc J. 2017;4(2):121-5.

Liga Ventures. A evolução das startups no setor de Saúde (2021-2022). Acesso em 6 out. 2022. Disponível em: https://insights.liga.ventures/panoramas/a-evolucao-das-startups--no-setor-de-saude-2021-2022/

Organização de Cooperação e Desenvolvimento Econômico (OCDE). Manual de Frascati 2002: medição de atividades científicas e tecnológicas. Tipo de metodologia proposta para levantamentos sobre pesquisa e desenvolvimento experimental. São Paulo: F-Iniciativas; 2013. Acesso em 6 out. 2022. Disponível em: https://www.ipdeletron.org.br/wwwroot/pdf-publicacoes/14/Manual_de_Frascati.pdf

Pacete LG. Aportes em startups de saúde crescem e abrem espaço para inovação. Acesso em 6 out. 2022. Disponível em: https://forbes.com.br/forbes-tech/2022/05/aportes-em-startups-de-saude-crescem-e-abrem-espaco-para-inovacao/

Perrin C. Revolution: innovations and industrial revolution. In: Uzunidis D, Kasmi F, Adatto L (eds.). Innovation economics, engineering and management handbook 1: main themes. London: ISTE; John Wiley & Sons; 2021. p.307-12. Acesso em 6 out. 2022. Disponível em: https://doi.org/10.1002/9781119832492.ch38

PwC. The healthcare market in Brazil. PwC; 2013. Acesso em 6 out. 2022. Disponível em: https://www.pwc.com.br/pt/publicacoes/setores-atividade/assets/saude/healthcare--tsp-13.pdf

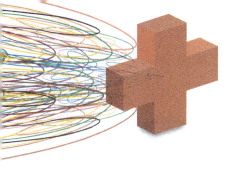

Capítulo 20 – Parte I

Judicialização nos Processos das Emendas Parlamentares e Outros Recursos da Saúde

Sidney Matheus | Everson Luiz Almeida Artifon

INTRODUÇÃO

Este capítulo não tem a pretensão de esgotar o assunto, mas orientar o leitor leigo sobre o tema, pois a administração pública tem regras próprias que são peculiares à sua gestão, pautam sobre seu funcionamento e orientam políticos e servidores no exercício da função.

Antes de entrar no tema **Judicialização nos processos das emendas parlamentares e outros recursos da saúde**, é importante destacar alguns aspectos da administração pública, que irão nortear o leitor da importância das leis e regramentos para o bom e correto funcionamento de uma gestão pública.

O Estado, como uma nação politicamente organizada, é uma instituição social formada pelo povo, radicado em um determinado território, sob o comando de uma autoridade que exerce o poder que não está sujeita a qualquer outra de mesma espécie (soberania). Assim, este Estado será soberano para governar esse povo em um determinado território.

O governo é formado por um conjunto de órgãos, os quais desempenham atividades voltadas para atender, politicamente, aos objetivos do Estado.

No Estado de Direito encontra-se um conjunto de normas reguladoras, onde as pessoas, inclusive as autoridades constituídas, devem observá-las; assim, "Estado de Direito liga-se a um contexto de valores e à ideia de que o direito não se resume na regra escrita", nos ensina Odete Medauar. Seguindo nesse entendimento, a Carta Magna do Estado (Constituição) e demais normas existentes, em linhas gerais, irão submeter o Poder Público às leis, estabelecendo as garantias e direitos fundamentais do povo, bem como o funcionamento dos Poderes de Estado: Poder Legislativo, Poder Executivo e Poder Judiciário.

Assim, no Estado de Direito, a decisão dos governantes estará lastreada pelas leis existentes, ou seja, nenhuma ação/decisão poderá ou deverá ir contra as normas reguladoras, em determinado território.

A partir deste contexto, pode-se conceituar a Administração Pública; como sendo, um conjunto de entidades e órgãos que irão executar atividades de ordem administrativas (gestão dos interesses públicos), para a consecução dos objetivos coletivos estabelecidos pelos poderes políticos constituídos, a fim de atenderem aos anseios do povo; como saúde, educação, moradia, segurança, transporte, dentre outros e aos fins desejados pelo Estado.

A Administração Pública no Brasil está subordinada aos princípios de direito administrativo, especialmente aos princípios básicos constitucionais elencados no art. 37 da Carta Magna de 1988, como seguem: legalidade, impessoalidade, moralidade, publicidade e eficiência.

Cabe ressaltar que estes princípios norteiam os Poderes da União, dos Estados, do Distrito Federal e dos Municípios (Executivo).

Para a realização de suas atividades, bem como a consecução dos interesses da sociedade (coletivos), à Administração será conferido poderes administrativos, exercidos pelos chefes do executivo (Federal, Estadual e Municipal), os quais servirão como lastro para a realização dos objetivos políticos estabelecidos, tais como: poder disciplinar, hierárquico, regulamentar e de polícia; portanto, não se confunde Estado, Governo e Administração Pública.

O poder disciplinar consiste na possibilidade de a Administração Pública apurar e punir as infrações cometidas pelos seus servidores e outras pessoas sujeitas às normas administrativas constituídas.

O conceito de poder hierárquico servirá para garantir e exercer comando sob as instâncias e órgãos inferiores. Assim, delega-se e avocam-se atribuições, emanam-se ordens aos órgãos subordinados e fiscalizam-se seu cumprimento, etc. Ressalta-se que não existe hierarquia entre os Poderes Constituídos de Estado (Legislativo, Executivo e Judiciário).

Quanto ao poder regulamentar, é conferido à administração em expedir atos normativos, ou seja, editar normas reguladoras e/ou decretos visando complementar as leis existentes ou normatizar questões sobre matérias de sua competência que, ainda, não foram contempladas em leis.

O poder de polícia é a possibilidade que a administração possui de estabelecer limites às atividades individuais em detrimento do interesse público; assim, estabelece a supremacia do Poder Público em relação ao interesse particular, visando o bem-estar da coletividade.

Em menor grau, também cabem aos outros Poderes Instituídos (Legislativo e Judiciário) executarem, dentro de suas esferas de atribuições, as funções administrativas disciplinar, hierárquica, reguladora e de polícia.

Além dos poderes citados, cabem, também, à administração os poderes vinculados e discricionários. No vinculado, a administração exercerá determinado ato de sua competência nos limites legais previstos para aquela situação, ou seja, a licitude ocorrerá se a ação praticada estiver dentro dos limites da lei.

No caso do poder discricionário, a administração tem uma liberdade maior de ação, uma vez que poderá escolher um determinado comportamento dentre outros previstos em leis; ou seja, o agente elege aquele que melhor atende aos interesses da administração naquela ocasião.

A administração pública também pode ser dividida em administração direta e indireta.

No que diz respeito à administração pública direta, sua constituição se dá por órgãos públicos diretamente ligados a um poder central, chefes do executivo, politicamente organizados (União, Estados, Distrito Federal e Municípios), com hierarquias próprias dentro de cada uma dessas instituições, sem personalidade jurídica própria, sendo que a União detém a soberania e os outros, autonomia política, administrativa e financeira. As atividades internas de cada uma destas instituições, que compõem a federação, são exercidas por desconcentração administrativa, ou seja, cada órgão desempenha a atividade que lhe cabe respeitando uma hierarquia preexistente.

A administração indireta é formada por entidades vinculadas a um daqueles entes federados, com personalidade jurídica própria (descentralizados e autônomos); ou seja, são desmembrados da União, dos Estados, Distrito Federal ou Municípios. Tem por função a execução de atividades e/ou tarefas administrativas de interesse do Estado e controladas por este. Categorias que as compõem: autarquias, empresas públicas, sociedades de economia mista, fundações públicas e associações e consórcios públicos; porém, estes, possuem natureza jurídica de autarquia. Alguns exemplos: Banco Central do Brasil (BCB), Comissão de Valores Mobiliários (CVM), etc. (autarquias); Empresa Brasileira de Correios e Telégrafos (ECT), etc. (empresas públicas); Petrobrás, Banco do Brasil, etc. (sociedades de economia mista); Fundação Nacional do Índio (FUNAI), Fundação Nacional de Saúde (FUNASA), etc. (fundações públicas); Consórcios e Associações Públicas podem ser a mútua cooperação entre as entidades federativas (União, Estados, Municípios e Distrito Federal).

A Constituição Federal de 1988 dedica um capítulo a cada um dos Poderes instituídos. No caso do Poder Legislativo, em seu art. 44, tem-se:

"O Poder Legislativo é exercido pelo Congresso Nacional, que se compõe da Câmara dos Deputados e do Senado Federal".

Com relação à Câmara dos Deputados, seus representantes são aqueles eleitos pelo povo em cada Estado, Território e Distrito Federal, e no Senado Federal são os representantes eleitos pelos Estados e Distrito Federal.

Em linhas gerais, para nosso estudo, cabe ao Congresso Nacional, composto pelas duas casas legislativas, as matérias elencadas no Art. 48 da Constituição Federal de 1988, como seguem: o plano plurianual, as diretrizes orçamentárias, o orçamento anual (inc. II, do art. 48) e os planos e programas nacionais, regionais e setoriais de desenvolvimento (inc. IV, do art. 48), dentre outras atribuições.

Os orçamentos federais, previstos em capítulo específico na Constituição Federal, é executado por iniciativa do Poder Executivo, ocasião em que leis estabelecerão o plano plurianual, as diretrizes orçamentárias e os orçamentos anuais, visando sempre as metas da administração pública federal, no que diz respeito às despesas de capital e outras, todas voltadas para os programas de duração continuada. Esta iniciativa será examinada e aprovada pelo Congresso Nacional, por intermédio de uma comissão mista permanente.

Este tema será aprofundado mais adiante, no assunto Emendas Parlamentares, onde serão abordados a alocação de recursos aos Estados, ao Distrito Federal e aos Municípios, por meio de transferência especial ou transferência com finalidade definida.

Por fim, ao Poder Judiciário cabe, em linhas gerais, a função judicante, ou seja, a aplicação das normas jurídicas para garantir os direitos individuais, coletivos e sociais; bem como, solucionar os conflitos existentes entre as pessoas, as entidades e o Estado.

Assim, cada poder (Executivo, Legislativo e Judiciário) exerce, com relativa exclusividade, suas atribuições, caracterizando-se como órgãos independentes, mas interligados entre si, constituindo o Estado Federado.

O Estado, por sua vez, para gerir suas atividades, para atingir seus objetivos políticos administrativos, necessita de órgãos que executam e administram sua gestão. Assim, entende-se por gestão o gerenciamento das atividades administrativas, utilizando-se dos recursos disponíveis de forma eficiente, para consecução dos objetivos traçados politicamente pelo Estado. A gestão administrativa utiliza-se, também, de outros ramos como o direito, a contabilidade, a economia, estatísticas, etc.

Com relação ao poder público, a gestão é complexa, uma vez que a pauta envolve a administração dos bens públicos, suas finanças, recursos institucionais, a fim de atender aos anseios da coletividade e a implantação de políticas públicas. Essas políticas visam à satisfação do interesse coletivo, por intermédio de ações governamentais, como a transferência de riquezas ou recursos, e diversos meios de atuação do Estado para a consecução do bem comum.

A Gestão Pública (direta ou indireta) será norteada, por programas administrativos de gestão, por meio de um conjunto de ações com objetivos de apoio e manutenção da atuação governamental; bem como, por princípios orientadores, cujos servidores, empregados públicos, autoridades em geral e políticos devem observar, que são: Legalidade, Impessoalidade, Moralidade, Publicidade e Eficiência. Cita-se como exemplo, o Sistema de Contabilidade Pública Integrada (SCPI), Sistema de Assistência Social (SAS), etc.

Seguem abaixo, os conceitos concisos de cada princípio, com a finalidade apenas pedagógica, dos quais se esperam dos responsáveis os comportamentos desejados na administração pública:

- **Legalidade:** aos particulares em geral, se estabelece que "ninguém será obrigado a fazer ou deixar de fazer alguma coisa senão em virtude de lei" (art. 5º da Constituição Federal). Dentro da administração pública, esse princípio submete as autoridades públicas à observância das leis, impedindo arbitrariedades e práticas abusivas, o que poderá acarretar improbidade administrativa:

> "Art. 5º Todos são iguais perante a lei, sem distinção de qualquer natureza, garantindo-se aos brasileiros e aos es-

trangeiros residentes no País a inviolabilidade do direito à vida, à liberdade, à igualdade, à segurança e à propriedade, nos termos seguintes"

- **Impessoalidade:** dentro do conceito de administração pública, o gestor deverá agir ou atuar sem fins pessoais, objetivando sempre a imparcialidade na defesa do interesse público;
- **Moralidade:** o gestor, além de observar o regramento jurídico, deverá observar condições morais, institucionais e éticos de boa-fé, decoro, lealdade, honestidade e probidade da boa administração pública;
- **Publicidade:** a gestão pública voltada para os interesses da administração tem o dever de divulgar publicamente os atos por ele (administrador) praticados, de modo a torná-los transparentes para o conhecimento da coletividade; e,
- **Eficiência:** impõe ao gestor, dentro dos ditames legais, o exercício de atividades administrativas com o objetivo de atingir a um fim proposto, de forma produtiva e eficaz.

Isto posto, estes conceitos apresentados ao leitor, servirão como base para o entendimento dos processos (procedimentos) das emendas parlamentares, a improbidade administrativa e sua judicialização.

Para entender essas emendas, sua funcionalidade e atuação administrativas dos parlamentares, importante esclarecer o Orçamento da União, que está previsto no art. 165, da Constituição Federal, o qual será estabelecido com base e iniciativa periódica das leis, de competência do Poder Executivo, como seguem: Plano Plurianual (PPA), a Lei de Diretrizes Orçamentárias (LDO) e a Lei Orçamentária Anual (LOA).

Portanto, o orçamento da União pode ser entendido como forma pela qual o Governo administra e determina planos políticos de atuação para controlar suas receitas frente às suas despesas. Assim, para que esse dinheiro atenda às necessidades da coletividade e do país, de modo geral, é preciso diagnosticar e discutir as necessidades e as urgências mais im-

portantes no momento, com o objetivo de garantir subsistência para o futuro.

As principais características do orçamento estão atreladas à receita ou aos recursos a serem arrecadados que estarão disponíveis, e às despesas, ou seja, os valores que serão empenhados para manutenção e execução dos programas sociais e políticos no país. O orçamento é fundamental para o equilíbrio das contas públicas frente às prioridades do Governo junto à sociedade.

Uma definição mais técnica pode ser encontrada no Glossário de Termos Orçamentários, elaborado pelo Congresso Nacional,[9] como segue:

> *"Atividade (Orçamento). Instrumento de programação para alcançar o objetivo de um programa, envolvendo um conjunto de operações que se realizam de modo contínuo e permanente, das quais resulta um produto necessário à manutenção da atuação governamental".*

Portanto, para estabelecer o Orçamento da União, o Poder Executivo estabelecerá, periodicamente, as seguintes Leis: Plano Plurianual (PPA), Lei de Diretrizes Orçamentárias (LDO) e Lei Orçamentária Anual (LOA).

Atualmente, a Secretaria Nacional de Planejamento (Seplan), órgão vinculado ao Ministério do Planejamento e Orçamento, por intermédio de suas subsecretarias, irá coordenar e gerir o Sistema de Planejamento e de Orçamento Federal; ou seja, tem a função de coordenar o planejamento do Governo Federal, cuja previsão legal está prevista no Decreto 11.398/2023. Em apertada síntese, tem a função de planejar a estratégia governamental, analisando as propostas; bem como, as diretrizes e objetivos que buscam atingir as metas de desenvolvimento nacional de forma sustentável e inclusiva, em defesa dos direitos dos menos favorecidos, promovendo a articulação política com os Estados, Distrito Federal e Municípios. Assim, elabora, acompanha e avalia o Plano Plurianual (PPA), o qual deve estar segun-

---

9   Site www.congressoncional.leg.br

do as Leis Orçamentárias e outros instrumentos de planejamento.

O PPA para o período de 2024-2027 foi estabelecido pela Lei 14.802/24, conforme prevê o Art. 165, da Constituição Federal, iniciando no segundo ano de mandato de um presidente, estendendo-se até o final do primeiro ano de mandato de seu sucessor, ou seja, tem duração de quatro anos. O PPA, juntamente com a LDO e a LOA, forma o Orçamento ou modelo Orçamentário do Brasil.

Assim, o atual PPA tem sua estrutura jurídica lastreada na visão de futuro do país, nos valores sociais, nas diretrizes apoiadas em orientações e objetivos estratégicos, em programas finalísticos tendo como público-alvo a população que deverá ser atendida, dentre outros. Pode-se destacar como prioridades do PPA o combate à fome e à desigualdade social, educação básica, saúde com foco na atenção primária e especializada, combate ao desmatamento, emergência climática, etc.

Após a elaboração do PPA, como projeto de Lei, este será submetido ao Congresso Nacional, para análise, apresentação de ajustes e aprovação. Com a aprovação, o governo elabora a Lei de Diretrizes Orçamentárias (LDO) e a Lei Orçamentária Anual (LOA), além dos planos e programas nacionais, os regionais e setoriais, todos em acordo com o PPA.

A LDO, encaminhada anualmente ao Congresso, tem como objetivo principal respeitar os limites do PPA. Aqui, as metas e prioridades da Administração Pública serão estabelecidas, fixando as prioridades do governo federal e respeitando as diretrizes e metas da política fiscal, previstas na Lei de Responsabilidade Fiscal (LRF). As aprovações previstas na LDO devem ser observadas na elaboração da LOA. Uma das funções da LDO será estabelecer os parâmetros necessários à locação dos recursos no orçamento anual, garantindo a realização de metas e objetivos previstos no PPA. Sua previsão legal encontra-se no §2º, do art. 165 da Constituição Federal (CF). Os parlamentares somente entrarão em recesso depois de aprovarem o orçamento anual, conforme estabelece a CF; porém, no ano de 2024, a LDO somente foi votada depois do recesso de junho, após um acordo informal entre os parlamentares chamados de "recesso branco".

Posteriormente, a LOA deve ser elaborada respeitando o que dispõe a LDO. Assim, no §5º, do art. 165 da CF, encontram-se elencados os dispositivos de composição da lei, que compreenderá o orçamento fiscal, os de investimentos nas empresas onde a União detenha a maioria do capital social com direito a voto e o orçamento da Seguridade Social. Após a elaboração, será enviada para a Comissão Mista do Congresso que analisará e colocará em votação junto aos parlamentares, aceitando a elaboração de emendas ao orçamento, desde que compatíveis com o PPA e a LDO.

Importante destacar que a LOA deve estar em acordo com uma série de normas e determinações, visando evitar desvios de recursos ou que sejam aplicados em desacordo com a política de finanças públicas.

Portanto, pode-se concluir que o orçamento da União tem como base, identificar suas receitas versus as despesas, o PPA, a LDO e a LOA. As leis orçamentárias são de iniciativa do Poder Executivo que, ao serem elaboradas, são enviadas para apreciação e aprovação do Poder Legislativo.

Após a definição do orçamento e sua aprovação, o executivo promoverá a execução dos objetivos ou casos urgentes, como, por exemplo, em caso de guerra, perturbação interna ou calamidade pública, por intermédio de Medida Provisória (MP).

Diante do exposto acima, o Congresso Nacional além de deliberar sobre as leis orçamentárias mencionadas, tem a função de executar a fiscalização contábil das contas públicas, financeiras, orçamentárias, operacional e patrimonial da União; bem como, de todas as entidades vinculadas à administração direta e indireta. Com exceção dos créditos extraordinários, os demais serão apreciados pelo Congresso em sessão conjunta; após aprovação, serão encaminhados para sanção do Presidente da República.

Assim, compete aos parlamentares promoverem alterações no orçamento anual, conforme dispõe o Art. 166, §3º, inc. I, da CF, apresentando emendas visando alocar recursos a órgãos ou entidades da administração pública direta ou indireta da União, dos Estados e Municípios e do Distrito Federal.

Apresenta-se abaixo, na **Figura 20-1.1.**, o ciclo da elaboração das leis de planejamento e orçamen-

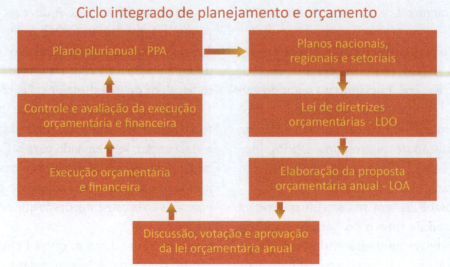

Figura 20-1.1. Ciclo da elaboração das leis de planejamento e orçamento, votação e aprovação.

to, votação e aprovação. (organograma do site da Câmara dos Deputados).

Importante destacar que os recursos são alocados para atender determinados interesses temáticos e eleitorais de cada parlamentar, em função dos compromissos políticos assumidos junto aos seus eleitores, durante o seu mandato. Essas emendas podem acrescentar despesas, suprimi-las ou modificá-las no projeto de lei orçamentária.

Os Parlamentares (Senadores e Deputados) apresentam suas propostas de emendas ao projeto de Lei Orçamentária Anual – LOA; ou seja, a emenda nada mais é do que uma solicitação de alteração ao projeto avaliado referente ao orçamento anual, para alterar o destino de parte dos recursos públicos.

A captação de recursos, por intermédio das emendas propostas pelos parlamentares, deve respeitar algumas etapas a serem seguidas, pois somente assim poderão ser sancionados pelo poder executivo e evitar a judicialização por desvio irregular de recursos públicos. As principais etapas a serem seguidas são: pesquisa e análise do projeto, planejamento e elaboração deste, captação dos recursos necessários e previstos no projeto, bem como a execução e acompanhamento.

Abaixo, será disponibilizado **Quadro 20-1.1.** ilustrativo e resumido, obtido no Portal da Transparência da Controladoria Geral da União (GOV. BR), com o objetivo de tornar mais fácil a visualização do tema.

Vencida esta etapa de entendimento, importante destacar os tipos de emendas e sua operacionalização. Assim, as emendas de recursos podem ser dos seguintes tipos:

- **Emenda Individual Impositiva:** esta é de autoria de cada deputado ou senador, onde os recursos serão destinados aos entes federados indicados pelo parlamentar, especificando a finalidade a que se destina. É impositiva porque tem caráter obrigatório para o Poder Executivo. Esta pode ser de transferência especial ou com finalidade definida. No primeiro caso serão repassados diretamente ao ente federado e no segundo estarão vinculados à programação estabelecida na emenda do parlamentar;
- **Emenda de Bancada:** essas emendas são de autoria e de interesse das bancadas estaduais e do Distrito Federal;
- **Emenda de Comissão (coletiva):** São as apresentadas pelas comissões permanentes do Congresso Nacional; ou seja, as comissões técnicas e as propostas pelas mesas diretoras das duas Casas;
- **Emenda da Relatoria:** de autoria do deputado ou senador que, naquele determinado

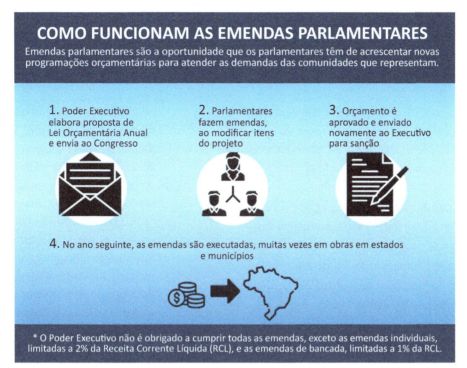

Quadro 20-1.1. Como funcionam as emendas parlamentares.

ano, foi escolhido para produzir o parecer final (relatório geral) sobre o Orçamento;
- **Emenda do Relator Setorial:** Há ainda as emendas dos relatores setoriais destacados para darem pareceres sobre assuntos específicos, divididos em dez áreas temáticas do orçamento, tais como: saúde, educação, transporte, defesa, dentre outros.

As emendas serão submetidas à votação pelos membros da Comissão Mista de Planos, Orçamentos Públicos e Fiscalização do Congresso Nacional (CMO) (site do Senado Federal), que, dentre outras atribuições, terão a função de avaliar o Projeto de Lei Orçamentária Anual (PLOA). Após sua aprovação na CMO, em sessão conjunta do Congresso Nacional, o Orçamento com suas alterações será devolvido ao Poder Executivo, que analisará as propostas apresentadas e, se aprovado, será enviado para sanção do Presidente da República transformando em LOA.

A Resolução n.º 1/2006 – CN dispõe sobre a CMO, bem como as matérias relacionadas com o §1º do art. 166 da CF e a tramitação de projetos de lei sobre PPA, LDO, LOA e créditos adicionais, dentre outros. No art. 26 são descritas e indicadas todas as áreas temáticas beneficiadas pelo orçamento.

Importante destacar que as emendas devem estar em conformidade ou serem compatíveis com PPA e com a LDO. Com relação às impositivas, que são projetos e obras cujo governo é obrigado a executar; caso este necessite realizar a contenção de despesas, poderá decretar o contingenciamento, limitando ou bloqueando as emendas aprovadas pelo Congresso Nacional.

O empenho dos recursos oriundos das emendas parlamentares não é totalmente livre, pois a Emenda Constitucional n.º 86/2015 estabeleceu a emenda impositiva, ou seja, os parlamentares são obrigados a destinar, pelo menos 50%, dos recursos das emendas parlamentares individuais, à área da Saúde. A emenda à constituição 100/2019, regulamentada pela EC 102/2019 e 105/2019, também tornou obrigatória a execução da programação orçamentária proveniente de emendas de bancada parlamentares de Estado ou do Distrito Federal, no montante de até 1% (um por cento) da receita líquida realizada no exercício anterior.

O Ministério da Saúde (MS) publicou, para o ano de 2025, uma Cartilha de Emendas Parlamentares, de edição anual, a qual é compartilhada com os deputados e senadores, a fim de orientá-los na melhor aplicação dos recursos públicos destinados à Saúde, assim, preconiza:

> *"... essa é a essência de um Sistema Único de Saúde (SUS) universal, abrangente e fortalecido, com a integração de todos os atores políticos envolvidos na tomada de decisão".*

O presente manual busca a integração entre os poderes Executivo e Legislativo visando buscar amplitude e eficácia nos programas relacionados à saúde pública. Assim, o Ministério da Saúde materializa suas metas no Plano Nacional de Saúde (PNS), além dos Planos Municipais de Saúde (PMS) e dos Planos Estaduais de Saúde (PES). Esse documento é de extrema importância e materializa as diretrizes, metas e objetivos para a política da saúde no Brasil, bem como sua elaboração está em consonância com os problemas e necessidades de cada setor, discutidos em conferências nacionais. O manual é bem abrangente e detalhado, apresentando base legal, a destinação dos recursos, necessidades de materiais, suas aplicações e contato dos responsáveis, demonstrando as modalidades de aplicações dos recursos e suas origens; ou seja, tem um programa estratégico de utilização dos recursos em cada setor na área da saúde, sendo rico em detalhes.

Após apresentar um breve panorama ao leitor da estrutura do Estado, suas peculiaridades e princípios que regem sua estrutura político administrativa, bem como a busca incessante dos recursos necessários para atingir as metas e programas de governo, tudo dentro de fundamentos legais, resta comentar sobre a judicialização.

Com todo esse poder e disposição dos recursos disponíveis, podem ocorrer casos polêmicos, com relação à má utilização das verbas públicas; ou seja, recursos podem ser desviados ou liberados pelos parlamentares mediante a política do "toma lá, dá cá".

Recentemente, o ministro Flávio Dino, do Supremo Tribunal Federal (STF), bloqueou as emendas de comissão do Congresso Nacional que não obedeceram às normas jurídicas. O pedido de bloqueio foi solicitado, mediante processo, por parlamentares do Partido Socialismo e Liberdade (PSOL), com alegação de arguição de descumprimento de preceito fundamental. Para maior entendimento, segue um breve resumo da ementa do processo acima mencionado:

> *"Ementa Arguição de descumprimento de preceito fundamental. Despesas públicas decorrentes de emendas do relator do projeto de lei orçamentária anual. Pretensão de inconstitucionalidade fundada tanto em situações verificáveis no plano objetivo-normativo (práticas institucionais) quanto em alegações somente passíveis de constatação por meio de investigação fático-probatória (condutas individuais). Inadmissibilidade do conhecimento da arguição de descumprimento quanto ao suposto esquema de desvio de verbas públicas denominado "tratoraço". Controvérsia cuja análise demanda aprofundado exame de fatos e instauração incidental de fase de dilação probatória. Impossibilidade de exame de fatos concretos e situações específicas em sede de processos de perfil objetivo. Execução orçamentária e financeira das emendas do relator (classificadas pelo identificador RP9). Constatação objetiva da ocorrência de transgressão aos postulados republicanos da transparência, da publicidade e da impessoalidade no âmbito da gestão estatal dos recursos públicos. práticas institucionais condescendentes com a ocultação dos autores e beneficiários das despesas decorrentes de emendas do relator do orçamento federal. Modelo que institui inadmissível exceção ao regime de transparência no âmbito dos instrumentos orçamentários. Medida cautelar deferida." (site do STF).*

Assim, o ministro Flávio Dino autorizou o empenho imediato dos recursos das emendas impositivas destinadas à Saúde, excluídas as emendas de comissão.

O objetivo do presente tema não será discutir aspectos jurídicos, muito menos expressar opinião política sobre a questão, mas apenas demonstrar que existem controles de constitucionalidade sobre a referida matéria (emendas parlamentares).

A fiscalização da aplicação dos recursos orçamentários está a cargo dos tribunais de contas

(União, Estados e Municípios), bem como do Ministério Público, Conselho de Ética e Decoro Parlamentar, Controladoria Geral da União (CGU) e do Poder Judiciário.

Denúncias também podem ser encaminhadas à Polícia Federal e à Advocacia Geral da União (AGU), que tem um papel imprescindível na proteção do interesse público, além de avaliar a legalidade das emendas, assegurando a proteção do erário. A AGU é um órgão responsável por emitir pareceres e orientações jurídicas ao Governo Federal.

Caso ocorram aplicações indevidas das verbas públicas, os envolvidos podem incorrer no crime de improbidade administrativa. O ato de probidade é importante para o desenvolvimento da Nação; assim, os agentes públicos, sejam eles servidores, agentes políticos, dentre outros, devem seguir o que é determinado e previsto nos diplomas legais existentes, para não prejudicarem a democracia, o patrimônio público e a economia do país.

As garantias e os direitos fundamentais elencados na Carta Magna servem para balizar os atos desses agentes (públicos e políticos), pelo menos assim deve ser.

Por outro lado, a Lei n.º 8429/92, de Improbidade Administrativa, dispõe: "sobre as sanções aplicáveis em virtude da prática de atos de improbidade administrativa, de que trata o §4º do art. 37 da Constituição Federal; e dá outras providências." Esta lei foi aperfeiçoada pela Lei n.º 14.230/21.

Consideram-se atos de improbidade administrativa, as condutas dolosas elencadas nos arts. 9, 10 e 11, da Lei n.º 8.429/92, caso não estejam tipificados em leis especiais; também, são aplicados ao sistema de improbidade os princípios constitucionais do direito administrativo sancionador, ou seja, são princípios constitucionais referentes às ações processuais punitivas. Ao Estado é conferido o direito e poder de punir o infrator, garantindo ao acusado o direito ao contraditório e ampla defesa, respeitando a legalidade, a moralidade, a prova emprestada (súmula 591, STJ), o interesse público, etc.

Além dos agentes públicos (servidores e políticos eleitos), o particular também estará sujeito às sanções de improbidade administrativa: são pessoas físicas ou jurídicas que celebram com a administração pública convênios, contratos de repasse, atividades de gestão, parcerias, termos de cooperação; bem como, os atos praticados contra o patrimônio de entidade privada, para cuja criação ou custeio o erário tenha concorrido para a formação do patrimônio, subvenção, benefício fiscal, etc. Ainda será punido aquele que induzir ou concorrer dolosamente para a prática do ato de improbidade administrativa. A lei é abrangente justamente para alcançar todos que praticam atos que podem lesar o Patrimônio Público ou ensejarem enriquecimento ilícito.

O art. 37 da CF estabelece que a administração pública, direta ou indireta e, também, a qualquer dos poderes, da União, dos Estados, do Distrito Federal e dos Municípios devem obedecer aos princípios de legalidade, impessoalidade, moralidade, publicidade e eficiência; além disso, aquele que incorrer em improbidade administrativa estará sujeito à "suspensão dos direitos políticos, a perda da função pública, a indisponibilidade dos bens e o ressarcimento ao erário, na forma e gradação previstas em lei, sem prejuízo da ação cível e/ou penal cabível". Então, além das penas administrativas, o infrator poderá incorrer em sanção penal e/ou civil.

Portanto, a partir do momento em que o parlamentar responsável pelas emendas, referentes à distribuição de verbas públicas, incorrer em improbidade administrativa, estará sujeito às punições administrativas previstas na Lei n.º 8.429/92; dentre outras, de cunho civil ou criminal, podendo inclusive perder o mandato. Isto poderá ocorrer, por exemplo, com a aplicação da verba em outra finalidade daquela que ensejou sua criação; destinação de verbas para fins não previstos em lei; destinação de verbas como moeda de troca política, etc.

A judicialização é uma das formas de corrigir e punir os atos praticados de improbidade administrativa, aplicando a punição devida, bem como garantindo o devido processo legal. Assim, o Poder Judiciário exercerá sua principal função constitucional, de aplicação da lei ao caso concreto e, consequentemente, seu julgamento.

Por fim, este capítulo também não inclui em seu bojo a discussão sobre a judicialização da saúde envolvendo os particulares e planos de saúde, uma vez que não é objeto deste tópico, tema este muito complexo e que necessita uma discussão e abordagem à parte.

CONSIDERAÇÕES FINAIS

As emendas parlamentares, como já vimos, são instrumentos administrativos e políticos que possibilitam ao parlamentar destinar verbas para ajudar certos setores públicos ou particulares regionais, bem como entidades privadas sem fins lucrativos, visando o bem social de determinada comunidade da federação, seu desenvolvimento tecnológico, social e de melhorias, que irão impactar diretamente em algum setor específico determinado em lei. Esse procedimento democrático (emendas) é muito importante para o destino das verbas públicas, pois o parlamentar tem o deve de conhecer as necessidades da região que representa promovendo, desta forma, seu desenvolvimento e bem-estar da sociedade local, sempre respeitando os ditames constitucionais da legalidade e probidade administrativa.

As entidades que pretendem obter os recursos previstos em lei devem atender às disposições legais que normatizam esse procedimento, podendo ser encontradas nos sítios oficiais da Câmara dos Deputados e no Senado Federal, ou nas cartilhas editadas pelos ministérios. A importância em atender corretamente os dispositivos legais serve para ter sucesso na obtenção dos recursos e evitar qualquer possibilidade de incorrer na lei de Improbidade Administrativa.

Por fim, o Poder Judiciário terá a incumbência, no caso de judicialização, verificar se houve ou não improbidade e aplicar a lei ao caso concreto, de forma justa, observando os preceitos legais existentes e os parâmetros estabelecidos no PPA, na LDO e na LOA, de forma a garantir o bem estar social e democrático da Nação.

REFERÊNCIAS

Cartilha de Emendas Parlamentares PLOA 2025 / Ministério da Saúde. – Brasília: Ministério da Saúde, 2024;

Cartilha do Orçamento da Câmara dos Deputados – Comissão Mista do Orçamento – Congresso Nacional;

Castro CLF de, Gontijo CRB, Amabile AE de Noronha (org.). Dicionário de Políticas Públicas. Barbacena: EdUEMG, 2012.

Choinski CAH. Lei De Improbidade Administrativa e os Crimes de Responsabilidade. Cascavel, 2006.

Di Pietro MSZ. Direito administrativo. 3. ed. São Paulo: Atlas, 1992.

Fernandes FS. Improbidade administrativa. Revista de Informação Legislativa. Brasília a. 34 n. 136 out./ dez. 1997.

Ferreira Filho MG. Curso de direito constitucional. 22. ed. atual. São Paulo: Saraiva, 1995.

Ferreira MAM. Gestão pública. Florianópolis: Departamento de Ciências da Administração / UFSC, 2014.

Glossário de Termos Orçamentários / Grupo de Trabalho Permanente de Integração da Câmara dos Deputados com Senado Federal. Brasília, 2020;

Lei Complementar n.º 210, de 25 de novembro de 2024;

Constituição Federal de 1988;

Cartilha de Emendas Parlamentares – Ministério do Desenvolvimento, Indústria, Comércio e Serviços 2025;

Cartilha Orientativa de Emendas Parlamentares 2025 – Ministério da educação – MEC;

Manual sobre Emendas Parlamentares – para Entidades da Sociedade Civil, Estados e Municípios;

Orçamento Cidadão Lei Orçamentária Anual 2024;

Unesp – Guia Prático: EMENDAS PARLAMENTARES;

Manual de Emendas – Processo Orçamentário Para 2024 – PLN 29/2023 – CN;

Medauar O. Direito administrativo moderno. São Paulo: Editora Revista dos Tribunais, 1996. (RT manuais).

Meirelles HL. Direito administrativo brasileiro. São Paulo: Revista dos Tribunais, 1964.

Moraes A de. Direito constitucional administrativo. São Paulo: Atlas, 2022.

Volpi RA. O papel das emendas parlamentares no presidencialismo de coalizão. Cadernos ASLEGIS/ 56, 2019.

Penteado J de C. Doutrina – improbidade administrativa e a lei. Revista LEX de Direito Administrativo. Ano II. n.º 4; jan./abr. 2022. n.º 14.230/21 – 2022.

Rosa MFE. Direito administrativo. 9. ed. ver. e atual. São Paulo: Saraiva, 2007. Coleção Sinopses Jurídicas; v. 19.

Sá A. Noções de gestão pública – evoluação nos modelos de gestão. Gran Cursos Online. Livro eletrônico.

Silva CJ da, Avelino EMC, Rodrigues JM. Orçamento impositivo das emendas coletivas de bancada: indo além do poder de emenda versus poder de agenda. Brasília: Instituto de Pesquisa Econômica Aplicada (Ipea), 2022.

Silva JA da. Estrutura e funcionamento do poder legislativo. Revista de Informação Legislativa. Brasília a. 47 n. 187 – jul./set. 2010.

Sunfeld CA. Fundamentos de direito público. 2. ed. São Paulo: Malheiros Editores, 1993.

Sites Oficiais:

www.camara.leg.br.
www.congressonacional.leg.br.
www.gov.br.
www.planalto.gov.br.
www2.senado.leg.br.
https://portal.stf.jus.br/

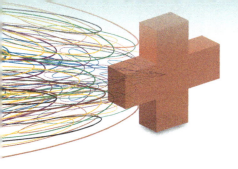

Capítulo 20 – Parte II

STF e as Novas Regras de Transparência para os Recursos das Emendas Parlamentares Federais na Saúde

Leila Giacomin | Everson Luiz Almeida Artifon

INTRODUÇÃO

Neste capítulo, vamos falar sobre o fluxo das organizações e o profissional de captação de recursos das emendas parlamentares federais e o novo cenário do Supremo Tribunal Federal (STF), que tornou obrigatório para o executivo e as organizações que buscam esta fonte de recurso se adequarem às novas regras, para evitar um grande risco financeiro, imagem e reputação.

Até 2024, as instituições de saúde tinham que seguir regras e registros em sistemas específicos, por meio da comprovação de documentos como CNES; CNPJ; Certidões Negativas; Declarações atestando aptidão; receber as indicações de recursos para estas organizações, para então apresentarem seus projetos para análise técnica do Ministério da Saúde ou Secretaria da Saúde (dependendo da fonte do recurso) e com sua aprovação, o projeto iniciar sua execução e prestado contas conforme exigência da fonte do recurso estabelecida, para serem aprovadas pelo Tribunal de Contas e órgãos públicos interligados, finalizando dessa forma, o ciclo do recurso e sua transparência com os órgãos reguladores, sem exigência legal que as mesmas realizassem a sua publicidade nas páginas de suas instituições.

A partir de 2024, iniciaram-se questionamentos e pedidos de levantamento pelo Supremo Tribunal Federal, em especial, das emendas de relatoria (antiga RP9) e as emendas Pix, devido a não transparência sobre qual parlamentar estaria articulando a viabilização do recurso e para qual finalidade a ser executada. Vale ressaltar que o STF, dentre as diversas atribuições a ser desempenhada, tem que resguardar a Constituição e com base neste escopo, iniciou sua atuação inclusive dando os parâmetros de transparência que o executivo, legislativo e organizações deveriam seguir, derivados da Constituição sobre as leis complementares 101/2000 e a 210/2024. A partir deste fundamento, foram gerados questionamentos pelo Supremo, contra art. 166-A, inc. I e §§2º, 3º e 5º sendo necessário rediscutir a transparência das emendas indicadas pelo Legislativo, sobre o "como" viabilizar um fluxo de informações para atender tais exigências e com isso, melhorar o acesso à informação e a fiscalização dos recursos públicos para os municípios e instituições da saúde.

O impacto destas discussões, não atendidas em tempo estimado pelo STF, gerou a primeira medida cautelar na suspensão dos recursos derivados das emendas para todos os Ministérios, em 8 de agosto de 2024, conforme a ADI 7695 MC/DF (Ação Direta de Inconstitucionalidade/Medida Cautelar).

> 19. Ante o exposto, com fundamento no art. 10, §3º, da Lei n.º 9.868/1999, ACOLHO, em parte, o pedido formulado pela PGR em sede cautelar, para reafirmar que a execução das transferências especiais ("emendas PIX") fica condicionada ao aten-

dimento dos requisitos constitucionais da transparência e da rastreabilidade (art. 163-A da Constituição), conforme decisão que proferi na ADI n.º 7.688 e os fundamentos constantes na petição da PGR.

A partir deste bloqueio, intensificou a discussão entre os poderes do Executivo e Legislativo para atender as condições colocadas pelo Supremo e com estas reuniões e discussões, as emendas foram liberadas em dezembro para serem executadas com algumas condições, expandindo inclusive, estas regras para outros instrumentos derivados das emendas, como as de bancada, comissão e as da saúde. Neste sentido, há duas condicionantes específicas para ONGs e Entidades do 3.º Setor, sendo:

1. Emendas em geral – emendas destinadas a ONGs e entidades do terceiro setor poderão ser liberadas desde que inexistam irregularidades já detectadas;
2. Estas Organizações terão de informar na internet os valores oriundos de emendas parlamentares recebidos nos anos de 2020 a 2024, onde a Controladoria Geral da União (CGU) vai continuar fazendo auditorias desses repasses até atingir 100% deles e não estando ajustadas, entrarão na Cadastro Nacional de Empresas Inidôneas e Suspensas (CEIS) e Cadastro de Entidades Privadas Sem Fins Lucrativos Impedidas (CEPIM)

I) a suspensão IMEDIATA dos repasses às entidades que não fornecem transparência adequada ou não divulgam as informações requeridas, nos termos do Relatório da CGU, com a inscrição das referidas entidades no Cadastro de Entidades Privadas Sem Fins Lucrativos Impedidas (CEPIM) e no Cadastro Nacional de Empresas Inidôneas e Suspensas (CEIS) pelos órgãos competentes do Poder Executivo. A Advocacia Geral da União deverá diligenciar aos Ministérios, com vistas a informar o impedimento de novos repasses, e comunicar nos autos o cumprimento da determinação no prazo de 5 (cinco) dias úteis, conforme o CPC;

Os detalhes e a maneira que estas regras precisam ser aplicadas para as ONGs e as entidades da saúde, poderão ser acessadas na página do Fundo Nacional da Saúde https://portalfns.saude.gov.br/orientacoes-para-abertura-de-contas-especificas-em-atendimento-a-adpf-no-854/

Por fim, este tema é um risco alto e que impacta diretamente o trabalho do profissional de Relações Governamentais ou Relações Institucionais, pois a não adequação da sua organização nestas regras, disponibilizando as informações destes recursos em seu site, trará implicações legais, além de desabonar a credibilidade construída por toda a sua história e apoio assistencial ao SUS, afetando a imagem e reputação, interferindo negativamente no seu relacionamento com os parlamentares do Congresso e especialmente, o bloqueio da instituição em receber novos recursos, inviabilizando a sua principal atribuição, em apoiar a organização trazendo novos recursos que atenda as necessidades que não foram possíveis realiza-las no seu orçamento.

REFERÊNCIAS

Orientações para Abertura de Contas Específicas em Atendimento à ADPF nº 854 – Fundo Nacional da Saúde Acesso em 30 jan. 2024. Disponível em: https://portalfns.saude.gov.br/orientacoes-para-abertura-de-contas-especificas-em-atendimento-a-adpf-no-854/ .

Arguição de Descumprimento de Preceito Fundamental 854 – Supremo Tribunal Federal. Acesso em 30 jan. 2024. Disponível em: chrome-extension://efaidnbmnnnibpcajpcglclefindmkaj/https://noticias-stf-wp-prd.s3.sa-east-1.amazonaws.com/wp-content/uploads/wpallimport/uploads/2025/01/03193515/ADPF-854-03012025.pdf

ADI 7695 – Supremo Tribunal Federal. Acesso em 30 jan. 2024. Disponível em: https://portal.stf.jus.br/processos/detalhe.asp?incidente=6996131

ADI 7688 – Supremo Tribunal Federal. Acesso em 30 jan. 2024. Disponível em: chrome-extension://efaidnbmnnnibpcajpcglclefindmkaj/https://redir.stf.jus.br/paginadorpub/paginador.jsp?docTP=TP&docID=781126694#:~:text=Supremo%20Tribunal%20Federal-,ADI%207688%20MC%-2DREF%20%2F%20DF,1990%2C%20especialmente%20de%20seus%20arts.

Lei Complementar 101/2000 – Planalto. Acesso em 30 jan. 2024. Disponível em: https://www.planalto.gov.br/ccivil_03/leis/lcp/lcp101.htm

Lei Complementar 210/2024 – Planalto. Acesso em 30 jan. 2024. Disponível em: https://www.planalto.gov.br/ccivil_03/leis/lcp/lcp210.htm

Constituição da República Federativa do Brasil de 1988 – Planalto. Acesso em 31 jan. 2024. Disponível em: https://www.planalto.gov.br/ccivil_03/constituicao/constituicao.htm

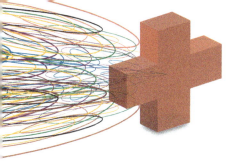

Capítulo **21**

Os fatores de Influência na Decisão da Destinação das Emendas Parlamentares

Rafael Francisco Ferraz Minatogawa

INTRODUÇÃO

A Emenda Constitucional n.º 86, de 2015, conferiu ao instrumento da emenda parlamentar um significado inteiramente renovado. Historicamente, prefeituras e entidades enfrentavam significativa incerteza quanto ao empenho e, consequentemente, ao pagamento dos recursos indicados por parlamentares. Com a introdução da impositividade das emendas parlamentares, tais atores passaram a contar com uma fonte previsível de financiamento, eliminando uma variável crítica de seus planejamentos financeiros.

Essa mudança normativa gerou um estímulo para que um número crescente de municípios e entidades buscasse acesso a esses recursos, que, em 2024, representaram aproximadamente R$ 50 bilhões do orçamento federal.[1] Consequentemente, o papel dos "captadores" tornou-se central nos departamentos financeiros dessas entidades, particularmente naquelas que enfrentam desatualizações em outras fontes de financiamento, como exemplifica a defasagem da "tabela SUS".

Para os municípios, tornou-se habitual a mobilização de prefeitos, vereadores e secretários em Brasília em busca de recursos adicionais para suas administrações. Essa prática reflete, em grande parte, a situação fiscal crítica que prevalece em diversas prefeituras no Brasil.[2]

No âmbito federal, o parlamentar, enquanto agente "concedente" do recurso, desempenha um papel crucial na relação dinâmica com os "requerentes". Contudo, a interação entre esses agentes suscita questões fundamentais: quais fatores influenciam a disposição do concedente em atender às demandas do requerente? Quais critérios orientam a destinação de recursos a determinados setores, entidades ou prefeituras?

O objetivo deste capítulo é investigar precisamente esses fatores, com foco nas emendas individuais associadas ao indicador de Resultado Primário n.º 6 (RP6) do Orçamento Federal, conhecidas como "Emendas Individuais Impositivas". Essa análise é de particular relevância para o planejamento estratégi-

---

1 "Relator do orçamento de 2025 defende valor das emendas parlamentares na proposta". **Agência câmara notícias**. Disponível em < https://www.camara.leg.br/noticias/1094961-relator-do-orcamento-de-2025-defende-valor-das-emendas-parlamentares-na-proposta/>.

2 "Mais de 1,8 mil prefeituras brasileiras não se sustentam financeiramente, aponta Firjan". **G1.** Disponível em <https://g1.globo.com/economia/noticia/2019/10/31/mais-de-18-mil-prefeituras-brasileiras-nao-se-sustentam-financeiramente-aponta-firjan.ghtml>

co financeiro de inúmeras entidades e administrações municipais em todo o Brasil.

Conforme argumentado por Baião, Couto e Oliveira (2020):

"Algo que chama atenção nos modelos é quão pouco eles explicam a alocação das emendas, apresentando um R2 próximo a 2% na primeira regressão e próximo a 4% na segunda. Outros trabalhos semelhantes também tiveram coeficientes de determinação muito baixos (Santana 2011; Firpo, Ponczek & Sanfelice 2015), mostrando que há fatores relevantes para explicar a decisão dos deputados que escapam à vista dos pesquisadores."

Este capítulo pretende, assim, contribuir para a literatura ao explorar fatores que ainda permanecem subjacentes na decisão de alocação das emendas pelos parlamentares.

Além desta introdução, o capítulo está estruturado em duas seções adicionais. A seção Método, subdividida em duas subseções, apresenta uma análise detalhada dos resultados de um questionário aplicado junto aos gabinetes na Câmara dos Deputados, em julho de 2022, contextualizando esses dados à luz da literatura existente. Por fim, a seção final discute as principais conclusões da investigação, além de identificar lacunas que permanecem abertas para futuros estudos.

MÉTODO

Conforme discutido no subcapítulo anterior, a literatura sobre emendas parlamentares apresenta lacunas significativas que ainda precisam ser preenchidas. Em uma revisão abrangente, Carnut *et al.* (2021) destacam que, embora existam estudos relacionados às emendas direcionadas ao setor de saúde, a produção acadêmica permanece limitada. Além disso, mesmo nos trabalhos existentes, os fatores determinantes para a alocação dessas emendas são insuficientemente explorados. Os debates concentram-se, em grande parte, na ideia de que as emendas são destinadas a currais eleitorais, potenciais financiadores de campanhas ou em critérios técnicos pouco definidos.

Essa insuficiência de análise também reflete a complexidade intrínseca do processo de decisão parlamentar, que envolve uma interação multifacetada entre interesses políticos, estratégias eleitorais e demandas sociais. A dificuldade de abordar essas dimensões de forma integrada pode ser atribuída tanto à escassez de dados quanto à ausência de modelos analíticos capazes de capturar essa dinâmica de maneira abrangente. Por isso, torna-se essencial a adoção de abordagens metodológicas que considerem tanto aspectos qualitativos quanto quantitativos, visando suprir as lacunas apontadas.

Grande parte dos estudos que analisam os fatores influentes na indicação de emendas baseia-se em dados de bases governamentais e eleitorais. Contudo, não foram identificados trabalhos que utilizem coleta de dados direta com os atores envolvidos, como adotado neste estudo. Este trabalho não busca inaugurar um novo campo de pesquisa, mas sim complementar a literatura existente ao validar descobertas anteriores por meio do uso de questionários.

Com o objetivo de preencher lacunas existentes, esta investigação realizou uma coleta de dados por meio de questionários enviados diretamente aos atores responsáveis pela indicação de emendas parlamentares no orçamento federal: deputados e seus gabinetes. Os resultados apresentados são baseados nas respostas de 39 gabinetes parlamentares, representando nove partidos de diferentes espectros políticos, que atuaram na 56ª Legislatura da Câmara dos Deputados (2019-2022). As questões enviadas aos gabinetes foram:

1. Quais fatores são mais relevantes na tomada de decisão para a destinação de uma emenda parlamentar?
2. Os fatores da pergunta anterior são alterados em anos eleitorais?

O envio e a coleta dos questionários ocorreram em 2022.

As alternativas incluídas no questionário foram pré-definidas, permitindo aos respondentes selecionar múltiplas opções. Adicionalmente, conforme apontado por Chagas (2000), uma alternativa aberta foi disponibilizada para garantir que todas as respostas possíveis fossem contempladas, assegurando exclusividade entre as categorias de resposta. Para mitigar o "viés de posição", as alternativas foram apresentadas em ordens variadas, estratégia que, segundo Chagas (2000), reduz a tendência dos respondentes de escolherem a primeira opção apresentada ou a alternativa central em listas numéricas.

Após a coleta, respostas semelhantes fornecidas pelos participantes foram agrupadas para facilitar a análise, realizada por meio de métodos descritivos. Este procedimento permitiu uma avaliação mais precisa dos dados, contribuindo para uma compreensão mais aprofundada dos fatores que influenciam a alocação de emendas parlamentares.

RESULTADOS E DISCUSSÃO

Análise das respostas à pergunta n.º 1 (Quais fatores são mais relevantes na tomada de decisão para a destinação de uma emenda parlamentar?)

Os resultados apresentados na **Figura 21.1.** oferecem subsídios para análises aprofundadas sobre as motivações e estratégias por trás da alocação de emendas parlamentares. A alternativa "Região impactada pela emenda concentra boa parte do meu eleitorado" foi assinalada por mais de 60% dos respondentes, corroborando o clássico trabalho de Mayhew (1974) sobre a lógica de *"credit claiming"*. Segundo Mayhew, parlamentares buscam particularizar benefícios em regiões geográficas que concentram seus eleitores, uma estratégia que visa consolidar apoio político. Estudos contemporâneos, como os de Baião e Couto (2017), reforçam essa perspectiva ao explorar como as emendas são frequentemente direcionadas para bases eleitorais com fins eleitorais explícitos.

Além disso, outras alternativas, como "Relação entre entidade/prefeitura com o (a) parlamentar", assinalada por 51,3% dos respondentes, também refletem dinâmicas importantes. Esse fator é bem documentado na literatura, particularmente no trabalho de Baião e Couto (2017), que argumentam que prefeitos frequentemente atuam como intermediários na relação entre parlamentares e eleitores.

Essa intermediação impede que outros atores políticos tomem os créditos pela autoria das emendas, especialmente em sistemas eleitorais com grandes distritos, como o brasileiro. Nesse sentido, a alocação de emendas não é apenas uma questão técnica, mas uma estratégia política que envolve múltiplos agentes e interesses.

Essa relação também denota um novo papel para os prefeitos e políticos locais. Agora, além das funções típicas de gestor do executivo municipal, ele também atuaria como um *"budget broker"* ao buscar mais financiamento para seus respectivos municípios.

A menor ênfase atribuída ao "Potencial midiático do objeto financiado", sendo a alternativa menos assinalada, reforça a hipótese de que parlamentares preferem usar prefeitos como canais de *"credit claiming"* em detrimento de outras vias, como a mídia. Esse comportamento pode ser explicado pelo controle mais direto que os parlamentares têm sobre as relações com prefeitos, em contraste com os riscos associados à exposição midiática, que muitas vezes está fora do controle direto dos legisladores. Essa preferência também reflete a busca por maior segurança no impacto político de suas ações, ao minimizar possíveis controvérsias públicas que podem surgir na interação com a mídia.

A alternativa "Área do orçamento que será beneficiada" foi escolhida por mais da metade dos respondentes, sugerindo que as áreas de atuação dos parlamentares também influenciam suas decisões. Por exemplo, parlamentares com bandeiras específicas, como segurança pública, podem ser mais propensos a destinar emendas para equipamentos ou programas relacionados a essa área. Contudo, é importante ressaltar que a Emenda Constitucional n.º 86/2015 obriga os parlamentares a alocarem metade do total de suas emendas para ações e serviços públicos de saúde. Essa obrigatoriedade pode influenciar as escolhas feitas pelos parlamentares, mesmo que indiretamente, ao criar limitações no uso dos recursos que devem ser respeitadas na destinação de emendas.

Outro ponto que merece destaque é a alternativa "Facilidade de execução/operacionalização da emenda", assinalada por mais de 40% dos respondentes. A relevância desse fator pode estar associada à busca por minimizar riscos de não execução das emendas, especialmente considerando que estudos, como o de Bassi (2022), apontam que muitas emendas impositivas não são efetivamente pagas. As dificuldades operacionais, detalhadas por Pederiva e Pederiva (2015), incluem questões como inadequação entre o objeto da emenda e a ação orçamentária escolhida. Assim, a priorização de ações de fácil operacionalização pode ser uma estratégia para garantir a execução e, consequentemente, o crédito político esperado. Além disso, essa preocupação com a execução reflete uma racionalidade pragmática dos parlamentares, que precisam equilibrar interesses políticos com as limitações práticas impostas pelo sistema burocrático.

Um resultado surpreendente foi a baixa frequência com que a alternativa "Partido do solicitante" foi assinalada, menos de 20% dos respondentes, apesar da literatura apontar para a relevância da identidade partidária em transferências voluntárias. Estudos como os de Marciniuk, Bugarin e Ferreira (2020) indicam que prefeitos correligionários podem obter vantagens significativas na alocação de recursos, incluindo emendas parlamentares. A ausência de maior ênfase nesse fator sugere que a relação direta entre parlamentares e prefeitos pode ser mais determinante do que a afiliação partidária. Essa constatação também reforça a importância de estudos que examinem como essas relações interpessoais moldam a alocação de recursos públicos, desafiando a visão tradicional centrada exclusivamente na identidade partidária.

A alternativa "Projeto apresentado previamente ao gabinete", escolhida por quase 40% dos respondentes, também merece atenção. Essa prática, que inclui a divulgação de editais para recebimento de propostas, tem se tornado cada vez mais comum e reflete uma tentativa de organizar e profissionalizar o processo de destinação de emendas. Embora ainda pouco explorada na literatura, essa tendência pode indicar uma evolução na forma como os parlamentares lidam com suas prerrogativas orçamentárias, buscando maior transparência e eficiência. Além disso, essa prática pode servir como um mecanismo de filtragem para priorizar projetos mais alinhados

com os objetivos políticos e administrativos dos parlamentares, contribuindo para a maior eficácia das emendas.[3,4]

Por fim, a ausência de critérios relacionados à carência em saúde dos municípios beneficiados é notável. Trabalhos como os de Baião, Couto e Oliveira (2019) mostram que emendas destinadas à saúde frequentemente não alcançam os municípios mais necessitados, conforme indicadores como mortalidade infantil e pobreza absoluta. A falta de menção a esses critérios pelos participantes reforça a conclusão de que a lógica distributiva das emendas nem sempre está alinhada às necessidades objetivas das populações beneficiadas. Essa constatação levanta questões importantes sobre o papel das emendas no enfrentamento das desigualdades regionais, destacando a necessidade de maior alinhamento entre as escolhas políticas e os indicadores de carência social.

Esse panorama confirma tanto a relevância de estudos sobre as motivações por trás da alocação de emendas quanto a necessidade de novas abordagens que integrem fatores técnicos, políticos e sociais. A complexidade do tema exige análises interdisciplinares e metodologias que captem a multiplicidade de interesses em jogo. Além disso, a diversificação das práticas de coleta de dados, como o uso de questionários e entrevistas qualitativas, pode oferecer insights mais profundos sobre as dinâmicas que orientam o processo de destinação de emendas parlamentares.

Análise das respostas à pergunta n.º 2 (Os fatores da pergunta anterior são alterados em anos eleitorais?)

Como argumentado anteriormente, este estudo também procurou investigar se os fatores que in-

---

3 "Deputados lançam editais de envio de propostas para emendas parlamentares". Colabore com o futuro. Disponível em https://www.colaborecomofuturo.com/post/deputados-lan%C3%A7am-editais-de-envio-de-propostas-para-emendas-parlamentares

4 "Deputados lançam edital para interessados em emendas parlamentares". Tribuna de Minas. Disponível em https://tribunademinas.com.br/colunas/painel/20-07-2020/deputados-lancam-edital-para-interessados-em-emendas-parlamentares.html

fluenciam a indicação de emendas parlamentares são alterados em anos eleitorais, considerando o contexto de consolidação de alianças políticas característico desse período. A **Figura 21.2.** apresenta os resultados dessa análise.

Ao examinarmos os dados referentes à segunda pergunta do questionário, observa-se que a maioria dos respondentes (64,1%) afirmou que não modifica os fatores que orientam a destinação de suas emendas parlamentares, mesmo em anos eleitorais. Esse resultado, em consonância com a resposta majoritária à pergunta anterior – de que a concentração do eleitorado na região beneficiada constitui um fator de influência –, permite inferir que a estratégia de alocação de recursos visando retorno eleitoral não se restringe ao período eleitoral. Em vez disso, trata-se de uma prática contínua ao longo dos quatro anos do mandato parlamentar, evidenciando uma abordagem estratégica consistente.

Esse padrão é reforçado por análises qualitativas complementares, que apontam para uma correlação direta entre a manutenção de práticas de alocação e a necessidade de solidificar a base eleitoral de forma constante. Dessa maneira, os parlamentares buscam criar uma relação de reciprocidade contínua com seus eleitores, consolidando a percepção de um compromisso político duradouro. Além disso, a consistência observada no comportamento dos parlamentares sugere que há uma racionalidade política subjacente em priorizar estratégias de longo prazo em detrimento de abordagens oportunistas restritas aos períodos eleitorais.

Contudo, o fato de 35,9% dos respondentes afirmarem que ajustam seus critérios em anos eleitorais aponta para a existência de diferentes estratégias políticas entre os parlamentares. Esse grupo, ainda que minoritário, sugere a possibilidade de que, em determinados casos, a proximidade das eleições influencia de maneira direta as decisões sobre a destinação de recursos. Essas variações comportamentais indicam que o processo de alocação de emendas pode refletir tanto a busca por eficiência eleitoral quanto a adaptação a contextos políticos específicos. Por exemplo, em contextos de maior competição eleitoral, é plausível que parlamentares ajustem suas prioridades para atender demandas emergentes ou consolidar alianças estratégicas de última hora.

Ademais, essa diferenciação nas estratégias políticas reforça a complexidade do sistema de emendas parlamentares. Enquanto alguns legisladores adotam uma abordagem mais estável e previsível, outros demonstram uma flexibilidade estratégica que pode ser interpretada como uma tentativa de maximizar ganhos políticos em cenários dinâmicos. A literatura existente aponta que tal flexibilidade está frequentemente associada a variáveis contextuais, como a fragmentação partidária, a competitividade do distrito eleitoral e a dependência de recursos externos para campanhas.

Essa análise preliminar levanta questões importantes sobre as dinâmicas político-eleitorais que envolvem o uso das emendas parlamentares. A hipótese de que a destinação de recursos para regiões com alta concentração de eleitores é uma prática contínua, e não sazonal, merece ser aprofundada. Do mesmo modo, a identificação de estratégias diferenciadas entre parlamentares reforça a necessidade de investigações futuras que considerem variáveis como filiação partidária, perfil eleitoral das bases e histórico político dos respondentes. Por exemplo, estudos adicionais poderiam explorar como diferenças nas trajetórias políticas influenciam a predisposição dos parlamentares em ajustar seus critérios de alocação em períodos específicos.

Outro aspecto relevante a ser investigado é o impacto do contexto regional na definição dessas estratégias. Regiões com índices mais elevados de desigualdade ou com estruturas políticas menos competitivas podem apresentar padrões distintos de alocação, influenciando tanto a percepção dos eleitores quanto a eficiência das estratégias parlamentares. Essa perspectiva regional é crucial para entender a variabilidade observada nos dados e para interpretar de forma mais abrangente os fatores que moldam o comportamento dos legisladores.

Portanto, os dados apresentados evidenciam tanto padrões consistentes quanto heterogeneidades na forma como os parlamentares gerenciam suas emendas. Explorar essas nuances permitirá uma compreensão mais abrangente das motivações e estratégias subjacentes às decisões sobre alocação de recursos no contexto do orçamento público federal. Além disso, essa análise contribui para o desenvolvimento de uma abordagem mais robusta para avaliar a eficácia das emendas parlamentares como instrumento de políticas públicas, considerando tanto sua dimensão estratégica quanto seus impactos sociais.

CONSIDERAÇÕES FINAIS

Este estudo teve como objetivo examinar os fatores que influenciam parlamentares, especialmente Deputados Federais, na decisão de alocar emendas ao orçamento público federal. A pesquisa buscou compreender as dinâmicas políticas e institucionais que norteiam tais decisões, considerando a relevância estratégica das emendas parlamentares para o desenvolvimento regional e setorial.

Os achados corroboram amplamente a literatura existente, destacando que os parlamentares priorizam o envio de recursos para suas bases eleitorais. Esse comportamento reflete uma lógica política de "*claim crediting*", na qual o parlamentar busca fortalecer sua relação com eleitores por meio de benefícios tangíveis. Ademais, a relação direta entre o parlamentar e a entidade ou prefeitura beneficiada mostrou-se um fator decisivo, indicando a importância de vínculos institucionais e pessoais na definição das prioridades orçamentárias.

No entanto, um ponto de divergência relevante emergiu: a influência do partido do agente político solicitante, frequentemente apontada como determinante pela literatura, não foi verificada nos dados analisados. Esse resultado sugere que, ao menos no contexto da Câmara dos Deputados, outros fatores podem ter peso maior na decisão sobre as emendas, como a proximidade geográfica ou a natureza dos projetos apresentados.

Uma contribuição original deste estudo reside no uso de questionários aplicados diretamente aos gabinetes parlamentares da Câmara dos Deputados. Essa metodologia inovadora permitiu captar percepções e estratégias que dificilmente seriam acessadas por meio de análises exclusivamente documentais ou estatísticas. Assim, o trabalho complementa a literatura ao introduzir dados qualitativos diretamente dos tomadores de decisão, ampliando a compreensão sobre os critérios que guiam a alocação de emendas.

Acreditamos que os resultados desta pesquisa oferecem subsídios valiosos para prefeituras e entidades que dependem de emendas parlamentares como uma fonte essencial de financiamento, tanto para suas atividades regulares quanto para novos investimentos. A identificação de fatores decisivos pode otimizar os esforços de captação de recursos dessas organizações, auxiliando no planejamento estratégico e na formulação de propostas mais alinhadas às expectativas dos parlamentares.

Por fim, como destacado por Carnut *et al.* (2021), a temática das emendas parlamentares, particularmente no âmbito da saúde, ainda carece de estudos aprofundados. A partir das lacunas identificadas, futuros trabalhos poderiam:

i) expandir a amostra, aumentando o número de gabinetes respondentes ao questionário;
ii) ii) incorporar novas questões ao instrumento de pesquisa, abordando aspectos ainda não explorados;
iii) iii) validar os resultados obtidos em outras casas legislativas, como Assembleias Estaduais e o Senado Federal; e
iv) iv) investigar a hipótese levantada neste estudo de que a dificuldade de execução de determinados tipos de emendas pode influenciar as decisões dos parlamentares sobre a alocação de recursos.

Dessa forma, esperamos que esta investigação contribua para uma compreensão mais ampla e robusta das dinâmicas que envolvem as emendas parlamentares, estimulando tanto o avanço acadêmico quanto a eficácia prática na gestão desses recursos.

REFERÊNCIAS

Baião AL, Couto CG. A eficácia do pork barrel: a importância de emendas orçamentárias e prefeitos aliados na eleição de deputados. Opinião Pública, 23(3), p. 714-753; 2017.

Baião AL, Couto CG, Oliveira VE de. Quem ganha o quê, quando e como? Emendas orçamentárias em Saúde no Brasil. Revista de Sociologia e Política, [S.l.], v. 27, n. 71, p. 1-21, apr. 2020. ISSN 1678-9873. Disponível em: https://revistas.ufpr.br/rsp/article/view/72844. Acesso em: 15 nov. 2024.

Bassi C de Moraes. As emendas parlamentares e a apropriação sobre o orçamento público: uma discussão sobre o falso ou o verdadeiro. Ipea; 2022.

CarnutL, et al. Emendas parlamentares em Saúde no contexto do orçamento federal: entre o 'é' e o 'dever ser' da alocação de recursos. Saúde em Debate. Centro Brasileiro de Estudos de Saúde, v. 45, n. 129, p. 467-480, 2021. Disponível em: <http://hdl.handle.net/11449/218090>.

Chagas ATR. O questionário na pesquisa científica. Administração online, Campinas, v. 1, n. 1, p.1-14, 2000. Disponível em: http://cmq.esalq.usp.br/wiki/lib/exe/fetch.php?media=publico: syllabvs:lcf510: comoelaborarquestionario2.pdf. Acesso em: nov. 2024.

Marciniuk FL, B ugarin MS, Ferreira DC. Motivação partidária nas transferências voluntárias da União: o papel do Legislativo Federal. Estudos Econômicos (São Paulo), v. 50, p. 261–291, June 2020. ISSN: 1980-5357, 0101-4161. Disponível em:https://www.scielo.br/j/ee/a/fqCyyHRTpRtspZHFctGhLSM/?-format=pdf&lang=pt. Acesso em: 15 out. 2024.

Mayhew DR. Congress: The Electoral Connection. New Haven: Yale University Press, 1974.

Pederiva JH, Pederiva PLM. Execução de Emendas Parlamentares Individuais ao Orçamento: Mudanças em 2014. In: I Encontro de Ensino e Pesquisa do Campo de Públicas, 2015. Brasília. [Trabalhos Apresentados]. Brasília: 2015.

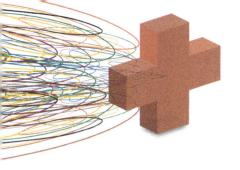

Capítulo 22

A Captação de Recursos em Hospitais Universitários: Passo a passo

Antonio Gonçalves de Oliveira Filho | Caius Lucilius Busche Rocha

INTRODUÇÃO

A história da humanidade está relacionada com universidades como Bologna, Paris, Oxford, Salamanca, Cambridge e são contadas em séculos. Pela América Latina, as primeiras a serem fundadas foram São Domingos (1538), São Marcos, no Peru (1551), México (1553), Bogotá (1662), Cusco (1692), Havana (1728) e Santiago (1738). Já as primeiras universidades norte-americanas, Harvard, Yale e Filadélfia, surgiram respectivamente em 1636, 1701 e 1755. Em contrapartida, a primeira oficialmente no Brasil foi a Escola Universitária Livre de Manaus, fundada em 1909, hoje Universidade Federal do Amazonas (UFAM).

A Universidade Estadual de Campinas (Unicamp) ainda comemora pouco mais de meio século de existência, foi fundada em 5 de outubro de 1966, e nasceu como Faculdade de Medicina de Campinas três anos antes, provisoriamente instalada nas dependências da Maternidade de Campinas. Apesar de nova aos olhos ocidentais, a Unicamp está entre as 400 universidades de maior prestígio internacional do mundo, como aponta o ranking elaborado pela consultoria britânica Times Higher Education (THE).[1]

Como um hospital de atendimento 100% dedicado ao Sistema Único de Saúde (SUS), o HC Unicamp presta serviços de saúde à população de sua região de referência (81 municípios e 6 milhões de habitantes), possibilitando o aprimoramento constante da assistência e a elaboração de protocolos técnicos para as diversas doenças. Isso garante melhores padrões de eficiência, à disposição da rede SUS. Além disso, os programas de educação continuada oferecem oportunidade de atualização técnica aos profissionais de todo o sistema de saúde.

Os hospitais universitários apresentam grande heterogeneidade quanto à sua capacidade instalada, incorporação tecnológica e abrangência no atendimento. Todos desempenham papel de destaque na comunidade onde estão inseridos e, além de formar e especializar profissionais em saúde, os hospitais universitários realizam atendimentos secundários e a maioria dos procedimentos de alta complexidade (terciários), como cirurgias cardíacas, neurocirurgias e transplantes no âmbito do SUS. Vide **Figura 22.1**.

Os hospitais universitários são centros de formação de recursos humanos da mais alta qualidade e de desenvolvimento de tecnologia para a área de saúde, sendo que estão ligados a uma Universidade

---

1 www.timeshighereducation.com/world-university-rankings/2022/world-ranking

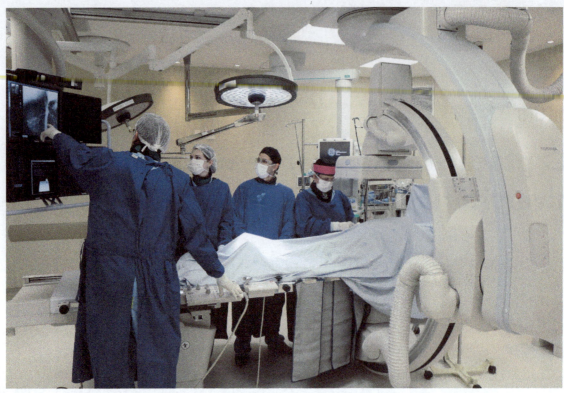

Figura 22.1. A participação dos alunos e residentes em procedimentos de alta tecnologia, como nessa suíte endovascular, assegura a qualificação de alto nível.

e são certificados como hospitais de ensino (HE) segundo a Portaria Interministerial n.º 285/2015.[2]

Para alcançar a certificação como HE, os hospitais precisam ser campo de práticas curriculares na área da saúde; dispor de convênio com as Instituições de Ensino Superior (IES) para gestão de pesquisa e ensino; possuir oferta de residência médica; e prestar ações e serviços de saúde ao SUS, além de outros critérios relatados na Portaria.

Primeira unidade hospitalar universitária construída no campus, o HC é o maior campo da prática na Unicamp para a formação dos alunos de graduação, residentes e pós-graduandos, na Medicina; Enfermagem; Farmácia; Fisioterapia e Fonoaudiologia, entre outras. Atualmente, são cerca de 670 alunos de Medicina (todos os anos); 161 alunos de Enfermagem; 83 de Fonoaudiologia; 40 de Farmácia e 450 residentes, que realizam boa parte do treinamento e internato dentro do HC. **Figura 22.2**.

O Brasil ampliou numericamente nos últimos anos a capacidade de formação de médicos especialistas. Em 2019, 53.776 médicos cursavam Residência Médica (RM) em 4.862 programas oferecidos por 809 instituições credenciadas pelo MEC e reconhecidas pela Comissão Mista de Especialidades (CME), composta pela CNRM, pelo Conselho Federal de Medicina (CFM) e pela Associação Médica Brasileira (AMB).[3]

Diante de tal complexidade e especificidades, além da dificuldade de financiamento adequado e perene, a busca por captação de recursos adicionais para custeio e investimentos em tecnologia, são essenciais para a instituição cumprir adequadamente sua missão com sustentabilidade financeira. Portanto, visando o aprimoramento do ambiente de ensino e pesquisa em um HE, deve-se aprimorar e garantir

---

2 Portaria Interministerial nº 285/2015. https://bvsms.saude.gov.br/bvs/saudelegis/gm/2015/prt0285_24_03_2015.html

3 Scheffer M. et al., Demografia Médica no Brasil, 2020

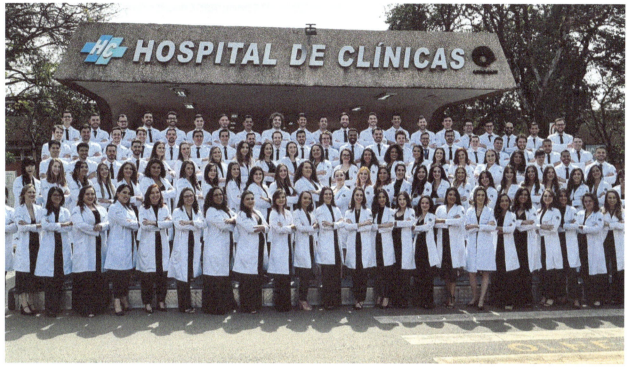

Figura 22.2. A presença de alunos da Medicina (55ª turma) no HC acontece o ano inteiro, tendo sido ampliada nos últimos anos, com a implementação da reforma curricular.

a assistência à saúde da população de referência do hospital e, nesse contexto, buscar os recursos adicionais baseados em projetos estruturados.

Portanto, visando o aprimoramento do ambiente de ensino e pesquisa no HE, deve-se aprimorar e garantir a assistência à saúde da população de referência do hospital e, nesse contexto, buscar os recursos adicionais baseados em projetos estruturados.

O primeiro passo para avaliar a possibilidade de captação de emendas do orçamento da União é analisar como está a sua relação institucional, com o gestor hospitalar, com parlamentares do Congresso Nacional, e se existe interesse. Esse será um dos princípios básicos mais importantes para se estabelecer uma política sólida de diálogo contínuo com o parlamento, que também vai reforçar os vínculos com outros parlamentares e com o poder Executivo.

Mesmo antes da diplomação de deputados federais e senadores da República, logo após as eleições majoritárias, a gestão e a equipe de relações institucionais e governamentais devem estar atentas à renovação no Congresso Nacional. Estabelecer um plano de aproximação dos futuros parlamentares ou convidá-los para conhecer a instituição é uma estratégia que fará a diferença no fortalecimento do diálogo institucional e aprimoramento de pautas de interesse comum.

Por outro lado, as chances dessa estratégia ser fortalecida aumentam com a participação da gestão superior, nesse caso a reitoria da Universidade, como na Unicamp. As relações institucionais atuando com apoio da gestão superior terão melhor oportunidade de êxito nas parcerias, até mesmo no apoio à formulação de projetos de lei de políticas públicas, audiências públicas ou pleitos em órgãos do Governo Federal.

O Hospital de Clínicas da Unicamp, a partir de 2009, iniciou um programa sistemático de busca e captação de emendas da União junto ao Congresso Nacional, que foi decisivo para o maior plano de modernização do parque tecnológico do hospital, desde a sua inauguração. Historicamente, antes de

Quadro 22.1. Evolução em quadriênios da captação de emendas parlamentares individuais e de bancada

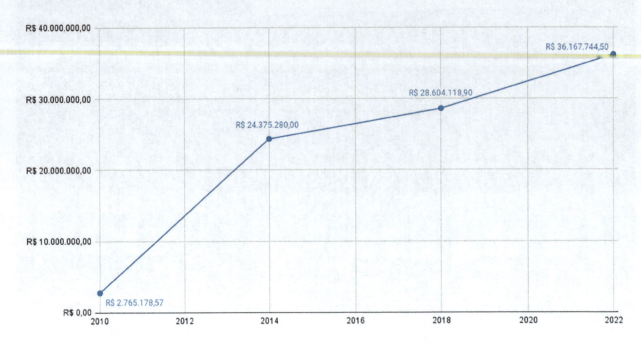

2009, o HC da Unicamp sempre dependeu de recursos financeiros do Estado, da reitoria ou de projetos de pesquisa atrelados a agências de fomento como Fapesp e CNPq.

Desde as primeiras ações no Congresso Nacional para viabilizar emendas parlamentares em 2009 até o corrente ano (2025), o hospital está próximo de alcançar R$ 150 milhões através de emendas parlamentares federais, como exposto no **Quadro 22.1**.

Embora a ideia de uma estratégia de captação anual de emendas, no início, fosse desafiadora, as ações presenciais (Lobby) do hospital em Brasília facilitaram a interação entre os atores governamentais, construindo uma articulação de diálogos com parlamentares do Congresso Nacional e ministros de Estado da Saúde e da Casa Civil da Presidência da República. Ou seja, não existe a possibilidade de uma instituição assegurar emendas do orçamento da União sem estar presente nos corredores de Brasília.

Em atuação no Congresso, há vários lobistas representantes de segmentos da sociedade civil organizada, tanto da esfera pública quanto da esfera privada; há, também, instituições privadas criadas especificamente para prestar o serviço de lobby a grupos que desejarem contratá-los. Na Câmara dos Deputados, há cadastro com mais de 300 entidades e agentes para a atuação na defesa de interesses (dados de outubro de 2015). Percebe-se, portanto, elevada institucionalização da atividade do lobby, ainda que não regulamentada.[4]

Nesse sentido, as Relações Institucionais e Governamentais, que abrangem o lobby, referem-se ao relacionamento com o governo, que visa estabelecer um diálogo contínuo entre os entes privados e os principais formuladores de políticas públicas. Para Luiz Alberto dos Santos, a atividade de lobby, por ser substancialmente informativa, consiste em se inteirar de um determinado assunto que seja o motivo da defesa de interesses para convencer os tomadores de decisões.[5]

Cabe aqui registrar que os impedimentos de ordem técnica são objeções à execução das emendas, mesmo estas sendo impositivas, ou seja, sua execução deixa de ser obrigatória. Essa possibilidade está prevista no próprio texto constitucional, em seu

---

4 Ferreira Júnior, N. A., Processo Legislativo e Lobby: estudo da percepção institucional dos agentes de Lobby pela Câmara dos Deputados e graus de colaboratividade, 2016

5 Santos, L. A. Regulamentação das atividades de lobby e seu impacto sobre as relações entre políticos, burocratas e grupos de interesse e no ciclo de políticas públicas – Análise comparativa dos Estados Unidos e Brasil, 2007

art. 166, §13º, e, com base na atual regulamentação dos critérios de impedimento, consiste nas seguintes hipóteses:[6]

a. incompatibilidade do objeto proposto com a finalidade da ação orçamentária;
b. incompatibilidade do objeto proposto com o programa do órgão ou entidade executora;
c. incompatibilidade do valor proposto com o cronograma de execução do projeto ou proposta de valor que impeça a conclusão de uma etapa útil do projeto;
d. ausência de pertinência temática entre o objeto proposto e a finalidade institucional da entidade beneficiária;
e. não indicação de beneficiário pelo autor da emenda;
f. não apresentação de proposta ou plano de trabalho, ou apresentação fora dos prazos previstos;
g. não realização de complementação ou ajustes solicitados em proposta, ou plano de trabalho, bem como realização de complementação ou ajustes fora dos prazos previstos;
h. desistência da proposta pelo proponente;
i. reprovação da proposta ou plano de trabalho;
j. valor priorizado insuficiente para a execução orçamentária da proposta ou plano de trabalho;
k. outras razões de ordem técnica devidamente justificadas.

Finalmente, apresentaremos a seguir um pouco da nossa experiência de captação de emendas do orçamento da União, divididas em 15 passos. Evidentemente, surgirão variações conforme a entidade gestora do Hospital Universitário, mas o certo é que boa parte dessas sugestões se aplicam aos hospitais vinculados às instituições de Ensino Superior.

15 PASSOS

1. **O seu CNES (Cadastro Nacional de Estabelecimentos de Saúde) está regularizado?**

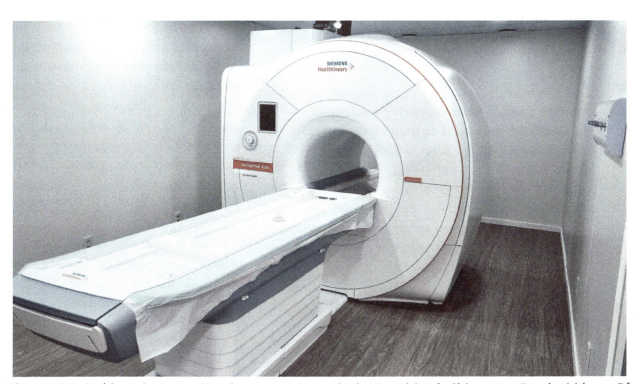

Figura 22.3. Ambiente interno HC/equipamentos. Ressonância Magnética de última geração adquirida por R$ 4 milhões foi viabilizada por emendas parlamentares e uma contrapartida da reitoria.

Essa é uma preocupação que pode desencadear problemas de indeferimento da emenda, ainda no Módulo Emendas Individuais do SIOP, caso o CNES seja conjunto com outros hospitais ou unidades.

2. **Suas certidões Negativas de Débitos Relativos aos Tributos Federais, à Dívida Ativa da União (CNTNIDA) e o Cadastro Informativo de Créditos Não Quitados do Setor Público Federal (CADIN) estão em dia?**
   - A Lei de Diretrizes Orçamentárias (LOA) estabelece que o Fundo Nacional de Saúde (FNS) – que é rigoroso com documentações – é o gestor financeiro dos recursos destinados ao Sistema Único de Saúde (SUS). A gestão da instituição deve estar atenta a análise documental (Receita Federal, Ministério dos Transportes, Ministério do Trabalho, INSS, Ibama, etc.), especialmente, nas certidões que credenciam a entidade a receber o repasse de recursos públicos. Negativada, a instituição está impedida de realizar convênios através das emendas parlamentares. Até uma prestação de contas errada pode atrapalhar o processo.

3. **Qual é o perfil assistencial, porte e modelo de gestão e as demandas do município, da Região Metropolitana e dos órgãos gestores da Saúde?**
   - Características quantitativas e qualitativas da rede de saúde na área. Algumas considerações devem ser eleitas nessa etapa, entre elas: quais as principais necessidades assistenciais da população; qual a capacidade instalada de oferta de serviços de saúde (contrato SUS) e quais as características quantitativas e qualitativas da rede de saúde do município ou região. Como exemplo, os hospitais universitários podem se organizar para atender demandas assistenciais de exa-

mes de tomografia ou radioterapia, que podem ser disponibilizados em um 3º turno (noite), alinhados com gestores locais, regionais ou estaduais.

4. **Sua capacidade da área física instalada para adequação dos novos equipamentos é adequada às novas demandas?**
   - Não adianta pensar em novos equipamentos sem dispor de uma área de engenharia para elaboração e aprovação de projetos, inclusive com aprovação da Vigilância Sanitária (VISA). Com o avanço tecnológico dos equipamentos médicos, as adequações são muitas e vão desde uma rede elétrica, hidráulica, climatização, de dados, de gases medicinais, expurgo até a construção/ou reformas de grandes áreas internas e externas. Também é impositivo, atualmente, a necessidade de humanização dos ambientes de assistência e de trabalho, que possibilitem fluxos lógicos e ordenados de atendimento, otimizando e qualificando as atividades profissionais. Aqui citamos um exemplo que foi a aquisição de um Acelerador Linear para a Radioterapia do HC da Unicamp, adquirido com uma emenda parlamentar de R$ 4,5 milhões, que exigia a demolição do antigo bunker e a construção de um novo bunker. Os custos das obras totalizaram cerca de R$ 2 milhões e só foram possíveis devido ao financiamento que a Universidade assegurou.

5. **Como está a qualificação da capacidade técnica/operacional dos profissionais de saúde da unidade, alunos de graduação, médicos residentes e alunos de pós-graduação?**
   - A ciência e a tecnologia vencem barreiras, mas, para tanto, requerem alta qualificação. Salienta-se que compete à instituição solicitante garantir os recursos

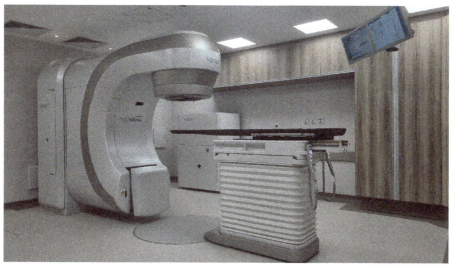

Figura 22.4. Área construída. A incorporação de novos equipamentos pode exigir investimentos pesados em obras e infraestrutura, como foi feito nesse caso da demolição e construção (B) de um novo bunker para radioterapia. E a construção de um novo bunker para receber um novo acelerador linear na radioterapia.

humanos e de infraestrutura necessários à execução do objeto, para permitir o alcance dos objetivos propostos no projeto da emenda, conforme a legislação vigente. Manter uma equipe técnica atualizada no uso dos novos equipamentos é um diferencial dos Hospitais Universitários. Esse conhecimento também é transferido pelo corpo docente aos alunos, residentes e alunos de pós-graduação. Essa familiarização com novas tecnologias vai desde um pequeno aparelho, como um venoscópio (aparelho que localiza e destaca com precisão as veias de pacientes), até um equipamento de grande porte, como um angiógrafo Biplano, para intervenções minimamente invasivas (endovascular).

6. **Os colaboradores técnicos administrativos da equipe de engenharia clínica (descritivos técnicos), de gestão de convênios, de finanças e de licitações estão familiarizados com o sistema de transferência de recursos da União (TransfereGov)?**
   - A simbiose dessa equipe será essencial não somente para o cadastramento do proponente (instituição), para celebração de convênios ou contratos de repasse, dependem de uma equipe unificada e qualificada. As atribuições como descritivos e orçamentos da engenharia clínica sobre os equipamentos, experiência das equipes de convênios nos ambientes TransfereGov – uma evolução da plataforma +Brasil – na inserção dos dados como o Código da Funcional Programática (CFP); a Classificação Funcional da Despesa; a Estrutura Programática, a Categoria Econômica da despesa, o Grupo de Natureza de Despesa (GND) e a Modalidade de Aplicação são cruciais para viabilização da emenda e do convênio. Complementam esse "time" a agilidade da área de licitações e os conhecimentos da área de importação e despesas alfandegárias.

7. **A gestão tem um plano de avaliação da atualização do parque tecnológico como centro cirúrgico, diagnósticos de imagem, diagnósticos laboratoriais, emergência, UTI, oncologia, radioterapia, ambulatórios e enfermarias?**
   - A avaliação constante do parque tecnológico da instituição em relação à sua

obsolescência ou instalação de novas tecnologias frentes das necessidades da assistência, deve fazer parte de um planejamento institucional sempre discutido com os diretores dos serviços, chefes de departamentos das disciplinas e gerentes do hospital.

8. **A gestão dispõe de um perfil dos futuros equipamentos e dos contratos de manutenção?**

- Consolidadas as etapas acima, a gestão do Hospital Universitário/Ensino deve ter sempre definido o planejamento estratégico com 2 ou 3 anos de antecedência sobre a aquisição de novos aparelhos, ou substituição de equipamentos em fim de vida útil. Mais uma vez, os diagnósticos da equipe de Engenharia Clínica e dos principais usuários de equipamentos médicos na instituição são decisivos para esse planejamento. Hoje, a maioria dos grandes equipamentos de grande porte, como ressonância, tomografia, angiógrafos, aparelhos de Raios-x necessitam de contratos de manutenção, que devem ser levados em consideração antes da compra. Antes de planejar qualquer compra de equipamentos com emendas, consulte no site do Fundo Nacional de Saúde (https://consultafns.saude.gov.br) as áreas do Sistema de Informação e Gerenciamento de Equipamentos e Materiais Permanentes Financiáveis para o SUS (SIGEM) que define quais equipamentos e materiais permanentes são financiáveis pelo SUS. Devido ao alto valor de alguns equipamentos que podem superar R$ 4 milhões, o HC da Unicamp adota a estratégia de propor aos parlamentares "cotas" de emendas (investimento) para o rateio.

9. **Existe um limite financeiro do teto MAC (Incremento Temporário do Teto da Média**

e Alta Complexidade) de cada instituição. Você sabe qual é o seu?

- O Fundo Nacional de Saúde (FNS) divulga todos os anos os limites para a solicitação de recursos de custeio para o incremento do Teto do Piso de Atenção Básica (PAB) e de Média e Alta Complexidade (MAC). Basta consultar o site www.portalfns.saude.gov.br. Caso tenha dificuldades e já mantenha uma boa relação com alguns deputados, pode solicitar aos assessores para consultar os valores dos limites atualizados para indicação, acessando o Ambiente Parlamentar do Fundo Nacional de Saúde. A emenda MAC de custeio – ação 2E90 – permite ao hospital adquirir insumos necessários à assistência, desde gazes, cateteres, luvas, até a compra de próteses ortopédicas, endopróteses, contrates para exames radiológicos, implantes cocleares, marcapassos, *stents* para cirurgias endoscópicas, *stents* farmacológicos, etc.

10. **A instituição possui profissional e/ou equipe com expertise em política e regimento interno da Câmara dos Deputados e do Senado Federal?**

- Embora o cargo possa ser exercido pelo gestor, certamente ele tem um mandato. Dessa forma, a existência de um profissional de relações institucionais e governamentais (RIG) dedicado a essa questão é fundamental para a continuidade das atividades de parceria e fortalecimento das relações com o Executivo e o Legislativo. Na estrutura organizacional, esse profissional deve estar diretamente ligado à gestão da Unidade. É de responsabilidade do RIG, dentre outras tarefas, mapear processos decisórios, elaborar planos estratégicos para a instituição junto aos poderes Executivo e Legislativo, incentivar o diálogo institucional, incluindo com as equipes, organizar agendas de reuniões e de trabalho, desenvolver ações de marketing e comunicação para fortalecer a imagem institucional, elaborar agendas positivas e viabilizar a captação de emendas do Orçamento da União. Outro requisito para esse profissional é a habilidade interpessoal e o conhecimento de regimentos e da estrutura do Congresso Nacional.

11. **Como estão as relações institucionais da gestão da Unidade com os parlamentares do Congresso Nacional, com o coordenador de bancada estadual, chefes de gabinetes e assessores financeiros?**
    - É atribuição do profissional responsável pela área de Relações Institucionais/governamentais cuidar dessas estratégias junto à gestão da Unidade. É evidente, caso exista interesse da alta gestão nesse diálogo institucional, que uma interlocução contínua é fundamental para parceria com os poderes Executivo e Legislativo.

12. **Você sabe como monitorar os prazos da LOA para solicitação das emendas individuais impositivas, de Comissões, de Bancada e de Relatoria?**
    - Nada melhor do que manter contato constante com os consultores e assessores da Câmara dos Deputados e da Comissão de Orçamento, para estar atualizado sobre os prazos. Entretanto, todo ano é publicada uma Portaria Interministerial da Secretaria de Governo e do Ministério da Economia que dispõe sobre prazos e procedimentos para operacionalização das emendas parlamentares. Essa Portaria pode ser acessada no site da Plataforma +Brasil. Após a aprovação da LOA, cabe aos parlamentares indicarem suas emendas individuais, contendo os beneficiários, valores e prioridades, estas para o caso

de contingenciamento. Apenas como exemplo, no exercício de 2018, os parlamentares tinham até o dia 16/3/2018 para apresentar suas propostas que seriam realizadas por transferências voluntárias, e os beneficiários até 6/4/2018 para apresentarem os respectivos planos de trabalho.[6] Visitas constantes à Brasília e diálogo com equipes de parlamentares reforçam o planejamento e os prazos de captação com entrega de ofícios relatando projetos com material de marketing da instituição. Os trabalhos mais intensos para captação das emendas ocorrem, geralmente, no segundo semestre, nas últimas semanas de outubro, que eventualmente pode ser estendido às primeiras semanas de novembro. Ainda assim, alguns parlamentares preferem carimbar suas emendas como genéricas (Guarda-chuva) para serem reabertas e finalizadas em fevereiro do ano seguinte. O SUS é apartidário e lembre-se de que metade das emendas individuais dos deputados ou senadores é impositiva para aplicação na Saúde.

13. **Sua equipe de convênios acompanha os prazos e as diligências de planos de trabalho no sistema de transferências da União, o TransfereGov?**
    - A partir de 31 de janeiro de 2023, os recursos da União para estados, municípios e organizações da sociedade civil executarem políticas públicas de forma descentralizada passaram a ser operacionalizados no sistema TransfereGov.br. A nova solução tecnológica é uma evolução da Plataforma +Brasil e foi instituída pelo Decreto n.º 11.271/2022, que também criou o Sistema de Gestão de Parcerias da União (Sigpar). Para viabilização desses convênios é essencial uma equipe habilitada para operar no sistema TransfereGov.br. Existem vários cursos – públicos e sobre a plataforma TransfereGov.br, presenciais e à distância. Importante

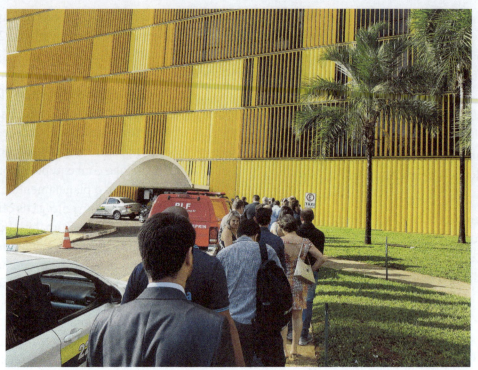

Figura 22.5. Entrada do Anexo IV da Câmara dos Deputados. Na época mais crucial do fechamento da indicação das emendas, os corredores da Câmara dos Deputados ficam lotados por milhares de prefeitos e gestores de instituições públicas de todos perfis.

proponente acompanhar o andamento da proposta e os prazos dos convênios, para que os planos de trabalho não sejam indeferidos, com pareceres da área técnica do ministério. É comum que impedimentos técnicos não corrigidos em tempo inviabilizem a contratação de um projeto. A perda de uma emenda por falha da instituição desencadeia um problema político de grandes proporções, pois o recurso da emenda sai do controle do parlamentar e retorna ao Tesouro da União. Caso isso ocorra, o parlamentar pode "negativar" a instituição junto aos seus pares no Congresso. Uma emenda perdida, na visão do parlamentar, significa votos perdidos. Nunca deixe de procurar a equipe do parlamentar para a solução de pendências relacionadas às emendas.

14. **A gestão planejou a apresentação da Unidade aos parlamentares e gestores (Esta-** dual e Federal) com visitação às áreas que poderão receber investimentos?

- Outra etapa importante para uma impressão do parlamentar sobre a unidade hospitalar e saúde pública. Essas agendas positivas são de extrema validade para convencimento e sensibilização do político frente à realidade dos serviços oferecidos. No HC da Unicamp, muitos parlamentares tiveram a satisfação pela primeira vez de visitar, paramentado, um centro cirúrgico e até mesmo acompanhar a realização de transplantes. Esse receptivo começa na direção da Unidade com uma apresentação do hospital com material de marketing preparado pela equipe de comunicação. Preferencialmente, as informações devem ser didáticas e objetivas, utilizando-se de imagens, gráficos e dashboards, onde são mostradas a missão e propósitos do hospital e sua importância social para a região e para a saúde da comunidade, bem como indicadores de atendimentos e programas realizados. Ao longo da visita pelo hospital, gestores apresentam as características das áreas e dos equipamentos.

15. **Existe algum plano de marketing para inauguração de novas áreas e/ou entrega de equipamentos adquiridos com recursos da União e a presença dos parlamentares responsáveis pela emenda e autoridades estaduais e federais.**

- O fortalecimento das relações com o parlamentar, obrigatoriamente, passa por colocar em prática o marketing político em eventos com placas de inauguração, discurso, registros de imagens e entrega de placas de agradecimento pela instituição. Em outras palavras, o parlamentar precisa evidenciar suas atividades comunicando suas conquistas para a sociedade, de olho nas próximas eleições. Para a maioria dos parlamentares, uma das ações mais importantes no mandato é a efetividade da aplicação dos recursos oriundos das emendas parlamentares, que geralmente ocorrem no terceiro ou quarto ano de mandato se for para entrega de equipamentos. Já os insumos adquiridos por meio de emendas de custeio MAC, podem ser anunciados a partir do segundo ano do mandato parlamentar. Outro exemplo de estratégia de marketing político bem sucedida aconteceu em 2017. A Superintendência do hospital e a Reitoria da Unicamp organizaram, em conjunto, um evento com a presença de vários deputados federais para celebrar e agradecer, no Conselho Universitário, a marca de R$ 50 milhões em emendas (programas, investimento e custeio) desde 2009.

A essa altura, esperamos que você possa olhar o futuro com confiança. A captação de emendas parlamentares exige dos gestores e da equipe que atua em Brasília, uma jornada de esforço sobrenatural para embarcar de madrugada, retornar nos voos mais tarde, enfrentar longas filas de acesso ao Congresso Nacional, aos elevadores, nos restaurantes – quando é possível almoçar – fazer longas caminhadas de peregrinações pelos gabinetes, comissões e corredores que geralmente, na época de finalização das emendas, passa de 10 quilômetros por dia.

Como já foi assinalado neste capítulo, a presença nos gabinetes em Brasília e a interlocução fluente com os parlamentares e suas equipes serão determinantes para o sucesso das ações que podem fortalecer o papel estratégico e estruturante de seu hospital na região. Em uma audiência com um parlamentar, desligue o celular, seja humilde, preciso nos pleitos e objetivo na conversa.

No caso do Hospital de Clínicas da Unicamp, a decisão de captar recursos extraorçamentários através das emendas parlamentares, mais do que nunca, afirma-se como acertada e incontestável. Inovar, aliás, é algo em que um hospital universitário não deve medir esforços, já que os progressos podem ser alcançados para todo o hospital e especialmente para o paciente.

Há, portanto, muitas condições para olhar o futuro com confiança, porque aprendemos a avaliar continuamente as necessidades de ciência, tecnologia e de inovação para a modernização do SUS. Temos a certeza de que, no caso do HC da Unicamp, ainda temos muito a realizar, mas modestamente já podemos contabilizar avanços importantes, que nos animam a poder enfrentar os próximos anos de captação de emendas em Brasília.

Boa sorte!

REFERÊNCIAS

Regimento comum do Congresso Nacional

Cartilha para apresentação de propostas ao Ministério da Saúde / Ministério da Saúde, Fundo Nacional de Saúde. – Brasília : Ministério da Saúde, 2022.

Biblioteca Digital da Câmara dos Deputados Centro de Documentação e Informação Coordenação de Biblioteca http:// bd.camara.gov.br

Cartilha de Relações Institucionais e Governamentais da Abrig: Diálogo, Ética e Transparência / Carolina Amaral Venuto, Eduardo Alves Fayet, Rodrigo Navarro. – Brasília, DF; 2019.

Relatório de Auditoria TCU: Emendas parlamentares ao Projeto de Lei Orçamentária. Grupo I – Classe V – Plenário TC-018.272/2018-5.

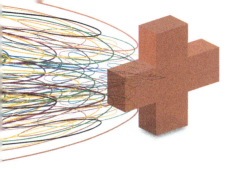

Capítulo 23

A captação de recursos através de agências governamentais

Marcio Roberto Facanali Junior | Everson Luiz Almeida Artifon

INTRODUÇÃO

A captação de recursos é definida como conjunto de atividades que uma instituição realiza para atrair suporte financeiro; no entanto, a definição advinda do dicionário da Sociedade dos Executivos de Captação de Recursos, que conceitua captação de recursos como "ato de levantar ou angariar recursos de várias fontes para suscitar suporte econômico a uma organização ou a um projeto específico" é a que mais se apropria do termo.

De acordo com alguns autores, a captação de recursos pode ser feita mediante doações de bens imóveis, como terreno, prédio ou apólice de seguro, ou por meio de parcerias, palestras ou eventos culturais, como captação direta, relacionamento pessoal, por telefone ou internet, associativismo, revenda de produtos e rifas.

Os comportamentos dos doadores e a eficácia das campanhas de captação são moldados por um conjunto de fatores complexos. As normas culturais, que influenciam a percepção de valor e a motivação para doar, desempenham um papel crucial. Além disso, o contexto institucional, incluindo o sistema legal, tributário e a burocracia, impacta diretamente a facilidade de doação e a confiança dos doadores. Independentemente da estratégia de captação utilizada, a construção de relacionamentos baseados em confiança é fundamental para o sucesso. A confiança, tanto no projeto quanto na organização, é um fator determinante para a decisão de doar.

Segundo Abumanssur, para que a captação seja bem feita e para haver maior segurança quanto ao êxito do pleito, esse processo deve conter análise e planejamento, passando por pesquisa, construção de relacionamentos, valorização de doadores e, ainda, prestação de contas.

O desenvolvimento de um trabalho profissional e organizado na captação de recursos encaminha os doadores para um processo que engloba desde a conscientização sobre os princípios do projeto, até a construção contínua de relacionamento para realização de novas doações ou encaminhamento para doações futuras (**Figura 23.1.**).

Abumanssur *et al*. mostram ainda uma versão mais simplificada do ciclo de Rosso, relatando que o sucesso na captação de recursos baseia-se em seis etapas: análise, planejamento, pesquisa, cultivo e educação, pedido e valorização e agradecimentos, conforme descritas a seguir.

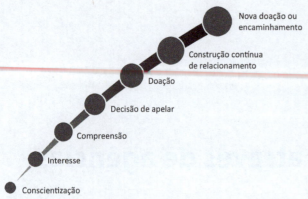

Figura 23.1. Processo de captação de recursos. Fonte: Abumanssur et al. (1997).

ANÁLISE

O êxito em captação de recursos exige iniciar o processo com uma boa análise. A análise SWOT faz parte do planejamento estratégico – em que se identificam as principais "O" Oportunidades (*Opportunities*); "A" Ameaças (*Threats*) no ambiente externo; "Fs" que tratam das forças (*Strengths*) e fraquezas (*Weaknesses*) internas. Essa ferramenta possibilita analisar o cenário para a criação do plano de ações para captação de recursos.

PLANEJAMENTO

O plano de captação de recursos é composto por público-alvo; prazo de duração (com início e fim determinados); área de abrangência e forma de abordagem para cada iniciativa. Além disso, os prazos, orçamentos e listagens de funcionários precisam estar devidamente organizados. Para um trabalho organizado, constroem-se os três "Cs": Clareza, Consenso e Compromisso. Cada etapa de execução deve ser analisada pelo administrador, o qual efetuará modificações quando necessário.

PESQUISA

Pesquisar as motivações de possíveis doadores ajuda a determinar qual a melhor forma de abordagem para estimulá-los a contribuir para a causa. Essa etapa é determinante para definir o sucesso da campanha.

CULTIVO E EDUCAÇÃO

Trata-se de fase com propósito de desenvolver o interesse de doadores e/ou possíveis doadores. O foco está em estimular a natureza solidária dos doadores, demonstrando que não se buscam apenas doações pecuniárias, mas ações que façam a diferença.

PEDIDO

Somente pode ser efetivo um projeto de captação de recursos quando este contém um pedido efetivo. Devem-se buscar novos doadores, bem como incentivar a reincidência (e possível aumento de doações) dos já existentes.

VALORIZAÇÃO E AGRADECIMENTOS

Essa etapa é vital para demonstrar aos doadores como suas contribuições são valorizadas, estimulando que voltem a financiar.

Na **Tabela 23.1.**, é apresentada a relação de fontes de captação de recursos que podem ser buscadas a fim de estabelecer parcerias, formas de participação, meios e estratégias que podem ser desenvolvidas para a angariação de fundos.

FINANCIAMENTO DE PESQUISA NO MUNDO

Nos últimos tempos, as inovações, principalmente na área médica, resultaram em maior expectativa de vida para os cidadãos e, com isso, geraram enorme valor econômico para as nações. Por isso, os governos dos países desenvolvidos investem grandes quantias de dinheiro em pesquisa médica. Pode-se citar os Estados Unidos da América, que, sozinhos, gastaram algo em torno de US$ 3,5 trilhões em saúde em 2017; dos quais, US$ 34,2 bilhões foram gastos em pesquisa médica pelos Institutos Nacionais de Saúde (NIH), apoiados pelo governo, a maior fonte de financiamento para pesquisa médica no mundo.

A Crossref, agência internacional conhecida pela atribuição do *Digital Object Identifier* (DOI), realizou um dos trabalhos mais abrangentes em termos de identificação de financiadores em pesquisa, com um banco de dados com mais de 18.000 entidades ativas de financiamento conectadas a mais de 2 bi-

Tabela 23.1. Formas de captação de recursos

Fontes	Formas de Participação	Meios	Estratégias
ONGs Financiadoras Nacionais	Projetos Prêmios Convênios	Visita pessoal Telefone Correio *E-mail*	Boa elaboração do projeto; Garantia de impacto social.
ONGs Financiadoras Internacionais	Projetos Prêmios Convênios	Visita pessoal Telefone Correio *E-mail*	Boa elaboração do projeto; Garantia de impacto social; Redação adequada à língua.
Órgãos governamentais	Projetos Convênios	Visita pessoal Telefone Correio *E-mail*	Boa elaboração do projeto; Garantia de impacto social.
Empresas	Doações únicas Contribuições mensais Projetos especiais Campanhas Patrocínios de eventos Prêmios	Visita pessoal Mala direta Marketing Telefone Correio *E-mail*	Sensibilização; Boa elaboração de projeto; Garantia de impacto social; Formação de parcerias.
Pessoas físicas	Doações únicas Contribuições mensais Voluntariado Participação em eventos Compra de produtos	Visita pessoal Mala direta *Telemarketing* Produtos próprios Telefone Campanhas Catálogos Eventos Telefone Correio *E-mail*	Sensibilização e mobilização por: Culpa; Satisfação pessoal; Apelo da mensagem; Obrigação; Afinidade com a causa; *Status*.

Fonte: adaptada de Dearo Apud CAMPOS et al. (2007, p.111).

lhões de trabalhos publicados, segundo levantamento de 2018.

Em termos mundiais, segundo levantamento realizado na Plataforma InCites, há mais de 1.000 entidades de financiamento ativas no mundo (2011-2018), citadas nos textos dos documentos indexados na base *Web of Science*.

A maior agência de financiamento de pesquisa é a *National Natural Science Foundation of China* (**Figura 23.2.**).

FINANCIAMENTO DE PESQUISA NO BRASIL

No Brasil, o financiamento da pesquisa ocorre por meio de diferentes sistemas e instituições de fomento, ligadas direta ou indiretamente aos ministérios brasileiros. São elas: CNPq (Conselho Nacional de Desenvolvimento Científico e Tecnológico); Finep (Financiadora de Estudos e Projetos); Capes (Coordenação de Aperfeiçoamento de Pessoal de Nível Superior); FNDCT (Fundo Nacional de Desenvolvimento Científico e Tecnológico); BNDES (Banco Nacional de Desenvolvimento Econômico e Social), além das agências estaduais que constituem as FAP's (Fundações Estaduais de Amparo à Pesquisa), que estão agrupadas no Confap (Conselho Nacional das Fundações Estaduais de Amparo à Pesquisa).

O levantamento realizado na Plataforma InCites revela como está o financiamento da pesquisa

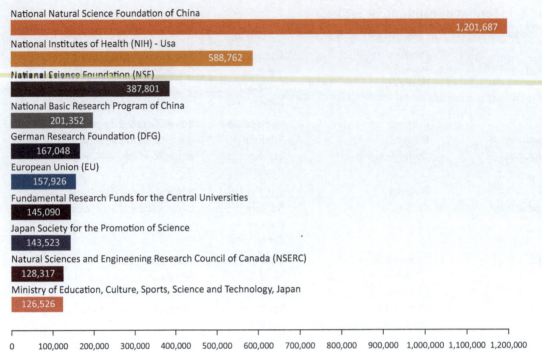

Figura 23.2. As maiores agências de financiamento de pesquisa mundial por número de documentos (2011-2018).

nos Estados brasileiros, contabilizada a partir do número de documentos publicados. O estado brasileiro com maior produtividade e financiamento é São Paulo, seguido do Rio de Janeiro, Minas Gerais, Rio Grande do Sul e Paraná (**Figura 23.3.**).

Os órgãos que mais financiaram pesquisa no Brasil de 2011 a 2018, conforme o número de documentos publicados, foram o CNPq (122.967); Capes (70.048) e Fapesp (56.667).

CNPq

O Conselho Nacional de Desenvolvimento Científico e Tecnológico (CNPq) foi criado em 15 de janeiro de 1951 e procura fomentar a pesquisa e o desenvolvimento científico no Brasil. Trata-se de uma fundação pública, criada por ato legislativo e com autonomia para gerar suas atividades. Seus recursos provêm, em sua maioria, do Governo Federal.

O CNPq não responde ao Ministério da Educação (MEC), mas sim ao Ministério da Ciência, Tecnologia, Inovações e Comunicações (MCTIC).

Esse órgão, além de viabilizar e integrar o avanço da pesquisa acadêmica no Brasil, ele também abriga plataformas importantes de networking acadêmico, como a plataforma do Currículo Lattes, disponibilizando bolsas para pesquisa não só de graduação – na modalidade de Programa Institucional de Bolsas de Iniciação Científica (Pibic), mas também de mestrado, doutorado, pós-doutorado, pesquisador visitante e estágio-sênior.

Todavia, o CNPq não está presente apenas no ensino superior, suas iniciativas incluem, além disso, premiações com bolsas de estudo aos jovens do ensino fundamental e médio que se classificam em competições acadêmicas, como as olimpíadas de matemática, física e química.

CAPES

A Coordenação de Aperfeiçoamento de Pessoal de Nível Superior (Capes), fundada por Getúlio Vargas em 11 de julho de 1951, ligado ao MEC, que é o responsável pela expansão de consolidação da pós-graduação em todos os estados do Brasil, apresenta como objetivos elevar o nível da pesquisa

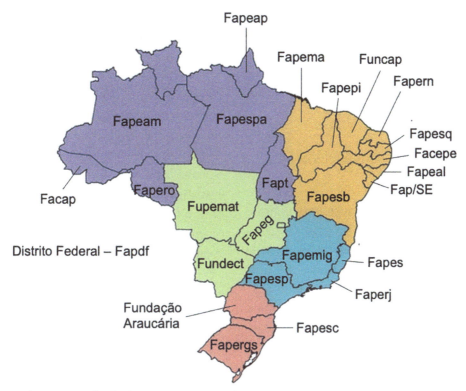

Figura 23.3. Fundações estaduais de amparo a pesquisa.

científica em diversas áreas do conhecimento, mantendo o equilíbrio entre a qualidade e a quantidade dos cursos autorizados pelo MEC e oferecidos pelas universidades em todo Brasil, sendo responsável por avaliar os cursos que conferem diplomas de mestre e doutor, a cada 4 anos.

A Capes apresenta como principais atividades:

Avaliação da Pós-Graduação Strictu Sensu

A Fundação tem como responsabilidade manter todos os cursos em avaliação periódica a cada quadriênio para verificação do padrão de qualidade acadêmica dos programas de mestrado e doutorado em todo Brasil. Esses resultados contribuem para a formulação de políticas públicas para a pós-graduação e para as decisões sobre a concessão de bolsas de estudo.

Acesso e Divulgação da Produção Científica

Devido à dificuldade para acessar bibliotecas e informações científicas internacionais por estudantes brasileiros, a Capes criou um portal de compartilhamento de periódicos. A produção científica nacional se beneficia dos conteúdos internacionais, visto que historicamente ela esteve restrita ao Sul-Sudeste do Brasil e, recentemente, circula mais livremente pelo Norte, Nordeste e Centro-oeste.

Investimentos na Formação de Recursos de Alto Nível

Por meio de programas nacionais, a Fundação outorga bolsas de estudo para incentivar a formação de pessoas com alto nível acadêmico, como mestres ou doutores em diversas áreas do conhecimento, que poderão devolver ao país os conhecimentos que adquiriram, contribuindo para a ciência nacional. Por outro lado, nos programas realizados pela Capes no exterior, há a concessão de bolsas de estudo internacionalizando nossos estudantes e contribuindo com a pesquisa científica nacional com esse intercâmbio.

Promoção da Cooperação Científica Internacional

Por meio de acordos bilaterais com programas de pós-graduação no exterior, a fundação Capes fomenta projetos conjuntos de pesquisa entre grupos brasileiros e estrangeiros, financiando missões de trabalho com intercâmbio de professores, bolsas de estudo com intercâmbio de alunos, além de uma quantia para subsidiar as atividades dos projetos de pesquisa.

Formação de professores para a Educação Básica

Este programa apresenta dois formatos: presencial e à distância. Em um ponto, o programa organiza a oferta de cursos de licenciatura presenciais com estímulo a projetos de estudos, pesquisas e inovação no campo da educação básica. Por sua vez, o modelo à distância busca a expansão para as regiões mais remotas do Brasil, com oferta de cursos e programas de educação superior para profissionais que já atuam na educação básica.

Entre as principais diferenças da Capes em relação ao CNPq, além do órgão público vinculado, que no CNPq é o MCTIC e no CAPES é o MEC, é que a Capes forma e capacita professores, tanto no ensino básico como no superior. Em contrapartida, o CNPq, concentra-se no fomento da pesquisa científica nacional. Sendo assim, ambas as instituições oferecem bolsas de pós-graduação, mas apenas o CNPq disponibiliza bolsas para os programas de iniciação científica.

Observa-se, ainda, que as funções e os objetivos de cada Ministério também diferem, ou seja, trata-se de estruturas de organização e orçamentos distintos. A Lei Orçamentária Anual de 2020, por exemplo, destinou mais de 102 bilhões de reais ao Ministério da Educação e apenas 11,7 bilhões de reais ao Ministério da Ciência, Tecnologia, Inovação e Comunicação.

FAPESP

A Fundação de Amparo à Pesquisa do Estado de São Paulo (Fapesp) é uma das principais agências de fomento à pesquisa científica no Brasil. Prevista na Constituição Estadual de 1947 e constituída em 1962, a Fapesp tem como missão apoiar a pesquisa científica e tecnológica no estado de São Paulo. Esse apoio se faz por meio da concessão de bolsas, no país e no exterior, e de auxílios à pesquisa em todas as áreas do conhecimento.

Bolsas e auxílios podem ser contratados por pesquisadores vinculados a instituições de ensino superior ou de pesquisa, pública ou privada, no estado de São Paulo, e empresas, em três modalidades de fomento – bolsas, auxílios regulares e programas –, conforme o perfil e o objetivo da proposta de investigação científica. O fomento contempla também o apoio à vinda de pesquisadores do exterior, a convite de instituição de pesquisa em São Paulo, o estabelecimento de acordos de cooperação com universidades ou institutos do exterior e o lançamento de editais conjuntos para a realização de pesquisa colaborativa.

A receita da Fapesp, assegurada pela Constituição Estadual de 1989, corresponde a 1% da receita tributária do estado de São Paulo (excluída a parcela dos municípios). Além disso, por disposição estatutária, a FAPESP deve manter patrimônio rentável para investir no apoio à pesquisa, de forma a complementar os recursos recebidos do Tesouro Estadual. Há ainda outras fontes de receita decorrentes de convênios com instituições para financiamento conjunto de pesquisa.

Em 2016, a receita total da Fundação foi de 1,3 bilhão de reais e os recursos aplicados em pesquisa somaram 1,1 bilhão de reais.

Há incentivo da Fapesp para formação de pesquisadores em diferentes níveis da graduação, como para iniciação científica, mestrado, doutorado, doutorado-direto e pós-doutorado.

Existem duas bolsas para pesquisa no exterior:

- **Bolsa Estágio de Pesquisa no Exterior (Bepe):** destinada a bolsistas da Fapesp, em todas as modalidades, para a realização no exterior de estágios de pesquisa de curta ou média duração.
- **Bolsa de Pesquisa no Exterior (BPE):** direcionada a pesquisadores com título de doutor, vinculados a instituições de pesquisa no estado de São Paulo. A duração é de até 12 meses.

Além das bolsas de formação acadêmica no país, a Fapesp também concede as bolsas de Treinamento Técnico e de Participação em Cursos, ambas para técnicos de nível superior ou médio, ou alunos de cursos técnicos que participem de atividades de apoio a projetos de pesquisa em instituições no Estado de São Paulo, financiados pela Fapesp, e, também, as bolsas no âmbito dos programas Jovens Pesquisadores, Ensino Público, Jornalismo Científico e Pesquisa Inovativa em Pequenas Empresas.

LEGISLAÇÃO

No contexto da pesquisa e da pós-graduação *stricto sensu*, observa-se que os órgãos governamentais devem atender rigorosamente a legislação que regulamenta a execução dos recursos públicos, logo são divulgados os dispositivos e legislações previstas nos sites ou nos próprios editais de auxílios e bolsas das agências de fomento. Com relação à questão do mercado, um novo cenário no Brasil foi construído quando surgiu a Lei n.º 10.973, no final de 2004, amplamente divulgada como Lei de Inovação Federal e sua respectiva regulamentação, em 2005. Em seguida, foi sancionada a Lei n.º 11.196, em novembro de 2005, também conhecida como "Lei do Bem". Esta lei prevê incentivos fiscais para empresas que realizem atividades de pesquisa, desenvolvimento e inovação tecnológica. Muitos países utilizam incentivos fiscais para estimular as empresas a investir em pesquisa, desenvolvimento e inovação. Em 11 de janeiro de 2016, o Governo Federal sancionou a Lei n.º 13.243, denominada "Novo Marco Legal da Ciência, Tecnologia e Inovação", que atualiza a legislação brasileira. A respectiva lei foi considerada uma vitória da comunidade científica, em razão de facilitar as atividades de pesquisa científica e as importações de insumos realizadas por empresas na execução de projetos de pesquisa, entre outras conquistas.

O QUE OS DOCENTES SABEM SOBRE CAPTAÇÃO DE RECURSOS

Em estudo publicado recentemente por Carvalho et al., com a participação de 138 professores de

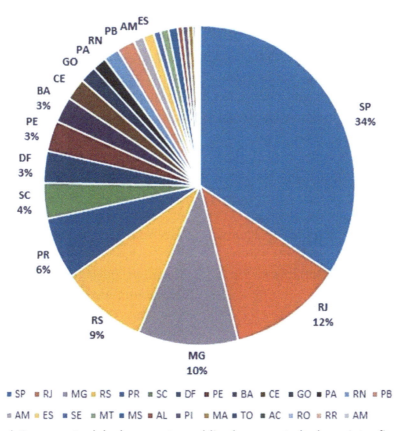

Figura 23.4. Distribuição percentual de documentos publicados por estado de projetos financiados (2011-2018).

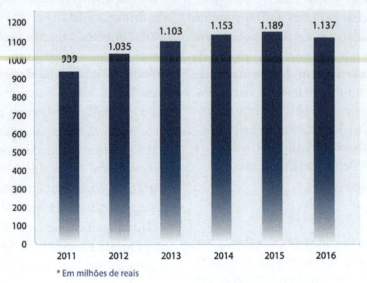

Figura 23.5. Investimentos realizados pela Fapesp de 2011 a 2016.

ambos os sexos, com idade entre 40 e 49 anos, sendo 37% mestres e 30,4% doutores, a pesquisa mais utilizada por eles foi a básica, seguida da aplicada, e o custo médio dos projetos foi de 5 mil reais. Mais da metade dos pesquisadores usou recursos próprios em seus projetos. Segundo os autores, apenas cerca de 18% desses pesquisadores entrevistados obtiveram recursos de entidades de apoio à pesquisa. Dos dados que chamam a atenção são que cerca de 75,4% conheciam alguma organização de apoio à pesquisa e somente 13,8% dos entrevistados relataram conhecer algum site ou empresa multinacional que fomente projetos de pesquisas. No entanto, apenas 2,2% desses pesquisadores submeteram seus projetos às chamadas públicas em instituições internacionais para captação de recursos.

Esse artigo expõe a carência de informações de parcela significativa de pesquisadores brasileiros, que, associada a outros fatores, aumenta a dificuldade da realização de projetos científicos no Brasil.

DESAFIOS CONTEMPORÂNEOS NA CAPTAÇÃO DE RECURSOS GOVERNAMENTAIS

Atualmente, o cenário de captação de recursos governamentais para pesquisa e desenvolvimento representa um complexo e dinâmico ambiente de interações entre políticas públicas, limitações orçamentárias e demandas crescentes por inovação. A complexidade deste ecossistema revela desafios estruturais que impactam diretamente a capacidade de fomento científico e tecnológico no Brasil.

Investimentos públicos em pesquisa e desenvolvimento experimentam uma redução progressiva, caracterizada pelo contingenciamento de recursos estratégicos, associado a uma competição cada vez mais acirrada por verbas limitadas. Esta realidade orçamentária restritiva provoca consequências importantes, como diminuição de investimentos em pesquisa científica, redução de bolsas de fomento e limitação de projetos de longo prazo.

Outro obstáculo que emerge neste contexto é a burocracia. Os processos de submissão de projetos tornaram-se cada vez mais complexos, com exigências documentais extensas, multiplicidade de plataformas e sistemas de submissão que desestimulam pesquisadores e instituições. Tal complexidade administrativa aumenta os custos indiretos de submissão e, frequentemente, exclui potenciais proponentes menos capacitados tecnicamente.

Não devemos nos esquecer da instabilidade das políticas de fomento, que se configura como outro desafio crítico. Mudanças frequentes nas diretrizes de financiamento e a descontinuidade de linhas de pesquisa estratégicas provocam interrupções em

Tabela 23.2. Dados acerca do desenvolvimento de pesquisas e financiamento de projetos dos participantes no estudo de Carvalho et al. e, por isso, a parceria com o terceiro setor é positiva ao auxiliar o financiamento de projetos científicos. Objetivos: assim, o presente estudo objetiva avaliar as formas de captação de recursos mais utilizadas pelos docentes de Medicina para a execução de seus estudos científicos e verificar se há o reconhecimento do terceiro setor como opção para tal obtenção. Métodos: trata-se de um estudo transversal analítico com abordagem quali-quantitativa, construído por meio do uso de um formulário individual aplicado aos docentes do curso médico de cinco instituições do ensino superior do Norte/Nordeste do Brasil. Os dados obtidos foram analisados por estatísticas descritivas e analíticas. Resultados: participaram 138 professores, de ambos os sexos, com idade média ± 43,2 anos. A pesquisa mais comumente desenvolvida pelos docentes foi a básica (56,1%).

Desenvolvimento de projetos e financiamento	Freq.	% (N = 138)
Utilizou recursos próprios nos projetos de pesquisa desenvolvidos.	95	68,8%
Utilizou recursos de entidades de apoio à pesquisa.	26	18,8%
Conhece alguma fundação de amparo à pesquisa?	104	75,4%
Quais fundações de amparo à pesquisa conhece?		
Fapesp	103	99,0%
CNPq	37	35,6%
Capes	35	33,7%
Outras	26	25,0%
Participou de algum edital para receber auxílio na publicação científica.	34	24,6%
Participou de algum edital que auxilia na participação de eventos científicos.	42	30,4%
Algum projeto financiado nos últimos 5 anos.	26	18,8%
Qual a entidade patrocinadora?		N=26
Fapesp	7	26,9%
CNPq	7	26,9%
Outras	11	42,3%
Sem informação	1	3,8%

projetos de médio e longo prazo, resultando em perda de investimentos e desmotivação da comunidade científica e empresarial.

Um dos problemas mais significativos reside no desalinhamento entre as demandas acadêmicas e as necessidades do mercado. A desconexão entre a pesquisa científica e o setor produtivo limita a transferência de conhecimento e a geração de inovações efetivas. Esta lacuna dificulta a transformação de pesquisas em soluções práticas e aplicáveis.

As limitações tecnológicas e de infraestrutura agravam ainda mais este cenário. Infraestruturas defasadas, baixos investimentos em equipamentos e laboratórios, e deficiências na conectividade comprometem a capacidade competitiva nacional. Tais restrições resultam em redução da competitividade internacional, limitação da capacidade de pesquisa e dificuldades na atração de talentos.

Aspectos geopolíticos e econômicos também exercem influência determinante. A instabilidade econômica nacional, reduções orçamentárias em ciência e tecnologia e a crescente concorrência global por recursos e talentos configuram um ambiente desafiador para captação de recursos.

Os processos de avaliação de projetos revelam-se igualmente problemáticos, caracterizados por critérios nem sempre transparentes, subjetividade nas seleções e limitada compreensão de projetos interdisciplinares. Essa complexidade adiciona camadas de incerteza ao já desafiador processo de captação de recursos.

Estratégias de superação com propostas que incluem a simplificação dos processos burocráticos, criação de sistemas integrados de submissão, desenvolvimento de métricas mais flexíveis de avaliação e fomento a projetos colaborativos e interdisciplinares, podem ajudar a superar estes desafios. Mais do que identificar obstáculos, torna-se fundamental construir um ecossistema de inovação mais dinâmico, inclusivo e conectado com as demandas contemporâneas de desenvolvimento científico e tecnológico.

CONSIDERAÇÕES FINAIS

A captação de recursos para pesquisa científica é muito mais do que um processo burocrático: representa uma estratégia essencial para a inovação e o desenvolvimento do conhecimento, requerendo dedicação especializada, visão ampla e compromisso ético.

O sucesso depende da capacidade de elaborar propostas abrangentes, que contemplem não apenas custos diretos de projeto, mas todo o ecossistema de pesquisa. Cada recurso captado é uma aposta no potencial de transformação científica.

As limitações orçamentárias exigem seleção criteriosa, priorizando projetos com máximo impacto social. A avaliação por pares torna-se fundamental para garantir qualidade, rigor técnico e relevância dos investimentos.

O desafio central está em captar recursos de forma estratégica, ética e comprometida, transformando limitações em oportunidades de inovação. A captação de recursos é, essencialmente, uma narrativa de esperança e protagonismo científico.

No horizonte de médio e longo prazo, os recursos que hoje captamos serão as sementes de revoluções tecnológicas capazes de reescrever os limites da ciência.

Busca de financiamento
- divulgação dos editais disponíveis aos docentes doutores;
- acompanhamento dos prazos e requisitos obrigatórios;
- realização de consulta na agência financiadora.

Submissão de proposta
- preenchimento do formulário e preparação de documentos obrigatórios;
- conferência do formulário e documentos anexos;
- apoio na submissão da proposta;
- acompanhamento do resultado;
- divulgação do resultado.

Implantação e Desenvolvimento da pesquisa
- aceitação do auxílio/bolsa por meio contrato estabelecido pela agência financiadora;
- liberação do recurso;
- realização de consulta na agência financiadora, se for necessário;
- apoio no desenvolvimento da pesquisa.

Envio da prestação de Contas
- inclusão das despesas realizadas obedecendo aos critérios estabelecidos pela agência financiadora;
- acompanhamento dos prazos e requisitos obrigatórios;
- utilização dos recursos financeiros dentro da vigência do auxílio/bolsa;
- acompanhamento do resultado;
- arquivo dos documentos durante o prazo estipulado pela agência financiadora.

Figura 23.6. Etapas do processo de captação de recursos à pesquisa.

REFERÊNCIAS

Abumanssur HO, Hardwick M. Captação de recursos: da teoria à prática. Ceregatti A (ed.). Canada: United Way of Canada – Centraide Canada; 1997.

Brasil. Ministério da Ciência, Tecnologia e Inovação. Relatório Nacional de Desenvolvimento Científico. Brasília; 2023.

Carvalho SB de A, Barros CAV de, Limonge LG, Carneiro A de A, Nylander BVR, Costa PL de S. Captação de recursos para pesquisas e o terceiro setor: o que os docentes sabem? Rev Bras Educ Med [Internet]. 2021;45(2). Available from: http://www.scielo.br/scielo.php?script=sci_arttext&pid=S0100-55022021000200208&tlng=pt.

Costa RS. Desafios Contemporâneos do Financiamento à Pesquisa. Rio de Janeiro: FGV Editora; 2023.

Edles LP. Fundraising: Hands-on tactics for nonprofit groups. 2nd ed. New York: McGraw-Hill Education – Europe; 2006.

Kotler P, Fox K. Strategic marketing for educational institutions. 2nd ed. Englewwood Cliffs, NJ, USA: Prentice Hall; 1995.

Levi B, CherryLR. The NSFRE fundraising dictionary. Willey J (ed.). Hoboken, NJ, USA: Willey; 1996. 240 p.

Murphy KM, Topel RH. The value of health and longevity. J Polit Econ [Internet]. 2006 Oct;114(5):871–904. Available from: https://www.journals.uchicago.edu/doi/10.1086/508033.

National Institutes of Health. NIH budget history. NIH budget mechanism detail FY 2001–2017. [Internet]. [cited 2022 Feb 8]. Disponível em: https://report.nih.gov/NIHDatabook/Charts/Default. aspx?showm=Y&chartId=153&catId=1.

Nishimura MM. A captação de recursos à pesquisa e ao stricto sensu no estado de São Paulo: um estudo de caso múltiplo. espm; 2017.

Oliveira JM. Políticas de Inovação no Brasil. São Paulo: Atlas; 2024.

Riscarolli V, Rodrigues LC, de Almeida MIR. Contribuições ao processo de captação de recursos para unidades de instituições de ensino superior no brasil. Rev Ciências da Adm. 2010;12(27):11-41.

Targino E. O papel da comunicação via internet na captação de recursos para organizações do terceiro setor. 2010.

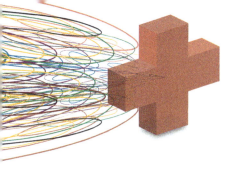

Capítulo **24**

Processos e Operações nas Aquisições de Materiais Permanentes

Fábio Martins Corrêa

INTRODUÇÃO

O Brasil é um país de dimensões continentais, com um território que conta com grandes diferenças demográficas e ambientais. Garantir que todos os cidadãos tenham acesso à saúde é um grande desafio, estabelecido pela Lei n.º 8.080, de 19 de setembro de 1990, que estabelece que a saúde é um direito fundamental do ser humano, devendo o Estado fornecer as condições necessárias para seu pleno exercício, através do Sistema Único de Saúde (SUS). Tendo em vista a limitação de recursos disponíveis para garantir a assistência integral à população, bem como a sua distribuição de forma igualitária, uma das formas de um Estabelecimento Assistencial de Saúde (EAS) manter sua estrutura em ordem com materiais que atendam plenamente a necessidade da população, garantindo o melhor nível de atendimento, é a captação de recursos em Saúde, seja por meio de emendas parlamentares, doações ou outros tipos de convênios.

No entanto, é de extrema importância que o captador tenha em mente como operacionalizar a aquisição segura e eficaz de materiais permanentes, de forma a garantir o correto uso do recurso disponibilizado, fazendo com que o investimento traga bons resultados à instituição e principalmente aos pacientes que dela dependem. Neste capítulo, visando auxiliar o captador de recursos, serão abordados alguns métodos, do ponto de vista da área técnica, visando as boas práticas nos processos e operações nas aquisições de materiais permanentes.

Para realizar a aquisição de materiais permanentes com a utilização de recursos como emendas parlamentares, principalmente em convênios federais, é necessário realizar um planejamento que antecede o pleito do recurso a fim de garantir que será possível executá-la da forma correta.

Primeiramente, é importante haver uma interação entre a equipe assistência (médicos, enfermeiros, fisioterapeutas, fonoaudiólogos, biomédicos, etc.) e a equipe técnica (administradores, engenheiros, advogados, etc.) a fim de estabelecer uma lista de necessidades que esteja segundo o planejamento estratégico da instituição. É interessante que tal lista tenha critérios de prioridade que estabeleçam quais itens são mais importantes no processo de aquisição.

Na **Figura 24.1.**, é possível visualizar uma tabela com a lista de equipamentos e suas respectivas prioridades. Nesse caso, foi adotado um critério com numeração de 1 a 3, sendo a numeração 1 a maior prioridade e a 3, a menor prioridade. A numeração não deve ser aleatória, mas sim indicar razões pelas quais o critério está sendo adotado. No caso desse exemplo, a prioridade 1 indica que o item

Descrição	RENEM	HOSP 1 QNT	HOSP 1 PRD	HOSP 2 QNT	HOSP 2 PRD	HOSP 3 QNT	HOSP 3 PRD	HOSP 4 QNT	HOSP 4 PRD	HOSP 5 QNT	HOSP 5 PRD	HOSP 6 QNT	HOSP 6 PRD	HOSP 7 QNT	HOSP 7 PRD	HOSP 8 QNT	HOSP 8 PRD	Qnt total	PRD Média	Valor unitário Estimado	Valor Total Estimado
ABERRÔMETRO	NÃO	1	2															1	2	R$ 150.000,00	R$ 150.000,00
ACELERADOR LINEAR ALTA ENERGIA	NÃO													1	1			1	1	R$ 10.250.000,00	R$ 10.250.000,00
ACELERADOR LINEAR PARA RADIOCIRURGIA	NÃO													1	1			1	1	R$ 17.400.000,00	R$ 17.400.000,00
ADIPÔMETRO	SIM	2	1			3	2											5	2	R$ 1.000,00	R$ 5.000,00
AMNIOSCÓPIO	SIM																	0	#DIV/0!	R$ 1.700,00	R$ -
AMNIOSCÓPIO	SIM																	0	#DIV/0!	R$ 20.000,00	R$
ANALISADOR DE COMPOSIÇÃO CORPORAL	NÃO			1	2													1	2	R$ 40.000,00	R$ 40.000,00
ANGIÓGRAFO	SIM							4	1					1	2			5	2	R$ 3.500.000,00	R$ 17.500.000,00
APARELHO DE ANESTESIA ALTA COMPLEXIDADE	SIM			22	1			10	1			2	3					34	2	R$ 220.000,00	R$ 7.480.000,00
APARELHO DE ANESTESIA BAIXA COMPLEXIDADE	SIM			2	3							1	3					3	3	R$ 150.000,00	R$ 450.000,00
APARELHO DE ANESTESIA MRI	SIM													1	3			1	3	R$ 400.000,00	R$ 400.000,00
ARCO CIRÚRGICO COM DETECTOR PLANO	SIM									1	1							1	1	R$ 1.000.000,00	R$ 1.000.000,00
ARCO CIRÚRGICO GERAL	SIM																	0	#DIV/0!	R$ 300.000,00	R$ -
ARCO CIRÚRGICO VASCULAR	SIM																	1	1	R$ 600.000,00	R$ 600.000,00
ASPIRADOR CIRÚRGICO ALTO FLUXO	SIM			15	1													15	1	R$ 30.000,00	R$ 450.000,00
ASPIRADOR CIRÚRGICO BAIXO FLUXO	SIM			10	1	20	3					5	3					35	2	R$ 10.000,00	R$ 350.000,00
ASPIRADOR ULTRASSÔNICO	NÃO			1	1													1	1	R$ 350.000,00	R$ 350.000,00
AUTOCLAVE 320L	SIM											3	2					4	2	R$ 350.000,00	R$ 1.400.000,00
AUTOCLAVE 500L	SIM					1	1					2	3					3	2	R$ 500.000,00	R$ 1.500.000,00
AUTOCLAVE DE MESA	SIM					1	2											1	2	R$ 70.000,00	R$ 70.000,00
AUTOCLAVE LABORATORIAL	SIM			6	1													6	1	R$ 174.000,00	R$ 1.044.000,00
BALANÇA ANTROPOMÉTRICA	SIM			2	2	28	2	18	3									48		R$ 1.500,00	R$ 72.000,00

Figura 24.1. Exemplo de lista de equipamentos com definição de prioridade.

em questão pode se tratar de um equipamento do qual a instituição necessite para alcançar objetivos do planejamento estratégico e ainda não exista no parque, ou equipamentos existentes no parque, os quais já estejam com fim da vida útil declarada pelo fabricante, sendo necessária sua substituição.

A prioridade 2 se aplica a equipamentos que apresentem resultados ruins em indicadores de desempenho, como alto índice de manutenções, também equipamentos em que seja necessária a existência de backups, ou planejamento de substituição de equipamentos com a proximidade do fim da vida útil. A prioridade 3 se aplica a equipamentos que se enquadrem em planejamento de substituição a longo prazo, equipamentos ainda não existentes na instituição que não tenham sua utilização totalmente alinhada com o planejamento estratégico da instituição e que ainda necessitem de incorporação.

Conforme descrito no caso da prioridade 3, a incorporação de novas tecnologias em uma instituição requer uma análise a respeito do seu custo benefício em relação ao tratamento de pacientes. Tal análise é chamada de "Avaliação de Tecnologia em Saúde (ATS)". Trata-se de uma ferramenta criada para subsidiar a tomada de decisões políticas quanto ao impacto da tecnologia em Saúde. No Brasil, a ATS também é uma ferramenta para garantir os três princípios básicos do SUS, segundo a constituição de 1988, sendo estes a descentralização, o atendimento integral e a participação da comunidade.

Descentralização, pois a responsabilidade é distribuída entre os diferentes níveis da gestão pública, os quais decidem em cada instância a regulamentação do setor e alocação de recursos. A Agência Nacional de Vigilância Sanitária (Anvisa) é o órgão regulamentador de entrada de tecnologias no país. Trata da segurança, do benefício, da indicação de uso e do valor de comercialização.

Havendo o registro do produto, a incorporação no SUS se dá por intermédio da Comissão Nacional de Incorporação de Tecnologias no Sistema Único de Saúde (Conitec), um órgão colegiado ligado ao Departamento de Gestão e Incorporação de Tecnologias em Saúde, que, por sua vez, está ligado ao Ministério da Saúde.

Para a instituição executar a ATS, deve considerar inicialmente as seguintes perguntas, contidas na cartilha de ATS do Ministério da Saúde:

- *Quais os problemas de saúde da população?*
- *Das tecnologias disponíveis no mercado, quais poderão responder às necessidades da população?*
- *As tecnologias identificadas como necessárias funcionarão (gerar o benefício esperado) para a população local?*
- *Os recursos disponíveis serão suficientes para oferecer a tecnologia a todos que dela necessitam?*
- *Como distribuir os recursos, considerando questões éticas e sociais relativas à utilização dessas tecnologias?*
- *A quem e como deverão ser oferecidas as tecnologias?*
- *Uma vez distribuídos os recursos e incorporadas as tecnologias identificadas como ne-*

cessárias, os efeitos em saúde esperados estão sendo alcançados?

Também é importante estabelecer uma comissão multidisciplinar para executar a ATS, com adoção de processos claros e transparentes quanto à tomada de decisão nos processos de incorporação e utilização da tecnologia na instituição. Num ciclo de ATS, devem ser avaliadas minimamente as seguintes informações:

- Identificação do proponente;
- Conflito de interesse do proponente;
- Resumo da tecnologia proposta;
- Objetivo;
- Tipo de solicitação (substitui tecnologia, mais uma opção, etc.)
- Comparação à tecnologia já existente;
- Impacto no tratamento do paciente;
- Impacto financeiro;
- Necessidades de adequações (RH, infraestrutura, etc.);
- Revisão literária com indicações de publicações que evidenciem o benefício da incorporação da tecnologia; e
- Munida de tais informações, a Comissão deverá declarar um parecer favorável ou não quanto à incorporação.

Com uma lista de investimentos pronta, tendo em vista os critérios de prioridade previamente estabelecidos, bem como o fluxo de incorporação de novas tecnologias, para casos de convênios federais, é extremamente importante verificar se os itens pretendidos fazem parte da Relação Nacional de Equipamentos e Materiais permanentes (RENEM) financiáveis pelo SUS.

A RENEM foi criada pela Portaria GM/MS n.º 3134, de 17 de dezembro de 2013, para gerir os itens financiáveis para o SUS e padronizar suas nomenclaturas. Os itens nela contidos são classificados como Equipamentos Médico-Hospitalares e Materiais Permanentes, os quais devem se enquadrar nos critérios estabelecidos pela Portaria STN 448/2002, em que são considerados aspectos como durabilidade, perecibilidade, fragilidade, incorporabilidade e transformabilidade dos materiais permanentes. Isso é importante para definir a natureza da despesa, a qual será abordada mais adiante.

Os itens da RENEM são organizados também conforme o tipo de Estabelecimento Assistencial de Saúde (EAS) e seus respectivos ambientes. A RENEM faz parte do Sistema de Informação e Gerenciamento de Equipamentos e Materiais Permanentes Financiáveis para o SUS (Sigem). Todas essas informações estão disponíveis no site do Fundo Nacional de Saúde (FNS), acessível em https://portalfns.saude.gov.br/.

Acessado o site, o caminho para a consulta dos equipamentos financiáveis se dá pela seleção da opção "Início" e posterior "Equipamentos Financiáveis para o SUS", conforme apresentado na **Figura 24.2**.

O usuário será, então, direcionado para uma página onde é possível selecionar "Pesquisa de Itens da RENEM" e "Colabore com as Informações Técnico-Econômicas dos Itens Financiáveis para o SUS – PROCOT". A primeira opção direciona para a página com as seguintes opções:

- Planilha completa de equipamentos, a qual fornece a lista completa de equipamentos da RENEM, em formato de planilha;
- Pesquisa por nome, em que é possível visualizar informações detalhadas de cada equipamento e materiais permanentes financiáveis, bem como suas definições, especificações técnicas, valores e características que precisam ser utilizadas no cadastro de propostas;
- Pesquisa por ambiente, em que são apresentadas informações sobre quais equipamentos e materiais permanentes são financiáveis para cada "ambiente", conforme a "atividade" selecionada, segundo os critérios da Portaria n.º 2.022/2017, RDC n.º 50/2002 e demais normativas que regulamentam a estruturação de estabelecimentos de saúde;
- Pesquisa por programa estratégico – componente que apresenta a lista de equipamentos e materiais permanentes financiáveis para cada programa estratégico do Ministério da Saúde;

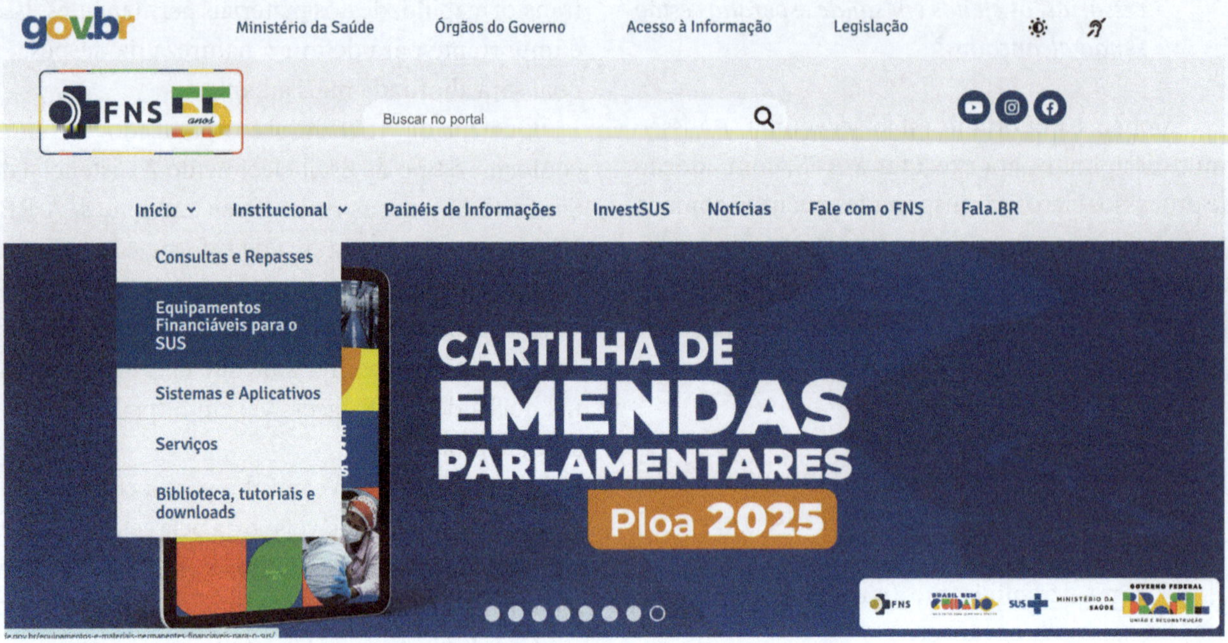

Figura 24.2. Tela inicial FNS.

- Planilha completa por atividade que fornece as informações de todos os equipamentos e materiais permanentes financiáveis segundo a "atividade" selecionada;
- Pesquisa por tipo de estabelecimento que fornece a lista de equipamentos e materiais permanentes financiáveis para cada estabelecimento de Saúde de acordo a classificação do Cadastro Nacional de Estabelecimentos de Saúde (CNES).

Aqui serão abordadas as informações da planilha completa de equipamentos e pesquisa por nome, pois, por meio destas, é possível obter as principais informações para os processos e operações nas aquisições de materiais permanentes. Quando selecionada, a opção "Planilha Completa" direciona para uma planilha *online*, em que são apresentadas as informações do código do item na RENEM, sua nomenclatura padronizada e o valor sugerido a ser considerado para o cadastro da proposta. No momento da pesquisa para a elaboração deste material, existem 713 itens na lista da RENEM, entre equipamentos médico-hospitalares e outros materiais permanentes.

Ao selecionar a opção "Pesquisa por Nome", o site direciona para uma página, conforme apresentada na **Figura 24.3.**, com as opções de pesquisa por nome; por ambiente; por componente; por estabelecimento e pesquisa completa. Utilizando a opção de pesquisa por nome, deve-se selecionar o ano do cadastro da proposta, que pode ser o ano vigente para casos de novos cadastros ou anos anteriores para consultar propostas já cadastradas. Em seguida, deve-se preencher o campo "Nome do Equipamento", em que podem ser utilizados o nome padronizado na lista da RENEM ou sinônimos, e, na sequência, selecionar o botão "Consultar".

Conforme apresentado na **Figura 24.4.**, a consulta gera uma tabela com o nome do equipamento; seus sinônimos; a classificação; e ações (onde é possível verificar mais detalhes do equipamento). Também é possível ampliar a quantidade de resultados visualizados, bem como a quantidade de páginas da tabela gerada e ainda exportar os dados para uma planilha por download. Ao se selecionar o botão de ações, o site abre uma página específica com informações adicionais tais como o código do item na RENEM, sinônimos, classificação, definição e aplicação, especificações sugeridas, preço sugerido, configurações permitidas e características

Capítulo 24 ■ Processos e Operações nas Aquisições de Materiais Permanentes   221

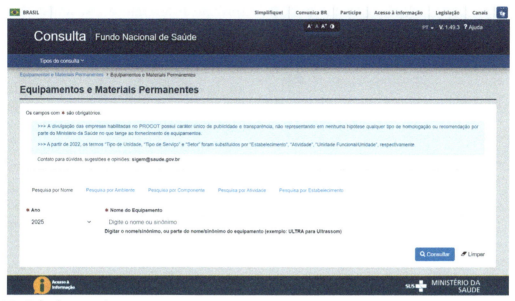

Figura 24.3. Tela de pesquisa por nome.

a serem especificadas (ou seja, o que pode ou não ser incluído na especificação e o que é obrigatório estar contido nas especificações), ambientes de utilização, programa estratégico e componente. Também é apresentada uma lista de fornecedores que participam do Procot, bem como seus respectivos *sites* e contatos telefônicos. Nessa página, também é possível imprimir a ficha técnica do equipamento, conforme apresentado na **Figura 24.5**.

Feita a conferência da existência do material pretendido na RENEM, o passo seguinte é realizar pesquisa de mercado, buscando-se informações de equipamentos com especificações compatíveis com a necessidade da instituição. Essa pesquisa pode ser realizada diretamente com fornecedores, no site da Anvisa, ou outras ferramentas pagas, como o *Emergency Care Research Institute* (ECRI), que se trata de uma organização independente, sem fins lucrativos, cujo objetivo é "melhorar a segurança, a qualidade e a relação custo-benefício dos cuidados em todos os ambientes de saúde em todo o mundo". Com fornecedores, é possível conseguir catálogos, *datasheets*, manuais, entre outras informações, porém há uma limitação de pessoas conhecidas para contatar, bem

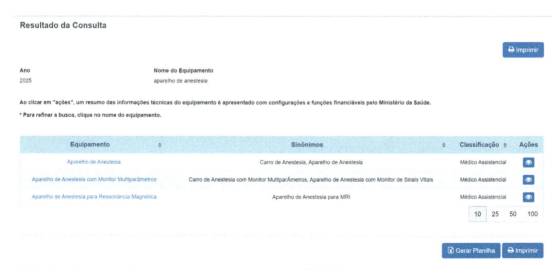

Figura 24.4. Tabela de resultados – pesquisa por nome – RENEM.

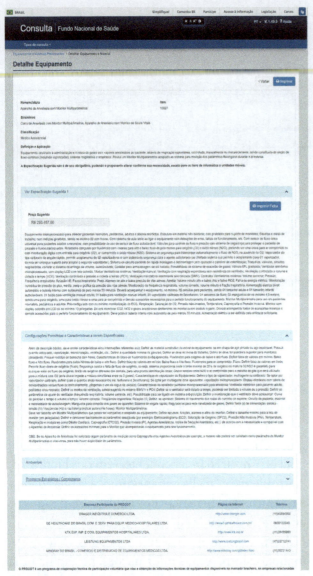

Figura 24.5. Detalhamento do item pesquisado – pesquisa por nome – RENEM.

como possíveis conflitos de interesse nas informações fornecidas. Uma forma segura de consultar tais informações gratuitamente, sem conflitos de interesse, é visitar o *site* da Anvisa, no qual constam todos os equipamentos registrados para comercialização em território nacional. A plataforma pode ser acessada em https://www.gov.br/anvisa/pt-br, selecionando-se as opções "Sistemas de Consultas", "Acessar o Sistema"; na guia "Produtos", selecionar "Produtos para Saúde".

A **Figura 24.6** apresenta uma página na qual são apresentadas informações como o nome do dispositivo médico, o número de notificação ou registro do dispositivo médico, o processo de notificação ou registro do dispositivo médico, o nome técnico do dispositivo médico, o CNPJ do detentor da notificação ou do registro do dispositivo médico e a situação atual da notificação ou do registro do dispositivo médico.

Utilizando, por exemplo, o campo "Nome Técnico do Dispositivo Médico", é possível obter o resultado apresentado na **Figura 24.7.**, em que há uma tabela com o produto separado por nome do dispositivo médico, o número do registro, o número do processo da notificação ou do registro, o nome e o CNPJ do detentor do registro, a situação do registro, a data de cancelamento da notificação ou do registro do dispositivo médico e data de vencimento da notificação ou do registro do dispositivo médico. É possível ampliar a quantidade de resultados apresentados em tela bem como a quantidade de páginas geradas pela pesquisa.

Quando se seleciona um dos produtos desejados, o site apresenta uma página com informações mais detalhadas como nome da empresa detentora do registro; CNPJ; número da autorização; nome comercial do produto (modelo); nome técnico; número do registro; número do processo; fabricante legal; classificação de risco do produto; vigência do registro; bem como arquivos anexos, como o manual dos usuários, que pode ser utilizado para consultar algumas especificações do produto. A **Figura 24.8.** apresenta as informações contidas nesta página. Porém, infelizmente, nem todos os detentores de registro incluem o manual do produto no *site* da Anvisa, esse não é um item obrigatório para constar na consulta do registro do produto. Sendo assim, o manual não estará disponível em todos os casos pesquisados.

Caso a consulta a fornecedores e ao site da Anvisa não seja suficiente e a instituição disponha de recursos para investir, o ECRI é uma ótima ferramenta para pesquisar equipamentos e especificações. As informações do site são todas em inglês, mas a ferramenta apresenta a forma mais ágil para comparar especificações entre diferentes marcas e modelos de equipamentos.

Ao realizar o login no site, deve-se selecionar a opção *Memberships & Services* e, em *Aplications* se-

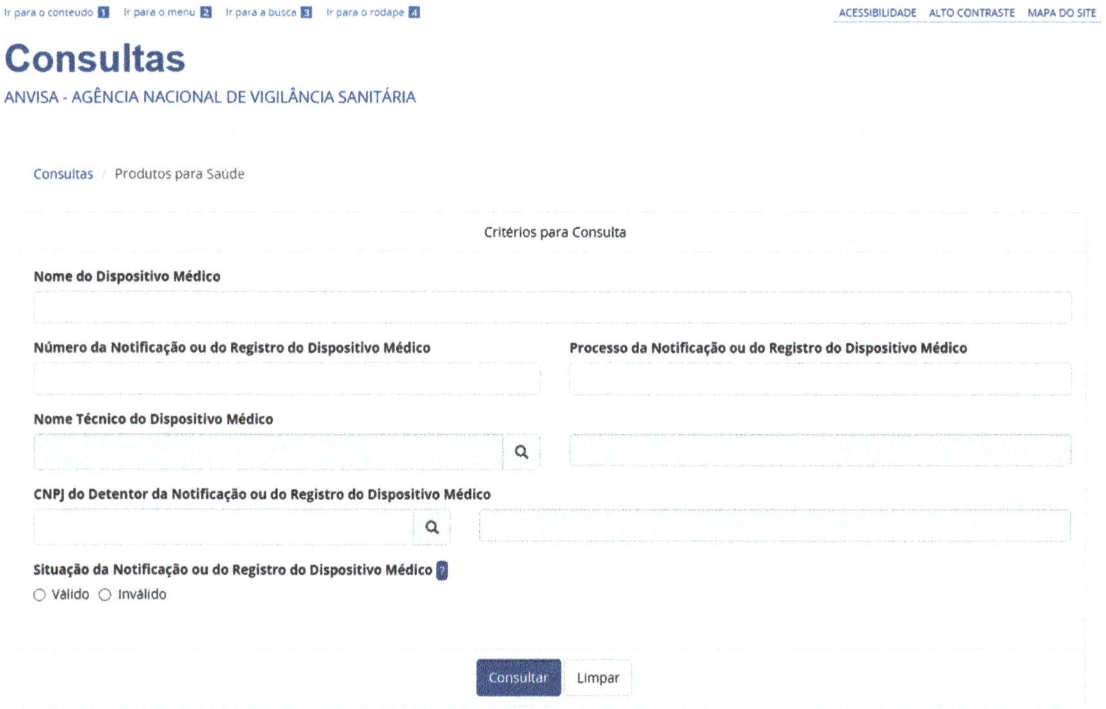

Capítulo 24 ■ Processos e Operações nas Aquisições de Materiais Permanentes **223**

Ir para o conteúdo [1]   Ir para o menu [2]   Ir para a busca [3]   Ir para o rodapé [4]   ACESSIBILIDADE   ALTO CONTRASTE   MAPA DO SITE

Consultas
ANVISA - AGÊNCIA NACIONAL DE VIGILÂNCIA SANITÁRIA

Consultas / Produtos para Saúde

Critérios para Consulta

Nome do Dispositivo Médico

Número da Notificação ou do Registro do Dispositivo Médico   **Processo da Notificação ou do Registro do Dispositivo Médico**

Nome Técnico do Dispositivo Médico

CNPJ do Detentor da Notificação ou do Registro do Dispositivo Médico

Situação da Notificação ou do Registro do Dispositivo Médico [?]
○ Válido   ○ Inválido

[Consultar] [Limpar]

Figura 24.6. Consulta a produtos para saúde – ANVISA.

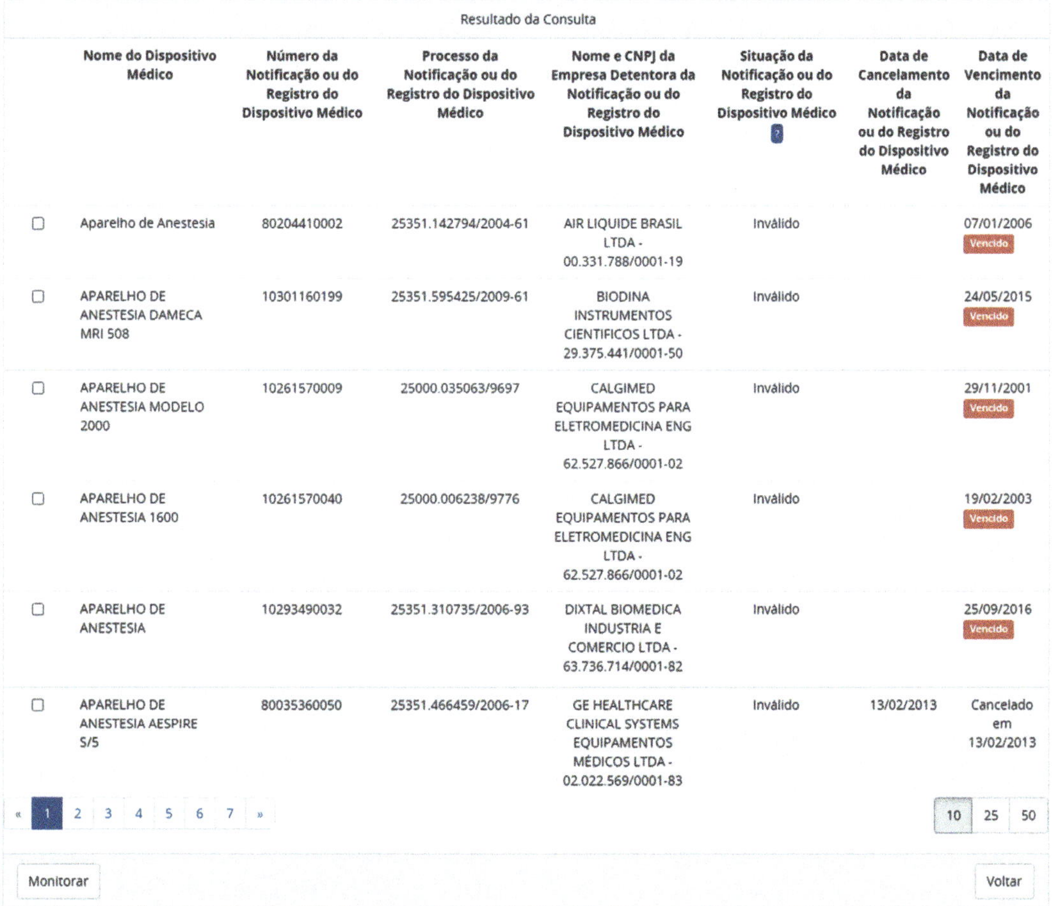

Resultado da Consulta

	Nome do Dispositivo Médico	Número da Notificação ou do Registro do Dispositivo Médico	Processo da Notificação ou do Registro do Dispositivo Médico	Nome e CNPJ da Empresa Detentora da Notificação ou do Registro do Dispositivo Médico	Situação da Notificação ou do Registro do Dispositivo Médico [?]	Data de Cancelamento da Notificação ou do Registro do Dispositivo Médico	Data de Vencimento da Notificação ou do Registro do Dispositivo Médico
☐	Aparelho de Anestesia	80204410002	25351.142794/2004-61	AIR LIQUIDE BRASIL LTDA - 00.331.788/0001-19	Inválido		07/01/2006 [Vencido]
☐	APARELHO DE ANESTESIA DAMECA MRI 508	10301160199	25351.595425/2009-61	BIODINA INSTRUMENTOS CIENTIFICOS LTDA - 29.375.441/0001-50	Inválido		24/05/2015 [Vencido]
☐	APARELHO DE ANESTESIA MODELO 2000	10261570009	25000.035063/9697	CALGIMED EQUIPAMENTOS PARA ELETROMEDICINA ENG LTDA - 62.527.866/0001-02	Inválido		29/11/2001 [Vencido]
☐	APARELHO DE ANESTESIA 1600	10261570040	25000.006238/9776	CALGIMED EQUIPAMENTOS PARA ELETROMEDICINA ENG LTDA - 62.527.866/0001-02	Inválido		19/02/2003 [Vencido]
☐	APARELHO DE ANESTESIA	10293490032	25351.310735/2006-93	DIXTAL BIOMEDICA INDUSTRIA E COMERCIO LTDA - 63.736.714/0001-82	Inválido		25/09/2016 [Vencido]
☐	APARELHO DE ANESTESIA AESPIRE S/5	80035360050	25351.466459/2006-17	GE HEALTHCARE CLINICAL SYSTEMS EQUIPAMENTOS MÉDICOS LTDA - 02.022.569/0001-83	Inválido	13/02/2013	Cancelado em 13/02/2013

« **1** 2 3 4 5 6 7 »   10 25 50

[Monitorar]   [Voltar]

Figura 24.7. Pesquisa de produtos para saúde – ANVISA.

Detalhes do Produto			
Nome da Empresa Detentora da Notificação ou do Registro do Dispositivo Médico	Cardio Sistemas Comercial e Industrial Ltda		
CNPJ do Detentor da Notificação ou do Registro do Dispositivo Médico	51.961.258/0001-95	Autorização de Funcionamento da Empresa	1.03.610-5
Nome do Dispositivo Médico	Monitor de Pressão Arterial para Teste de Esforço Tango M2		
Nome Técnico do Dispositivo Médico	Sistema "Holter"		
Número da Notificação ou do Registro do Dispositivo Médico	10361059015		
Situação da Notificação ou do Registro do Dispositivo Médico	Válido		
Processo da Notificação ou do Registro do Dispositivo Médico	25351.537535/2022-04		
Fabricante Legal do Dispositivo Médico	• FABRICANTE: SUNTECH MEDICAL, INC. - ESTADOS UNIDOS DA AMÉRICA		
Classificação de Risco do Dispositivo Médico	II - MEDIO RISCO		
Data de Início da Vigência da Notificação ou do Registro do Dispositivo Médico	19/05/2022		
Data de Vencimento da Notificação ou do Registro do Dispositivo Médico	VIGENTE		

Tipo de Arquivo	Arquivos	Expediente, data e hora de inclusão
INSTRUÇÕES DE USO OU MANUAL DO USUÁRIO DO PRODUTO	IFU Tango.pdf	4651064/22-1 - 05/09/2022 - 11:24

Figura 24.8. Tela de registro de produto para saúde – ANVISA.

lecionar a opção *Device Comparison Guide: Capital.* É possível filtrar as informações segundo a especialidade desejada (Laboratório Clínico, Hospital, Imagem/Radiologia e Cirúrgico). Ainda podem ser realizadas pesquisas pela descrição do equipamento, organizada em ordem alfabética ou, ainda, uma pesquisa direta na caixa de texto. É importante o conhecimento de inglês técnico para pesquisar o nome dos equipamentos em inglês.

Uma vez encontrado o equipamento desejado, é necessário selecionar o botão "+" e, posteriormente, o nome do equipamento na caixa "*Device Specifications*". O usuário será direcionado para a página apresentada na **Figura 24.9.**, em que constam diversos fabricantes e equipamentos existentes no mundo. Nesse caso, é importante ter em mente quais são os equipamentos que tenham detentores de registro no Brasil por meio da Anvisa, pois somente estes poderão ser comercializados em território nacional.

É possível filtrar o fabricante e o modelo desejado, bem como regiões do mundo onde é comercializado, se tem registro na agência regulatória dos Estados Unidos da América, a *Food and Drug Addministration* (FDA) ou, ainda, ordenar por preço (em dólar americano) conforme a demonstrado na **Figura 24.10**. Selecionando-se os filtros desejados

com o botão "Compare", é gerada uma tabela com todas as especificações de todos os equipamentos selecionados, conforme apresentado na **Figura 24.11**. A ferramenta ainda apresenta recomendações entre equipamentos, como os de alta e baixa complexidade, sendo também possível imprimir a tabela ou exportá-la para uma planilha.

É muito importante verificar a necessidade de adequação de estrutura física, como equipamentos para climatização, rede de vapor, rede de água, gases medicinais, rede lógica, entre outros requisitos para um equipamento funcionar em sua plenitude. O custo de tais adequações, na maioria das vezes, não faz parte do recurso do projeto cadastrado, seja por se tratar de um item que não pode fazer parte das especificações, seja porque o valor exato para a aquisição do equipamento não permite o uso do saldo para outros fins. Nesses casos, é necessário que a instituição arque com o custo de adequação da infraestrutura ou consiga recurso por outros tipos de convênios.

Com as especificações relacionadas, o passo seguinte é montar o memorial descritivo. Trata-se do documento no qual estarão contidas todas as especificações técnicas mínimas exigidas para um fornecedor poder se basear para ofertar o equipamento que melhor as atenda. Outras informações

Capítulo 24 ■ Processos e Operações nas Aquisições de Materiais Permanentes 225

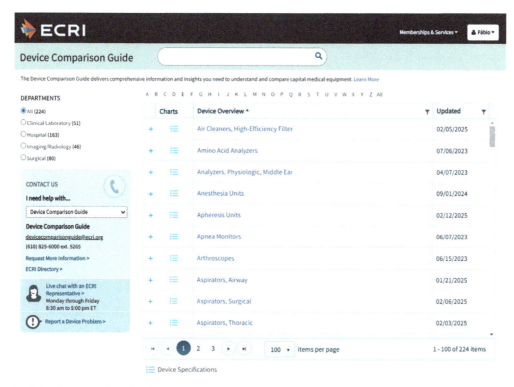

Figura 24.9. Tela de pesquisa de dispositivos para comparação – ECRI.

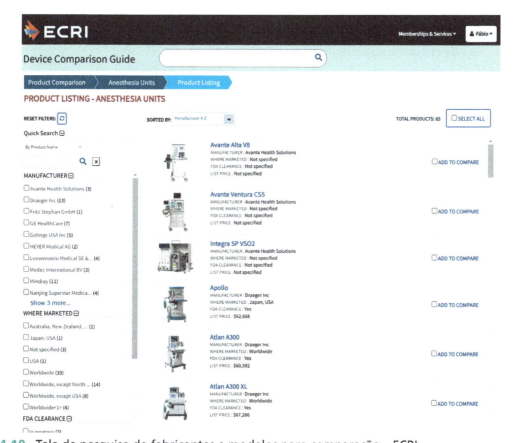

Figura 24.10. Tela de pesquisa de fabricantes e modelos para comparação – ECRI.

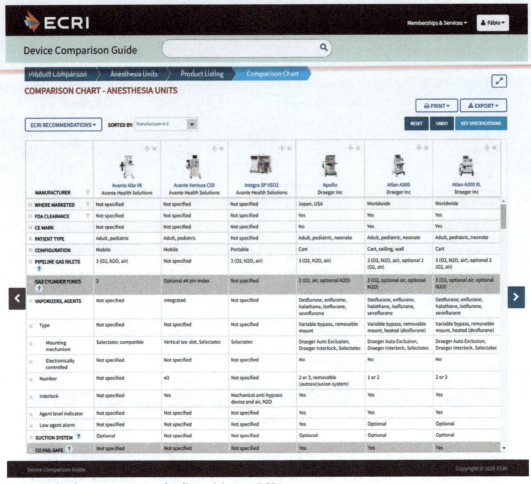

Figura 24.11. Tela de comparação de dispositivos – ECRI.

também devem estar contidas nesse documento, tais como a apresentação do registro na Anvisa em casos de equipamentos que o exijam, o atendimento de normas particulares vigentes, tais como as normas Associação Brasileira de Normas Técnicas (ABNT), para equipamentos médico-hospitalares. Também devem ser definidos os prazos de garantia, treinamento, condições de entrega, entre outras informações que possam ser pertinentes a particularidades de cada instituição.

Todas as informações contidas em um memorial descritivo devem ser descritas de forma clara, para não haver margem para diferentes interpretações e de forma que garanta a isonomia do processo de compra. Ou seja, as especificações técnicas devem ser descritas de modo que vários fornecedores possam ofertar equipamentos. A ferramenta de pesquisa oferecida pelo ECRI é bastante útil nesse ponto, pois permite visualizar de forma prática as variações das especificações entre os fornecedores, permitindo criar descrições que todos possam atender.

Com um memorial descritivo pronto, é possível coletar orçamentos de materiais que sejam compatíveis entre si, já que todos puderam se basear no mesmo documento para elaborar uma proposta comercial.

Para o cadastro da proposta, é necessário também elaborar uma justificativa para o pleito. A justificativa pode estar relacionada a uma demanda da população na região onde a instituição está localizada, a qual exija a aquisição de equipamentos específicos, a ampliação de uma área para o tratamento de pacientes ou relacionada à atualização do parque de equipamentos da instituição. No segundo caso, a evidência de tais informações pode se dar por meio de indicadores de desempenho de equipamentos que tenham muitos anos de uso, mas ainda estejam em atividade. Como exemplo, pode-se citar o Tempo Médio entre Falhas (TMF), Tempo Médio para o Reparo (TMR) e a Disponibilidade de Equipamentos. Esses são indicadores muito utilizados pelas áreas de Engenharia de uma instituição.

O primeiro apresenta como resultado o tempo em que um equipamento, ou uma família de equipamentos, leva para apresentar uma falha. Ou seja, a cada "n" dias, semanas ou meses, um equipamento ou família de equipamentos apresenta uma falha (quebra). Quando o resultado desse indicador apresenta um valor baixo, significa que o equipamento em questão tem alto índice de falhas, o que deve ser observado como um possível motivo para substituição, caso o resultado se torne frequente.

O segundo indicador apresenta como resultado o tempo que um equipamento ou família de equipamentos demora para voltar ao seu estado original de funcionamento. Ou seja, leva "n" horas, dias, semanas ou meses para que um equipamento que apresentou falha volte a funcionar corretamente. Quando o resultado desse indicador apresenta um valor alto, significa que o equipamento em questão está demorando para ser consertado, o que deve ser observado como um possível motivo para substituição, caso o resultado se torne frequente.

A disponibilidade apresenta como resultado o percentual em relação ao tempo avaliado em que o equipamento esteve disponível para uso. Ou seja, em um tempo "t" em horas, dias, meses ou anos, o equipamento esteve "n" % disponível para utilização. Quanto mais próximo de 100% o resultado, melhor, pois indica que o equipamento esteve a maior parte do período avaliado pronto para o uso. Quando o resultado estiver baixo (a instituição deve estabelecer um limite mínimo para o indicador), este deve ser observado como um possível motivo para substituição, caso o resultado se torne frequente.

O custo com manutenção também pode ser considerado, mesmo quando os demais indicadores citados apresentam resultados regulares. Se um equipamento atinge uma porcentagem (a ser definida pela instituição) em relação ao seu valor de aquisição ou valor de substituição, deve-se analisar o custo benefício quanto à continuidade de seu uso

e, consequentemente, à continuidade de custos com manutenção, ou sua substituição por uma tecnologia mais atualizada.

Outro motivo técnico para a atualização do parque são documentos emitidos pelos fabricantes, como as cartas de fim de vida e fim de serviço. Esses documentos normalmente têm nomenclatura em inglês, chamados de *End of Life* (EoL) e *End of service* (EoS), e seu significado pode mudar de um fabricante para outro. Basicamente, esses documentos têm como finalidade informar aos clientes que um modelo ou linha de equipamento deixará de ser produzido e também que não haverá mais peças de reposição disponíveis. Normalmente, esse tipo de informação é emitida pelos fabricantes com antecedência, porém nem sempre todos os clientes são devidamente notificados.

Após a aprovação do projeto, é importante haver o acompanhamento de prazos para execução das aquisições, bem como das regras para o repasse de recursos, conforme já descrito em outros capítulos.

O processo de compra em órgãos públicos se dará por licitações, conforme previsto na Lei n.º 14.333, de 1 de abril de 2021. Ela estabelece, em seu artigo 1º, que toda forma de compra ou contratação de serviço em órgãos públicos se dará por licitações, exceto ressalvas previstas na Lei.

Em seu artigo 11º, fica esclarecido que licitação tem por objetivo garantir a observância do princípio constitucional da isonomia, a seleção da proposta mais vantajosa para a administração e a promoção do desenvolvimento nacional sustentável e será processada e julgada em estrita conformidade com os princípios básicos da legalidade, da impessoalidade, da moralidade, da igualdade, da publicidade, da probidade administrativa, da vinculação ao instrumento convocatório, do julgamento objetivo e dos que lhes são correlatos. Ou seja, o objeto com melhor valor ofertado, atendendo às especificações solicitadas pela instituição, será o escolhido entre os demais concorrentes.

Existem algumas particularidades previstas na lei, como a dispensa de licitação para compras de até 50 mil reais para compra de materiais e contratação de serviços, e até 100 mil reais para casos de obras e serviços de engenharia ou de serviços de manutenção de veículos automotores. É previsto também que a licitação poderá ser inexigível para a aquisição de materiais que sejam fornecidos por produtor ou representante exclusivo. Deve-se entender que não se trata do produtor ou representante exclusivo de uma marca ou modelo de material, mas sim do detentor exclusivo de uma tecnologia ou solução. Nesses casos, deverá haver uma justificativa embasada nos benefícios atrelados à aquisição de tal material, declaração de exclusividade fornecida pelo fabricante e comprovação da exclusividade pela equipe técnica da instituição, por meio de consultas públicas, endossando o conteúdo do documento.

Após a conclusão do processo de compra, deve-se iniciar o processo de recebimento do material permanente. É necessário planejar seu horário de entrega, pois, dependendo do seu porte e do local onde a instituição se localiza, poderá haver restrição de circulação de veículos de grande porte ou mesmo atrapalhar a rotina de funcionamento das áreas internas. A rota de recebimento, na instituição, do equipamento deve ser planejada, desde o local de desembarque até o local de armazenamento (mesmo que temporário).

Tendo realizado nova checagem da infraestrutura, quando necessário, e evidenciado que tudo está em ordem, a equipe técnica deverá agendar a instalação do material permanente em horário conveniente para não atrapalhar o fluxo operacional da instituição.

Todos os documentos de recebimento e instalação do material permanente, tais como nota fiscal, termo de recebimento, ordem de serviço de instalação, etc., deverão constar na respectiva ficha de cadastro, seja em sistema manual, seja em software de gestão. Os dados de cadastro do material permanente são extremamente importantes para a prestação de contas. Ter informações como número de série, fabricante, modelo, data de aquisição, data de instalação, fonte do recurso financeiro para a aquisição, local onde o material está instalado, a qual centro de custo/lucro está ligado, entre outras informações facilita muito a tarefa da equipe que fará a prestação de contas.

Tais informações também são úteis para o planejamento das manutenções, durante a vida útil do material. Caso se trate de um equipamento, normalmente existem indicações dos fabricantes para a execução de manutenções preventivas. Como o nome diz, a manutenção preventiva pretende prevenir eventos de falhas em equipamentos a partir da troca de partes ou peças, bem como a execução de serviços, tais como limpeza e lubrificações, antecipadamente. Normalmente, esses dados são obtidos pelos fabricantes por intermédio do histórico de falhas de componentes.

Outras manutenções planejadas que podem ser citadas são as calibrações, os testes de segurança elétrica, as validações e as qualificações. Todos esses normalmente são procedimentos metrológicos, os quais envolvem o uso de uma ferramenta como um padrão para a comparação de valores. De forma prática, se o equipamento calibrado apresentar valores em uma tolerância aceitável (estabelecida pelo fabricante ou instituição), ele está em conformidade para o uso. Caso contrário, alguma ação corretiva será necessária para o equipamento retornar ao seu estado original de funcionamento.

Mediante o conjunto de ações descritas neste capítulo, a instituição que fizer o uso de recursos de públicos ou doações para a aquisição de materiais permanentes planejará corretamente o que ela precisa, segundo o perfil do paciente atendido, verificará se o item pretendido pode ser custeado a partir do projeto de captação de recursos, especificará corretamente o que será adquirido, garantirá a lisura e isonomia no processo de compra. Receberá, instalará, garantirá a capacitação da equipe que usará o material e também fará a gestão do patrimônio, de forma que este tenha a melhor performance possível durante o ciclo de vida útil. Enfim, fará o melhor uso possível do recurso recebido.

PONTOS-CHAVE

Planejamento das necessidades.
Pesquisa de materiais financiáveis.
Especificação de materiais.
Processo de compra.
Recebimento e planejamento do uso.

REFERÊNCIAS

Lei 8.080 de 19 de setembro de 1990 [Internet. Brasília: Presidência da República. Acessado em: 14 set. 2022. Disponível em: https://conselho.saude.gov.br/legislacao/lei8080_190990.

Avaliação de Tecnologias em Saúde, Ferramentas para a Gestão do SUS [Internet. Brasília: Ministério da Saúde. Acessado em: 08 set. 2022. Disponível em: https://bvsms.saude.gov.br/bvs/publicacoes/avaliacao_tecnologias_saude_ferramentas_gestao.pdf.

Estrutura organizacional [internet. Brasília: Comissão Nacional de Incorporação de Tecnologias no Sistema Único de Saúde. Acessado em: 08 set. 2022. Disponível em: https://www.gov.br/conitec/pt-br/acesso-a-informacao/institucional/estrutura-organizacional.

Fundo Nacional de Saúde [Internet. Brasília: Ministério da Saúde. Acessado em: 10 set. 2022. Disponível em: https://portalfns.saude.gov.br/.

RENEM [Internet. Brasília: Fundo Nacional de Saúde; [acessado em 10 set. 2022. Disponível em: https://portalfns-antigo.saude.gov.br/renem.

Emergency Care Research Institute – ECRI [Internet. Hatfield: Emergency Care Research Institute. Acessado em: 12 out. 2022. Disponível em: https://www.ecri.org/.

Agência Nacional de Vigilância Sanitária – Anvisa [Internet. Brasília: Ministério da Saúde; [acessado em 10 set. 2022. Disponível em: https://www.gov.br/anvisa/pt-br.

Lei 14.333 de 01 de abril de 2021 [Internet. Brasília: Presidência da República. Acessado em: 14 set. 2022. Disponível em: http://www.planalto.gov.br/ccivil_03/_ato2019-2022/2021/lei/L14133.htm.

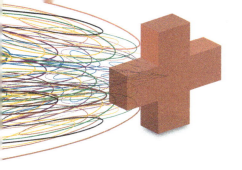

Capítulo **25**

Visão do Parlamentar: Relato de um Deputado Federal

Kim Kataguiri

INTRODUÇÃO

Uma das partes mais desafiadoras do exercício do mandato parlamentar é lidar com o processo orçamentário. Quando um sujeito ideológico, como eu, se oferece como candidato ao Congresso Nacional, nem ele, nem os eleitores estão pensando na questão orçamentária. Um novo candidato tem ímpeto para fazer mudanças, mas as mudanças que ele e os eleitores querem se dão, majoritariamente, por meio da mudança de postura política e alteração de leis. Qualquer discussão orçamentária fica em segundo plano.

Eleito, o novo parlamentar chega ao Congresso Nacional e depara-se com uma realidade bem diferente da que imaginava. Além das enormes dificuldades em fazer prosperar as suas propostas legislativas, boa parte das atividades do Congresso – o que inclui diversos grupos de pressão que por lá circulam – se dá em torno do orçamento. Em pouco tempo, o novo parlamentar aprende que uma das principais atividades do Congresso é relacionada ao orçamento e às suas dificuldades.

Se o novo parlamentar se propõe a vencer a resistência inicial e a trabalhar ativamente com o orçamento – que é a postura correta, diga-se, terá de enfrentar mais uma dificuldade: entender e manejar o orçamento é tarefa dificílima. A Constituição Federal tem normas orçamentárias rígidas (que aumentaram em tamanho e complexidade após a promulgação da necessária Emenda à Constituição Federal n.º 109); entendê-la é um primeiro passo, necessário, mas longe de ser suficiente.

Após o estudo das normas constitucionais, é preciso entender pelo menos duas leis complementares: a Lei de Responsabilidade Fiscal (Lei Complementar n.º 101, de 2000), sendo talvez a lei mais importante feita pelo Congresso Nacional desde a promulgação da Constituição Federal de 1988 e a Lei n.º 4.320, de 1964 (recepcionada como lei complementar pela Constituição Federal de 1988).

Feito tudo isso, é preciso saber manejar os projetos de lei orçamentária na sua tramitação no Congresso Nacional, o que é bem mais difícil do que acompanhar um projeto de lei ordinária ou complementar. E, claro, há que se atentar ao jogo político e aos diferentes interesses.

Nada do que disse garante uma posição de destaque na negociação do orçamento, ou seja, influir na lei orçamentária para definir como parte dos recursos será alocada, garante meramente que o parlamentar não seja um espectador inerte e irrelevante durante todo o processo legislativo em que se discute o orçamento.

Não é à toa, portanto, que parte dos parlamentares expresse desânimo ou, pior, se limite a pedir, junto às suas lideranças, uma destinação de verbas parlamentares para suas bases, sem considerar o orçamento como um todo. A prática não é exatamente republicana, porque cria o que a mídia chama, não sem certa ironia, de "vereadores federais", ou seja, deputados que apenas lutam por recursos para suas bases eleitorais (em geral, controladas por prefeitos aliados), em troca de votos e influência política naquela base. Não é errado lutar pelos seus eleitores, mas não é factível que cada deputado se preocupe apenas com o próprio eleitorado sem considerar o país como um todo.

Pois bem, uma vez empossado no cargo e tendo me disposto a estudar continuamente as normas orçamentárias, tive de eleger uma área de prioridade. É impossível analisar de forma detida todo o orçamento federal que, pelo seu gigantismo, tem minúcias que escapam até mesmo do corpo técnico do TCU, sendo voltado quase exclusivamente para tal análise. A concentração em determinada área poderia trazer mais eficiência ao meu mandato.

Escolhi a área da Saúde. A escolha se deu antes de eu presidir a Comissão de Educação; quando fui escolhido presidente dessa Comissão, passei a me debruçar com tanto ou mais afinco sobre o orçamento de Educação e suas fontes de financiamento.

Quando fiz a escolha pela área da Saúde, fui guiado por dois propósitos: entender como funcionava o orçamento destinado à área – que não é pequeno, mas parece sempre insuficiente – e destinar recursos a entidades específicas que fossem comprovadamente eficientes. É fácil destinar recursos de forma burocrática, apenas para dizer aos eleitores que o fez, mas não se certificar se os recursos foram efetivamente liberados ou se – pior – não foram absorvidos pela longa cadeia burocrática existente entre o Ministério da Saúde e uma UBS administrada por um pequeno município no interior de São Paulo.

Explico melhor: vamos supor que, com muito esforço, eu tenha conseguido direcionar – o número é hipotético – 100 milhões de reais para a Saúde em determinado ano. Quanto desse dinheiro não serviu para pagar o salário inflado e os benefícios injustos de um servidor lotado na pesada estrutura do Ministério da Saúde em Brasília e que não é médico, enfermeiro, fisioterapeuta, motorista de ambulância, etc.? Se o dinheiro do Ministério da Saúde for destinado a comprar móveis luxuosos para a sede do Ministério (acreditem, isso ocorre!), qual a diferença que meu esforço terá gerado na vida dos paulistas? Nenhuma.

Com essas premissas – ou seja, com a certeza de que o dinheiro teria que chegar na ponta – comecei o trabalho orçamentário. O primeiro passo foi entender o orçamento. Tentarei explicar os dilemas de forma simples, mas antes devo fazer uma observação: o trabalho dos captadores de recurso, isto é, de representantes de entidades que vão ao Congresso Nacional apresentar os seus projetos e convencer os parlamentares de que eles merecem receber recursos, é fundamental. Os captadores, muitas vezes, sabem tanto ou mais das minúcias orçamentárias do que os parlamentares e desempenham um papel muito importante na consolidação do orçamento. Os captadores devem estar bem preparados e, ao apresentarem suas propostas, é importante abordarem alguns pontos centrais no processo de escolha que o parlamentar terá de fazer. Tentarei explicar melhor quais são esses pontos.

A ELABORAÇÃO ORÇAMENTÁRIA E MINHA ATUAÇÃO

A primeira peça orçamentária é o plano plurianual (chamado de PPA), previsto no art. 165, I, da Constituição Federal. Muitos criticam o conceito de plano plurianual como um resquício do dirigismo econômico; aliás, a ideia de plano plurianual tem certos ecos soviéticos – e, sabemos, isso não é bom. De todo modo, o plano plurianual é feito por lei e prevê de forma bem abstrata como a União quer manejar seus recursos nos próximos quatro anos. Uma das suas características é que ele atravessa mandatos presidenciais, o que significa que presidentes diferentes ficarão vinculados ao mesmo PPA, dando uma ideia de continuidade e estabilidade ao planejamento e à execução orçamentária. Note-se, porém, que não há previsão de nada específico e o plano, em si, não autoriza nenhum gasto. Não é por outro motivo que não se dá a ele grande importância. Para que se tenha uma ideia, na Lei n.º 13.971, de 2019, que instituíram o atual plano plurianual, a Saúde só é citada três vezes, e de forma genérica, como diretrizes. A Lei se limita a dizer que a União pretende ampliar a cobertura e a pesquisa na área da Saúde.

A segunda peça orçamentária é a Lei de Diretrizes Orçamentárias (LDO). Ela é aprovada anualmente e é um pouco mais concreta do que o plano plurianual. A Constituição diz que ela "compreenderá as metas e prioridades da administração pública federal, estabelecerá as diretrizes de política fiscal e respectivas metas, em consonância com trajetória sustentável da dívida pública, orientará a elaboração da lei orçamentária anual, disporá sobre as alterações na legislação tributária e estabelecerá a política de aplicação das agências financeiras oficiais de fomento". Essa menção ao endividamento – sendo muito bem-vinda, aliás – foi incluída recentemente pela necessária Emenda à Constituição Federal n.º 109, de 2021.

Percebe-se que temos algo mais concreto do que o plano plurianual, mas ainda assim ela não garante nenhuma despesa. Tal Lei fala como será estruturado o orçamento, quem pode fazer qual gasto, como as despesas serão identificadas, enfim, ela é uma espécie de esboço da estrutura do orçamento.

Aprovada a LDO, o Congresso Nacional passa a analisar a Lei Orçamentária Anual (LOA). Essa é a peça orçamentária que realmente interessa. Apesar de sua parte normativa ser relativamente curta, ela tem enormes anexos, na forma de tabelas, que detalham o orçamento de cada pasta e como o dinheiro será usado. Ela é enviada ao Congresso Nacional pelo Poder Executivo, mas o Poder Judiciário, o Ministério Público e a Defensoria Pública (órgão que ganhou enorme poder e autonomia recentemente, de forma casuística, irresponsável e sem paralelo no direito comparado) mandam sua própria proposta orçamentária; as propostas são reunidas em um só projeto de lei.

O trâmite do PPA, da LDO e da LOA difere das demais leis. O Congresso Nacional as aprecia de forma unicameral. Há uma comissão mista, formada por deputados e senadores, que examina os projetos de lei e relata as emendas apresentadas pelos membros do Congresso; tais emendas, aliás, precisam ter relação com a LDO e com o PPA, para não descaracterizar o esquema orçamentário. Aprovados na comissão, os PLs são apreciados pela Câmara e pelo Senado em sessão conjunta, como se ambas as Casas fossem uma só (mas a votação é separada por Casas). Esse esquema de apreciação conjunta serve para agilizar o trâmite.

De novo insisto: mesmo que uma pessoa tenha analisado cuidadosamente o PPA, a LDO e a LOA (com seus milhares de anexos), ela ainda não entenderá todo o orçamento, porque a Constituição traz regras minuciosas (especialmente depois da promulgação da Emenda 109) e é preciso considerar a Lei de Responsabilidade Fiscal e a Lei n.º 4.320 (ambas têm *status* de lei complementar).

COMPLICADO, CHATO E SONOLENTO? POIS RELAXE, LEITOR, A COISA VAI PIORAR

Primeiramente, a aprovação de um orçamento não significa a sua execução. O orçamento é uma autorização, mas para haver a execução, é preciso que os recursos estejam disponíveis. Estarão? Não se sabe, porque não se sabe como será a arrecadação tributária; um aumento de atividade econômica gera mais tributos e o inverso se dá com uma atividade econômica reduzida. É por tal motivo que o Poder Executivo vai, ao longo do ano, liberando os créditos orçamentários para cumprir o orçamento (*spoiler alert*: temos três modalidades de crédito). É verdade que, nos últimos anos, as emendas parlamentares se tornaram impositivas, obrigando o governo a executá-las, salvo impedimento de ordem técnica. Essa mudança, promovida pelas Emendas à Constituição Federal de n.ºs 86 e 100, foi feita para que o orçamento deixasse de ser, no dizer de muitos, uma "peça de ficção", em que os parlamentares aprovavam algo que era ignorado pelo governo. A mudança em si foi positiva (apesar de ter aumentado muito o nível de minúcia do texto constitucional), mas pode ter alguns efeitos negativos à medida que gera maior dificuldade para o governo controlar os gastos.

Essa mudança que narrei, chamada de "orçamento impositivo" e trazida pelas emendas 86 e 100, foi e é polêmica – e eu me coloquei favoravelmente à aprovação porque entendo que o orçamento que foi duramente discutido no Congresso não pode ser apenas uma ficção. O lado bom da mudança é que o Poder Executivo tem de encarar a deliberação do Congresso Nacional com seriedade; o lado ruim, como disse, é que a atividade de governar fica difícil. O governo já tem de formar uma coalizão com dezenas de partidos – tarefa infernal e impensável nas democracias consolidadas – e agora os partidos terão ainda mais poder porque seus parlamentares têm como impor sua vontade na execução orçamentária. Cabe ao governo e aos parlamentares exercer essa nova dinâmica de "orçamento impositivo" – ao qual sou favorável, repita-se – de modo responsável e republicano.

Pois bem, uma vez que o projeto de LOA (chamado de PLOA) chega ao Congresso, é designado para ele um relator-geral, que se torna uma figura de enorme poder e importância. É ele que será responsável pela análise das emendas e, por tal motivo, passa a ser cortejado pelos demais membros do Congresso. O relator fica em uma posição de muita força, sendo fácil negociar apoio aos seus projetos e aos de seus aliados – e isso apenas para falar das negociações que se dão dentro da lei.

Desde que entrei no Congresso Nacional, eu me coloquei como um deputado ideológico. Não tenho uma área específica dentro do Estado de São Paulo que me apoie; meus eleitores formam uma massa difusa no território paulista, que compartilham da ideologia do MBL. Isso faz com que eu tenha uma postura mais ativa e beligerante dentro da Câmara dos Deputados. É evidente que devo observar o decoro das discussões e sei também que os outros deputados têm tanto direito como eu de falar e de se posicionarem; eles também foram eleitos pelo povo. Sempre ouço os deputados que me procuram, negocio (dentro da lei, obviamente) apoio aos meus projetos e relatórios. Se não fizesse isso, seria apenas uma voz estridente, que não produz nada de concreto. Atividade legislativa é trabalho em grupo; não adianta querer ser o dono da bola.

A despeito de tentar agir racionalmente, sou, como disse, um deputado ideológico. Não negocio vários pontos de princípios (privatizações, enxugamento do Estado, fim de privilégios...) e, obviamente, não faço nenhuma negociação ilícita.

O fato de defender princípios rígidos me coloca em uma posição muito desfavorável para negociar emendas ao orçamento. Por exemplo, um deputado federal que é eleito para defender uma área específica do estado de São Paulo (digamos que a quase totalidade dos seus votos venha de uma área) aceitará apoiar emendas ao orçamento das quais ele discorde (por exemplo, uma emenda que dê um grande aumento de salário a servidores que já ganham bem) em troca de uma emenda que destine recursos à área geográfica em que estão seus eleitores; para ele, o mais importante é que os seus eleitores – concentrados numa área específica do Estado – saiam ganhando. Não sou assim; como tenho votos ideológicos, não posso comprometer princípios.

Antes de continuarmos, preciso fazer um esclarecimento. Avisei, caro leitor, que a matéria era complexa; às vezes desnecessariamente complexa. Temos de entender direito o que são as tais das "emendas" às quais me referi no parágrafo anterior. Quando o Congresso Nacional recebe o projeto orçamentário, ele pode modificá-lo de muitas formas. Os parlamentares podem propor emendas, assim como as bancadas de cada Estado e as comissões. Cada uma das formas de emenda citadas ganha um código dos órgãos de planejamento do governo; esse código é muito usado no trâmite e na negociação do processo orçamentário e é importante que o captador de recursos o conheça.

As emendas individuais dos parlamentares são chamadas de "RP6", as de bancada são as "RP7" e as da comissão, as "RP8".

Feito esse adendo, voltemos ao tema da negociação que os parlamentares fazem. Não estou necessariamente criticando quem se elege defendendo uma área geográfica específica. Os eleitores votaram naquele deputado para que ele trouxesse mais recursos à região e ele luta por isso. É lícito. Só estou dizendo que não sou assim; defendo pautas ideológicas claras e não posso traí-las. É claro que eu gostaria de aprovar, por exemplo, uma emenda orçamentária que permita grandes obras na região de Campinas, mas se o preço político disso for aprovar outra emenda orçamentária que dê um enorme aumento salarial a advogados públicos (que já ganham muito bem), não topo. Simples assim.

A SEGUNDA PARTE – A EXECUÇÃO ORÇAMENTÁRIA

O orçamento é então finalmente aprovado – e sempre há vencedores e perdedores. O que ocorre então? Basicamente, o governo tem de executá-lo. Como dito anteriormente, o fato de haver uma previsão orçamentária não significa que ela será executada. Os recursos previstos precisam efetivamente entrar e, depois, precisam ser usados pelas pastas (isso não é tão fácil como parece porque a Lei de Responsabilidade Fiscal tem várias travas – necessárias – ao gasto público).

É preciso, então, fazer a fiscalização da execução orçamentária. Basicamente, isso é feito acompanhando-se os créditos orçamentários executados ao longo do ano. O crédito orçamentário é a autorização de gasto. Se, por exemplo, o Ministério da Saúde tem um crédito de R$ 20 milhões para reformar determinado hospital, o dinheiro pode ser liberado para tal finalidade – desde que haja dinheiro em caixa – de forma regular. Liberar dinheiro sem crédito é ato ilícito e tem consequências graves.

O ideal seria que todo gasto que o governo tenha ao longo do ano fosse previsto no orçamento. Isso nem sempre ocorre, entretanto, porque o orçamento não é capaz de prever fatos específicos que ocorrem no ano de execução do orçamento. Para dar um exemplo mais radical, o Congresso Nacional que, em 2019, aprovou a PLOA 2020, não pôde prever que a pandemia do coronavírus impactaria gravemente as contas públicas e as prioridades orçamentárias.

Como afirmei no começo, os créditos se dividem em ordinário (para as despesas que constam da LOA) e adicional (para despesas que não estavam previstas na LOA), sendo que há três tipos de créditos adicionais: o suplementar, o especial e o extraordinário. O suplementar é o crédito adicional para despesas previstas na lei orçamentária, mas que requer mais dinheiro. O especial é aberto para uma despesa não prevista no orçamento, uma despesa nova, em algo que, originalmente, o Congresso Nacional havia decidido não contemplar no orçamento. Por fim, o crédito extraordinário é feito para despesas emergenciais, como guerras e calamidades. O uso indiscriminado de créditos adicionais acabaria por tornar o orçamento irrelevante (afinal, bastaria que o governo o usasse para driblar todo o orçamento aprovado pelo Congresso). Para evitar isso, a Constituição e a Lei de Responsabilidade Fiscal determinam algumas balizas na sua utilização.

A fiscalização da execução orçamentária também não é simples. Em tese, todos os dados são públicos e estão disponíveis na internet; quando não há publicidade, qualquer pessoa pode pedir acesso com base na Lei de Acesso à Informação. O problema é que a interpretação dos dados não é tarefa fácil e, pior, é preciso entender se há interesses especiais (e escusos) por trás deles.

Vou dar um exemplo. Quando fui presidente da Comissão de Educação, recebemos relatos dos órgãos de controle de que o Fundo Nacional de Desenvolvimento da Educação (FNDE) estava com sérios problemas de corrupção. O FNDE é um fundo custeado pela União que visa distribuir recursos à educação básica nos Estados. Ocorre que o FNDE estava liberando verbas para a construção de escolas em pequenos municípios que já tinham escolas; esses municípios tinham é de reformar as escolas existentes, mas interessava mais aos prefeitos fazer obras espalhafatosas. Um levantamento provou que os prefeitos eram aliados do presidente da República e de seus ministros.

No caso citado, o que ficou claro é que a liberação dos créditos orçamentários mostrava uma grave irregularidade. À primeira vista – para um observador não tão experiente, a liberação de crédito para a construção de escola é boa. Uma análise minuciosa, porém, mostrou que havia algo muito errado nisso tudo. Felizmente, técnicos do TCU e da CGU conseguiram alertar o Congresso Nacional e o Ministério Público, mas houve desperdício de dinheiro público.

O ORÇAMENTO DA SEGURIDADE SOCIAL

Um ponto que deve ser destacado é que o orçamento da Saúde não está compreendido no orçamento comum. A Constituição Federal de 1988 deu um lugar especial à chamada "seguridade social". Essa seguridade é uma espécie de rede de apoio social, que impede que um cidadão se veja reduzido à miséria.

A ideia de seguridade surge na Europa entre o fim do século XIX e o começo do XX e ganha força após as guerras. Os governantes perceberam que um povo empobrecido e miserável está mais disposto a dar ouvidos a políticos intolerantes e extremistas porque eles prometem soluções mágicas. Um governo intolerante e extremista tem muito mais chance de promover um conflito armado, com resultados catastróficos.

No Brasil, a seguridade é formada por três áreas: Saúde, Previdência e Assistência. Da Saúde, servem-se os que estão doentes, mas a Saúde também é preventiva (o melhor exemplo são campanhas de vacinação). A Previdência funciona com uma lógica securitária, em que os segurados têm direito a benefícios (mas a maioria das pessoas é segurada obrigatória). Da Assistência, servem-se os pobres e, ao contrário da Previdência, ela não requer contribuição.

Sob as ordens constitucionais anteriores, governantes usaram o dinheiro da seguridade para fins eleitoreiros. É tentador usar o dinheiro da Previdência para construir uma ponte, por exemplo, porque se sabe que aquele dinheiro não fará falta no curto prazo, mas no médio prazo tal opção se mostra catastrófica. Para evitar o mau uso, a Constituição determinou que a seguridade terá um orçamento próprio, além de um financiamento próprio.

O que percebi nessa minha primeira legislatura é que o fato de a seguridade ter um orçamento próprio é um pouco superestimado pela doutrina jurídica. É claro que é bom haver um orçamento separado, o problema é que os vícios orçamentários continuam presentes. O maior dos vícios não está na arrecadação, mas no gasto. Não adianta ter um orçamento bilionário para a Saúde se a maior parte da verba é consumida com burocratas e outros gastos intermediários; a prestação do serviço de Saúde propriamente dita poderá continuar deficiente.

MINHAS EMENDAS INDIVIDUAIS

Até aqui, tentei descrever um pouco do nosso complexo processo orçamentário e da minha experiência com ele. Como disse, é assustador chegar ao Congresso Nacional ansioso por entregar aos eleitores tudo o que foi prometido e deparar-se com esse emaranhado normativo e com essa burocracia titânica. Saber que, após lutar tanto para aprovar um orçamento, o gasto pode simplesmente ser ignorado e nunca chegar à ponta, bem como ser "sequestrado" por algum setor burocrático, é revoltante.

Não há o que fazer, porém. A única alternativa seria ignorar completamente o processo orçamentário e votar seguindo as posições da liderança ou – o que seria pior – me abster de votar em matéria orçamentária e de fazer indicação de emenda e acompanhamento para sua liberação. Basicamente, eu poderia passar o mandato propondo bons projetos de lei e discutindo os rumos políticos do país, enquanto admitiria ser impossível que um único deputado faça diferença em matéria orçamentária.

Não seria uma boa solução, no entanto. Fazer isso significaria exercer um mandato pela metade, manietado. Em um país onde a carga tributária é enorme e regressiva (ou seja, em que o peso dos impostos recai mais sobre os pobres do que sobre os ricos) e em que todos detestam a opressiva máquina estatal, ausentar-me das discussões orçamentárias seria uma péssima solução.

Discuti ativamente o orçamento durante toda a legislatura, mas também me coloquei à disposição de várias entidades de Saúde para tentar liberar alguma emenda orçamentária que fizesse diferença – na ponta, não para o burocrata de plantão que fica confortavelmente sentado no prédio do Ministério da Saúde, em Brasília.

Uma das emendas que aprovei, de cerca de R$ 2.250.000,00, foi para um programa chamado "Criança Feliz", no estado de São Paulo. Não é nem sequer um programa do Ministério da Saúde, mas do Ministério da Cidadania. Basicamente, o programa envia agentes comunitários a comunidades pobres, para que se certifiquem de que a criança está sendo bem cuidada – se está alimentada, matriculada em unidade de ensino, vacinada, etc. – e para orientarem a família a como fazer tudo isso.

Parece simples e é. Um agente comunitário – chamado de "visitador" pelo programa – pode, indo à casa das pessoas, perceber que uma criança não foi vacinada e orientar os pais a levá-la ao posto de saúde. Uma pequena ação como essa pode salvar a vida da criança. Outro agente pode perceber que, naquela estrutura familiar, um pai alcoólatra coloca em risco a integridade da esposa e dos filhos, e, então, encaminhá-lo para um tratamento, o que pode salvar toda a família de um drama.

Notem a simplicidade do programa que descrevi. A construção de um hospital público, que levará anos para ser licitada, envolverá diversos exercícios orçamentários, apresentará problemas de empenho de recursos, será embargada pelo Tribunal de Contas devido ao superfaturamento na licitação, despertar o interesse político para identificar quem é o "pai" da obra, etc., é simples e efetiva. É óbvio que hospitais são importantes e, se o processo de os construir é tão dramático, como acabei de descrever e, acreditem, é muito pior do que descrevi, cabe ao Congresso Nacional alterar as leis e à sociedade, como um todo, mudar a cultura de corrupção que embasa nossas obras públicas. No entanto, eu, como um único deputado, tenho de me concentrar no que posso fazer com meu mandato de forma eficiente.

Outro ponto interessante: a minha emenda foi de menos de R$ 2,5 milhões. É muito dinheiro? Para o orçamento federal – de pequeninos R$ 4,7 trilhões (sim, trilhões) – não é nada. É ínfimo, insignificante. No entanto, para um programa tão barato como o Criança Feliz (que só requer enviar agentes comunitários à casa das pessoas, nada mais), faz uma diferença grande. Essa é a beleza do programa: ele é simples, é barato, é eficaz e chega rapidamente "à ponta", ou seja, às crianças pobres. Não há uma enorme rede de burocratas.

Não é necessário ser um deputado extremamente influente, com grande trânsito entre várias bancadas e entre o Poder Executivo, para fazer diferença. Se trabalhar duro em pequenas causas, já é possível fazer uma boa diferença na vida das pessoas.

Nem todas as minhas emendas, no entanto, foram em valor tão diminuto. Também em 2020, aprovei cerca de R$ 12 milhões para uso em incremento temporário ao custeio de assistência hospitalar e ambulatorial, sempre no estado de São Paulo. Basicamente, é dar dinheiro para hospitais conve-

niados ao SUS poderem fechar as contas do mês e fazer reformas.

Por que hospitais têm tanta dificuldade orçamentária? O povo brasileiro é majoritariamente pobre e não tem cobertura securitária (não tem plano de saúde); ademais, um seríssimo desequilíbrio na lei dos planos de saúde fez com que os planos de saúde individuais praticamente sumissem do mercado. Hoje, para ter um bom plano de saúde, é necessário fazer a contratação na modalidade empresarial, sendo que algumas pessoas até abrem uma empresa só para contratar um plano de saúde para sua família – o que é um completo absurdo. Enfim, enquanto uma reforma ampla da lei dos planos de saúde não vem, o brasileiro fica desassistido.

Os hospitais, muitas vezes, são privados, mas são remunerados pelo SUS pelo atendimento que prestam à população. O modelo em si é inteligente, mas o governo passa anos sem reajustar ou reajustando em valores aquém da inflação os preços dos serviços. É a famosa "tabela SUS" de que todos falam. O resultado, claro, é uma enorme precariedade financeira dos hospitais.

Quem mais atende no SUS, hoje, são as Santas Casas, hospitais filantrópicos ligados à Igreja Católica. Apesar de importantíssimas, elas estão quebradas, com um déficit anual superior a R$ 10 bilhões. A Santa Casa de Mogi Mirim anunciou, recentemente, que não tem mais como manter o seu pronto-socorro funcionando. A Santa Casa de São Paulo teve de vender ativos para grandes grupos hospitalares para continuar funcionando. É uma tragédia.

Conseguir R$ 12 milhões pode parecer apenas "enxugar gelo" em um ambiente financeiro tão ruim. É claro que precisamos repensar toda a estrutura e o financiamento do SUS, bem como a questão dos planos de saúde, mas o fato é que emendas como essa, somadas às emendas de outros parlamentares, podem impedir o fechamento de um pronto-socorro em determinado ano. Não é uma mudança estrutural, mas funciona.

Em 2021, consegui mais R$ 9,6 milhões para a Saúde no estado de São Paulo, divididos entre reforço para ação de combate à Covid-19, incremento temporário ao custeio de hospitais e estruturação de unidades de atenção especializada em Saúde. Esta última emenda, referente às unidades especializadas, foi de meros R$ 300.000,00, mas é a emenda de 2021 da qual mais me orgulho. Ao contrário do reforço orçamentário para hospitais e prontos-socorros (importante, evidentemente), dar dinheiro público às unidades de atenção especializadas não significa "enxugar gelo". Essas unidades especializadas fazem um trabalho bastante específico, cuidando de casos complexos.

Todas as emendas citadas foram executadas na sua quase totalidade. O mesmo não ocorre, infelizmente, com todas as emendas. Entendo que a pandemia nos colocou em situação de grave crise orçamentária – e, claro, o Estado brasileiro já vinha caminhando com vários problemas orçamentários estruturais, fruto do seu próprio gigantismo, da resistência em fazer reformas administrativas, previdenciárias e tributárias, além da incapacidade de estruturar a própria economia nacional. No entanto, todas as minhas emendas foram para áreas consideradas prioritárias, como Saúde, Educação e Segurança. Felizmente, as emendas da Saúde puderam ser liberadas e o dinheiro chegou à ponta.

Dinheiro destinado à Saúde e à assistência parece ter mais facilidade em ser liberado do que dinheiro destinado às demais áreas.

O PAPEL DO CAPTADOR DE RECURSOS

Contei muito da experiência que tive como deputado. É chegado o momento, porém, de contar da experiência que tive quando lidei com os captadores de recurso, isto é, com as pessoas que fazem o périplo pelo Congresso Nacional defendendo os interesses das instituições filantrópicas que precisam de recursos orçamentários para operar.

Primeiramente: captadores de recurso são profissionais admiráveis. Sem eles, boa parte do terceiro setor deixaria de funcionar, deixando a sociedade completamente desamparada. Ademais, os captadores são, em sua imensa maioria, extremamente preparados e sabem manejar muito bem os dados técnicos.

É preciso dizer o que acabei de mencionar porque ainda há, entre alguns setores da imprensa, certa má vontade em relação aos captadores de recursos.

Muitas vezes, eles são classificados como "lobistas" e defensores de interesses privados perante o Congresso Nacional. Quem trabalha com orçamento, no entanto, sabe que isso esta longe da realidade. Como afirmei, sem a captação de recursos, o terceiro setor para, gerando prejuízos graves à sociedade.

Se parte da imprensa tem má vontade em relação aos captadores, sou enfático em dizer que eu não tenho. Não consigo, é claro, atendê-los todos, mas sempre procuro dar atenção e tempo.

O que se espera, porém, de um captador de recursos? Antes de mais nada, ele tem de ser um técnico competente, ou seja, tem de dominar os números. Dominá-los, claro, é diferente de espremê-los até que digam o que o captador quer ouvir. Explico: se um captador pede liberação de recursos para um hospital privado filantrópico, espera-se que ele saiba quantos atendimentos são feitos, o impacto, o porquê do sistema público não suprir a região com os atendimentos necessários, quais as outras formas de financiamento, qual é a finalidade da verba pedida (ou seja, para que ela será usada), etc.

Ter todos esses números organizados e de forma gráfica é um pressuposto do captador de recursos. O que não deve ser feito, porém, é o que chamei de "espremer números". É comum ouvirmos argumentos do tipo "a cada R$ 1,00 investido em tal ou qual coisa, geram-se R$ 5,00". Trata-se de um argumento economicamente fraco. Por exemplo, se investir R$ 1,00 em cultura gera empregos que devolvem R$ 2,00 em tributos, temos de entender qual é o limite desse "investimento", ou seja, a partir de qual ponto o retorno passa a decrescer até se tornar negativo. Se não houvesse tal limite, bastaria que gastássemos todo o PIB nacional em cultura e nós nos tornaríamos ricos da noite para o dia.

O exemplo pode parecer caricato, mas não é. Tornou-se comum ver captadores de recursos afirmando que o "investimento" (e sejamos francos, o termo correto é "gasto") rapidamente retorna ao Estado, por meio de impostos gerados pela atividade econômica ou por meio de economia com outros gastos. Na área da Saúde, diz-se, hipoteticamente "cada exame realizado precocemente previne uma cirurgia muito mais cara lá na frente". Sem dúvida, a prevenção é a melhor política de saúde, mas do jeito que os números são apresentados, dá-se a impressão de que um gasto deixa de ser um gasto só porque ele tem potencial para economizar verba no futuro, em outra ponta. Ocorre que a contabilidade social não funciona assim, pura e simplesmente. Quando destinamos uma emenda, estamos fazendo um gasto e temos de justificá-lo, em especial perante os eleitores, que têm todo o direito de fiscalizar a atividade parlamentar.

Apresentar os números de maneira franca, sem querer dar a impressão de que há um gasto que se paga automaticamente, permite mensurarmos melhor o impacto da emenda. E é justamente o impacto da emenda – a sua capacidade de chegar "na ponta" e beneficiar o maior número de pessoas – que a torna atrativa politicamente. O dinheiro público é, afinal, bastante escasso e convém que não esqueçamos isso.

CONSIDERAÇÕES FINAIS

Nestas breves linhas, tentei dar ao leitor um panorama geral da tarefa orçamentária, tanto para o político como para o captador de recursos. Sei bem que a tarefa do captador de recursos é das mais difíceis, mas, como afirmei várias vezes, é bastante nobre.

Definitivamente, lidar com o orçamento não é tarefa simples. Creio ser o campo da atividade par-

lamentar que exige o maior cuidado possível para não ultrapassar nenhuma linha ética. Instrumentos úteis e legítimos, como emendas impositivas, podem facilmente ser desvirtuados e tornar-se uma moeda de troca com o governo, pervertendo todo o processo orçamentário. Prioridades de gasto podem ser relegadas em prol de critérios políticos, visando à eleição de quem quer que seja. O relacionamento com captadores de recurso pode ser desvirtuado em busca de vantagens ilícitas.

Tais práticas são, infelizmente, corriqueiras. Temos de continuar lutando para aperfeiçoar os mecanismos de controle e transparência. O público deve saber quais foram os captadores de recursos que falaram com quais políticos e quais foram as suas demandas. Quanto mais transparência, mais fiscalização popular e menos corrupção.

Mesmo com todos os dilemas que abordei, não tenho dúvidas de que o processo orçamentário é essencial para a consolidação da democracia. Fazer o orçamento é escolher prioridades. O tempo em que o orçamento já chegava pronto ao Congresso Nacional, que apenas o carimbava, de há muito passou e espero que não mais volte. Vivemos um tempo em que há uma construção mais democrática do orçamento. O desafio agora é aliar essa conquista à transparência e à responsabilidade fiscal.

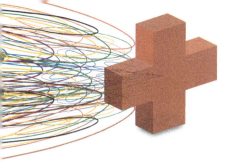

Capítulo **26**

A captação de recursos como estratégia para evolução e sustentabilidade das instituições filantrópicas

Mário César Homsi Bernardes

INTRODUÇÃO

Movido pelo entusiasmo de servir à Confederação das Santas Casas de Misericórdia, Hospitais e Entidades Filantrópicas – CMB, celebramos esta experiência para nos desafiarmos e nos provocarmos sobre aspectos deste tema que se tornam ainda mais relevantes quando propomos tratar não apenas com gestores, mas com verdadeiros agentes de transformação, pessoas que se permitem ouvir aos chamados da evolução e da inovação para um novo olhar sobre o que pensamos.

Os conceitos, a importância, os departamentos, as estruturas organizacionais, o planejamento, o mapeamento das necessidades, a avaliação e a apresentação dos resultados, a prestação de contas e a valorização do relacionamento com os doadores foram cuidados e tratados com maestria nos outros capítulos deste manual.

Para não correr o risco de repetir sobre estes conteúdos, nossa proposta é dialogar sobre a força da maior rede de hospitais do Brasil e o quanto ainda nos desafia integrar estes hospitais num único propósito e objetivo, para construir a eficiência do sistema de saúde, para aumentar receitas ou reduzir custos operacionais e para captar recursos, sempre na busca da tão necessária sustentabilidade econômica e financeira destas instituições.

Queremos refletir sobre o que as transformações do sistema estão nos pedindo em relação ao conceito de assistir e do cuidar. Com certeza, enquanto focamos em entender mais da doença, hoje, ao nosso redor, temos, por exemplo, colaboradores que não se alimentam adequadamente, a si ou a seus familiares. Muitos dos nossos pacientes não são nutridos e não praticam os cuidados necessários e indicados no pós-alta hospitalar. Os idosos no ambiente hospitalar talvez não estejam todos verdadeiramente doentes, mas tão somente carentes da atenção que lhes garanta o mínimo das necessidades físicas, psicológicas, emocionais, sociais ou espirituais.

É preciso ampliar o conceito do cuidar, estamos no momento de evoluir e de fortalecer a imagem das nossas organizações junto à comunidade, valorizando e implementando alternativas assistenciais articuladas e voltadas à saúde das pessoas, não necessariamente e apenas às doenças das pessoas. Este caminho pode nos abrir portas e oportunidades para uma captação de recursos ainda mais efetiva, engajando e atraindo aqueles que sempre desejaram apoiar e não encontraram projetos que lhes entusiasmaram ao gesto de doar.

A MAIOR REDE DE HOSPITAIS DO BRASIL

Representação máxima das Santas Casas e Hospitais Filantrópicos no Brasil, a CMB consolida a sua força por meio de 19 Federações Estaduais e de 1.800 hospitais que compõem esta que é a maior rede hospitalar do Brasil, um segmento que nos apresenta números significativos que o torna indispensável para a saúde e para o Brasil.

Importante destacar que estas 1.800 instituições representam 24% do número total de hospitais existentes no Brasil, mas oferecem 36% dos leitos, ou seja, 4% a menos do que oferecem de leitos os hospitais da administração pública e produzem uma média de 43% dos procedimentos hospitalares através do SUS.

O segmento filantrópico de saúde integra os únicos hospitais disponíveis em quase 1.000 municípios brasileiros, garantindo acesso, cuidado e assistência em saúde a toda a população. E ainda sobre os atendimentos realizados por esta rede que representa 24% do total de hospitais brasileiros, se considerada apenas a atenção especializada em alta complexidade hospitalar, esta produção é de 70% do volume assistencial em atenção à população, por intermédio do sistema único de saúde, o SUS.

Nestas estruturas são gerados mais de 1 milhão de empregos, de forma que dependem economicamente do setor filantrópico de saúde mais de 3 milhões de pessoas, vinculadas direta ou indiretamente na prestação de serviços que oferecem, e ainda, muitas destas instituições se caracterizam como centros de excelência em ensino e pesquisa e na formação de médicos, enfermeiros e demais profissionais da área de saúde.

Diante dos números destacados podemos afirmar o quanto se torna difícil pensar a saúde em nosso país sem considerar e reconhecer a importância dos hospitais filantrópicos, um cenário que nos permite a reflexão de que nenhuma proposta de melhoria do sistema de saúde nacional vai requerer um investimento menor ao que precisamos e necessitamos para construirmos a sustentabilidade das Santas Casas e Hospitais Filantrópicos.

Importante o destaque neste sentido, haja vista ambas as circunstâncias principais que há anos desafiam estas instituições, nossos governantes e o próprio sistema de saúde, quais sejam, o subfinanciamento e, consequentemente, o endividamento destas instituições que protagonizam o SUS no país.

Sobre o subfinanciamento do sistema, importante destacar que de 2015 a 2022, 315 unidades filantrópicas fecharam as portas ou deixaram de atender o SUS por conta das dificuldades financeiras, de forma que este movimento, se nada for feito, tende a se agravar ainda mais, pois a crescente relação deficitária dos hospitais com o SUS, há mais de duas décadas, tem acentuado a circunstância do endividamento.

E sobre o endividamento, informações do Fundo Nacional de Saúde, do Ministério da Saúde, indicam que no início de 2022, um número próximo

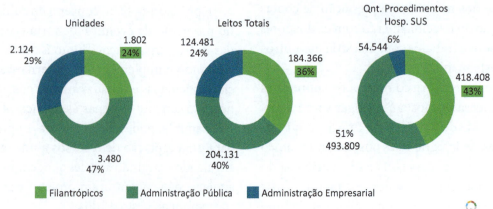

Figura 26.1. Fonte: DATASUS, setembro de 2022

de 800 instituições filantrópicas havia contratado operações de créditos com a garantia dos recebíveis do SUS. Estas operações somavam R$ 10 bilhões em empréstimos, o que implicava em uma parcela mensal de R$ 115 milhões. Se somarmos outras operações, o passivo com fornecedores, estimamos, no total, um endividamento do setor na ordem de R$ 20 bilhões.

E ainda neste contexto, é preciso destacar as dificuldades de manutenção das estruturas físicas e de investimentos em inovações tecnológicas, a significativa alta nos preços de aquisição de materiais e medicamentos, agravada ainda mais em face da pandemia da Covid-19 e a necessidade de se valorizar e manter uma equipe cada vez mais especializada de profissionais que se dedicam a esta missão de cuidar das pessoas.

Por todo este cenário é que destacamos a importância da atividade de captação de recursos como ação estratégica para a sustentabilidade destes hospitais e até mesmo para os investimentos necessários à manutenção das estruturas físicas, para a ampliação de serviços, para a aquisição de equipamentos médico-hospitalares e, em especial, para a incorporação de novas tecnologias, em favor da qualidade da assistência.

CONJECTURAS SOBRE O ORÇAMENTO E AS DESPESAS COM SAÚDE

E para reforçar o quanto precisamos considerar e trabalhar a estratégia de captação de recursos nas instituições, torna-se importante compartilhar algumas análises que se faz sobre a evolução do orçamento e dos gastos do setor saúde em nosso país, pois, em especial, o orçamento poderia ser o remédio para este diagnóstico de subfinanciamento e de endividamento dos hospitais, se os prognósticos não fossem tão negativos como se apresentam, pois a cada ano o setor saúde vem acumulando perdas históricas e que comprometem totalmente a sua evolução.

A Emenda Constitucional 95 congelou as aplicações mínimas da União em saúde (teto de gastos) e tornou praticamente impossível ampliar o aporte de recursos para o SUS, ainda que vi-

vêssemos um ambiente favorável de crescimento econômico.

Novamente, se nada for feito, projeções indicam que nos próximos 20 anos, contados a partir de 2017, as perdas do setor se acumularão em um montante de R$ 420 bilhões. Aliás, estes impactos para o financiamento do SUS, revelam perdas que já podem ser medidas em R$ 22,5 bilhões entre 2018 e 2020, R$ 13,6 bilhões somente em 2019, se comparados o potencial de desfinanciamento do SUS pela Emenda Constitucional 95 com as normas de vinculação da aplicação mínima federal trazidas pelas Emendas Constitucionais 29 e 86.

Para a rede filantrópica de saúde, a situação é ainda mais desalentadora. Ao longo dos últimos anos, pouco se alocou de novos recursos para atender uma demanda crescente do setor.

Sobre as despesas com saúde no Brasil, o IBGE nos traz cenários também preocupantes, senão vejamos:

Em 2019, as despesas com saúde em nosso país totalizaram o equivalente a 9,6% do PIB (soma dos bens e serviços produzidos pelo país no ano). Do ponto de vista de quem paga, a maior parcela é de gastos privados, como os das famílias brasileiras, que crescem consideravelmente.

Por outro lado, os gastos do Governo com a saúde correspondem a 3,8% do PIB e permanece estável para decrescer em relação ao que se gastou em 2017 e 2018, de forma que os gastos totais com saúde no Brasil se assemelham à média dos países da Organização para a Cooperação e Desenvolvimento Econômico – OCDE, mas os gastos públicos acabam se saindo de forma muito negativa em relação a esses países, ultrapassando apenas o México, como mostra o **Gráfico 26.1**.

Por tudo isto é que a CMB se desafia e vem refletindo muito em torno de alternativas que permitam aos hospitais filantrópicos construírem caminhos de evolução e de melhorias nos resultados econômicos, financeiros, assistenciais e sociais, em possíveis trilhas que os tornem cada vez mais independentes e fortalecidos pelas suas capacidades de inovarem e de se apresentarem como agentes de transformação.

244 Capítulo 26 ■ A captação de recursos como estratégia para evolução e sustentabilidade das instituições filantrópicas

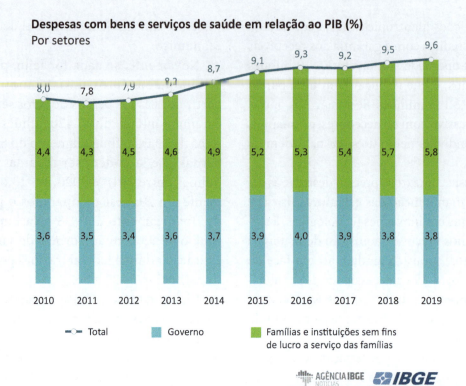

Figura 26.2. Despesas com bens e serviços em relação ao PIB (%). Fonte: Conta-Satélite de Saúde – 2019.

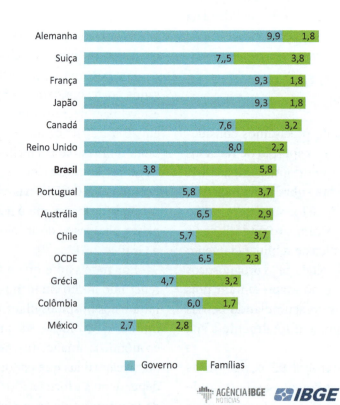

Gráfico 26.1. Fonte: Conta-Satélite de Saúde – 2019.

A CAPTAÇÃO DE RECURSOS PELA FORÇA DAS INSTITUIÇÕES JUNTAS

Em 2020, no ápice da pandemia da Covid-19, uma iniciativa do Banco Nacional do Desenvolvimento Econômico e Social – BNDES, em parceria com a CMB e outras organizações, como Sitawi Finanças do Bem e Bionexo, lançou o *"Matchfunding Salvando Vidas"*, uma campanha de apoio financeiro para proteger quem estava na linha de frente dos hospitais públicos e filantrópicos que atendem o SUS no Brasil, com o objetivo de unir esforços, recursos e inteligência para apoiar as unidades de saúde do país na sua missão de salvar vidas.

O BNDES foi o instituidor do fundo de R$ 100 milhões criado para dobrar a arrecadação da campanha, garantindo às empresas doadoras e apoiadoras, o *compliance*, a transparência e o cumprimento das exigências dos órgãos de controle.

A CMB apontou as demandas mais urgentes dos hospitais, como bens e serviços mais críticos à prevenção e combate à Covid-19, direcionando o melhor uso do recurso captado e indicando os hospitais filantrópicos a serem beneficiados. A Sitawi Finanças do Bem, como uma organização sem fins lucrativos e voltada para mobilizar capital para impacto socioambiental positivo, fez a gestão financeira e a prestação de contas dos recursos captados e entregas realizadas.

A Bionexo, uma plataforma especializada em compras de suprimentos hospitalares, disponibilizou a sua tecnologia para avaliação e cotação de preços junto a mais de 10 mil fornecedores, auxiliando no acompanhamento das operações até a entrega final dos itens adquiridos em cada uma das instituições de saúde. E a Ernest & Young que prestando serviços de forma totalmente *pró-bono*, cuidou da revisão independente de toda a campanha.

Os recursos arrecadados foram investidos na aquisição de álcool gel, aventais, luvas, máscaras, toucas e outros equipamentos de proteção individual, bem como em cilindros de oxigênio, 20 usinas de oxigênio foram doadas, equipamentos, além da restauração de ventiladores mecânicos e a aquisição de refrigeradores para armazenamento das vacinas da Covid-19.

Foram mobilizados mais de R$ 140 milhões, 80 milhões de EPIs foram adquiridos e distribuídos para mais de 1.800 hospitais, mobilizando desde pessoas físicas até grandes empresas em todo o país, num importante exercício de pura gratidão.

Destacamos esta experiência e este projeto de sucesso, claro, num momento em que todos viviam impactados talvez pela maior emergência de saúde pública de nossas vidas, mas que, fundamentalmente, exigiu união e integração de forças, cada um na sua área de atuação, desempenhando o que sabia fazer de melhor, mas todos com um mesmo objetivo e propósito: cuidar das pessoas e das instituições que verdadeiramente enfrentaram a pandemia da Covid-19.

Com efeito. Os números do segmento de saúde filantrópico impressionam. A missão destes hospitais, como demonstrado nestes anos de pandemia, comove. E a integração destes hospitais para a construção de oportunidades ainda nos desafia.

A CMB está iniciando alguns projetos que se justificam e se viabilizam em torno da capacidade de união e integração destas instituições na consolidação da força pela coletividade, a exemplo das parcerias constituídas para reunião dos hospitais em um grande processo de negociação de compras, com a proposta de tornar a aquisição de insumos hospitalares, mais saudável, proporcionando ao hospital maior poder de negociação e eficiência na relação com os fornecedores. Da mesma forma, estamos nos organizando para formatarmos um projeto que integre os hospitais e as operadoras de saúde filantrópica para uma atuação mais efetiva na saúde suplementar.

E, especificamente, na captação de recursos, já é uma realidade em alguns Estados da nossa Federação a união de hospitais, de forma organizada e estruturada, para uma ação e movimentação junto às Bancadas dos Estados na Câmara dos Deputados, com o objetivo de garantir os recursos das emendas parlamentares de bancada, sugerindo, inclusive, critérios técnicos para a distribuição destes valores. Movimentos neste sentido podem ser multiplicados nas Assembleias Legislativas, para a captação de recursos das emendas parlamentares junto aos Deputados Estaduais.

São inúmeras as pautas que podem integrar os hospitais em grandes projetos de captação de recursos, valorizando a força e a missão do segmento filantrópico de saúde para mobilizar fontes de financiamento, grandes empresas e parcerias específicas em diversas áreas, como organizações que atuam na área de tecnologia, fornecedores, instituições financeiras, fundos de investimentos e outros.

Recursos das leis de incentivo fiscal, que oportunizam aos doadores a redução de impostos, por exemplo, ainda não são explorados pelos hospitais filantrópicos com a força que poderiam ser, e juntos e integrados podem trabalhar projetos que atraem investidores e doadores na evolução de pautas importantes para o segmento, como destacamos a título de exemplos:

a. no ambiente de tecnologia, o setor precisa evoluir na telessaúde, englobando possibilidades para capacitar, treinar e educar colaboradores, bem como em levar e garantir atendimento e acesso a consultas, exames e assistência à saúde;

b. as instituições precisam evoluir em governança ambiental, social e corporativa, iniciativas que traduzimos do inglês *Environmental, Social and Governance – ESG*, investimentos que podem gerar impactos positivos tanto na qualidade do atendimento aos pacientes, quanto nos resultados financeiros, mediante ações relacionadas à promoção da saúde, com a ampliação de serviços, ao uso de energia limpa, aos cuidados com a água e saneamento, compartilhar protocolos, conhecimentos científicos e resultados de estudos e outras práticas exitosas;

c. para a manutenção do ambiente e das estruturas hospitalares, as instituições podem reunir empresas e fundos de investimentos que permitam a geração de investimentos que trarão retornos financeiros e a ampliação de receitas, trabalhando menores custos de captação, planejamento e assertividade nos resultados a serem alcançados; e

d. os projetos que envolvem parte importante dos nossos pacientes e colaboradores, como

os grupos de pessoas que recebem a atenção governamental para projetos incentivados por benefícios fiscais, como crianças e idosos.

A CAPTAÇÃO DE RECURSOS POR UM NOVO OLHAR AO CONCEITO DE ASSISTIR E CUIDAR

Cada vez mais a demanda por serviços de saúde, a busca das pessoas pelo acesso e o cuidado, ameaçam as estruturas existentes e a capacidade de suportarem a pressão por estes atendimentos, face às necessidades de espaço, de leitos, de mão de obra qualificada e de gestão que permita um mínimo de equilíbrio econômico e financeiro em torno daqueles que de alguma forma financiam o sistema de saúde.

O sentimento é de que cada vez mais, não controlamos o déficit de acesso e o que ele causa de inflação, e ainda, que não tem mais quem consegue pagar a conta da saúde que fazemos e como fazemos. O equilíbrio entre a demanda e o que ofertamos desde já nos ameaça.

Não teremos estruturas hospitalares, capital humano, capacidade de formar profissionais para atender 8 bilhões de pessoas no mundo e, da mesma forma, o crescente número de brasileiros, que hoje já somam 214 milhões de pessoas.

Se não conseguimos subir a oferta de serviços, a estratégia provavelmente será de redução drástica da demanda, mediante ações e atividades que transcendem a doença, que nos impõem um repensar da saúde, em pilares como:

a. ensinar as pessoas a se cuidarem (autocuidado);

b. a formação médica mais humanizada (professor, educador);

c. a adoção de novas tecnologias, aplicadas tanto no cuidado, como na coleta e análise de dados;

d. medicina preventiva, constantemente ao lado do paciente, que detecta precocemente fatores de riscos;

e. e a constituição de um ambiente cada vez mais multidisciplinar, agregando novos profissionais ao ambiente da saúde, em especial, de tecnologia.

O cuidar necessariamente deverá transpor os limites do hospital e o segmento filantrópico poderá ser o ambiente ideal para estas iniciativas e transformações.

Hoje já temos hospitais que selecionam e formam seus profissionais mediante a realização de cursos e treinamentos nas favelas do Brasil. Vemos instituições mais capacitadas que compartilham experiências e melhores práticas e outras que assumem a responsabilidade de realizar trabalhos e atividades de prevenção à saúde junto à sua comunidade, às pessoas do seu bairro ou de sua cidade.

Hospitais distribuem cestas básicas, incentivam práticas esportivas, combatem a obesidade, diabetes, a hipertensão, desenvolvem ações contra o alcoolismo, o tabagismo e outras drogas. Instituições atuam na preservação da saúde mental dos seus colaboradores e pacientes, trabalham a redução do tempo das internações, desenvolvem musicoterapia, artes, cuidados paliativos, financiam casas de apoio e de repouso dos familiares dos pacientes internados, enfim, desenvolvem cuidados até então não imagináveis para um ambiente hospitalar.

Instituições constroem alternativas à assistência, na busca por soluções definitivas que afligem a vida das pessoas antes mesmo da doença. É preciso enfrentar a fome, o frio, a violência domiciliar, o abandono e maus tratos, as agressões ao meio ambiente e nestes grandes temas que ainda nos desafiam, o pouco que fazemos pode significar muito para empresas e pessoas inspiradas no desejo de contribuir e de doar. Bons projetos despertam o desejo de também protagonizar transformações, despertam no doador o desejo de fazer parte das mudanças que poderão vir, fazem a comunidade e a sociedade enxergar os seus propósitos, a sua marca, impulsionando e enriquecendo a imagem institucional.

Ampliar o conceito de assistir e de cuidar pode ser um caminho virtuoso para aquelas instituições que fazem da captação de recursos uma das estratégias para a sustentabilidade. O segmento filantrópico de saúde já traz na sua missão o ideal de servir além da doença. Na maioria das vezes as justificativas por não fazer mais se esbarram nos desafios de natureza econômica e financeira, o que acreditamos ser possível superar se, ao invés de trabalharmos captação de recursos em cada CNPJ, em cada célula individualizada, passarmos a fazê-lo através de um grande processo de integração das instituições, fortalecidas pela importância que têm e que são no sistema de saúde em nosso país.

OUTRAS AGENDAS PELA SUSTENTABILIDADE DAS INSTITUIÇÕES FILANTRÓPICAS DE SAÚDE

Como protagonistas do SUS no Brasil, as Santas Casas e Hospitais Filantrópicos, pelo que representam, pela missão que desempenham no cuidado à saúde dos brasileiros, é justo e contributivo que o segmento evolua no diálogo com as demais organizações que atuam, legislam e executam as ações e serviços de saúde através do SUS, para que participe dos processos e dos estudos que discutem, avaliam e constroem os caminhos a serem enfrentados pela preservação e sustentabilidade do sistema de saúde.

A natureza tripartite do SUS impõe aos hospitais um diálogo constante com as Secretarias de Saúde nos Estados, com os Secretários Municipais de Saúde e, às nossas instituições representativas, como a CMB e suas Federações, uma proximidade junto ao CONASS, o CONASEMS, as diretorias e coordenadorias de gestão do SUS no Ministério da Saúde, assim como das demais instâncias dos Poderes Legislativo e Executivo Nacional.

A importância das instituições nas estratégias que visam aumentar a efetividade dos serviços, garantir o acesso à saúde e potencializar o efeito das políticas públicas que serão adotadas e priorizadas pela governança do sistema precisa, ser efetivamente reconhecida.

Desde 2020, a CMB vem apresentando a diversos institutos de saúde uma proposta de modelo de rede assistencial para o setor filantrópico de saúde. Não se trata de um projeto completo e pronto para ser executado, porque o SUS envolve uma cadeia de saúde extensa, complexa e desafiadora, que precisa dialogar sobre os interesses, objetivos e como podem se integrar, mas contém diretrizes que provocam em todos os gestores e atores do SUS uma reflexão e um estímulo a um movimento efetivo de repensar o sistema, partindo da rede filantrópica de saúde.

Nestas atividades, compartilhamos o sentimento de que, reorganizados em rede, estes hospitais podem garantir mais efetividade no atendimento e, a longo prazo, aprimorar a gestão e a sustentabilidade, valorizando algumas das principais características do segmento: capilaridade, custo-benefício e regionalização.

Os pilares da proposta para a reorganização em rede dos hospitais são os seguintes:

a. organização racional, ou seja, classificar os hospitais segundo critérios geográficos e de abrangência regional, de complexidade e de porte de atendimento, de vocações, papéis e responsabilidades;

b. escalabilidade na prestação de serviços, analisando perfil assistencial, frequência de demandas e de atendimentos, epidemiologia, em respeito à lógica de quem mais faz melhor faz;

c. avaliar a atual relação entre os recursos SUS recebidos e o custo real da prestação de serviços, para garantir uma remuneração compatível com os custos dos serviços prestados;

d. e elaborar um rol de indicadores de gestão a serem utilizados para uma contínua avaliação de desempenho na prestação de serviços, de forma que estes indicadores reflitam a entrega dos hospitais.

Trata-se de um amplo projeto de revisão e de evolução do modelo SUS de rede assistencial, a ser liderado pelo Ministério da Saúde, envolvendo dedicação e tempo de todos que atuam em prol do sistema. No entanto, pensando em garantir algumas medidas de caráter emergencial e de resultados efetivos, em atenção às instituições filantrópicas do país, a CMB trabalha a proposta intermediária de reunir conhecimentos, dados e experiências na melhoria de remuneração e financiamento de serviços específicos que as Santas Casas e Hospitais Filantrópicos

mais ofertam em favor do SUS, os quais exemplificativamente elencamos a seguir:

a. as diárias de UTI;
b. os procedimentos de maternidade;
c. os atendimentos em urgência e emergência;
d. e os procedimentos da ortopedia.

A proposta é que seja trabalhado com o Ministério da Saúde em cada ano a partir de 2023, uma a uma destas especialidades, visando se equalizar custos x remuneração, para que nos próximos quatro anos, a partir de estudos orçamentários e de um cronograma pré-estabelecido de atividades, consigamos consolidar uma remuneração justa e sustentável, ainda que apenas destes principais procedimentos das especialidades que acima destacamos.

Paralelamente a todo esse movimento, a proposta ainda traz como objetivo a retomada dos estudos que permitam consolidar e viabilizar o papel e a vocação dos Hospitais de Pequeno Porte – HPPs em todo o sistema de saúde, pois eles se constituem na base da filantropia capilarizada em mais de 1.000 municípios brasileiros.

Não se viabiliza a sustentabilidade para estes hospitais, impondo-lhes contratos para a prestação de serviços que exijam uma estrutura de médicos e equipamentos que não se pagam, em função de uma baixa taxa de ocupação ou da falta de escalabilidade na prestação dos serviços ao SUS. Estas instituições podem, sim, contribuir muito para um primeiro atendimento, para cuidados paliativos à crescente população idosa, para a execução de demandas menores de saúde necessárias às diversas regiões do país, que implicam em baixo custo, em pouca estrutura de equipamentos e profissionais para serem realizadas e que garantam oportunidades de sustentabilidade econômica e financeira, resolutividade e qualidade na prestação de serviços, vocacionando estas estruturas de saúde para uma entrega efetiva em favor da sua população.

Com estas contribuições e através da representatividade da CMB em favor do segmento filantrópico no Brasil, renovamos a esperança de proporcionar a estes hospitais as condições mínimas para atuarem com sustentabilidade, para que possam continuar na missão de salvar vidas, através do SUS, um programa ao qual dedicam e dignificam como um dos maiores exemplos de democracia e justiça social, no cuidado à saúde dos brasileiros.

E assim concluímos que, seja pela força da integração das instituições que compõem a maior rede hospitalar do país, seja pela capacidade de impulsionarem projetos alternativos e que ampliam o conceito do assistir e do cuidar, é possível sim fazer das ações e atividades de captação de recursos, uma estratégia importante para a sustentabilidade econômica e financeira e para o fortalecimento e consolidação da imagem destas instituições.

Enquanto se discute o orçamento da saúde no Brasil, a garantia de acesso das pessoas aos serviços de saúde, a melhor forma de rever e promover a evolução do sistema, a incorporação e a eficácia de novas tecnologias e tantos outros desafios, nada impede estas instituições de avançarem na captação de recursos e construírem caminhos que as tornem menos dependentes das políticas muitas vezes decididas por quem não vivencia a saúde como assim o fazem as lideranças, os gestores, médicos e colaboradores destas instituições, nas rotinas e no dia a dia da atenção hospitalar.

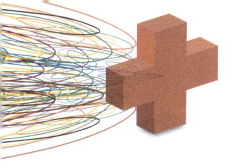

Capítulo **27**

Visão do executivo: Ministério da Saúde

Henrique Marques Vieira Pinto | Kleber Maciel Lage

INTRODUÇÃO

Quando fui convidado para escrever um capítulo do presente trabalho, revivi os momentos da minha trilha nos últimos anos, tanto no Ministério da Saúde como também no Palácio do Planalto.

Eu, Henrique Pinto, tive o privilégio de integrar as equipes técnicas dos gabinetes de quatro Ministros de Estado da Saúde: Luiz Henrique Mandetta, Nelson Teich, General Eduardo Pazuello e Marcelo Queiroga (por alguns meses). A minha atribuição, nesse período, foi a de construir um bom relacionamento com o Congresso Nacional, bem como a de identificar soluções aptas a fazer frente às inúmeras necessidades no Sistema Único de Saúde (SUS).

Posteriormente, assumi cargos na Secretaria de Governo (Segov), no Palácio do Planalto, sendo responsável, especialmente, por promover a interlocução dos autores de emendas impositivas constantes da Lei Orçamentária Anual com órgãos executores e centrais do sistema de orçamento e administração financeira do Governo Federal. Nessa oportunidade, exercemos, junto com o parceiro, revisor e coautor desse artigo, Kleber Lage, que ocupou a Diretoria de Acompanhamento do Orçamento Impositivo da Secretaria Especial de Relações Institucionais, o acompanhamento e a execução do orçamento impositivo, auxiliando parlamentares na operacionalização de suas emendas, em articulação com a SOF (Secretaria de Orçamento de Finanças) e a STN (Secretaria do Tesouro Nacional) nas demandas orçamentárias e financeiras das programações orçamentárias provenientes de emendas parlamentares.

Em razão das citadas experiências, damos enfoque, neste capítulo, ao que seria uma parcela do que se entende por *Fundraising* – a captação de recursos financeiros, materiais e recursos humanos (voluntários e profissionais) – para executar planos e ações de saúde em de Instituições de Saúde Públicas e Privadas (organizações da sociedade civil). Nesse caso, *fundraising* englobaria a forma mais abrangente de captação de recursos dentro do espectro público, dentre as possibilidades existentes.

Do ponto de vista do Executivo Federal, é possível enxergar a "romaria" dos operadores de saúde a Brasília em busca de mais recursos. Entes e entidades dos mais variados portes buscam recursos para prestar serviços e atividades voltadas ao atendimento em saúde da população e diminuir as angústias diárias trazidas por quem gere e usufrui da Saúde no país.

Há muitas narrativas do porquê de essa situação ocorrer, mas é importante lembrar primeiro a lógica do atendimento à Saúde no Brasil. Para isso, recorremos ao conceito do art. 4º da Lei n.º 8.080/1990, a Lei do SUS, que rege:

"Art. 4° O conjunto de ações e serviços de saúde, prestados por órgãos e instituições públicas federais, estaduais e municipais, da Administração direta e indireta e das fundações mantidas pelo Poder Público, constitui o Sistema Único de Saúde (SUS).

§ 1º Estão incluídas no disposto neste artigo as instituições públicas federais, estaduais e municipais de controle de qualidade, pesquisa e produção de insumos, medicamentos, inclusive de sangue e hemoderivados, e de equipamentos para saúde.

§ 2º A iniciativa privada poderá participar do Sistema Único de Saúde (SUS), em caráter complementar."

A dinâmica da estruturação do SUS encontrou respaldo no capítulo da Constituição que trata da Seguridade Social, especificamente na Seção II, art. 196 e seguintes, que garante a saúde como direito de todos e dever do Estado e acesso universal e igualitário às ações e serviços para sua promoção, proteção e recuperação.

A leitura desse trecho da Carta Magna traz inúmeras reflexões, pois, se por um lado a efetividade e a aplicabilidade desse conceito implicam grande responsabilidade do gestor público; por outro, é mister compreender os grandes desafios de se delimitar quais os reais alcances das ações do Estado quando se trata de recursos financeiros, equipamentos e tratamentos disponíveis. Isso sem ignorar outro grande obstáculo da atividade gerencial, que é a judicialização de demandas na Saúde.

Em outras palavras, temos uma tríade formada pelo direito de toda a sociedade do acesso à saúde indo de encontro à capacidade de atendimento do Estado com recursos que são, por óbvio, finitos; e uma atenta atividade perante o Judiciário para identificar o que é essencial e, sendo assim, equacionar soluções.

UMA BREVE REMISSÃO AO PACTO FEDERATIVO

Quem convive com as discussões no Congresso Nacional nos últimos anos provavelmente já se deparou com o termo "pacto federativo". Esse termo é advindo das relações internas da nossa Federação, que, por sua vez, é como o Estado Brasileiro está organizado, sendo composto por entidades territoriais, com autonomia relativa e governo próprio para assuntos locais, unidas numa parceria que visa ao bem comum (fonte: Agência Senado).

A discussão em torno desse tema tem como foco principal o desequilíbrio gerado pela arrecadação de impostos e as obrigações impostas aos entes federados. Fato é que enquanto esse equilíbrio não é alcançado por uma norma jurídica ou uma grande reforma, as obrigações no âmbito da Saúde são compartilhadas entre União, estados e municípios, mas talvez não de uma forma justa, cabendo à União grande fatia da arrecadação e também uma boa parcela de responsabilidade na hora de fazer frente às demandas sociais por Saúde.

ALOCAÇÃO DOS RECURSOS

Com a arrecadação, em tese, privilegiando a União, natural seria imaginar que um grande alvo para a captação de recursos na área da Saúde seria o Executivo Federal, mais especificamente, nesse caso, o Ministério da Saúde.

Mas, ao nos depararmos com o cenário posto, algumas questões são observadas. A primeira nos remete a identificar como são determinados o destino dos recursos no processo orçamentário e a lógica de elaboração do orçamento público. Em um trecho do trabalho de James Giacomini (*Orçamento Público*), o referido autor cita um pensamento de Aaron Wildvasky segundo o qual "as decisões tomadas há bastante tempo incluíram programas que tendem a se perpetuar. A cada novo exercício, além de não cederem lugar a outros, esses programas acabam levando vantagem na luta por eventuais recursos novos em processo de apropriação".

Isso denota pouca flexibilidade na elaboração de cada orçamento, o que, aliada à segunda razão determinante dessa realidade – a regra contida na EC n.º 95, de 2016 ("teto dos gastos"), que estabeleceu o Novo Regime Fiscal e fixou limites individualizados aplicáveis à despesa primária do Poder Executivo, de cada órgão dos demais Poderes, do Ministério Público da União (MPU), do Conselho Nacional do

Ministério Público (CNMP) e da Defensoria Pública da União (DPU) – evidencia uma compressão das decisões discricionárias do gestor público.

Ou seja, as oportunidades de captação na margem de liberdade do Gestor Público Federal vêm diminuindo pela pouca flexibilidade do orçamento e também pela diminuição do montante discricionário disponível no Executivo Federal em razão da regra do teto de gastos.

AÇÕES E SERVIÇOS PÚBLICOS DE SAÚDE (ASPS) – CUMPRIMENTO DO PISO CONSTITUCIONAL PARA APLICAÇÃO DE RECURSOS MÍNIMOS

Na esteira do cenário descrito, pertinente citar o piso constitucional para a Saúde, definido tanto pela regra a ser aplicada aos entes federados, bem como para o montante a ser destinado em emendas individuais.

A LC no 141/2012 procurou definir as Ações e Serviços Públicos de Saúde – ASPS fixando regras e diretrizes para identificar as despesas e recursos a serem aplicados no âmbito do Piso Constitucional.

Com o advento da Emenda Constitucional n.º 126, de 21 de dezembro de 2022, o limite da receita corrente líquida dos exercícios anteriores aos de encaminhamento dos projetos de leis orçamentárias anuais para efeito da destinação de recursos por emendas parlamentares individuais alcançou 2% (dois por cento) da Receita Corrente Líquida (RCL). Por consequência, houve elevação na destinação de recursos obrigatórios de 50% (cinquenta por cento) do montante para as ações e serviços públicos de saúde (ASPS) e que se somaram ao aumento da aplicação mínima em saúde devido à retomada do cálculo como percentual da RCL de 15% (quinze por cento) e revogação do art. 110 do ADCT prevista no art. 9º da EC 126/2022.

Diante disso, fica claro que as indicações parlamentares aumentaram consideravelmente o poder do Congresso Nacional na destinação de recursos públicos, mas também se elevou o montante a cargo da execução por parte do Poder Executivo. E ambos voltados ao atendimento constitucional do piso para a Saúde, regulamentado pela Lei Complementar n.º 141, de 2012 (LC 141/2012).

É o que observamos na **Figura 27.1.** e nas **Tabelas 27.1. e 27.2.**

[Nota Técnica Conjunta n.º 4, de 2024 – CONORF/SF – CONOF/CD – Subsídios à Apreciação do Projeto de Lei (PLOA) para 2025 – PLN 26/2024-CN; fls. 49, 51-52 e 86]

Os gastos mínimos com ações e serviços públicos de saúde evolui expressivamente de R$ 147,9

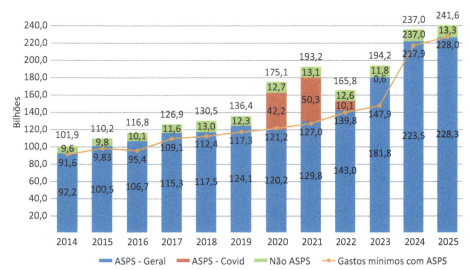

Figura 27.1. Despesas totais do Ministério da Saúde (2014- 2025) valores nominais. Fonte: SIGA Brasil e SIOP. Para dados até 2021: executado; 2022: autorizado; 2023: PLOA. Dados a preços correntes. Dados relativos ao órgão orçamentário 36.000 – Ministério da Saúde.

bilhões, em 2023, para R$ 217,9 bilhões, em 2024, e alcançam o previsto de R$ 228,0 bilhões, no PLOA 2025. Já os valores totais, considerando também os gastos não considerados para alcance do piso ASPS – Geral, partiram de R$ 194,2 bilhões, em 2023, passando pelos R$ 237,0 bilhões, em 2024, e foram previstas despesas no montante de R$ 241,6 bilhões no PLOA 2025.

As **Tabelas 27.1.** e **27.2.** demonstram as distribuições dos recursos previstos. Destaque-se que, nos termos previstos no projeto de LOA para 2025, o piso constitucional da saúde já seria atendido com a previsão das dotações classificadas em ASPS, com o montante de R$ 208,1 bilhões, total alavancado

pela provisão de royalties e participação especial, de R$ 841,0 milhões.

No entanto, ao considerarmos o efeito das reservas específicas para o atendimento das emendas individuais e de bancada, no montante de R$ 9,4 bilhões, as programações sob ações e serviços públicos de saúde saltam para os R$ 228,3 bilhões já referenciados acima.

Tal cenário configura fator extremamente relevante quanto ao aumento da parcela de poder assumida pelo Legislativo na peça orçamentária no que diz respeito à destinação e, por consequência, na possibilidade de captação, de recursos no âmbito da saúde, observando-se a deterioração de boa parte da autonomia do Executivo a partir de 2015.

Tal fato decorre do advento da Emenda Constitucional no 86 de 2015, quando passou a ser obrigatória a execução da programação de emendas individuais, com o seguinte texto constante do art. 166:

Tabela 27.1. Despesas programadas com Saúde e piso constitucional no PLOA 2025

Itens	Valor (R$ milhões)
I. Dotações classificadas como ASPS	208.095,9
II. Dotações suportadas por royalties e participação especial (art. 4º da Lei n.º 12.858/2013)	841,0
Total programado no PLOA 2025 (I +II)	208.936,9
Piso constitucional da saúde	228.005,8

Fonte: PLOA 2025

Tabela 27.2. Dotações classificadas como ASPS no PLOA 2025

Itens	Valor (R$ milhões)
ASPS (programações gerais)	208.843,3
ASPS (programações regulares)	208.095,9
Agência Nacional de Vigilância Sanitária (Anvisa)	747,4
Reservas Específicas para Atendimento de Emendas	19.447,2
Emendas individuais (EC n.º 86/2015)	12.337,2
Emendas de bancada (EC n.º 100/2019)	7.140,0
Total	228.320,5

Fonte: PLOA 2025.

"§9º As emendas individuais ao projeto de lei orçamentária serão aprovadas no limite de 1,2% (um inteiro e dois décimos por cento) da receita corrente líquida prevista no projeto encaminhado pelo Poder Executivo, sendo que a metade deste percentual será destinada a ações e serviços públicos de saúde. (Incluído pela Emenda Constitucional no 86, de 2015)

§10º A execução do montante destinado a ações e serviços públicos de saúde previsto no §9º, inclusive custeio, será computada para fins do cumprimento do inciso I do §2º do art. 198, vedada a destinação para pagamento de pessoal ou encargos sociais. (Incluído pela Emenda Constitucional no 86, de 2015)

§11º É obrigatória a execução orçamentária e financeira das programações a que se refere o §9º deste artigo, em montante correspondente a 1,2% (um inteiro e dois décimos por cento) da receita corrente líquida realizada no exercício anterior, conforme os critérios para a execução equitativa da programação definidos na lei complementar prevista no §9º do art. 165. (Incluído pela Emenda Constitucional no 86, de 2015)"

Posteriormente, com a Emenda Constitucional no 100 de 2019, também as emendas de bancada passaram a ser impositivas, *ex vi* igualmente, contante do art. 166:

> "§12ºº A garantia de execução de que trata o §11ºº deste artigo aplica-se também às programações incluídas por todas as emendas de iniciativa de bancada de parlamentares de Estado ou do Distrito Federal, no montante de até 1% (um por cento) da receita corrente líquida realizada no exercício anterior. (Redação dada pela Emenda Constitucional no 100, de 2019)."

A consequência imediata das referidas normas constitucionais foi a certeza de que as indicações parlamentares seriam efetivas, aumentando consideravelmente o poder do Congresso Nacional.

Portanto, além de um percentual já definido na relação sobre a receita corrente líquida, tanto para emendas individuais, como para emendas de bancada estadual, os dispositivos inovaram com a obrigatoriedade de execução orçamentária e financeira.

Reiteramos que, especificamente quanto às emendas individuais, o legislador trouxe a obrigatoriedade de indicação da metade do percentual de emendas em ações e serviços públicos de Saúde, facilitando o cenário para captação nesse setor.

Para se ter uma ideia, no ano de 2022, o total destinado para emendas individuais foi da ordem de 10,9 bilhões de reais. Esse montante, dividido entre os 594 parlamentares, deputados e senadores, deu a cada parlamentar a prerrogativa de destinar cerca de 18 milhões de reais, sendo, no mínimo, metade para a Saúde. O mínimo da Saúde indicado em Ações e Serviços Públicos de Saúde – ASPS, no ano de 2022, ficou em R$ 8.819.683,00.

Com a promulgação da Emenda Constitucional n.º 126/2022 e introdução de dispositivo diferenciando a destinação do montante das emendas individuais entre parlamentares da Câmara dos Deputados e do Senado Federal, em 2024, foi indicado por deputados federais, o montante de R$ 37,9 milhões e por senadores, o total de R$ 69,6 milhões, por parlamentar, cabendo, portanto, respectivamente, às ASPS os valores mínimos de R$ 18,9 milhões por deputado e R$ 34,8 milhões por senador.

Vale lembrar que nem todas as despesas indicadas no Ministério da Saúde são consideradas Ações e Serviços Públicos de Saúde, como prevê a Lei Complementar n.º 141/2012, citada anteriormente.

Tais destinações recaem geralmente sobre as ações reconhecidas como genéricas: 2E89 – custeio Saúde na Atenção Básica, 2E90 – custeio Saúde na Atenção Especializada, 8581 – estruturação Saúde na Atenção Básica e 8535 – estruturação Saúde na Atenção Especializada. Tais programações abarcam praticamente todas as ASPS consideradas para o atendimento do Piso Constitucional de destinação mínima para a Saúde e abrangem as principais necessidades dos entes federativos nos atendimentos das políticas públicas do setor.

EMENDAS DE RELATOR-GERAL 2020-2022

As emendas de relator-geral existem há vários anos e eram utilizadas para atender ao disposto no art. 166, §3º, inciso III, da Constituição Federal:

> "Art. 166. Os projetos de lei relativos ao plano plurianual, às diretrizes orçamentárias, ao orçamento anual e aos créditos adicionais serão apreciados pelas duas Casas do Congresso Nacional, na forma do regimento comum.
> §3º As emendas ao projeto de lei do orçamento anual ou aos projetos que o modifiquem somente podem ser aprovadas caso:
> III – sejam relacionadas:
> com a correção de erros ou omissões; ou
> com os dispositivos do texto do projeto de lei.

Sendo assim, as emendas de relator não tinham o propósito de alterar ou incluir novas programações, mas tão somente ajustar o orçamento em situações bem pontuais. Tal fato é reforçado pelo art. 144 da Resolução no 1/2006-CN:

> Art. 144. Os Relatores somente poderão apresentar emendas à programação da despesa com a finalidade de:

o corrigir erros e omissões de ordem técnica ou legal;

o recompor, total ou parcialmente, dotações canceladas, limitada a recomposição ao montante originalmente proposto no projeto;

o atender às especificações dos Pareceres Preliminares.

> Parágrafo único. É vedada a apresentação de emendas que tenham por objetivo a inclusão de programação nova, bem como o acréscimo de valores a programações constantes dos projetos, ressalvado o disposto no inciso I do caput e nos Pareceres Preliminares.

A partir do exercício financeiro de 2019, com a especificação individualizada na LDO das emendas de relator-geral, estas tiveram discriminação com identificador de resultado primário 9 – RP9, assumindo alterações qualitativas e quantitativas, que impactaram consideravelmente na captação de recursos e na distribuição em ações e programas.

Para se ter uma ideia, em 2020 a dotação prevista em RP9 chegou ao montante de 20 bilhões; em 2021, essa dotação foi de cerca de 16,8 bilhões; e, em 2022, na casa dos 16,5 bilhões. Em particular, sob um olhar especial para a dotação da Saúde, observamos o seguinte cenário, extraído do Sistema Integrado de Planejamento e Orçamento (SIOP):

Tabela 27.3. Emendas de Relator a Despesas no Ministério da Saúde na LOA 2020-2022

Ano	Órgão orçamentário	Dotação atual
2020	36000 – Ministério da Saúde	3.911.149.788
2021	36000 – Ministério da Saúde	7.761.121.012
2022	36000 – Ministério da Saúde	8.260.000.000

Fonte: SIOP – Sistema Integrado de Planejamento e Orçamento.

A saúde obteve papel relevante na distribuição desses recursos sob a identificação RP9, tendo como principais ações anteriormente citadas como genéricas, de custeio para a saúde na atenção básica e na atenção especializada e de – estruturação da Saúde na Atenção Básica e na Atenção Especializada.

Consequência dessa movimentação de forte aporte nos valores previstos para essas emendas,

sem entrar no mérito da moralidade, de qualquer outro aspecto aventado pela imprensa ou de alguma discussão política, registramos que em fins de 2021, em decisão da Ministra Rosa Weber, do Supremo Tribunal Federal (STF), determinou a suspensão da execução dos recursos das emendas sob a classificação RP-9, de Relator, que culminaram em decisões sucessivas do STF em resposta às ADPFs 850, 851, 854 e 1014, que acarretaram extinção destas programações sob a classificação RP-9 já em 2023.

EMENDAS DE COMISSÃO 2022-2024

Por consequência das decisões do STF ao projeto de LOA para 2023 e até para adequação e aporte na revisão das estimativas de receitas, o Congresso Nacional destinou os "novos" recursos discricionários para emendas de comissão, que possuem "caráter institucional e representar interesse nacional", nos termos da Resolução n.º 1, de 2006, do Congresso Nacional. Cabe-nos destacar que tais emendas foram previstas originalmente na norma aprovada pelo Legislativo e desde então vêm percebendo a destinação de recursos a emendas parlamentares de comissões permanentes do Congresso e das casas legislativas.

Para efeito comparativo, apresentamos então na Tabela 26.4 Emendas de Comissão à Despesa nas LOAs de 2022 a 2024 os montantes solicitados e aprovados pelo Congresso Nacional, todas discricionárias, ou seja, sem impositividade para a execução.

Percebemos haver um forte aumento no aporte de recursos nos dois anos seguintes à extinção das emendas RP9, de Relator, saltando de R$ 2,315 bilhões para R$ 11,048 bilhões, com acréscimos da ordem de 226,5% de 2022 para 2023 e de 46,2% de 2023 para 2024, ou seja, de 2022 a 2024 o acréscimo foi de 377,3%.

Ao efetuarmos um 'recorte' sobre os montantes apresentados na Tabela 26.4, podemos observar aqueles destinados ao Ministério da Saúde e vemos igual elevação nos aportes, que estão contidos na Tabela 27.5, Ministério da Saúde – Emendas de Comissão à Despesa na LOA 2022-2024.

De 2022 a 2024, a destinação de recursos contida nas LOAs de 2022 a 2024 saltou de R$ 109,5 milhões

Capítulo 27 ■ Visão do executivo: Ministério da Saúde **257**

Tabela 27.4. Emendas de Comissão à Despesa na LOA 2022-2024

Comissões Permanentes	Quantidade	Emendas	LOA Dotação Inicial
2022 TOTAL	**41**	**177**	**329.411.238**
CÂMARA DOS DEPUTADOS	25	101	32.401.389
COMISSÃO MISTA	3	12	191.875.467
SENADO FEDERAL	13	64	105.134.382
2023 TOTAL	**43**	**180**	**6.899.531.242**
CÂMARA DOS DEPUTADOS	25	100	367.911.960
COMISSÃO MISTA	3	12	108.966.665
SENADO FEDERAL	15	68	6.422.652.617
2024 TOTAL	**51**	**255**	**15.544.007.500**
CÂMARA DOS DEPUTADOS	30	151	10.664.314.028
COMISSÃO MISTA	5	26	14.372.208
SENADO FEDERAL	16	78	4.865.321.264

Fonte: SIGA Brasil / Senado Federal – Extraído em 26/11/2024.

Tabela 27.5. Ministério da Saúde – Emendas de Comissão à Despesa na LOA 2022-2024

Comissões Permanentes	LOA Autorizado	EMPENHO
2022 Ministério da Saúde	109.451.327	101.671.641
2023 Ministério da Saúde	42.503.310	41.891.517
2024 Ministério da Saúde	8.402.805.932	7.415.218.811

Fonte: SIGA Brasil / Senado Federal – Extraído em 26/11/2024.

para R$ 8,403 bilhões, onde podemos destacar o alto índice de execução, de 92,9% em 2022 e 98,6% em 2023. A execução observada em 2024 é de 88,2% acumulada antes do término do exercício. Tal dado torna clara a alta exequibilidade dos recursos vinculados às despesas destinadas ao Ministério da Saúde.

Oportuno, então, observarmos a promulgação da Lei Complementar n.º 210, de 25 de novembro de 2024 (LC 210/2024), dispondo sobre proposições de emendas parlamentares, no decorrer do trâmite dos projetos de leis orçamentárias, e a execução das programações provenientes de tais emendas e constantes das leis orçamentárias. Aproveitamos para abrirmos parênteses aqui para deixar claro que essa expressão "programações provenientes" de emendas parlamentares é técnica e é a que deveria ser adotada pelo senso comum para que fosse respeitado, e entendido, o processo legislativo orçamentário e o

de execução orçamentária, que são constitucionais e distintos no arcabouço legal.

Retornando ao disposto na LC 210/2024, a lei complementar busca estabelecer um marco para "a interpretação e a aplicação dos demais instrumentos normativos" relativos à questão das emendas parlamentares e à sua execução, abordando diretrizes e estabelece regramentos quanto às Emendas Individuais e de Bancada, reconhecidas como de execução obrigatória, ou seja, impositivas, e de Comissão, ditas "não impositivas".

Importante destacarmos o previsto no §4º do art. 4º, que determina:

> "Art. 4º
> §4º A destinação das emendas de comissão para ações e serviços públicos de saúde, nos termos da Lei Complementar n.º 141, de 13 de janeiro de 2012, será de, no mínimo, 50% (cinquenta por cento), observados as orientações e os critérios técnicos indicados pelo gestor federal do Sistema Único de Saúde (SUS), que deverão ser considerados em todas as programações discricionárias do Poder Executivo."

Como se vê, os recursos provenientes das emendas parlamentares de comissão deverão obedecer à destinação de pelo menos 50% dos valores para programações discricionárias no âmbito da saúde.

Capítulo 27 ■ Visão do executivo: Ministério da Saúde

Diante tudo isso, a partir daqui às possibilidades de destinação de recursos provenientes de emendas parlamentares, principalmente quanto às impositivas individuais e de bancada, pois são as que denotam real oportunidade para entes públicos e privados se tornarem aptos ao acesso de recursos.

MOMENTO DA CAPTAÇÃO – JANELAS DE OPORTUNIDADES

O contato com os parlamentares e com o Executivo para captação de recursos deve ser constante. Existem, obviamente, janelas de oportunidades, mas isso não pode ser entendido como um impedimento para que esse relacionamento aconteça de forma mais contínua.

Ter projetos prontos para serem patrocinados pelos parlamentares com suas indicações, causas que possam lhes dar visibilidade, além de pensar formas de dar uma contrapartida política, ajudam na hora de captar recursos, sempre com o fim de atender a população.

No entanto, é necessário entender o fluxo orçamentário para identificar as oportunidades e ser mais efetivo nessa árdua tarefa de buscar recursos no ambiente político.

Anualmente, a Comissão Mista de Planos, Orçamentos Públicos e Fiscalização (CMO) publica o cronograma do Orçamento para o ano seguinte. Nesse documento, está a previsão de todo o trâmite do Projeto de Lei Orçamentária Anual (PLOA) ser apreciado pelas duas Casas do Congresso Nacional, que vai resultar na Lei Orçamentária Anual (LOA), nos termos do art. 166 da Constituição Federal e na forma do regimento comum.

Nessa fase, o que interessa para a captação de recursos é o período de "apresentação de emendas à despesa e à receita, inclusive renúncia de receita". Isso porque os parlamentares poderão criar suas emendas e fazer suas indicações, abrindo-se a possibilidade de já ter uma instituição privada ou ente público contemplado.

A cada exercício, com base na legislação para os processos orçamentários anuais a partir de cada Lei de Diretrizes Orçamentárias vigentes, vez que são editadas normas que instituem procedimentos e prazos especificamente para a execução das emendas parlamentares.

Especificamente, quanto às emendas individuais, em geral, entende-se que os prazos começam a correr com a sanção da LOA, delimitando, por exemplo:

- Prazo para indicação de beneficiários no SIOP;
- Publicação da Portaria de procedimentos e prazos para operacionalização das emendas;
- Janelas de troca de GND (Grupo de Natureza de Despesa);
- Janela de Saneamento de Impedimentos;
- Janela de créditos dependentes de autorização legislativa (PLN)/ remanejamento de emendas, etc.

O mesmo acontece com as emendas de bancada, apenas com cronograma diferente, mas, principalmente, a partir da provocação dos órgãos gestores dos recursos, sob a manifestação dos parlamentares coordenadores de cada uma das bancadas regionais que efetuam as indicações de beneficiários para o início da operacionalização da execução das respectivas emendas.

Destaque-se a atenção que gestores do sistema de saúde devem passar a ter com as emendas de comissão, que passam a ter a obrigatoriedade de destinação de pelo menos 50% dos recursos discricionários provenientes das emendas parlamentares, a partir das "orientações e critérios técnicos indicados pelo gestor federal do Sistema Único de Saúde (SUS)".

Em torno desses eventos dos fluxos orçamentários, é possível enxergar janelas de oportunidade. Especialmente quando se fala em superar impedimentos técnicos ou solicitar um remanejamento que dependa de autorização legislativa, ou seja, mediante o envio de créditos adicionais à apreciação do Congresso Nacional para alteração de programações nas leis orçamentárias anuais. Em todos esses casos, o beneficiário pode ser alterado, sendo, portanto, quase que contínua a possibilidade de ser contemplado por emendas parlamentares ao longo do fluxo orçamentário.

Nesse ciclo constante, há a possibilidade de receber a indicação tanto na abertura do prazo para indicação de emendas no PLOA como na janela de saneamento de impedimentos, quando há necessidade de troca de beneficiário por deixar deixado alguma indicação cair em impedimento técnico; ou, ainda, nas janelas de crédito que dependam de autorização legislativa, normalmente quando o remanejamento dependa da criação de uma emenda não prevista inicialmente pelo parlamentar.

Reforçamos, mais uma vez que, no caso da Saúde, a destinação de recursos pelas emendas parlamentares individuais é altamente recomendada para as ações genéricas citadas anteriormente, mesmo que com valor reduzido, assegurando a possibilidade de remanejamento de valores entre tais emendas no caso de eventuais impedimentos técnicos, sem necessidade de envio de projetos de créditos adicionais (PLN), conforme orientações recorrentes e constantes dos Manuais de Emendas aos Orçamentos Anuais da União.

CONSIDERAÇÕES FINAIS

A captação de recursos na área da Saúde pode ser encarada como uma tarefa institucional vivida em ciclos. A necessidade de captar recursos é constante, tanto para atender as crescentes demandas da população, como para acompanhar as tecnologias disponíveis no mercado.

Os recursos públicos destinados à Saúde dependem, na realidade, de um contexto político. Assim, a estratégia de captação deve se concentrar basicamente na observação das disponibilidades de recursos, com a compreensão de onde e como estão alocados, bem como no relacionamento com parlamentares e gestores públicos, que são os atores com capacidade de decisão em todo esse processo.

Neste trabalho, concentramos o olhar na atividade dos parlamentares, precipuamente quanto à possibilidade de se indicarem recursos por emendas parlamentares sem, no entanto, ter a pretensão de o fazer detalhadamente em tão poucas laudas.

A ideia foi dar uma visão geral do histórico que nos fizesse chegar até esse momento de concentração de poder de investimento ao Poder Legislativo, sem esquecermos o fluxo real delineado pelo processo orçamentário.

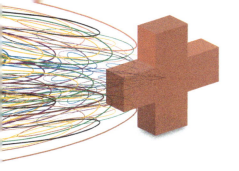

Capítulo 28

Modelo Mental de um Captador de Excelência

Lucas Botelho Alonso

Desde o início da minha trajetória no terceiro setor, há 10 anos, especialmente na área de Captação e Mobilização de Recursos, acompanho o debate sobre a construção do perfil desse profissional na filantropia. Embora seja uma função não nova, ela continua em processo de consolidação como uma carreira profissional no mercado.

Duas questões são fundamentais para abordarmos no início deste capítulo. A primeira é que este livro trata especificamente da mobilização de recursos na área da Saúde. No entanto, desde já, deixo claro que defendo que o perfil principal do captador deve ser o mesmo em diferentes entidades sociais, seja no campo da Saúde, na Educação ou no Meio Ambiente, por exemplo. Os conhecimentos técnicos específicos são complementos em um quadro maior. A segunda questão que proponho é que este capítulo seja tratado como uma obra em constante desenvolvimento, sem um fim previsto. Digo isso porque ainda temos muito a construir sobre o perfil deste profissional, sempre trazendo novidades e repensando práticas. Por essa razão, deixo em aberto para que essa conversa não se limite a algumas páginas, especialmente considerando que, no Brasil, a bibliografia sobre essa área de atuação ainda é bastante escassa. Não sugiro, por fim, basear nossa conversa no argumento de que o mobilizador/captador é uma pessoa similar ao vendedor de um produto em outra empresa não filantrópica. Oferecer um investimento social tem um caráter muito mais complexo, em minha visão, principalmente pelos impactos envolvidos nos recursos captados e pela necessidade de fazer com que o outro lado da mesa de negociação compreenda esse contexto.

A busca contínua por novos conhecimentos e a realidade que enfrentamos a cada momento abrirão novas discussões e oportunidades de reciclagem em nossa jornada profissional. Este capítulo reflete as intensas conversas que tenho com colegas de profissão, e espero que ele também inspire cada leitor a promover essas reflexões com colegas da sua entidade e de outras organizações.

Gostaria, em primeiro lugar, de maneira breve, já que este livro trata do setor de Saúde, no qual atuo atualmente, reforçar a importância do terceiro setor na área e, consequentemente, destacar a relevância da nossa profissão para a atuação e o desenvolvimento da Saúde Pública em diversas regiões do nosso país. Nas "Considerações Finais" de um artigo que escrevi para a conclusão do meu MBA em Administração do Terceiro Setor, em 2020, intitulado **"A relação entre o terceiro setor e o setor público para o desenvolvimento do Sistema Único de Saúde no Brasil: realidades e perspectivas futuras",** após uma análise bibliográfica sobre o surgimento e o desenvolvimento das entidades filantrópicas no Brasil e do nosso Sistema de Saúde Pública atual, pontuei que a criação de um sistema universal e único de Saúde no Brasil representou um importante avanço na construção de uma sociedade mais justa, já que a saúde é, sem dúvida, uma das bases para uma vida digna. As entidades filantrópicas, por sua vez, sempre tiveram a proposta de mudar e romper os paradigmas de uma sociedade desigual, promovendo transformações significativas e garantindo acesso a serviços para a população. Muito antes da criação do Sistema Público de Saúde, essas entidades já representavam esse movimento, oferecendo não apenas assistência à saúde, mas também diversos outros serviços. Em um país como o Brasil, onde, ainda hoje, em diversas situações, o Estado (nos níveis federal, estadual e municipal) é omisso e não cumpre plenamente o que a Constituição prevê para sua população, as entidades filantrópicas desempenham um papel fundamental.

Aproveito para, desde já, me colocar à disposição dos colegas leitores, para podermos ampliar a conversa e o debate sobre o tema. Considero esta uma reflexão importante para todos nós que trabalhamos com Saúde Pública, direta ou indiretamente. Para finalizar esta primeira parte, lembro que é de conhecimento geral que a tabela de repasses do Sistema Único de Saúde (SUS) não mantém as entidades de Saúde em uma situação de sustentabilidade confortável. Assim, nós, como mobilizadores de recursos, temos um papel estratégico para garantir que esses serviços à população brasileira sejam mantidos com qualidade e excelência, contribuindo para o financiamento complementar, desde as áreas de atendimento direto até o BackOffice/apoio. Além de captar recursos, somos atores essenciais na concretização da execução das políticas públicas de Saúde em nosso país.

Agora podemos entrar mais a fundo na construção de um perfil de excelência para a nossa profissão. Discorrerei inicialmente sobre o debate em torno da formação acadêmica mais indicada para essa profissão, um importante debate, e, em seguida, abordarei as habilidades, os modelos mentais e os pensamentos que são vitais. Os colegas com os quais debato e

convivo possuem formações diversas, o que acredito refletir um terceiro setor que, nos últimos 20 anos, ainda está em processo de profissionalização e modernização no Brasil – e, consequentemente, essa profissão também. Sabemos que, atualmente, ainda não existe uma formação superior específica voltada para aqueles que desejam seguir essa carreira, com foco nas relações governamentais. No entanto, algumas formações acadêmicas podem agregar muito ao cotidiano de um captador de recursos, trazendo ganhos significativos para a sua atuação.

O primeiro curso que gostaria de apresentar, uma formação superior de muitos profissionais com os quais tive contato, é o de Administração de Empresas. Como já mencionei, não devemos tratar nossa função como puramente algo comercial; lidamos com as áreas de atendimento ou de suporte da entidade para entender suas demandas e necessidades e, a partir disso, como os recursos podem ser alocados e aplicados para a manutenção e no desenvolvimento do trabalho da organização. Esse curso, com certeza, ajudará na construção de um planejamento mais estratégico de não apenas como captar recursos, mas também quanto à melhor maneira para impactar no crescimento da sua entidade. Uma visão ampla, especialmente em uma organização filantrópica, é sempre enriquecedora, uma vez que, como já mencionado, o terceiro setor continua em processo de modernização de sua estrutura no Brasil.

A segunda formação acadêmica a ser destacada é a de Marketing, Comunicação ou Publicidade e Propaganda. Em entidades de maior estrutura e renome, já se faz comum a existência de um setor de Marketing e Comunicação, com profissionais dedicados a diversas funções. Muitas vezes, o gestor da área de Mobilização também é responsável pela área de Marketing, frequentemente integrada ao Desenvolvimento Institucional, tema que abordarei mais adiante. No entanto, os conhecimentos adquiridos por meio dessa formação podem, sim, servir como uma base sólida para um captador de recursos.

O profissional de captação não apresenta, para um parceiro em prospecção, apenas um projeto de doação ou de investimento social, ele também está mostrando sua entidade, a importância daquela marca social na vida da população que atende e assiste, e os aprendizados de um curso auxiliarão o desenvolvimento desse profissional. A captação caminha lado a lado com o Marketing e precisa estar alinhada às mudanças tecnológicas e novas ferramentas para desenvolver estratégias eficazes na busca por novas parcerias, assim como na essencial manutenção e fidelização dessas parcerias. Afinal, captar é apenas o início de uma jornada, que visa garantir que a parceria se sustente e, no futuro, multiplique seus frutos. A formação nessa área pode preparar profissionais de captação capazes de, por exemplo, elaborar uma régua de relacionamento que aumente a efetividade da entidade, além de planejar ações baseadas em dados, permitindo a criação de campanhas mais estratégicas e direcionadas, alcançando o público-alvo de forma mais eficiente.

Como terceira sugestão, destaco o curso de Relações Internacionais. Embora seja um curso mais recente no país, ele pode ser um caminho interessante para um futuro captador ou para quem queira desenvolver mais seu currículo. Esse curso, que inclusive foi a minha formação, desenvolve um perfil analítico em seu graduando, já que conta com uma grade curricular multidisciplinar e bem variada, desde os estudos de Ciências Políticas, passando por Economia e Política Internacional, é claro. Quem se forma em Relações Internacionais sai da academia preparado para realizar análises profundas, não apenas da conjuntura internacional, mas também nacional, o que permite criar cenários e projeções nos campos político e econômico. Esse perfil de conhecimento é positivo para se tornar um captador de sucesso. Parte do nosso trabalho é analisar as situações políticas e econômicas da nossa sociedade e disso deriva o planejamento para trazer novas parcerias. Além disso, essa formação possibilita uma perspectiva mais ampla na organização, permitindo apresentar cenários de impacto para as atividades. Por fim, surge também a oportunidade de trabalhar com recursos via governos executivos e parlamentares, que, na área da Saúde, por exemplo, são muito comuns no Brasil.

Outro exemplo de formação que pode contribuir para a construção do perfil de sucesso de um captador é o curso de Economia, que, em sua grade curricular, transforma o aluno em um profissional com perfil analítico. Essa formação pode, assim, contribuir com toda a entidade, especialmente no que diz respeito ao manejo de recursos, investimentos, além de colaborar não apenas para a sustentabilidade, mas também para a projeção de crescimento da organização.

As sugestões não impedem que o captador de sucesso tenha outras formações, especialmente considerando que, em breve, abordarei as habilidades que considero ainda mais essenciais em nossa área. Quanto à formação acadêmica, um caminho interessante é o enfoque na educação contínua, como programas de pós-graduação, MBAs e cursos executivos. Nossa profissão ainda não conta com um amplo leque de cursos nessas modalidades, mas já é possível encontrar no mercado opções como MBA em Administração Pública, Relações Institucionais e Governamentais, ou, por exemplo, Gestão e Projetos em Organizações do Terceiro Setor. A educação complementar/continuada oferece diversas opções para profissionais do Terceiro Setor. Além disso, é possível combinar uma formação em Relações Internacionais com um MBA em Marketing, por exemplo, desenvolvendo, dessa forma, um perfil ao mesmo tempo, analítico na esfera política e alinhado às tecnologias da comunicação, que será de grande valor para um mobilizador que busca o sucesso em sua profissão. Com o crescente destaque dessa profissão e sua importância no Terceiro Setor, novas modalidades de cursos certamente irão surgir.

Existem também associações e grupos de captadores, de investimento social ou filantropia, que promovem seminários, encontros, palestras, cursos complementares e grupos para troca de conhecimento, como a Associação Brasileira de Captadores de Recursos (ABCR), o Grupo de Institutos Fundações e Empresas (GIFE) e o Instituto para o Desenvolvimento do Investimento Social (IDIS). Estar filiado e/ou acompanhando as atividades desses grupos pode ampliar significativamente seu horizonte de conhecimento, além de gerar ideias para inovações em sua entidade. Essas redes também oferecem valiosas oportunidades de contato, contribuindo tanto para o crescimento da sua organização quanto para o avanço de sua carreira.

Ficar restrito à formação acadêmica para ser um captador de sucesso é limitante, pois as habilidades pessoais que discutirei a seguir são fundamentais para o desenvolvimento de nossa profissão. Em diversas conversas com colegas, essas habilidades sempre surgem como tema central. São características que fazem toda a diferença e que, ao conversar com um captador experiente, você perceberá que ele possui muitas, se não todas, delas.

A primeira habilidade que destaco é a comunicação. O captador não está apenas solicitando uma doação ou buscando um investimento social; ele também é o porta-voz da mensagem social que sua entidade representa. Saber transmitir a importância de uma parceria para o desenvolvimento da sociedade é crucial. Além disso, buscar atualizar-se nas tecnologias de comunicação e inovar constantemente na maneira de levar essa mensagem certamente trará bons resultados.

A segunda habilidade é a motivação, acompanhada de persistência. No terceiro setor, realmente se aplica a máxima "matar um leão por dia"; a jornada não é fácil. Estar motivado pela causa da sua entidade é essencial. Os desafios são grandes, mas, quando alinhados à causa, o profissional terá condições de alcançar bons resultados. Nesse contexto, outra habilidade igualmente importante é a resiliência, pois o caminho será árduo, mas os resultados positivos, tanto para a organização quanto para a sociedade na totalidade, serão duradouros e muitas vezes permanentes.

Outras duas características que, de certa forma, estão interligadas são a criatividade e a curiosidade. É importante manter um espírito curioso, sempre buscando aprender mais, explorar novidades e viver pela inovação. Gosto de pensar na criatividade como um músculo, o que torna essencial estimulá-la constantemente. A criatividade não é algo inato, mas o resultado de uma busca contínua por novos conhecimentos, vindos das mais diversas áreas e tendências. Assim, uma característica impulsiona a outra: a curiosidade leva à busca pela novidade e pelo desconhecido, e, por sua vez, estimula a criatividade. Essas habilidades caminham juntas, sendo complementares no desenvolvimento do profissional, especialmente em entidades de menor porte e

orçamento, onde recursos limitados exigem ainda mais criatividade.

Ser adaptável é fundamental. Existem diversas fontes para captação de recursos, novas tecnologias e uma grande variedade de tamanhos, modelos de gestão e causas nas quais as entidades sociais atuam. Mesmo na área da Saúde, a qual é o foco deste livro, há uma diversidade de causas, cada uma com suas especialidades e particularidades técnicas. Um captador com perfil flexível e moldável poderá aplicar, em cada cenário que se apresentar, as melhores ferramentas para alcançar o sucesso em sua busca por novos recursos, independentemente dos fatores mencionados.

Dinamismo é uma habilidade essencial para nossa profissão, especialmente considerando que o terceiro setor no Brasil tem se modernizado de maneira contínua. Precisamos lidar com mudanças e inovações constantemente. Além disso, atuamos em um ambiente político, que, por sua natureza, é instável e sujeito a alterações a todo momento. Por isso, uma pessoa que não tenha esse perfil dinâmico, que busque estar sempre atualizada e tenha o poder de acompanhar esse ritmo, encontrará dificuldades para se desenvolver nessa profissão.

Outra habilidade essencial é a capacidade de negociar e lidar com situações críticas. Ao longo da carreira, o profissional frequentemente se encontra na posição de apresentar um projeto a um possível investidor social. Contudo, uma apresentação criativa e uma boa oratória, por si só, podem não ser suficientes; é nesse momento que a habilidade de negociar se torna fundamental. Além disso, situações críticas podem surgir inesperadamente, e o profissional pode não ter tempo para refletir sobre todas as soluções possíveis. Desenvolver a competência para lidar com essas situações de forma eficaz é de grande importância. Isso não envolve apenas manter a calma, mas também estimular a criatividade, antecipando-se a possíveis cenários críticos e elaborando estratégias-chave para enfrentar esses desafios da melhor forma possível.

Por fim, destaco a importância do relacionamento interpessoal, tanto interno quanto externo, com ênfase na esfera interna. Nenhuma conquista é feita de forma isolada; o apoio dos colegas de diferentes áreas, bem como o engajamento nos projetos e programas da organização, é fundamental. Isso se aplica desde a construção do orçamento de um projeto, por exemplo, até a execução efetiva e a coleta dos indicadores de impacto.

Quero também destacar algumas diferenças em cada tipo de frente de captação onde o profissional pode estar envolvido, um tema frequentemente abordado em conversas com colegas. É claro que, em muitas entidades, os captadores atuam em mais de uma frente; no entanto, em organizações com maior estrutura, é comum que cada profissional tenha uma linha de captação específica e desenvolva seu perfil de trabalho dentro dessa área. Vou abordar as três frentes com as quais tenho mais experiência e as quais conheço melhor: pessoa física, pessoa jurídica e governo.

Para um captador de recursos voltado para pessoa física ou jurídica, duas das frentes mais comuns em nossa profissão, é essencial entender a importância do trabalho com dados e da análise desses dados para maximizar o impacto sobre possíveis doadores. Também são fundamentais os conhecimentos em marketing e comunicação, tanto para criar materiais de campanhas direcionadas a doadores quanto para colaborar na definição de estratégias de relacionamento, visando manter os doadores atuais e – por que não? – também ampliar suas contribuições. Vale ressaltar que o captador focado em pessoa física lidará com bases de dados consideravelmente mais extensas.

No que se refere ao captador de recursos provenientes dos governos (Executivo e Legislativo), é essencial que ele tenha um perfil analítico, com uma visão aguçada sobre a política e a economia do país, e que tenha interesse em realizar essas análises. Compreender as tendências e os impactos da política é fundamental para o desenvolvimento de estratégias eficazes. Por exemplo, o captador deve ser capaz de identificar as diretrizes e especificações necessárias para acessar cada tipo de recurso público, além de mapear o perfil dos parlamentares, identificando aqueles que estão mais alinhados à causa da sua entidade e que podem contribuir com emendas parlamentares.

Para os captadores alcançarem excelência e sucesso em suas ações, a prestação de contas se destaca como uma das ferramentas mais cruciais. Não me refiro apenas aos contratos com governos e ministérios, mas também à relação com o investidor social e os parceiros da causa. Manter os parceiros constantemente informados sobre os resultados do projeto apoiado, o impacto social gerado pelo recurso investido e até mesmo as novidades que surjam a partir daquele projeto é fundamental. Nenhuma formação ou habilidade desenvolvida será plenamente eficaz se o profissional limitar a captação ao simples fechamento de um negócio. A prestação de contas deve ser vista como um pilar essencial da profissão, algo a ser constantemente reforçado nas equipes das quais o captador faça parte, e, se necessário, promovido como uma cultura dentro delas. Adotando essa abordagem, o captador conquistará a confiança dos parceiros e abrirá portas para novos recursos. É essencial que esse princípio esteja sempre presente em sua mentalidade e em sua prática profissional.

Destaco também a importância do foco na transparência e no compliance, especialmente ao lidarmos com verbas públicas, como as emendas parlamentares. Esse tema é ainda mais relevante diante dos atuais debates públicos e políticos sobre a transparência e o rastreamento dessas verbas. Tanto o captador quanto a entidade na qual ele atua precisam fomentar uma cultura robusta e ativa de transparência e compliance, garantindo rastreabilidade para as emendas, demonstrando sua execução e evidenciando o impacto social gerado.

Uma boa prática é que as entidades disponibilizem, em seus websites, uma página dedicada às verbas públicas que recebem — não apenas de emendas parlamentares — contendo informações detalhadas sobre os recursos recebidos, a execução dos projetos e as respectivas prestações de contas, sempre que disponíveis. Além disso, é fundamental incluir esses dados nos relatórios anuais de atividades. Também é altamente recomendável registrar todas as interações com os seus stakeholders políticos, como visitas e reuniões em gabinetes ou na própria entidade. Para isso, torna-se essencial a adoção de uma ferramenta de gestão de contatos (conhecido como CRM), que permita cadastrar cada interação, documentar o conteúdo das conversas e registrar os próximos passos acordados. Essa ferramenta, além de fortalecer o compliance, facilita as atividades cotidianas do captador, permitindo uma melhor organização, a elaboração de estratégias mais eficazes e a análise detalhada da base de parcerias e contatos.

Manter essa mentalidade é essencial, pois promover clareza e transparência nas informações beneficia não apenas a entidade onde você atua, mas também fortalece o nosso campo profissional na totalidade. Se a organização onde você trabalha ainda não possui um setor de ética e compliance ou não desenvolveu uma cultura sólida de transparência, é importante agir como um agente de mudança e contribuir para a criação desse ambiente. Existem diversos cursos e consultorias especializadas que podem oferecer um suporte valioso nesse processo de construção desta cultura.

É importante destacar que a captação de recursos já é uma profissão oficialmente reconhecida, pois foi incluída na Classificação Brasileira de Ocupações (CBO) em fevereiro de 2021 pelo Ministério da Economia. Essa regulamentação foi conquistada graças a uma solicitação da ABCR (Associação Brasileira de Captadores de Recursos), e a ocupação está registrada sob o código CBO 4110-55.[1] No entanto, esse é apenas o começo. Há uma segunda conquista essencial que será fundamental para o avanço da nossa área.

Sendo assim, para finalizar este capítulo e com os pontos trazidos no parágrafo anterior, faz-se importante uma breve exposição sobre a relevância da regularização do lobby/relações governamentais no Brasil e seu impacto na construção de um modelo mental e profissional de excelência para um captador de verbas públicas.

Nos Estados Unidos, o lobby está regulamentado há bastante tempo. O primeiro marco foi em 1946, mas a legislação mais recente é a Lei de Divulgação de Lobby de 1995.[2] Trata-se de um país com uma cultura de lobby já consolidada, organizada e bem regulamentada, servindo como um importante exemplo a ser seguido. Infelizmente, no Brasil, ainda estamos caminhando para alcançar esse cenário. No Congresso Nacional, temos o Projeto de Lei n.º 1202/2007,[3] de autoria do deputado federal por São Paulo, Carlos Zarattini. A ementa atual do projeto dispõe: "Regulamenta a representação de interesses realizada por pessoas naturais ou jurídicas perante agentes públicos, visando garantir a efetivação dos direitos constitucionais, a transparência e o acesso à informação." Recomendo a todos os colegas a leitura do texto do projeto e o acompanhamento de seu histórico de tramitação, disponível no link ao final deste texto. O projeto, que visa regulamentar as práticas de relações institucionais com agentes públicos em todas as esferas, foi apresentado em 2007 na Câmara dos Deputados. No entanto, somente em 2022 foi aprovado na Casa e enviado ao Senado Federal. Após 15 anos de tramitação, o projeto foi analisado por duas comissões na Câmara: a Comissão de Trabalho, de Administração e Serviço Público (CTASP) e a Comissão de Constituição e Justiça e de Cidadania (CCJC). Vale destacar que, em 2011, o projeto chegou a ser arquivado, mas foi desarquivado no mesmo ano a pedido do deputado Carlos Zarattini. O processo de tramitação é claramente complexo, envolvendo inúmeros requerimentos para audiências públicas e seminários, além de pareceres e novas discussões. Isso é compreensível, pois um tema dessa relevância exige um debate aprofundado e a construção do melhor texto legislativo possível. Finalmente, em novembro de 2022, o projeto foi aprovado em plenário e encaminhado ao Senado Federal, onde recebeu a numeração de Projeto de Lei n.º 2914/2022.[4] No Senado, ele passou pela Comissão de Transparência, Governança, Fiscalização e Controle e Defesa do Consumidor (CTFC), onde foi aprovado em 2024, dois anos após sua chegada. Atualmente, encontra-se na Comissão de Constituição, Justiça e Cidadania (CCJ), aguardando a designação de um relator desde o final de 2024.

---

1 https://captadores.org.br/abcr/captacao-de-recursos-se-torna-uma-profissao-oficialmente-reconhecida/

2 Lobbying Disclosure Act of 1995 (https://www.senate.gov/legislative/Lobbying/Lobby_Disclosure_Act/TOC.htm)

3 Projeto de Lei 1202/2007 (https://www.camara.leg.br/proposicoesWeb/fichadetramitacao?idProposicao=353631)

4 Projeto de Lei 2914/2022 (https://www25.senado.leg.br/web/atividade/materias/-/materia/155324)

Reitero a importância de todos que acompanham este capítulo de se informarem sobre todo o histórico de tramitação e o texto atualizado do projeto. Estamos cada vez mais próximos de concretizar a regulamentação do lobby no Brasil. Contudo, é essencial estarmos atentos à sanção do Executivo, que definirá o texto final a ser publicado.

Como isso pode contribuir para o desenvolvimento e fortalecimento da mentalidade de excelência dos nossos profissionais e de sua atuação? Podemos destacar alguns pontos-chave. Primeiramente, a regularização do lobby trará maior segurança jurídica tanto para o captador quanto para sua entidade, o que é essencial para o sucesso de nosso trabalho. Isso fortalecerá a cultura de compliance e transparência nas relações governamentais, legitimando funções e estabelecendo regras claras, o que facilitará a atuação dos profissionais. Embora o ambiente político seja, por natureza, dinâmico e instável, esse marco regulatório oferece maior clareza nas relações, contribuindo significativamente para o aprimoramento das estratégias de relacionamento governamental, sempre com foco na ética e nas boas práticas.

Além disso, um ambiente mais estruturado permitirá que o captador e a sua Entidade como um todo compreenda melhor os seus stakeholders políticos e suas áreas de interesse, o que, por sua vez, contribuirá para a melhoria da captação de recursos, incluindo a identificação de novas fontes de recursos públicos. Esse processo de estruturação não tem o objetivo de burocratizar nossas atividades, mas sim de apoiar um trabalho ético, transparente e, acima de tudo, mais estratégico, o que, ao final, resulta em maior visibilidade para os captadores de recursos públicos e fortalece a confiança da sociedade nesses profissionais. Isso possibilita uma atuação mais assertiva, estratégica e com maior impacto social. Ressalto ainda que, especialmente no contexto da captação de verbas públicas, o processo de regularização é essencial para garantir a seriedade, a transparência e a efetividade do trabalho realizado. Ao adotar esse modelo, criamos um ambiente propício para a criação de parcerias mais estratégicas, com

benefícios não somente para as organizações envolvidas, mas também para a sociedade como um todo, uma vez que muitos captadores trabalham com verbas públicas destinadas à manutenção e ampliação de políticas públicas nas áreas de saúde, assistência social e educação.

Outro resultado esperado é que, ao ser visto como um profissional regularizado e reconhecido, haverá um aumento significativo no interesse e investimento das instituições de ensino na criação e ampliação dos programas de educação superior e continuada nesta área. Essa expansão educacional não apenas proporcionará uma formação mais sólida para os profissionais do setor, mas também enriquecerá o debate público e acadêmico sobre as práticas de lobby, e com certeza contribuirá também para uma visão mais positiva da sociedade sobre esta profissão. Além disso, o fortalecimento dessa formação acadêmica resultará em novos conhecimentos, pesquisas e estudos sobre as melhores práticas e estratégias de atuação da profissão, contribuindo para o desenvolvimento de um perfil profissional cada vez mais qualificado e de excelência.

Claro que são esperanças que temos com essa regularização, e espero que se concretizem e possamos, em uma próxima versão deste livro, já debater a lei aprovada e seus impactos no ambiente político e nosso perfil profissional.

Espero que este capítulo seja útil para você, seja você alguém que deseja se tornar um profissional de captação, ou já o seja. O objetivo não é impor um padrão único de habilidades, mentalidade ou formação para o sucesso, mas sim fomentar o debate e trazer à tona as questões que permeiam nossa área, mantendo-as sempre vivas. Como mencionei no início, nossa profissão ainda carece de bibliografia especializada. Por isso, espero que este capítulo possa se expandir, e permaneço à disposição para continuarmos essa conversa. Agradeço profundamente aos meus colegas de profissão, com quem tenho o privilégio de conviver, e que sempre contribuem, estão dispostos a dialogar e a inovar em prol do nosso trabalho.

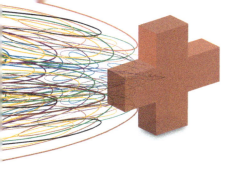

Capítulo 29
Sustentabilidade – ESG

Anna Miethke Morais

CONCEITOS DE SUSTENTABILIDADE E ESG

Sustentabilidade é a capacidade de um sistema, seja ele um ecossistema, uma sociedade ou um negócio, de se manter ao longo do tempo em um equilíbrio entre o desenvolvimento econômico, a proteção ambiental e a justiça social. Falar sobre preservação ambiental e mudanças climáticas é um dos aspectos fundamentais quando se aborda sustentabilidade. No entanto, como conceito de sustentabilidade é muito mais abrangente, deve incluir outros aspectos da vida e da sociedade que, além da questão ambiental, vão permitir que a humanidade e o planeta se perpetuem de forma saudável, construindo um futuro mais justo.

Em 2015, a Organização das Nações Unidas (ONU) estruturou esses aspectos e fez ampla divulgação da importância da sustentabilidade através do lançamento dos 17 Objetivos de Desenvolvimento Sustentável (ODS) como metas globais de sustentabilidade para 2030. Os ODS são um apelo à ação para acabar com a pobreza, proteger o meio ambiente e o clima e garantir que as pessoas, em todos os lugares, possam desfrutar de paz e de prosperidade. Portanto, além de diversos aspectos ambientais, os ODS abrangem também questões como igualdade de gênero (ODS 5) ou como paz, justiça e instituições eficazes (ODS 16).

Viver de forma sustentável abrange as pessoas individualmente, através do consumo consciente e da separação de lixo reciclável, por exemplo; abrange os Estados e governos, através de leis e políticas públicas que promovam diversidade, equidade, inclusão e acessibilidade, e políticas de benefícios fiscais e investimentos em sustentabilidade, entre outros; e é um aspecto extremamente relevante também para as indústrias e empresas públicas e privadas em seus processos e na confecção de seus produtos, considerando a sustentabilidade em toda a sua cadeia de produção.

Assim, atuar de forma sustentável se torna para as empresas não só um propósito alinhado com a mentalidade coletiva atual, mas também uma entrega de valor através do seu processo produtivo, portanto, também um diferencial competitivo que pode ser explorado para atrair investimentos. Na perspectiva dos investidores que também estejam alinhados em termos de sustentabilidade, surgem assim os investimentos sustentáveis, onde a rentabilidade de uma empresa não é mais o único aspecto observado na realização de investimentos, e a sustentabilidade passa a ter relevância na alocação dos recursos.

No contexto dos investimentos sustentáveis, a estratégia ESG é uma forma de classificação através da qual as empresas podem reportar sua atuação em

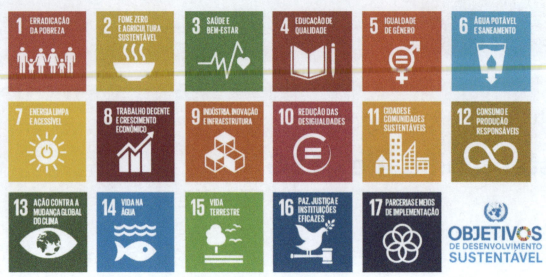

Figura 29.1. Objetivos de Desenvolvimento Sustentável. ONU, 2015

sustentabilidade e, portanto, apresentar seu diferencial competitivo. ESG é um acrônimo das palavras em inglês *Environment* (ambiente), *Social* (social) e *Governance* (governança), e estrutura as ações em sustentabilidade nesses 3 pilares.

No pilar "E", estão todas as ações relacionadas com o meio-ambiente, como a redução do consumo de recursos naturais, a eficiência energética, a redução da emissão de CO_2 e a destinação de resíduos (reciclagem, compostagem de resíduos orgânicos). O pilar "S" compreende a relação da empresa com seus colaboradores, clientes e sociedade como um todo, abrangendo ações de diversidade, equidade, inclusão e acessibilidade, saúde e bem-estar dos colaboradores, educação continuada e capacitação da força de trabalho, bem como as interações sociais através de programas de voluntariado e da promoção de atividades que fomentem o esporte, cultura e lazer na comunidade em que a empresa está inserida. No pilar "G" estão todos os aspectos relacionados com a confiança na organização, como ética e transparência, liderança, prevenção de corrupção e conflitos de interesse, bem como mensuração de qualidade dos serviços prestados, experiência dos clientes e certificações de qualidade, além do gerenciamento de seus riscos, com planos de comunicação e de contingência, proteção de dados, entre outros.

SUSTENTABILIDADE NA ÁREA DA SAÚDE

A saúde é uma área particularmente sensível às questões de sustentabilidade. As alterações ambientais têm um impacto significativo na saúde das pessoas, seja em situações agudas, como em eventos climáticos extremos, que afetam de forma mais intensa as populações mais desfavorecidas socioeconomicamente e dificultam o acesso aos serviços de saúde, ou em situações mais graves, como o acúmulo de microplásticos que podem prejudicar a saúde reprodutiva e estar associado a doenças cardiovasculares. A saúde das pessoas também é afetada quando o acesso à assistência à saúde é limitado por falta de políticas de diversidade, inclusão e acessibilidade, afetando a saúde física e mental de pessoas com deficiência e grupos minoritários.

Hospitais também devem ser observados quanto a seu impacto ambiental, pois consomem cerca de 184 milhões de litros de água por dia, e cerca de 2,5 vezes mais energia do que um edifício de porte similar com outra finalidade. Mas a grande questão para os hospitais se dá certamente em seus mecanismos de gestão de resíduos, uma vez que estima que sejam responsáveis pela produção de cerca de 841 toneladas de resíduos sólidos por dia no Brasil.

Portanto, promover e implantar ações ESG em qualquer setor impacta positivamente a saúde das pessoas, e implantá-las especificamente na saúde potencializa esses ganhos. Como destaque, pode-

Quadro 29.1. Exemplos de ações ESG por categoria

Ambiental	• Uso racional de recursos naturais. • Aquisição de tecnologias com maior eficiência energética. • Gestão adequada de resíduos (destinação do resíduo, compostagem, reciclagem) • Redução da emissão de CO_2. • Atuação na conservação da biodiversidade.
Social	• Garantia da igualdade de gênero (oportunidades, salários). • Políticas de promoção da diversidade e inclusão de minorias. • Promoção da saúde e da segurança dos trabalhadores. • Mensuração da experiência dos colaboradores (através de pesquisas de clima e outras). • Educação continuada e capacitação da força de trabalho. • Promoção de atividades que fomentem esporte, cultura e lazer na comunidade.
Governança	• Transparência (fiscal, contábil, gestão de risco). • Promoção da ética nos negócios. • Implantação de mecanismos de prevenção de conflitos de interesse. • Liderança clara e transparente. • Planos de comunicação e de contingência. • Auditorias e acreditações. • Melhoria contínua da qualidade (nos serviços e produtos). • Considerar os pilares ESG nas relações com fornecedores, prestadores de serviço e parceiros.

Quadro 29.2. Exemplos de ações ESG particularmente relevantes em hospitais*

Ambiental	• Gestão adequada de resíduos. • Aquisição de tecnologias com maior eficiência energética. • Redução da emissão de CO_2.
Social	• Políticas de promoção da diversidade e inclusão de minorias. • Equidade de acesso aos serviços de saúde. • Promoção da saúde e da segurança dos trabalhadores. • Educação continuada e capacitação da força de trabalho.
Governança	• Transparência (fiscal, contábil, gestão de risco). • Implantação de mecanismos de prevenção de conflitos de interesse. • Avaliação e mensuração da experiência dos pacientes. • Promoção de Qualidade e Segurança dos pacientes (gestão de risco assistencial). • Auditorias e acreditações. • Proteção de dados pessoais. • Planos de comunicação, de contingência e de desastres. • Considerar os pilares ESG nas relações com fornecedores, prestadores de serviço e parceiros.

Entre outras.

mos elencar algumas ações relevantes que podem ser implantadas em hospitais:

DESAFIOS

Atualmente, muitas questões de promoção da sustentabilidade-ESG estão previstas na legislação brasileira, o que, sem dúvida, corrobora para que a adesão a esse movimento ocorra não somente dependendo do senso comum dos tomadores de decisões públicos e privados, mas também porque há uma normativa que pode ser fiscalizada e punida pelos que a descumprirem. A declaração de direitos humanos da ONU é um apelo para o respeito às pessoas, independentemente de raça, cor, religião, gênero, idade, identidade de gênero e orientação sexual, e também embasa a legislação vigente. As jornadas de trabalho são normatizadas, e mecanismos de proteção de dados pessoais foram criados.

Ainda assim, a normatização aparece tardiamente para auxiliar na resolução dos problemas enfrentados, e pessoas e empresas têm o desafio de

Quadro 29.3. Exemplos de leis relacionadas a sustentabilidade – ESG

- Lei n.º 6.938/ 1981 – Institui Política Nacional de Meio Ambiente;
- Lei n.º 12.305/ 2010 – Institui a Política Nacional de Resíduos Sólidos (PNRS);
- Lei n.º 12.187/ 2009 – Institui a Política Nacional Sobre Mudanças Climáticas (PNMC);
- Lei n.º 13.853/ 2019 – Institui a Lei Geral de Proteção de Dados Pessoais (LGPD);
- Lei n.º 6.514/ 1977 – Altera o Capítulo V do Título II da Consolidação das Leis do Trabalho, relativo à Segurança e Medicina do Trabalho, e dá outras providências (NR);
- Lei n.º 14.133/ 2021 – Institui a Lei de Licitações e Contratos Administrativos;
- Lei n.º 14.540/ 2023 – Institui o Programa de Prevenção e Enfrentamento ao Assédio Sexual e demais Crimes contra a Dignidade Sexual e à Violência Sexual no âmbito da administração pública, direta e indireta, federal, estadual, distrital e municipal;
- LEI N° 14.457/ 2022 – Institui o Programa Emprega + Mulheres, destinado à inserção e à manutenção de mulheres no mercado de trabalho por meio da implementação das medidas estabelecidas (OUVIDORIA);
- ANVISA RESOLUÇÃO RDC n.º 222/ 2018 – Regulamenta as Boas Práticas de Gerenciamento dos Resíduos de Serviço de Saúde e dá outras Providências.

agir além do que é previsto na legislação para promover a sustentabilidade. Os hospitais devem não apenas cumprir a legislação de gestão de resíduos infectantes, por exemplo, mas podem também coletar lixo reciclável e reduzir a impressão de papel. Devem realizar compras visando a sustentabilidade financeira, mas podem também utilizar critérios ESG para seleção de seus fornecedores. Devem se preocupar com o desfecho clínico de seus pacientes, mas podem também buscar certificações de qualidade para que auditorias externas contribuam com a melhoria de seus processos.

A legislação é, portanto, fundamental, mas não suficiente para endereçar todos os aspectos e ações de sustentabilidade de uma organização. É preciso criar mecanismos estratégicos de promoção de ações que possam ir além dela.

Outro desafio muito relevante na adoção de práticas ESG é a questão do financiamento, já que muitas dessas ações requerem grandes investimentos iniciais. Assim, políticas de incentivo fiscal e de crédito direcionadas são fundamentais para viabilizar ações ESG em organizações de todos os portes e setores.

A resistência cultural interna e externa de alguns setores também pode ser um desafio na implantação de estratégias ESG, assim como a falta de conhecimento técnico sobre o assunto.

IMPLANTAÇÃO DA ESTRATÉGIA ESG

Para a implantação da estratégia ESG em uma empresa ou organização, é fundamental que a gestão estratégica da instituição esteja totalmente envolvida no processo, participando ativamente e respaldando e investindo nas iniciativas relacionadas. A definição de uma política institucional clara, que estabeleça o compromisso institucional, as diretrizes e as responsabilidades sobre o tema, é o alicerce inicial para a estruturação das ações. Para o envolvimento de todos os colaboradores, uma vez que, em geral, se trata de uma mudança de cultura geralmente iniciada *top--down*, ou seja, de cima para baixo, a empresa deve realizar o letramento institucional sobre o tema, por meio de ações de educação e comunicação interna que expliquem a dimensão do ESG para todos.

Para que o discurso do ESG seja palpável por meio de posturas e ações práticas da organização nos aspectos ambiental, social e de governança, é necessário determinar quais as ações que serão priorizadas em determinado ciclo de gestão. Assim, as ações ESG devem fazer parte do planejamento estratégico da instituição. A priorização dessas ações é necessária, uma vez que o escopo das ações ESG é extremamente amplo e deve se basear em sua matriz de materialidade. Matriz de materialidade é uma ferramenta estratégica que ajuda as empresas a identificar e priorizar os temas de ESG mais relevantes para elas a partir de duas visões (seus eixos): a visão do negócio e a de seus *stakeholders* (partes interessadas). A construção da matriz de materialidade envolve diversas etapas para determinação dos temas a serem avaliados (análise do contexto da organização e do mercado, avaliação dos impactos de cada ação) e sua priorização (seleção dos stakeholders internos e externos para avaliação e a análise/balanceamento dos dados obtidos).

Para demonstrar ações ESG de uma empresa de forma estruturada e, portanto, usufruir dos diferenciais competitivos que podem ser obtidos através delas, não basta realizar essas ações; é necessário serem reportadas de forma completa, estruturada e comparável em relatórios de sustentabilidade, que progressivamente estão sendo anexados aos relatórios de atividades e financeiros das empresas. Há padrões internacionais de relatórios que buscam o refinamento, o rigor e a comparabilidade dos resultados em termos de sustentabilidade globalmente. O mais conhecido é atualmente o da GRI – *Global Reporting Initiative*, sendo uma organização independente sem fins lucrativos que estabeleceu um padrão estruturado e comparável de relatório de sustentabilidade com indicadores bem definidos. Os relatórios de sustentabilidade devem incluir indicadores para que a atuação da organização possa ser mensurada e comparada a outros locais. Alguns indicadores ESG para hospitais incluem, por exemplo: Consumo de água por paciente-dia, número de profissionais capacitados em programas de educação continuada, indicadores financeiros e porcentagem de adesão a protocolo de prevenção de tromboembolismo venoso.

Para a validação externa das ações ESG implementadas, além da publicação de um relatório estruturado e preferencialmente alinhado aos padrões internacionais, há uma busca cada vez maior por certificações e selos de sustentabilidade, que aumentam a credibilidade da organização em termos de sustentabilidade, corroborando com seu diferencial competitivo. Exemplos de certificações ESG: ISO 14001, ISO 26000 e SASB Standards.

Quadro 29.4. Etapas da implantação da estratégia ESG

1	Engajamento da liderança (ESG no planejamento estratégico)
2	Letramento institucional (comunicação)
3	Implementação e divulgação ações ESG
4	Relatório de sustentabilidade estruturado
5	Certificações e acreditações ESG

CONSIDERAÇÕES FINAIS

A jornada rumo à sustentabilidade é um processo contínuo de aprendizado e adaptação. A partir da aprovação dos ODS em 2015 e da adoção de práticas ESG por empresas, a atuação de forma sustentável vem sendo um processo cada vez mais elaborado e estruturado, com ações, relatórios e indicadores bem definidos. O setor de Saúde é fundamental nesse contexto, seja por atuar nas consequências da atuação prévia da humanidade em desacordo com esses princípios, seja por representar importante papel na economia e na sociedade.

A implementação de práticas ESG nas empresas exige mais do que apenas a adoção de novas tecnologias ou a criação de políticas ambientais. É fundamental promover uma transformação cultural, que se inicia com a liderança e envolve todos os níveis da organização, traçando políticas claras, promovendo educação em sustentabilidade e, por fim, agindo e relatando ações de forma organizada.

A valorização de práticas sustentáveis como diferencial competitivo em termos de investimentos no mercado e alocações de recursos de forma geral é a chave para a construção de um futuro mais justo e saudável para todos.

REFERÊNCIAS

Organização das Nações Unidas (ONU). 2015 – Aprovação dos 17 Objetivos de Desenvolvimento Sustentável (ODS) disponível em https://press.un.org/en/2015/ga11688.doc.htm

Organização das Nações Unidas – Brasil https://brasil.un.org/pt-br/sdgs, consultado em 02.01.2025.

Katznelson E, *et al*. Impact of Climate Change on Cardiovascular Health. Curr Atheroscler Rep. 2024 Nov 29;27(1):13.

Moon S, *et al*. Effects of bisphenol A on cardiovascular disease: An epidemiological study using National Health and Nutrition Examination Survey 2003-2016 and meta-analysis. Sci Total Environ. 2021 Apr 1;763:142941.

Kemp JM, *et al*. T. Access to healthcare and depression severity in vulnerable groups the US: NHANES 2013-2018. J Affect Disord. 2024 May 1;352:473-478.

Associação Brasileira de Empresas de Limpeza Pública e Resíduos Especiais (ABRELPE), 2021

Agência Nacional de Energia Elétrica (ANEEL), 2022

Associação Brasileira de Resíduos e Meio Ambiente (ABREMA), Panorama 2023

SOARES, KO, Proposição de processo de construção de matriz de materialidade ESG com base em estudo de múltiplos casos. 2022. Disponível em: https://app.uff.br/riuff/bitstream/handle/1/27518/PFCII%20-%20Karoline%20SoaresFinalRepositorio.pdf?sequence=1

União Européia, 2024. Disponível em: https://finance.ec.europa.eu/capital-markets-union-and-financial-markets/company-reporting-and-auditing/company-reporting/corporate-sustainability-reporting_en consultado em 03.01.2025

Global Reporting Initiative, https://www.globalreporting.org/, consultado em 02.01.2025

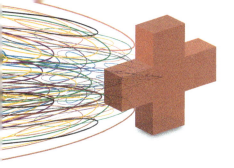

Capítulo **30**

Compliance e Captação de Recursos

William Alexandre Oliveira

INTRODUÇÃO

Estudo divulgado pela Federação das Indústrias do Estado de São Paulo (FIESP), publicado em 2010, aponta que a corrupção atrapalha o crescimento econômico em diversos aspectos, como, por exemplo, o incentivo ao investimento produtivo, o menor retorno em projetos existentes, a arrecadação do governo, a eficiência de recursos distribuídos, além de afetar a qualidade de serviços públicos e de infraestrutura, o que resulta em ineficiência na administração pública, dentre outros problemas.

Segundo estudo, a corrupção custa entre R$ 41,5 e R$ 69,1 bilhões anualmente, representando entre 1,38% e 2,3% do PIB. Este dinheiro poderia ser investido em infraestruturas, educação e saúde, melhorando a competitividade e a qualidade de vida. No ano de 2010, o Brasil estava na 75ª colocação, no ranking da corrupção elaborado pela Transparência Internacional, entre 180 países, conforme demonstrou o estudo.

Conforme publicação da Agência Brasil (2024), no Índice de Percepção da Corrupção (IPC) divulgado pela Transparência Internacional, o Brasil caiu várias posições comparados ao ano de 2012 (69ª colocação). Pois atualmente, em 2023, o Brasil perdeu 2 pontos no Índice de Percepção da Corrupção e caiu 10 posições, terminando na 104ª colocação entre os 180 países avaliados. Os 36 pontos alcançados em 2023 representam um desempenho ruim que coloca o Brasil abaixo da média global de 43 pontos.

A corrupção possui um contexto endêmico e sistêmico, Dimant, E., & Tosato, G. (2017), enumeram diversos fatores como causa da corrupção, como os seguintes:

- **Fatores Econômicos:**
  1. Pobreza e desigualdade econômica.
  2. Falta de competitividade e monopólio.
  3. Instabilidade econômica e inflação.
  4. Falta de investimentos em educação e infraestrutura.
- **Fatores Políticos:**
  1. Autoritarismo e regime político. (Vivemos uma ditadura há pouco tempo).
  2. Fraqueza institucional e governança.
  3. Falta de transparência e responsabilidade.
  4. Corrupção política e eleitoral.
  5. Instabilidade política.
- **Fatores Sociais:**
  1. Cultura e valores sociais.
  2. Religião e crenças.
  3. Etnicidade e diversidade.
  4. Desigualdade social e pobreza.

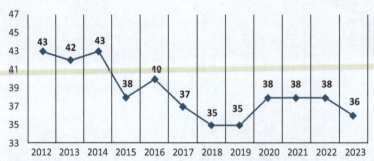

Gráfico 30.1. Índice de Percepção da Corrupção (IPC) 2024. Fonte: Transparência Internacional Brasil – transparenciainternacional.org/ipc

- **Fatores Institucionais:**
    1. Fraqueza do Estado e instituições.
    2. Falta de independência judiciária.
    3. Corrupção na polícia e forças armadas.
    4. Ineficiência burocrática.
    5. Falta de regulamentação.
- **Outros Fatores:**
    1. Tecnologia e globalização.
    2. Fluxos financeiros ilegais.
    3. Lavagem de dinheiro.
    4. Crime organizado.

Segundo Castro, Amaral & Guerreiro (2019) devido aos numerosos escândalos contábeis e fraudes corporativas apontados no Brasil e consequentemente em vários países, foi proposta e aprovada a Lei n.º 12.846, de 1 de agosto de 2013, popularmente identificada como a lei anticorrupção, e posteriormente o Decreto n.º 8.420, de 18 de março de 2015, que veio para regulamentar esta lei. Decreto esse que conceituou critérios para a implantação de programas de integridade.

CONCEITUANDO O COMPLIANCE

A implementação do compliance na captação de recursos é uma prática fundamental para garantir que as organizações, sejam elas instituições e/ou entidades sem fins lucrativos, desenvolvam suas atuações de forma ética, transparente e em conformidade com a legislação que regulamenta sua aplicação.

Atualmente, no Brasil, compliance refere-se ao conjunto de práticas e procedimentos adotados por empresas ou instituições sem fins lucrativos para

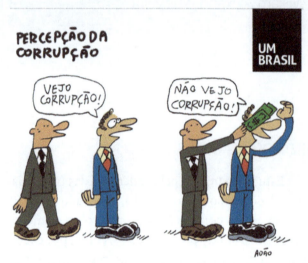

Figura 30.1. Fonte: https://www.fecomercio.com.br/noticia/brasil-fala-muito-sobre-corrupcao-mas-nao-discute-reformas-ou-solucoes-para-o-problema

garantir que suas atividades estejam em conformidade com leis, regulamentos, normas internas e padrões éticos. O termo deriva do verbo em inglês "*to comply*", que significa "cumprir" ou "estar em conformidade".

Compliance trata-se de um substantivo que designa a aceitação de uma ordem, Veríssimo (2017) ainda afirma que medidas de compliance são adotadas para assegurar a observância das regras aplicáveis às instituições e a seus colaboradores. E a devida aplicação de sanções em caso de descumprimento.

Compliance, no contexto de captação de recursos, refere-se ao conjunto de políticas, procedimentos e controles implementados para assegurar que todas as etapas do processo estejam alinhadas às normas internas e externas, minimizando riscos legais, reputacionais e financeiros.

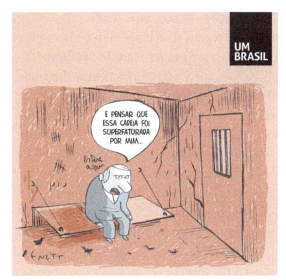

Figura 30.2. Fonte:https://www.fecomercio.com.br/noticia/capitalismo-de-compadrio-e-propulsor-da-corrupcao-no-brasil

Segundo Blok (2017), alguns pontos importantes que devem ser observados em um gerenciamento de compliance que incluem:

1. Cultura Organizacional: O compliance deve estar integrado à cultura organizacional, promovendo valores éticos e comportamentos responsáveis em todos os níveis da empresa.
2. Políticas e Procedimentos: Estabelecimento de políticas claras, consistentes e acessíveis que detalhem os padrões de conduta esperados, além de procedimentos para identificar, reportar e lidar com não conformidades.
3. Governança e Liderança: O comprometimento da alta liderança é essencial para garantir que o compliance seja uma prioridade estratégica. Líderes devem demonstrar exemplo e engajamento.
4. Gestão de Riscos: Identificação, avaliação e mitigação de riscos de não conformidade, considerando aspectos regulatórios, operacionais e reputacionais.
5. Treinamento e Comunicação: Educação contínua dos colaboradores sobre normas, políticas e procedimentos de compliance, além de comunicação clara sobre a importância da conformidade.
6. Monitoramento e Auditoria: Estabelecimento de mecanismos para monitorar a adesão às políticas de compliance, incluindo auditorias regulares e sistemas de controle internos.
7. Canais de Denúncia: Disponibilização de canais seguros e confidenciais para que colaboradores e stakeholders possam reportar violações ou preocupações éticas.
8. Medidas Corretivas e Punitivas: Implementação de ações apropriadas para corrigir violações, prevenindo reincidências, e aplicação de sanções justas quando necessário.
9. Conformidade com Leis e Regulamentos: Garantir que as práticas da organização estejam em conformidade com legislações locais, nacionais e internacionais relevantes.
10. Avaliação Contínua: Revisão periódica do programa de compliance para adaptá-lo a mudanças no ambiente regulatório e nos riscos organizacionais.

Esses elementos são fundamentais para criar um programa de compliance efetivo e sustentável, promovendo transparência e confiança nas operações da organização. Estar em compliance é uma obrigação individual de cada membro da organização/entidade, reforçando, é estar de acordo com as leis e regulamentos internos e externos.

O conceito de compliance vai além do simples cumprimento da legislação: ele envolve a criação de uma cultura organizacional ética, a prevenção de irregularidades e a promoção da integridade corporativa.

Devido às aplicações do Compliance, surgiu no mercado a necessidade inerente de se criar o cargo do Compliance Officer, que para o captador de recursos é de elevada importância. Pois este profissional tem como principais responsabilidades, a de Desenvolver e implementar políticas de compliance, monitorar e garantir a conformidade com leis e regulamentações, identificar e gerenciar riscos, dar treinamentos aos colaboradores sobre ética e regulamentos, coordenar ações de prevenção à corrupção e lavagem de dinheiro, entre outras responsabilidades.

Para este profissional é imprescindível ter habilidades específicas, como conhecimento jurídico e regulatório, ética e integridade, análise de riscos, liderança e gestão, pleno e atualizado conhecimento de normas e padrões nacionais e internacionais (por exemplo, ISO 19600) e comunicação eficaz. Além de qualificações como formação acadêmica em Direito, Administração ou áreas relacionadas, Certificado de Especialista em Compliance (CEC), Certificado de Compliance Officer (CCO).

O investimento na criação do setor de *compliance officer*, irá promover grandes benefícios para as instituições ou entidades, como exemplos a redução de riscos legais e financeiros, conformidade com regulamentações, prevenção de corrupção e fraude, além da otimização de processos e a melhoria da reputação e confiança das organizações.

Os principais setores que necessitam do Compliance Officer, são os de Saúde, Energia, Construção, Financeiros e/ou bancários, Tecnologia e Governo e instituições públicas, pois este profissional terá como missão a estruturação das colunas que sustentam o Compliance, que são a Integridade, Legalidade e a Transparência. E por sua especificidade e qualificação profissional, o Compliance Officer, geralmente lidera os Comitês de Ética e Compliance das organizações.

Para saber mais sobre estes profissionais ou como capacitá-los, deixamos a sugestão de consultarem:

1. *International Compliance Association* (ICA).
2. Instituto Brasileiro de Compliance (IBC).
3. *Association of Certified Compliance Professionals* (ACCP).
4. Associação Brasileira de Relações Governamentais e Institucionais – ABRIG.

CONCEITUANDO A CAPTAÇÃO DE RECURSOS

Equivocado está quem enxerga a captação de recursos, apenas como financiadora, "salvadora da pátria" ou como possibilidade de se conseguir alguns fundos! A captação de recursos constitui um processo complexo, estratégico e multiprofissional.

A captação de recursos necessita de planejamento estratégico, execução eficaz e transparente, além de se ter uma compreensão profunda de seus públicos (internos e externos), sem se distanciar ou perder o foco das fontes potenciais de financiamento. Tendo como seus principais objetivos intrínsecos: a sustentabilidade financeira, que visa garantir recursos para a continuidade ou ampliação das atividades; o fortalecimento da entidade ou instituição; a estratégia de mitigação de riscos financeiros através do desenvolvimento de fontes alternativas de financiamento e transformar ideias e/ou objetivos específicos em realidade por meio de financiamento direcionado a projetos e iniciativas estratégicas.

Desenvolver um programa de Compliance na Captação de Recursos exige investimento, tempo, dedicação, total apoio das instâncias superiores, procure iniciar com conceitos básicos para evoluir gradualmente.

Com o intuito de ilustrar e melhor compreender, segue a estrutura básica e meramente ilustrativa de um projeto de Captação de Recursos.

1. **Nome do Projeto:**
- Deve ser claro e atrativo.

2. **Resumo do Projeto:**
- Compacto e objetivo deverá conter:
    o Quais são os fundamentos do Projeto.
    o Objetivo principal.
    o Público-alvo.
    o Valor total necessário para execução.
    o Impacto esperado.
    o Responsável pelo Projeto: Nome, telefone, e-mail.

3. **Introdução:**
- **Breve e consistente apresentação da instituição e/ou entidade:**
    o Histórico e missão.
    o Valores e áreas de atuação.
    o O que a instituição/entidade atende/desenvolve atualmente.

- **Justificativa do Projeto:**
    o Qual a necessidade deste projeto?

o Irá solucionar quais problemas?

o Justificativa ou Dados que demonstrem a relevância.

4. **Objetivo do Projeto Apresentado:**
- **Objetivo Geral**:
  o Apresentação geral sobre o que o projeto busca alcançar.
- **Objetivos Específicos**:
  o Detalhamento das ações que deem suporte ao objetivo geral.

5. **Público-Alvo:**
- Qual população atingida (direta ou indiretamente)?
- Se possível, detalhar o perfil demográfico (idade, gênero, localização, etc.).
- Qual o impacto direto (quantas pessoas podem ser atingidas).

6. **Plano de Trabalho – Qual metodologia a ser empregada:**
- Quais serão as etapas do projeto.
- Caso seja possível indicar prazos, é interessante.
- Se Estrategicamente houver parcerias com outras entidades ou instituições, é importante citar, assim demonstra maior abrangência.
- Cronograma – Tabela com detalhes das etapas do projeto.

7. **Orçamento/custo do projeto:**
- Especificação detalhada dos custos envolvidos no projeto exemplo genérico:

Descrição	Responsável	Valor R$
Marketing/comunicação	Rel. Institucionais	R$ 50.000,00
Administração	Superintendência	R$ 150.000,00
Equipamentos	Engenharia	R$ 400.000,00
Materiais e insumos	Diretoria Clínica	R$ 200.000,00
TOTAL		**R$ 800.000,00**

- Oportunidade de apresentar em quais serão as fontes de financiamento possíveis: (exemplo de captação de recursos: Doações, Editais, Parlamentares).

8. **Resultados Estimados podem ser quantitativos ou qualitativos:**
- Ganhos possíveis em seu público-alvo.
- Percentual ou número de pessoas abrangidas. (Exemplo: *"Ampliação em 30% dos exames de endoscopia na periferia da cidade."*)
- Realização de Feiras, Eventos ou a produção de materiais, etc.

9. **Sustentabilidade, Indicadores, Monitoramento e Avaliação:**
- **Periodicidade:**
  o Exemplo: Mutirão de Endoscopia trimestral.
- **Aplicação de Ferramentas de Avaliação:**
  o Avaliação dos pacientes atendidos.
- **Continuidade Após o Término:**
  o Garantir a continuidade e fidelização dos financiadores.
- **Replicabilidade (em caso de política pública):**
  o O projeto pode demonstrar capacidade de expansão para outras unidades ou setores e tranquilamente poderá ser replicado.

10. **Conclusão do Projeto – Considerações importantes:**
- Apelo e demonstração do quanto o projeto irá impactar devido ao apoio proporcionado.
- Agradecimento e Mensagem impactante ao potencial financiador.
- Caso deseje, podem ser inseridos anexos, relatórios complementares.

Ao desbravar o universo da captação de recursos, deve-se implementar as conformidades com as regulamentações legais, bem como as regulamentações que regem internamente a entidade ou instituição, devendo ser imprescindível. Deve-se garantir que toda a captação esteja segundo a legislação vigente, normas fiscais ou de responsabilidade financeira, entre outras regulamentações específicas.

A ética não é apenas um conjunto de regras, mas sim um guia que molda as interações entre as instituições ou entidades aos seus stakeholders. É primordial para estruturar solidamente a confiança e a credibilidade.

As entidades e as instituições que empregam procedimentos operacionais éticos em suas atividades de Relacionamentos institucionais e governamentais tendem a serem caracterizadas como confiáveis e responsáveis, o que poderá gerar mudanças significativas em parcerias sólidas e duradouras, oportunidades de influência mais eficientes e desta forma elevando suas reputações no mercado.

É preciso dar destaque para dois pontos extremamente importantes sobre a Ética Profissional na Captação de Recursos:

Responsabilidade: Implica não só em cumprir obrigações legais, mas também em assumir as consequências das decisões e ações tomadas. Em RIG, isso inclui responder por interações e negociações com autoridades governamentais e instituições.

Integridade: É o alicerce de qualquer atuação ética. Em RIG, isso significa manter compromissos e agir de acordo com princípios morais, mesmo em situações desafiadoras ou sob pressão.

Compreensão e a aplicação destes dois pontos acima é fundamental para:

1. **Construir sólida confiança com stakeholders.**
2. **Promover uma cultura ética.**
3. **Proteger a reputação da instituição ou entidade.**
4. **Garantir a conformidade legal.**
5. **Promover relações saudáveis e confiáveis com governos e instituições**

PRINCIPAIS BENEFÍCIOS DO COMPLIANCE NA CAPTAÇÃO DE RECURSOS

1. **Transparência nas Operações:** A adoção de práticas de compliance promove a transparência na origem e na destinação dos recursos. Isso reforça a confiança dos doadores, investidores e stakeholders na organização.
2. **Prevenção de Riscos Legais:** A conformidade com leis, como as relacionadas à lavagem de dinheiro e financiamento ao terrorismo, reduz o risco de penalidades legais. No Brasil, por exemplo, a Lei Anticorrupção (Lei

n.º 12.846/2013) e a Lei de Prevenção à Lavagem de Dinheiro (Lei n.º 9.613/1998) são marcos importantes a serem observados.
3. **Fortalecimento da Reputação:** Organizações que demonstram compromisso com a ética e o cumprimento das normas tendem a construir uma imagem sólida no mercado, facilitando o acesso a novos recursos e parcerias.
4. **Eficiência na Gestão dos Recursos:** O compliance contribui para a criação de controles internos que asseguram que os recursos captados sejam aplicados de forma eficiente e alinhada aos objetivos institucionais.

PRÁTICAS DE COMPLIANCE NA CAPTAÇÃO DE RECURSOS

- *Due Diligence* **de Doadores e Parceiros:** Realizar análises detalhadas sobre a idoneidade e a origem dos recursos de doadores e parceiros ajuda a prevenir vínculos com práticas ilícitas ou antiéticas.
- **Treinamento e Capacitação:** Investir na formação da equipe envolvida na captação de recursos é essencial para que todos compreendam os requisitos legais e éticos que regem suas atividades.
- **Auditorias e Monitoramento:** Implementar auditorias regulares e monitorar os processos de captação permite identificar e corrigir falhas antes que se tornem problemas maiores.
- **Políticas Internas Bem Definidas:** Criar, conceituar e aplicar políticas claras relacionadas à captação de recursos, como códigos de conduta e manuais de compliance, assegurando que todos sigam as mesmas diretrizes.

DESAFIOS E OPORTUNIDADES

O profissional de Captação de Recursos, no decorrer de suas atividades, encontrará obstáculos ou diversos desafios a serem superados e isto proporcionará a busca pela sua capacitação e aperfeiçoamento. Compreenderá que captar recursos está muito além de agregar monetariamente recursos às instituições e/ou entidades, mas sim que as atividades transcendem, que além de captador de recursos, ele é a imagem da entidade ou instituição que representa, que suas ações, posicionamentos e atitudes refletem e impactam na imagem e até mesmo na credibilidade institucional.

O Captador de recursos deve estar sempre alinhado com a comunicação, em sintonia com o ESG organizacional, em harmonia com as equipes multiprofissionais, sempre focados nos valores, missão e compliance, no decorrer de todo o processo a ser desenvolvido.

Embora o compliance possa exigir investimentos iniciais em estrutura e capacitação, ele representa uma oportunidade de longo prazo para fortalecer a credibilidade e a sustentabilidade da Instituição ou entidade. Em um ambiente cada vez mais regulado e exigente, a implementação de boas práticas de compliance não é apenas uma escolha estratégica, mas uma necessidade para se manter competitivo e alinhado às expectativas do mercado.

A implementação de um Programa de Integridade Institucional, com uma estrutura organizacional claramente definida, confere uma identidade distinta aos instrumentos, controles e atividades relacionados à gestão de riscos de fraude e corrupção. Este enfoque analítico permite que a empresa incorpore a integridade em suas práticas e processos, implementando uma cultura corporativa fundamentada em princípios éticos.

É fundamental destacar que as dificuldades enfrentadas por entidades e instituições no passado ou no presente não constituem um impedimento para a implementação de uma cultura corporativa baseada na ética. Ao contrário, é em contextos desafiadores que o modelo de Programa de Integridade pode gerar um impacto positivo significativo, se houver um comprometimento inequívoco da alta direção da entidade ou instituição.

O profissional de Captação de Recursos e o de Relações Institucionais e Governamentais, possuem atividades ou funções, sendo extremamente Coevolutivas, percorrendo a estrada ou jornada de mãos dadas! Até porque desenvolver estratégias, realizar planejamentos, delinear e colocar em prática planos para conquistar novas oportunidades de desenvolvimento, sustentabilidade e buscando o crescimento da entidade ou instituição. Mas é imprescindível que as instituições e entidades façam sério investimento em profissional de compliance (*Compliance Officer*), para que este, alicerce e coopere com a imagem e a captação de recursos da organização.

Boa sorte e mãos à obra para captar!

REFERÊNCIAS

Castro, P. R., Amaral, J. V., & Guerreiro, R. (2019). Aderência ao programa de integridade da lei anticorrupção brasileira e implantação de controles internos. Revista Contabilidade & Finanças, 30(80), 186-201. https://doi.org/10.1590/1808-057x201806780

Veríssimo, C. *Compliance* 1ª Edição 2017: *Incentivo à adoção de medidas anticorrupção – Saraiva Jur – out 2017.*

Com 36 pontos, Brasil cai 10 posições em ranking que mede corrupção. Agência Brasil, Publicado em 30/01/2024 – https://agenciabrasil.ebc.com.br/geral/noticia/2024-01/com-36-pontos-brasil-cai-10-posicoes-em-ranking-que-mede-corrupcao

Dimant, E., & Tosato, G. (2017). Causes and Effects of Corruption: What Has Past Decade's Empirical Research Taught Us? A Survey. Journal of Economic Surveys, 32(3), 335-356.

ÍNDICE DE PERCEPÇÃO DA CORRUPÇÃO 2023. Transparência Internacional Brasil; https://transparenciainternacional.org.br/ipc/

WEBER, Max. Ciência e política: duas vocações. São Paulo: Martin Claret, 2003.

Foreign Corrupt Practices Act (FCPA) – Estados Unidos (1977).

Ministério do Desenvolvimento Regional. (2020). Manual de Integridade, Gestão de Riscos e Controles Internos. Versão 9. Brasília: MDR. Acesso em 2024. https://www.gov.br/mdr/pt-br/acesso-a informacao/governanca/MANUALDEINTEGRIDADEGESTAODERISCOSECONTROLESINTERNOSMDR_V9F.pdf

FORTINI, C.; SHERMAN, A. Governança pública e combate à corrupção: novas perspectivas para o controle da Administração Pública brasileira. Interesse público – IP, Belo Horizonte, ano 19, n. 102, mar/abr. 2017. – https://editoraforum.com.br/wp-content/uploads/2017/11/governanca-combate-corrupcao.pdf

Franco, I. E-Book Guia Prático de Compliance – 1ª Edição 2020 – Editora: Forense – **ISBN:** 9788530988685 –

Cruz, M. Fazendo a coisa certa – como criar, implementar e monitorar programas efetivos de compliance. Porto Alegre: Revolução eBook, 2017

MCCORMICK, Vickie L. Creating a Code of Conduct, The Complete Compliance and Ethics Manual 2014, Society of Corporate Compliance and Ethics.

https://www.planalto.gov.br/ccivil_03/decreto/d1171.htm#:~:text=DECRETO%2520N%25C2%25BA%25201.171%-252C%2520DE%252022,Constitui%25C3%25A7%-25C3%25A3o%252C%2520bem%2520como%-2520nos%2520arts.

Lei n.º 10.406/2002 (Código Civil)

Lei n.º 6.404/1976 (Lei das Sociedades Anônimas)

Lei de Acesso à Informação (LAI) – Lei n.º 12.527/2011

Lei de Proteção de Dados Pessoais (LGPD) – Lei n.º 13.709/2018.

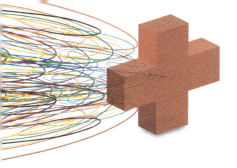

Capítulo **31**

Gerenciamento de Verbas na Era da Relação Institucional

Antonio José Rodrigues Pereira | Anna Miethke Morais

INTRODUÇÃO

O gerenciamento de verbas públicas na era da relação institucional ganhou relevância significativa no Brasil, movimentando R$ 148,96 bilhões nos últimos 5 anos. O recurso federal discricionário (que são as verbas destinadas para custeio e investimentos), foi de R$ 230,1 bilhões em empenhos em 2024; desses, cerca de 19,5% foram direcionados por emendas parlamentares, o que se trata de um percentual inédito. Emendas parlamentares representam um mecanismo de gestão dos parlamentares sobre boa parte do recurso do orçamento federal para atender demandas específicas, frequentemente ligadas a necessidades emergentes e prioritárias das comunidades ligadas a esses parlamentares.

O cenário político-institucional brasileiro, caracterizado por uma diversidade de interesses e prioridades, exige uma gestão eficiente, transparente e consciente das verbas públicas para maximizar os benefícios e assegurar o uso responsável dos recursos.

Em um contexto em que a transparência e a prestação de contas são cada vez mais demandadas pela sociedade, gestores públicos e parlamentares são desafiados a construir um relacionamento de confiança mútua, fundamentado em princípios éticos e na transparência. Os últimos anos foram marcados por diversos episódios de discussão no poder legislativo, de fiscalização nos órgãos competentes do executivo e de regulamentação no Supremo Tribunal Federal do processo de destinação das emendas, equilibrando os três poderes em seus interesses diversos. O objetivo de fomentar a transparência é prevenir a corrupção ou práticas eleitoreiras, ou patrimonialistas que divirjam dos interesses públicos.

Este relacionamento, se realizado de forma transparente, não apenas facilita a captação de recursos, mas também assegura que estes sejam empregados para gerar impactos positivos e duradouros.

Importância das Emendas Parlamentares na Saúde Pública

As emendas parlamentares são atualmente uma ferramenta essencial para o financiamento de projetos na área da saúde pública no Brasil. O Ministério da Saúde recebeu boa parte desse recurso das emendas nos últimos 5 anos, totalizando R$ 78,68 bilhões. 44% dos recursos discricionários da Saúde em 2024 foram destinados através de emendas, somando R$ 24 bilhões. Estas emendas permitem que os parlamentares direcionem verbas do orçamento federal para atender necessidades específicas de suas comunidades.

Fomento de Projetos Locais

Uma das principais consequências das emendas parlamentares é o fomento de projetos locais que, muitas vezes, não conseguiriam financiamento por vias tradicionais. Essas emendas são fundamentais para a construção e renovação de unidades de saúde, aquisição de equipamentos médicos modernos e implementação de programas de prevenção e promoção de saúde.

Emendas parlamentares e as Desigualdades Regionais

As emendas parlamentares permitem que estados e municípios menores ou com menor capacidade de arrecadação de recursos invistam em infraestrutura e serviços de saúde, equilibrando as disparidades em relação às regiões mais desenvolvidas. Por outro lado, regiões que não tenham representatividade política podem ficar sem acesso a uma parcela significativa do orçamento, o que pode aumentar essas desigualdades.

Flexibilidade e Rapidez x Transparência e controle da destinação de recursos

Outro aspecto importante é a flexibilidade e rapidez na alocação dos recursos. Diferentemente de outras formas de financiamento, as emendas parlamentares podem ser destinadas de forma mais ágil, permitindo uma resposta mais rápida a emergências de saúde pública e situações imprevistas, por exemplo. Por outro lado, essa praticidade pode estar associada a uma falta de controle na destinação do recurso público, que vem sendo combatida na esfera jurídica nos últimos meses, com posicionamentos do Supremo Tribunal Federal neste sentido.

Em meio ao cenário polêmico em torno dessa forma de financiamento, a construção de alternativas que considerem a elaboração de projetos estruturados, que atendam às necessidades da população local, que sejam conduzidos de forma ética e transparente e tragam resultados efetivos e duradouros continua sendo o objetivo de instituições sérias que buscam apresentar seus projetos a parlamentares dispostos a direcionar seus recursos disponíveis de forma segura.

DEFINIÇÃO DE EMENDAS PARLAMENTARES

As emendas parlamentares são uma forma de alocação de recursos do orçamento público que permite aos membros do legislativo, tanto na Câmara dos Deputados quanto no Senado Federal, designar verbas federais para projetos e ações específicas em suas bases eleitorais. Esses recursos são parte integrante do orçamento anual aprovado pelo Congresso Nacional e podem ser aplicados em diversas áreas, como infraestrutura, educação, segurança e, particularmente, saúde pública.

Tipos de Emendas Parlamentares

Existem diferentes tipos de emendas parlamentares:

- **Emendas Individuais:** Propostas por deputados ou senadores individualmente. Cada parlamentar tem direito a apresentar um número limitado de emendas, cujo valor total é previamente determinado.
- **Emendas de Bancada:** Apresentadas coletivamente por parlamentares de uma mesma bancada estadual ou regional, visando atender a interesses e necessidades de suas regiões específicas.
- **Emendas de Comissão:** Propostas pelas comissões permanentes da Câmara ou do Senado, geralmente focadas em áreas temáticas, como saúde, educação ou segurança pública.
- **Emendas do Relator:** Propostas pelo relator-geral do orçamento e destinadas a ajustes no projeto de lei orçamentária.

Os valores totais de emendas que um parlamentar pode destinar são determinados por uma porcentagem da Receita Corrente Líquida (RCL) do governo. Atualmente, 2% da RCL são destinados às emendas individuais, enquanto 1% da RCL é destinada às emendas de bancada. Além disso, cada deputado pode indicar a aplicação de R$ 37,9 milhões e cada senador pode indicar R$ 69,6 milhões.

Esses valores são calculados com base em fatores específicos: 1.629 para as emendas de deputados e 2.995 para as emendas de senadores. Esses fatores são aplicados ao valor aprovado para determinar o valor final de cada emenda.

Processo de Aprovação

Para uma emenda parlamentar ser aprovada e os recursos serem efetivamente destinados, é necessário que a emenda seja incluída no Projeto de Lei Orçamentária Anual (PLOA) e aprovada pelo Congresso Nacional. Após a aprovação, a execução das emendas passa a ser responsabilidade do Poder Executivo, que deve liberar os recursos conforme os critérios estabelecidos.

- 2022:
  - o Inconstitucionalidade do "orçamento secreto", por Rosa Webber.
  - o **Falta de controle:** corrupção e interesses eleitorais e patrimonialistas.
  - o Dois processos requerendo o que Rosa decidiu.
  - o Flávio Dino suspendeu o pagamento das emendas em agosto de 2024.
- Discussão de dezembro de 2024:
  - o Emendas Pix/individuais com critérios bem definidos.
  - o **Emendas de bancada:** definição pela bancada, infraestrutura.
  - o **Emendas de comissão:** destinadas a projetos de interesse nacional (comum acordo entre governo e comissão).
- Congresso não queria votar pacote de ajuste fiscal. Dino manteve decisão de ser inconstitucional (apoiado pelo colegiado).

PROCESSO DE CAPTAÇÃO DE EMENDAS

O processo de captação de emendas parlamentares para a área da Saúde é um processo complexo, que exige planejamento estratégico, construção de relacionamentos sólidos e apresentação de propostas claras e objetivas.

Podemos destacar as seguintes etapas como essenciais no processo de captação de recursos:

- **Planejamento estratégico:** Deve conter uma análise detalhada das necessidades da saúde e a elaboração de projetos com objetivos e benefícios claros, além de cronogramas e orçamentos bem detalhados.
- **Construção de relacionamentos com parlamentares:** deve ser realizada através de comunicação regular e transparente com os parlamentares e da participação em eventos políticos, entre outros aspectos detalhados em seção específica abaixo.
- A apresentação de propostas deve utilizar dados e evidências concretas, e as propostas devem ser claras e objetivas, com foco nos benefícios para a saúde pública. O uso de recursos visuais para ilustrar os pontos-chave pode auxiliar na compreensão da proposta pelos parlamentares.
- **Monitoramento e Acompanhamento:** nessa etapa, deve ser realizado acompanhamento do status das propostas, com realização de um retorno frequente aos parlamentares sobre o andamento dos projetos e realização de adaptações conforme necessário.

Estratégias para Estabelecer Boas Relações com Parlamentares

Uma boa relação com parlamentares pode ser obtida através de algumas estratégias, como:

- A manutenção de uma comunicação aberta, transparente, contínua e regular.
- Participação em eventos políticos, tanto para a apresentação de propostas quanto para ampliar e fortalecer as redes de relacionamento (*networking*).
- Apresentação de resultados concretos, demonstrando a eficácia dos projetos.
- Personalização das propostas, adaptando-as também aos interesses conhecidos dos parlamentares.

- Transparência e prestação de contas em todas as fases dos projetos.
- Colaboração e parcerias diversas, aumentando a credibilidade do proponente perante o parlamentar.

Em resumo, o sucesso na captação de emendas depende da capacidade de identificar as necessidades da saúde, construir relacionamentos de confiança com os parlamentares, apresentar propostas bem fundamentadas e monitorar o processo de forma contínua.

Estudos de Caso e Exemplos Práticos: HCFMUSP

O Hospital das Clínicas da Faculdade de Medicina da Universidade de São Paulo (HCFMUSP) é um exemplo notável de como a captação de emendas parlamentares pode ser utilizada para melhorar a infraestrutura e os serviços de saúde pública.

- **Estudo de Caso:**
  - o Expansão do HCFMUSP.
- **Contexto:**
  - o O HCFMUSP é um dos maiores complexos hospitalares do mundo e um importante centro de ensino, pesquisa e assistência em saúde. No entanto, a demanda crescente por serviços de saúde pública levou à necessidade de expansão e modernização das instalações.
- **Planejamento Estratégico:**
  - o Para enfrentar essa demanda, o HCF-MUSP desenvolveu um plano estratégico que incluía a captação de emendas parlamentares. O plano envolveu a identificação de áreas críticas que necessitavam de investimentos, como desenvolvimento das áreas hospitalares, aquisição de equipamentos médicos de última geração e a melhoria das instalações existentes.
- **Captação de Emendas:**
  - o O HCFMUSP trabalha em estreita colaboração com parlamentares para apresentar propostas de emendas. São utilizados dados concretos sobre a demanda por serviços de saúde e os benefícios esperados das melhorias para justificar suas solicitações. Além disso, uma comunicação constante com os parlamentares é mantida para atualizar sobre o progresso dos projetos e garantir o apoio contínuo.
- **Resultados:**
  - o Com o apoio das emendas parlamentares, o HCFMUSP conseguiu modernizar suas instalações e seus serviços. Isso incluiu a modernização das áreas hospitalares, a aquisição de equipamentos médicos avançados e a implementação de programas de capacitação para os profissionais de saúde. Essas melhorias resultaram em um atendimento com mais qualidade e eficiência para os pacientes, além de fortalecer a posição do HCFMUSP como referência em saúde pública.
- **Conclusão:**
  - o O estudo de caso do HCFMUSP demonstra como a captação de emendas parlamentares pode ser uma estratégia eficaz para melhorar a infraestrutura e os serviços de saúde pública. A combinação de planejamento estratégico, comunicação eficaz e parcerias sólidas com parlamentares fundamentais para o sucesso do projeto.

UTILIZAÇÃO CONSCIENTE DOS RECURSOS DE EMENDAS PARLAMENTARES NA SAÚDE PÚBLICA

A gestão eficiente de recursos provenientes de emendas parlamentares é essencial para gerar benefícios duradouros na saúde pública. Esse processo envolve planejamento detalhado, gestão eficaz, monitoramento contínuo e a sustentabilidade dos projetos.

Identificação das necessidades prioritárias na saúde pública e planejamento e alocação de recursos e implementação de projetos

O primeiro passo do planejamento é a identificação de prioridades, que deve ser realizada através da avaliação das necessidades locais com a participação da comunidade e dos profissionais de saúde. Essas necessidades podem ser identificadas por meio de avaliações epidemiológicas da população, do diagnóstico situacional da infraestrutura, dos recursos humanos e financeiros do local, para que então as prioridades possam ser elencadas, aplicando critérios objetivos para selecionar intervenções críticas de maior custo-benefício.

Os projetos precisam ser elaborados com objetivos claros, contendo metas específicas e mensuráveis para os resultados a serem alcançados, com ações, responsabilidades, cronograma e orçamento detalhados.

Na etapa de implementação, a Gestão de Projetos é fundamental para monitorar as atividades, cumprir prazos e resolver eventuais problemas. A aquisição de materiais deve ser feita com seleção de fornecedores confiáveis e através de processos transparentes.

Após a implementação, os indicadores financeiros e de desempenho, inicialmente propostos, devem ser monitorados e divulgados, seja através de relatórios ou de auditorias regulares, promovendo a transparência e fortalecendo a confiança da população no projeto.

Outro fator importante na proposição de projetos é verificar aspectos que garantam a sua continuidade a longo prazo, sendo que colaborações institucionais e parcerias são fatores relevantes nessa sustentabilidade.

Exemplos de Uso Eficaz das Emendas na Saúde Pública: HCFMUSP

O Hospital das Clínicas da Faculdade de Medicina da Universidade de São Paulo (HCFMUSP) é um exemplo notável de como as emendas parlamentares podem ser utilizadas de forma eficaz na saúde pública, como:

Aquisição de Equipamentos de Diagnóstico por Imagem

Emendas foram utilizadas para a aquisição de novos equipamentos de diagnóstico por imagem, como tomógrafos e ressonâncias magnéticas. Esses equipamentos permitem diagnósticos mais precisos e rápidos, essenciais para o tratamento eficaz de diversas condições médicas.

Impacto:

- Melhoria na qualidade dos diagnósticos.
- Redução do tempo de espera para exames de imagem.
- Aumento da capacidade de atendimento de pacientes com condições críticas.

Reforma e Modernização de Unidades Hospitalares

Emendas parlamentares também foram utilizadas para a reforma e modernização de unidades hospitalares dentro do HCFMUSP. Essas reformas incluem a atualização de instalações, a melhoria das condições de internação e a criação de novas áreas especializadas.

Impacto:

- Melhoria das condições de internação para pacientes.
- Aumento da capacidade de atendimento do hospital.
- Criação de áreas especializadas para tratamento de doenças específicas.

TRANSPARÊNCIA NA GESTÃO DE VERBAS

A transparência na gestão de recursos públicos é um pilar fundamental para uma governança eficaz e ética. Ela fomenta a confiança pública, previne a corrupção e garante que os recursos sejam utilizados de forma eficiente e eficaz.

No contexto da saúde pública, onde os recursos são frequentemente limitados, a transparência é particularmente crítica e deve estar presente em todas as etapas da gestão do recurso.

Elementos-chave da Transparência e exemplos práticos

- **Publicação de Informações:** Tornar públicas informações detalhadas sobre orçamentos, gastos e progresso dos projetos é essencial, preferencialmente utilizando plataformas digitais que facilitem o acesso às informações. Isso inclui a apresentação de orçamentos detalhados, demonstrando claramente como os fundos serão alocados, e a atualização periódica sobre o progresso dos projetos e o uso dos recursos em relatórios publicados. Exemplo temos o Portal da Transparência do Governo Federal. Esta plataforma fornece informações abrangentes sobre gastos públicos, permitindo que os cidadãos acompanhem como seus impostos estão sendo utilizados.

- **Auditoria e Supervisão:** Auditorias regulares e supervisão por órgãos internos, que verifiquem a conformidade com as regulamentações, e externos, que fornecem uma visão imparcial, ajudam a garantir que os fundos sejam utilizados adequadamente. *Exemplo:* Auditorias realizadas periodicamente pelo Tribunal de Contas da União (TCU) para fiscalizar a aplicação dos recursos públicos e garantir a transparência.

- **Participação Pública:** Encorajar a participação pública no processo de supervisão é crucial. O uso da tecnologia, com portais de dados públicos que forneçam também o status atualizado dos projetos, que favorece a participação popular. Audiências públicas são formas de oferecer oportunidades para os cidadãos expressarem suas preocupações e sugestões. Conselhos de saúde, como conselhos municipais, estaduais e fóruns de discussão são exemplos de como a população pode participar ativamente. *Exemplo:* Conselhos Municipais de Saúde atuam na supervisão dos recursos destinados à saúde, garantindo que sejam utilizados segundo as necessidades locais. A fiscalização cidadã envolve a atuação direta dos cidadãos no monitoramento dos gastos públicos. Grupos organizados, ONGs e movimentos sociais podem desempenhar um papel importante na fiscalização da aplicação dos recursos, realizando auditorias cidadãs e divulgando os resultados. *Exemplo:* A organização Transparência Brasil, fundada no ano de 2000, promove iniciativas de controle social e fiscalização dos gastos públicos, contribuindo para o combate à corrupção e a transparência e a responsabilidade na gestão das verbas.

- **Prestação de Contas e Sanções:** Estabelecer mecanismos claros de prestação de contas e impor sanções para o mau uso de fundos é essencial para deter a corrupção. Aplicar medidas disciplinares apropriadas aos culpados por má conduta fazem parte de ações-chave no processo de transparência. Ferramentas de Denúncia e Ouvidoria permitem que a população reporte irregularidades e problemas na gestão dos recursos públicos, e devem ser acessíveis e garantir a confidencialidade dos denunciantes. *Exemplo:* A Controladoria-Geral da União (CGU) oferece canais para que cidadãos denunciem irregularidades na aplicação dos recursos públicos.

Promovendo a transparência na gestão de recursos públicos, os governos podem melhorar a prestação de serviços e construir relações mais fortes com seus cidadãos.

Exemplos de Boas Práticas de Transparência na Saúde no HCFMUSP

O Hospital das Clínicas da Faculdade de Medicina da Universidade de São Paulo (HCFMUSP) é um exemplo de instituição que adota diversas práticas de transparência para garantir a integridade e a qualidade no atendimento. Aqui estão alguns exemplos de boas práticas de transparência implementadas pelo HCFMUSP:

Diretoria de Compliance

O HCFMUSP foi pioneiro no Brasil ao criar, em 2018, uma Diretoria de Compliance, responsável por garantir que todas as atividades da instituição estejam em conformidade com as normas legais e éticas. Essa diretoria orienta a conduta dos profissionais e minimiza os riscos de conflitos de interesse.

Cartilha de Compliance

A instituição lançou uma Cartilha de Compliance, um documento que orienta as ações e a conduta dos cerca de 22 mil colaboradores do complexo. A cartilha é alinhada com os valores institucionais e visa evitar desvios de conduta.

Publicação de Informações

O HCFMUSP publica regularmente informações detalhadas sobre suas atividades, incluindo relatórios de desempenho, auditorias e resultados de pesquisas. Essas informações são disponibilizadas no portal da transparência da instituição, permitindo que o público acompanhe a gestão dos recursos e os avanços na área da saúde.

Participação de Conselhos

A instituição conta com diversos conselhos, como o Conselho Deliberativo e o Conselho Consultivo, compostos por representantes de diferentes segmentos. Esses conselhos participam ativamente da tomada de decisões e da fiscalização das atividades do HCFMUSP, garantindo que as ações sejam transparentes e alinhadas com as necessidades da instituição.

Canais de Denúncia

O HCFMUSP oferece canais de denúncia para que colaboradores e pacientes possam reportar irregularidades ou problemas. Esses canais garantem a confidencialidade dos denunciantes e asseguram que as denúncias sejam investigadas de forma adequada.

Auditorias Internas e Externas

A instituição realiza auditorias internas e externas periódicas para verificar a conformidade e a eficiência das suas práticas. Essas auditorias ajudam a identificar áreas de melhoria e a implementar ações corretivas quando necessário.

Transparência na Gestão de Pessoal

O HCFMUSP adota práticas de transparência na gestão de pessoal, incluindo a publicação de informações sobre contratações, promoções e despedimentos. Essa prática garante que o processo de seleção e promoção seja justo e transparente.

Essas práticas de transparência são fundamentais para manter a confiança da população e dos colaboradores no HCFMUSP, promovendo uma gestão ética e eficiente dos recursos públicos.

BENEFÍCIOS DA BOA GESTÃO

Uma gestão eficiente e transparente das verbas públicas, especialmente no contexto das emendas parlamentares destinadas à saúde pública, traz uma série de benefícios que se refletem tanto na melhoria dos serviços oferecidos quanto no fortalecimento da confiança da população nas instituições públicas. Uma boa gestão em saúde com visão Estratégica deve se utilizar de:

- Tomada de Decisões Baseada em Dados: Utilizar dados para identificar prioridades e alocar recursos.
- Planejamento de Longo Prazo: Desenvolver estratégias de saúde sustentáveis.
- Integração de Tecnologias: Utilizar tecnologias inovadoras para melhorar os serviços.
- Capacitação Profissional: Promover a capacitação contínua dos profissionais.
- Parcerias e Colaborações: Estabelecer parcerias para maximizar recursos.
- Monitoramento e Avaliação Contínuos: Acompanhar o progresso e ajustar as estratégias.

A gestão adequada dos recursos garante que os investimentos sejam direcionados para áreas críticas, como infraestrutura hospitalar (construção e reforma de unidades de saúde garantem instalações modernas, seguras e bem equipadas), aquisição de equipamentos médicos (equipamentos mais modernos melhoram a capacidade de diagnóstico e tratamento, bem como tendem a ser mais eficientes energeticamente) e programas de capacitação e treinamento de profissionais. Isso resulta em aumento da capacidade de atendimento e melhorias significativas na qualidade dos serviços de saúde oferecidos à população. Benefícios que podem ser mensurados nesse sentido:

- Atendimento mais ágil e eficaz.
- Redução de filas e tempos de espera.
- Aumento da capacidade de atendimento de hospitais e unidades de saúde.

O aumento da confiança da população nas organizações públicas pode ser alcançado através de uma gestão transparente, que promove a prestação de contas e a responsabilização dos gestores públicos. A população pode acompanhar como os recursos estão sendo utilizados e exigir explicações quando necessário. Isso fortalece a democracia e a confiança nas instituições. Benefícios mensuráveis: redução da corrupção, aumento da confiança pública e maior participação da sociedade no controle dos gastos públicos.

Projetos bem geridos são mais sustentáveis a longo prazo. Isso significa que os investimentos continuarão a beneficiar a população mesmo após a conclusão dos projetos iniciais. O benefício duradouro é alcançado por meio de planejamento adequado e alocação eficiente de recursos, maximização dos benefícios para a comunidade.

A gestão eficaz garante que os recursos sejam utilizados de forma eficiente, evitando desperdício e garantindo que cada centavo seja investido da maneira mais benéfica. Isso envolve uma análise rigorosa de custo-benefício e a priorização de investimentos estratégicos.

A implementação de boas práticas de gestão contribui para o fortalecimento das instituições públicas. Isso inclui o desenvolvimento de capacidades técnicas e administrativas, a promoção de uma cul-

tura de transparência e a melhoria dos processos de tomada de decisão. O impacto dessa boa gestão se reflete em instituições mais fortes e preparadas para enfrentar desafios futuros, melhoria dos processos internos e da capacidade de gestão, e promoção de uma cultura organizacional ética e transparente.

Por meio da gestão eficaz de recursos e da implementação dessas estratégias, é possível melhorar significativamente a qualidade dos serviços de saúde e a saúde da população.

CONCLUSÃO

O gerenciamento de emendas parlamentares, especialmente no setor da saúde, revela-se um desafio complexo, mas fundamental para garantir a eficiência e a equidade no acesso aos serviços de saúde no Brasil. A capacidade de direcionar recursos para atender às necessidades específicas das comunidades, aliada à possibilidade de promover a inovação e o desenvolvimento de projetos locais, torna esse instrumento uma ferramenta poderosa para a melhoria da qualidade de vida da população.

No entanto, a utilização das emendas exige um equilíbrio delicado entre a flexibilidade e a necessidade de controle. A transparência e a prestação de contas são pilares indispensáveis para garantir que os recursos sejam utilizados de forma ética e eficiente, evitando desvios e garantindo que os benefícios cheguem àqueles que mais precisam.

A construção de um sistema de gestão de emendas mais robusto e transparente exige a colaboração de diversos atores, como parlamentares, gestores públicos, sociedade civil e instituições de controle. É preciso investir em mecanismos de acompanhamento e avaliação dos resultados, além de fortalecer os mecanismos de participação popular na definição das prioridades e no controle dos gastos públicos.

Em suma, as emendas parlamentares representam uma oportunidade única para fortalecer o sistema de saúde brasileiro e garantir o acesso a serviços de qualidade para todos. No entanto, para que esse potencial seja plenamente realizado, é fundamental que haja um compromisso com a transparência, a eficiência e a participação da sociedade na gestão desses recursos.

REFERÊNCIAS

FERREIRA, Flavio. tvFolha. Como funcionam as emendas parlamentares. Disponível em: https://youtu.be/rYBpHcJEzrA . 2025. Acesso em 14 jan. 2025.

CAMARGO, Fernando Aguiar. Captação de Recursos: contexto, principais doadores, financiadores e estratégias. São Paulo: Intersaberes, 2019.

BRASIL. Congresso Nacional. Manual de Emendas: Orçamento da União para 2024. PLN nº 29/2023. Brasília: Congresso Nacional, 2023.

CÂMARA DOS DEPUTADOS. Prestação de Contas. Disponível em: https://www2.camara.leg.br/transparencia/prestacao-de--contas. Acesso em: 10 jan. 2025.

NERY, Natuza. g1. O abacaxi das emendas parlamentares. Disponível em: https://g1.globo.com/podcast/o-assunto/noticia/2024/12/12/o-assunto-1365-o-abacaxi-das-emendas--parlamentares.ghtml, 2024. Acesso em: 14 jan.2025

VARGAS, Mateus. Folha de São Paulo. Emendas movimentam R$ 150 bi em 5 anos com protagonismo do Congresso e baixa transparência. Disponível em: https://www1.folha.uol.com.br/poder/2025/01/emendas-movimentam-r-150-bi-em--5-anos-com-protagonismo-do-congresso-e-baixa-transparencia.shtml . 2025. Acesso em: 14 jan. 2025.

PROJECT MANAGEMENT INSTITUTE. Um guia do conhecimento em gerenciamento de projetos (Guia PMBOK). 6. ed. Pensilvânia: PMI, 2017.

HOSPITAL DAS CLÍNICAS DA FACULDADE DE MEDICINA DA USP. Portal da Transparência do Hospital das Clínicas FMUSP – Acesso à Informação. Disponível em: https://www.hc.fm.usp.br/transparencia/index.php. Acesso em: 10 jan. 2015.

FACULDADE DE MEDICINA DA UNIVERSIDADE DE SÃO PAULO. Transparência. Disponível em: https://www.fm.usp.br/fmusp/informacoes/transparência. Acesso em: 10 jan. 2025.